U0284342

牛津急症医学手册

Oxford Handbook of
Acute Medicine

第 4 版

原　　著　Punit S. Ramrakha　　Kevin P. Moore
　　　　　Amir H. Sam

主　　译　王吉耀

译　　者　(以姓氏拼音为序)

卜丽萍[*]　杜施霖[*]　郭津生[*]　洪群英[△]
金莉蓉[*]　李　锋[*]　刘　琳[*]　马　燕[△]
马莉莉[*]　王　佳[*]　王吉耀[*]　吴　杰[*]
叶尘宇[*]　张　潞[△]　张沥文[*]

审校者　(以姓氏拼音为序)

丁小强[*]　高　鑫[*]　何礼贤[*]　胡　予[*]
季建林[*]　姜林娣[*]　钱菊英[*]　王吉耀[*]
王小钦[△]　杨　骥[*]　姚晨玲[*]　张文宏[△]
钟春玖[*]

学术秘书　郭津生[*]

单　　位　[*]复旦大学附属中山医院
　　　　　[△]复旦大学附属华山医院

人民卫生出版社
·北　京·

主译简介

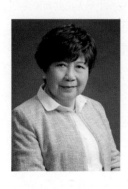

王吉耀 复旦大学内科学二级教授,博士研究生导师,复旦大学附属中山医院终身荣誉教授,国家有突出贡献的消化病和肝病专家,中国临床流行病学和循证医学的创始人和奠基人之一。

1944 年生于上海,1967 年毕业于原上海医科大学医学系。1981 年和 1986 年分别获上海医科大学内科消化医学硕士和加拿大 McMaster 大学临床流行病学科学硕士学位。曾任复旦大学附属中山医院内科教研室主任、消化科主任、复旦大学学术委员会委员、复旦大学学术规范委员会委员、复旦大学上海医学院内科学系主任、中国临床流行病学工作网主席、中华医学会临床流行病学分会主任委员、中华医学会消化分会委员兼肝胆协作组组长、中国医师协会循证医学分会副主任委员。现任复旦大学国际临床流行病资源和培训中心/循证医学中心主任、中国临床实践指南联盟共同发起人兼学术委员会主任。多年来致力于胃肠病和慢性肝病的临床和研究,发表论文 300 余篇,获国家科技进步奖二等奖,教育部科技进步奖二等奖,上海市医学科技奖一等奖、三等奖,上海市科技进步奖二等奖、三等奖等 16 项,发明专利 3 项。主编七年制规划教材《内科学》(2005 年获全国优秀教材一等奖)和全国"十五""十一五"规划教材七/八年制第 1 版和第 2 版《内科学》(2008 年获上海市优秀教材一等奖)。

主编《循证医学与临床实践》第 1~4 版,获上海市普通高校优秀教材奖。任《大百科全书》第 3 版现代医学副主编、《实用内科学》第 14~16 版主编。曾获"上海市三八红旗手""上海市高校教学名师""上海市卫生系统高尚医德奖""上海市医务职工科技创新能手"、首届"国之大医——特别致敬""上海白玉兰医学巾帼成就奖""2021 年上海市住院医师规范化培训杰出贡献奖"等荣誉，并荣获"庆祝中华人民共和国成立70 周年"纪念章和教育部首批教育世家的殊荣。

代 序

读《牛津急症医学手册》有感

作为年轻医生，在完成了为期3年的住院医师规范化培训后，进入心仪的专科成为一名专科医生，似乎是必由之路。然而，随着人口老龄化趋势的日益凸显，社区医疗服务的不断进步，越来越多的住院患者罹患多种基础疾病，原发疾病也更为疑难复杂。这一现实不可避免地给以专科医生为主导的诊疗模式带来了挑战。

对于其负责的专科疾病，专科医生往往具有非常深入的研究和较为丰富的诊疗经验；但是，对于专科以外的其他基础疾病却知之甚少。此外，患者一旦入住与其原发疾病不符的专科病房，主治医生更加难以做出正确的医疗决策。此时，必须依靠其他专科医生甚至多个专科医生的会诊，不仅严重降低医疗工作效率，甚至可能影响患者预后。

为解决上述矛盾，急症医学（acute medicine）在英国应运而生。因急症住院的内科患者最初在急症病房（acute medical units）接受急症医学医生的诊治。如果48~72小时后仍不能出院，则转由相应的专科医生负责患者的后续诊疗。作为普通内科学的亚专科，急症医学的医生需要接受为期4年的培训，而且应当掌握一门专科技能（如心脏超声、内镜等）。

我国尚没有与急症医学对应的临床医学专科。那么，翻译这部《牛津急症医学手册》的意义何在？当然，读者可以在王吉耀老师的主译前言中找到这个问题的答案。读了这部译著后，我的感悟如下：对于住院医生而言，这是对内科常见急症进行的系统梳理；对于专科医生而言，则是重拾内科常见急症及其处理要点的便捷方式。然而,这部手册中所反映的患者需求,以及现行的专科医生主导诊疗模式所带来的问题,更值得医院的管理者们、临床医学发展方向的引领者和医疗体系的设计者们深思,究竟什么才是以患者为中心(patient-centered)的医疗模式?

杜斌

北京协和医院副院长、内科 ICU 主任医师、教授

中国医师协会重症医学医师分会会长

2021 年 9 月 21 日于北京

主译前言

急症医学在英国应运而生，面对来医院求诊的急诊患者，不仅需要急救处理，还需要进行各个专科急症疾病的早期诊断、鉴别诊断、即时处理和长期治疗，因此成为医院高质量医疗的组成部分。目前我国还是遵循急诊科的模式，急诊室是每个医院不可缺少的组成部分，每个毕业后的内科医生均需要在急诊科的内科进行轮转和培训，而一本好的教科书则能起到事半功倍的效果。《牛津急症医学手册》的编写是为了给低年资的医师以信心来有效和安全地处理急诊问题。我从事内科临床工作和教学 50 多年，这本手册给我带来了耳目一新的感觉，这样一本简洁、实用、内容先进的手册能够对内科医生、急诊医生甚至外科医生，不论年龄和资历都可以提供精确的帮助，尤其是对参加我国住院医师规范化培训的医生——这也是我组织翻译这本手册的初衷。

与其他急诊手册不同的是，本手册一开始用较多的篇幅阐述了内科所有专科如心血管、呼吸、消化、肾病、神经、精神、感染、血液、皮肤、风湿免疫等的急症病种，以及休克、药物过量和老年患者的急症。在每个章节针对每种急症情况都从评估、临床表现、检查、诊断、鉴别诊断和处理等方面陈述。内容齐全，结构清晰。每一节均设有框，总结了常见的内科急症处理要点。这些精准和实用的处理要点对于在急诊室工作的低年资医师有十分有用的指导意义。作者书写简洁实用，借助于图解和流程图，便于读者获得信息。本手册的实用性还体现在"实践操作"和"常见症状的鉴别诊断"两章。前一章的实践操作信息详尽，几乎无所不包，阐述了每一项可能在急诊进行的操作的"适应证、禁忌证、操作前准备、设备要求、操作技术、风险、并发症及注意事项"，对于低年资的医师颇为有用。后一章阐述了

37 个常见症状的鉴别诊断,强调病史问诊和体格检查的重要性,列出常见症状简短而易记的鉴别诊断清单,是询问每个鉴别诊断和危险因素重要问题的指南。而且,正如原版序所述,"虽然许多执业临床医生并不需要承担所有这些操作,但他们将共同和患者及其亲属讨论这些问题,而这部分内容将是宝贵的指南。"

本手册另外一个特点是它的权威性,英国已经将急症医学发展为一门完善的学科,在国际上引领了该学科的发展。牛津大学出版的系列手册为许多在临床实践工作的医生提供了有用的信息。本手册简明和及时更新的内容反映了作者们的经验,更新的这一版手册,确保了所推荐医疗措施的每一个方面都与当前的临床指南一致。

本手册的翻译团队由复旦大学附属中山医院和华山医院的内科教授组成。每个章节均由一位富有临床经验的专科主任或副主任医师翻译,并由该专科的高年资教授审校。最后由主译逐字逐句审校译稿。

本手册的读者主要是在急诊科和内科工作和培训的低年资医师,尤其是参加住院医师规范化培训的内科医生。本手册也适用于在急诊科及其他相关学科工作的高年资医生、内科各个专科的临床医生、医学生,希望他们能遵循手册中的"黄金法则"。

本手册的翻译得到复旦大学附属中山医院和华山医院专家们的大力支持和帮助,他们在繁忙工作中辛勤笔耕、严谨把关;学术秘书郭津生教授为本手册的早日出版付出了辛勤劳动,北京协和医院内科 ICU 杜斌教授在百忙中为本手册写读后感(代序),在此一并表示感谢。本手册的翻译如有疏漏不妥之处,均由我负责,尚祈读者指正。

王吉耀

2021 年 9 月 26 日于上海

原著序

自《牛津急症医学手册》于1997年第1版出版以来，急症医学在英国已经逐步发展成为一个完全成熟的专科。迄今，英国95%的医院都有急症医学科。重要的是急症医学作为对以急诊就医的患者提供高质量医疗的一部分正在欧洲和澳大利亚发展。这些患者现在构成了占用住院病床的最大的一部分患者群体。因此，所有医生都必须接受急诊处理方面的培训，并且重要的是他们必须能够容易获取帮助处理这些危重患者的信息。这本手册结构清晰，并配有有用的图表和流程，因此易于获取信息。实践操作部分介绍全面，虽然许多执业临床医生并不需要承担所有这些操作，但他们将参与和患者及亲属讨论这些问题，而这部分内容将是宝贵的指导。

牛津大学出版社的手册系列已经为许多从事临床实践的临床医生提供了有用的信息。不论年龄或资历，对于直接参与急症患者早期诊断和处理的临床医生，本手册都可提供简明的帮助。本手册清晰而最新的内容反映了作者的经验，无疑将有助于越来越多在急症医学领域的受训人员，我个人很高兴为本手册撰写此序。

Derek Bell
急症医学教授
伦敦帝国学院
2019年

原著前言

急症医学中急诊的处理是医学培训中要求最高,但也是回报最多的部分。本手册的目的是给低年资的医师以信心来有效和安全地处理急诊问题。更新的这一版手册,确保了所推荐医疗措施的每一个方面都与当前的临床指南一致。第4版《牛津急症医学手册》框式总结了常见的内科急症处理要点。这些精准和实用的处理要点对于在急诊室工作的低年资医师有十分有用的指导意义。手册的提纲包括评估、鉴别诊断、即时处理和长期治疗,反映了其临床实用性。纵览全书,其内容超过了对于全科医生处理专科问题的要求,这是我们经过深思熟虑而为的,目的是让全科医生对专科的进一步治疗有所了解,明白可能以及正在患者身上发生的情况。在急症医学和老年病方面我们增加了新的一章。

一句忠告——急症患者大多有恐惧感,无论你有多忙,都要与他们保持信息畅通并提供安全感。入院意味着对自己的生活失去了控制,因此作为他们的医生,我们有责任让我们所有的患者都感到安全并受到关怀,及时地告知他们诊疗计划以及可能会发生什么情况。

原著致谢

我们感谢所有提供章节初稿并不断完善的作者们，以及花时间阅读和审校的朋友们和同仁们。我们也感谢牛津大学出版社对于再版的鼓励，感谢 Sanjana、Aarav 和 Dhruv 的支持，感谢 Janet、Alice 和 Thomas 在家庭度假期间用便携式计算机持续工作所付出的耐心。最后，我们感谢 Hammersmith 医院，在那里我们不但接受了培训，而且还认识到急症医学真是既有趣又令人开心。

评审专家

Andrew Achilleos
Specialist Registrar in Acute Internal Medicine and Intensive Care Medicine, London Deanery, London, UK

Aamir Ali
Specialist Registrar in Interventional Cardiology, Royal Brompton and Harefield NHS Foundation Trust, London, UK

Kathleen S Bonnici
Consultant Physician Acute Medicine, Chelsea and Westminster NHS Foundation Trust, London, UK

Paul Dargan
Consultant Physician and Clinical Toxicologist Guy's and St Thomas' NHS Foundation Trust; Professor of Clinical Toxicology, Faculty of Life Sciences and Medicine, King's College London, London, UK

Ruth Eyres
Specialty Registrar, Department of Clinical Gerontology, King's College Hospital London, London, UK

Remy Flechais
Consultant Psychiatrist, Oxford University Hospital NHS Foundation Trust, Oxford, UK

Sufyan Hussain
Consultant Physician in Diabetes, Endocrinology, and General Medicine, Guy's and St Thomas' NHS Trust, London, UK

Puja Mehta
Specialist Registrar in Rheumatology, Hammersmith Hospital, London, UK

Colin Mitchell
Consultant Physician and Geriatrician, Honorary Clinical Senior Lecturer, Department of Elderly Medicine, St. Mary's Hospital, London, UK

Luke Moore
Consultant in Infectious Diseases and Microbiology, Chelsea and Westminster NHS Foundation Trust, London, UK

Reza Naghavi
Consultant in Occupational Medicine, Honorary Senior Lecturer, Queen Mary University of London, London, UK

Bahman Nedjat-Shokouhi
Gastroenterology Consultant, Whittington Hospital, London, UK

Amit Patel
Consultant and Senior Lecturer in Stem Cell Transplantation/ Cellular Therapy and Intensive Care Medicine; Clatterbridge Cancer Centre, NHS Foundation Trust; University of Liverpool, Liverpool, UK

Tahmina Pearsall
Consultant Ophthalmic Surgeon, Barts Health NHS Trust, London, UK

目　录

心血管系统疾病急症

成人基础生命支持

　　基础生命支持(basic life support,BLS)是心脏呼吸骤停后有效复苏的基础,目的是保持充足通气和有效循环,直到导致骤停的基础病因被逆转。持续3~4分钟没有足够的灌注会导致脑组织不可逆损伤(如果患者缺氧其灌注更少)。通常医务人员发现无反应患者后,向心搏骤停抢救小组发出警报,同时如下文所描述完成对患者的基本评估,并开始进行心肺复苏(cardiopulmonary resuscitation,CPR)。如果你第一个发现患者,快速评估患者并开始CPR非常重要。这里阐述了基础生命支持的各个阶段,归纳在图1.1。

1. 患者评估

● 确保救援人员和患者安全。

● 检查患者是否有反应。轻轻地摇动患者并大声地询问:"你没事吧?"

　● 如果患者有反应,将其置于复苏体位并寻求帮助。

　● 如果患者没有反应,大声呼救并进行气道评估。

2. 气道评估

● 打开气道。用两指尖在下颏下将头向上倾斜。如果失败,将手指放在下颌角的后面,均匀地向上前方用力。移除假牙和任何明显的阻塞物。如果患者开始呼吸,将患者转至复苏体位并试着保持气道开放,直至建立人工口咽气道(见图1.2)。

- 保持气道开放,看、听、感觉是否有呼吸。查看胸部运动,在患者嘴边听有无呼吸音并感觉你的颊部有无气流(不超过 10 秒)。
  - 如果患者有呼吸,调整患者至复苏体位,检查有否持续呼吸并寻求帮助。
  - 如果患者没有呼吸或偶尔喘息或呼吸微弱,让人去寻求帮忙。开始进行人工呼吸,给两次缓慢而有效的呼吸,每次呼吸都会导致可见的胸壁起伏。

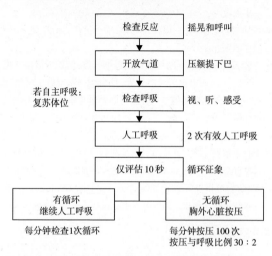

图 1.1　成人基础生命支持。根据指南要求尽快寻求帮助。更多信息参考 Resuscitation Council(UK)website ☏http://www.resus.org.uk

3. 循环评估

- 通过感受 10 秒内颈动脉搏动来评估循环体征。
  - 如果有循环迹象但无呼吸,持续人工呼吸,每 10 次呼吸(大约每分钟)检查一次循环体征。
  - 如果无循环迹象,则以每分钟 100 次的频率开始胸部按压。人工呼吸结合按压的比率为 30 次按压给予 2 次有效呼吸。
- 两人进行复苏时,按压与人工呼吸的比率保持相同。

成人高级生命支持

- 如果没有更先进的技术(有效通气插管、药物、除颤等),基础生命支持不太可能恢复有效的自主心脏活动。不要浪费时间。一旦救援到达,把CPR交给对高级生命支持(advanced life support, ALS)稍欠经验的人去做,你可以继续进一步抢救。

- 尽快进行心脏监测,以确定心律,给予正确的治疗(➜一般治疗原则, p. 8)。

- 口咽或鼻咽气道有助于维持气道的开放,使舌不堵塞气道(见图 1.2)。如果患者没有昏迷,这可能引起呕吐。气管插管是确保气道顺畅的最佳方法。如果你没有经验,不要尝试这样做。

- 建立静脉通道。理想的是行中心静脉置管术(经颈内静脉或锁骨下静脉),但需要技术更熟练和有经验的医师进行操作。对没有经验者来说,这不是理想的选择。如果建立静脉通道失败,药物可以经气管导管(endotracheal tube, ETT)进入肺(除了碳酸氢盐和钙盐)。因为吸收比静脉效果差,需要双倍剂量。

复苏后的护理

- 确立心搏骤停发生的诱因。通过病史、医务人员、目击者和患者的医院记录,发现有无明显的病因(有无心肌梗死、低氧、低血糖、卒中、药物过量或相互作用、电解质紊乱等)。记录骤停持续时间,按时间顺序记录干预措施和药物(包括剂量)。

- 检查患者以确保双肺通气。检查在心肺复苏中可能发生的肋骨骨折。听有无心脏杂音。检查颈静脉。检查腹部动脉瘤和腹膜炎体征。插入导尿管。如果患者仍不清醒,应考虑用鼻饲管。记录格拉斯哥昏迷量表(Glasgow Coma Scale, GCS)分数(➜格拉斯哥昏迷量表, p. 486)并完成简单的神经系统评估(见 ➜ 昏迷:评估 p. 372)。

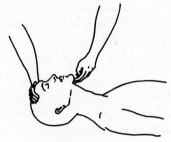

上提下颌开放气道

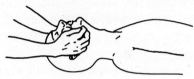

托下颌（向上牵拉下颌角）

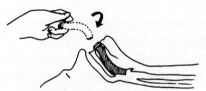

口咽气道插管（从舌尖开始向头颅方向，
旋转180度，最终如图所示插入喉部）

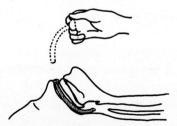

鼻咽气管置管（沿着鼻道弧线插入喉部）

图1.2　置入口咽和鼻咽人工气道

- 检查：心电图（electrocardiogram，ECG）——有无心肌梗死、缺血、高 T 波（高血钾）；动脉血气（arterial blood gas，ABG）——混合型的代谢和呼吸酸中毒是常见的。一旦循环恢复，充足的供氧和通气治疗经常是有效的。如果病情严重，应考虑予以碳酸氢盐治疗；胸部 X 线检查（chest X-ray，CXR）——检查气管插管位置，有无气胸；尿素及电解质（urea and electrolytes，U&Es）；葡萄糖检测。

- 原发性心搏骤停的患者在早期成功复苏后，可能会快速地完全恢复。患者必须被转送到加护室（high dependency unit，HDU）或冠心病监护室（coronary care unit，CCU），进行 12~24 小时监测。通常心搏骤停后仍不清醒的患者，应被转送到重症治疗室（intensive therapy unit，ITU）进行机械通气和血流动力学监测及支持治疗≥24 小时。

- 更换心搏骤停时置入的任何静脉导管。用无菌技术置入中心静脉导管。如果需要正性肌力药物，则置入动脉导管，考虑应用肺动脉导管（Swan-Ganz 导管）。

- 记住要和患者家属谈话。使他们了解病情，对骤停和可能的后果给出现实（即使不乐观）的描述。

- 在适当的时候，考虑器官捐献的可能性，不要害怕和家属讨论这个问题。即使和家属的讨论延迟，记住角膜和心脏瓣膜在死亡后 24 小时仍可被使用（➲ 脑死亡，p. 496）。

一般治疗原则

- 心搏骤停的心律可以分为两种情况（见图 1.3）：
  - 心室纤颤（ventricular fibrillation，VF）/室性心动过速（ventricular tachycardia，VT）。
  - 无 VF/VT ［无收缩和无脉电活动（pulseless electrical activity，PEA）］。
- 两组心律失常治疗的主要差异是 VF/VT 组患者需要尝试除颤。
- 图 1.3 总结了两组患者的处理方法。

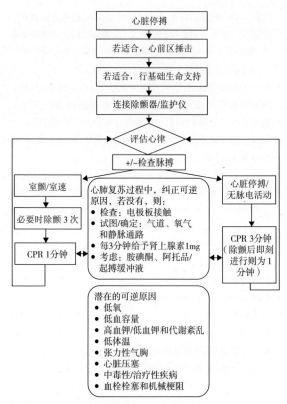

图 1.3 一般治疗原则［详见 Resuscitation Council (UK) website ☏ http://www.resus.org.uk］

VF/VT

VF/VT 是心搏骤停时最常见的心律。VF/VT 治疗的成功依赖于迅速除颤。每过 1 分钟，VF 除颤成功的机会下降 7%~10%。

- 目前指南中除颤是指单次 150~200J 双相电击（或 360J 单相）。除颤仪充电时必须继续胸部按压。
- 每次电击后立即进行 CPR，无须重新检查心律和脉搏，这是因为如果心律没有恢复,触诊脉搏会耽误时机导致心肌进一步损害。如果有效心律已经恢复,除颤后即刻也很难触及脉搏,胸外按压并不会增加室颤复发。电击后心脏停搏的情况下,按压可能会导致室颤。

- 目前的指南建议 30 次胸外按压进行 2 次人工呼吸,当人工气道固定后,可以在通气过程中连续不间断进行胸外按压。
- 连续进行 2 分钟 CPR 后可以稍停片刻检查监护仪数据。
- 如果室颤/室速持续,给予再次(第 2 次)150~360J 双相(或360J 单相)电击。
- 立刻重新开始 CPR 持续 2 分钟,然后稍停片刻检查监护仪。
- 如果室颤/室速持续,给予第 3 次 150~360J 双相(或360J 单相)电击然后重新开始 CPR。一旦胸外按压重新开始,给予肾上腺素 1mg 和胺碘酮 300mg。
- 继续进行 2 分钟 CPR,然后稍停片刻检查监护仪。
- 在交替电击前给予肾上腺素(大约每隔 3~5 分钟):1mg 经静脉或者经骨内途径给予。
- 除颤周期中间,必须明确和纠正可逆危险因素,可能的话给予气管插管,建立静脉通路。如果监护仪发现有电活动,检查脉搏:
  - 如果有脉搏:开始复苏后护理。
  - 如果无脉搏:切换至心搏骤停/无脉电活动治疗原则。
- 心前区捶击。心前区捶击是成功率较低的复律方法,只在心脏停搏发作数秒内使用有效,不能耽误除颤时间,因此心前区捶击只在有人目击和监测情况下是可行的,比如在 CCU或者心导管室。

无 VF/VT(无收缩和无脉电活动)

- 除非可逆原因被辨明和迅速治疗,否则结局一般比 VF/VT更糟。
- 每个循环胸外按压和通气(30:2)必须持续 2 分钟。气道一旦建立,通气过程中需持续进行胸外心脏按压。
- 2 分钟后再次评估心律,如果看到规律电活动,检查脉搏。

- 如果有脉搏：开始复苏后护理。
- 如果无脉搏：继续 CPR。
- 如果 VF/VT，切换成 VF/VT 治疗原则。

- 一旦开放血管通路尽快给予肾上腺素 1mg 并且与上述治疗轮替进行（每 3~5 分钟）。

- 在心脏停搏中，如果看到心电图/监护仪上有 P 波，要考虑心脏起搏（经体外或者经静脉）。

- 确定并纠正潜在的原因（见图 1.3）对于成功复苏至关重要。寻找可逆原因的同时必须同时进行复苏。

急性冠脉综合征

急性冠脉综合征（acute coronary syndrome，ACS）被用来描绘一组急性心肌缺血导致的症状。ACS 存在心肌损伤时，则称为心肌梗死（myocardial infarction，MI）。急性冠脉综合征包括不稳定型心绞痛（unstable angina，UA）、非 ST 段抬高心肌梗死（non-ST-elevation myocardial infarction，NSTEMI）和 ST 段抬高心肌梗死（ST-elevation myocardial infarction，STEMI）。急性冠脉综合征通常是辅助/分诊人员在与患者初次接触时使用。对于急性冠脉综合征的鉴别指南归纳 ➋ 非 ST 段抬高心肌梗死/不稳定型心绞痛，p. 48。

定义

目前的命名法根据被给予的治疗模式将 ACS 分为两大类（见图 1.4）：

- STEMI：ACS 患者表现为缺血性胸部不适和心电图 ST 段抬高。这组患者必须进行再灌注治疗。
- NSTEMI 和 UA：ACS 患者表现为缺血性胸部不适，一过性或持续性非 ST 段抬高的缺血性心电图改变。如果存在心肌损伤的生化证据，称为 NSTEMI；若不存在心肌损伤的生化证据，称为 UA（见图 1.4）。这组患者不进行溶栓治疗。

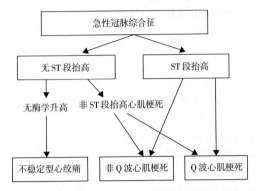

图 1.4 急性冠脉综合征命名法。急性冠脉综合征患者心电图上可出现 ST 段抬高或非 ST 段抬高。大多数 ST 段抬高患者最终发展为 Q 波心肌梗死,而少数发展为非 Q 波心肌梗死。非 ST 段抬高的患者会出现不稳定型心绞痛或非 ST 段抬高心肌梗死,这取决于血清心肌酶(如肌钙蛋白)是否升高

Reprinted from *Progress in Cardiovascular Diseases*,46(5),Kamineni R, *et al.*'Acute coronary syndromes:initial evaluation and risk stratification', 379-92,Copyright 2004,with permission from Elsevier.

ACS 的初期处理

- 所有可疑 ACS 患者都应处于有连续心电监测及除颤能力的环境中。
- 应给予患者阿司匹林和氯吡格雷(如果无禁忌,各口服 300mg),不要进行任何肌内注射(导致肌酸激酶升高和溶栓 / 抗凝出血风险增加)。有证据提示负荷剂量氯吡格雷 600mg 可以快速抑制血小板聚集,对于进入心导管室进行急诊经皮冠状动脉介入治疗(percutaneous coronary intervention,PCI)的患者,可以考虑使用。

即刻的评估应包括:

- 快速体检排除低血压,注意有无心脏杂音,判断并治疗急性肺水肿。
- 确保静脉通路。

- 12 导联心电图检查,并且 10 分钟内出报告。
- 高流量吸氧(如果有慢性阻塞性肺疾病则一开始给氧浓度仅为 28%)
- 必要时静脉给予 2.5~10mg 二乙酰吗啡止痛。
- 甲氧氯普胺 10mg 静脉注射治疗恶心。
- 硝酸甘油喷雾剂 2 喷(如果没有低血压)。
- 抽血检测:
  - 全血细胞计数(full blood count,FBC)/ 尿素及电解质:补 K^+ 使血钾维持在 4~5mmol/L。
  - 葡萄糖:心肌梗死后可能急剧升高,即使没有糖尿病,是应激 - 儿茶酚胺反应,不用治疗也可缓解。
  - 心脏损伤的生化指标(见框 1.4)。
  - 脂质谱:总胆固醇,低密度脂蛋白(low-density lipoprotein,LDL),高密度脂蛋白(high-density lipoprotein,HDL),甘油三酯。
  - 血浆胆固醇和高密度脂蛋白在 24~48 小时内仍保持接近基线水平,但此后下降,8 周后回到基线。
- 便携式胸部 X 线检查用于评估心脏大小、肺水肿和排除纵隔增大。
- 全身性检查应包括外周脉搏、检眼镜检查、腹部检查有无器官增大和主动脉瘤。
- 考虑鉴别诊断(见框 1.1)。

框 1.1　与 ACS 疼痛容易混淆的情况

- 心包炎
- 主动脉夹层动脉瘤
- 肺栓塞
- 食管反流、痉挛或破裂
- 胆管疾病
- 消化道溃疡穿孔
- 胰腺炎

ST段抬高心肌梗死（STEMI）

心电图表现为 ST 段抬高 / 左束支传导阻滞的急性冠脉综合征的患者可从即刻的再灌注治疗中获得相当大的益处，应作为一组 STEMI 患者予以治疗。

临床表现

- 胸痛性质通常和心绞痛相似，但程度更严重、持续更久，舌下含服硝酸甘油不能缓解。相关症状包括恶心和呕吐、出汗、气急和极度痛苦。
- 疼痛可能不典型，比如疼痛位于上腹部或放射至背部。
- 糖尿病、老年人和高血压患者可能经历无痛心肌梗死（静息的）和 / 或不典型心肌梗死。妇女和某些族裔群体更容易出现非典型表现。临床特点包括：因急性肺水肿所致的气急，因心律失常所致的晕厥或昏迷，急性精神错乱状态（躁狂 / 精神不正常），糖尿病高血糖危象，低血压 / 心源性休克，继发于突然减少的心排出量和外周栓塞形成而出现类似脑卒中的中枢神经系统症状。

处理

通常根据临床表现做出 STEMI 的诊断，应确保再灌注治疗不被耽误，这与非 ST 段抬高急性冠脉综合征（NSTE-ACS）形成对比，后者的诊断可经 24~72 小时才能做出 [➜ 非 ST 段抬高急性冠脉综合征（NSTE-ACS），p. 48]。各期的处理原则在下面概述和扩展（见框 1.2）。

- 对于所有 ACS 患者稳定生命体征的措施大体相似（➜ 急性冠脉综合征，p. 11）。
  - 所有怀疑 STEMI 的患者，都应在有复苏设备的区域内进行连续心电监测。
  - 患者应马上口服阿司匹林 300mg、氯吡格雷 300mg（如果没有禁忌），止痛和给氧。

- 快速检查排除低血压,注意有无心脏杂音以及明确并治疗急性肺水肿。检查主动脉夹层的迹象(如主动脉反流杂音,双上肢血压不对称等)。与左心室衰竭比例不相称的右心室衰竭提示右心室梗死(➜ 右心室梗死,p. 21)。
- 血液检查包括血常规、生化、心肌损伤标志物、血脂全套和血糖以及胸部 X 线检查。
- 诊断:必须基于病史、心电图(ST 段抬高 / 新出现的左束支传导阻滞)以及心肌损伤的生化标志物(注意:如果心电图有特征性的改变,不要因等待生化标志物而延误再灌注治疗)(➜ STEMI:诊断 2, p. 18)。超声心动图有助于发现心脏局部运动异常。
- 治疗:
  - 一般药物治疗方法(➜ STEMI:一般措施, p. 20)
  - 再灌注治疗(➜ STEMI:再灌注治疗(溶栓 1), p. 22)
- 所有 STEMI 患者都应收入 CCU。
- 出院和危险因素的预防(➜ STEMI:出院前危险分层, p. 33)。

框 1.2 与预后不良相关的因素

- 年龄 >70 岁
- 既往有心肌梗死或慢性稳定型心绞痛
- 前壁心肌梗死或右心室梗死
- 表现为左心衰
- 表现为低血压(和窦性心动过速)
- 糖尿病
- 二尖瓣反流(急性)
- 室间隔缺损

STEMI：诊断 1

STEMI 的诊断是基于病史、心电图和心脏损伤的生化指标的综合判断。通常病史和心电图改变是有诊断价值的，可进行即刻的再灌注 / 药物治疗。心脏损伤的生化标志物获得结果较晚，可帮助确认诊断，同时提供预后信息（根据其升高幅度）。

心电图改变

（见框 1.3）

框 1.3　可能与 STEMI 心电图改变混淆的情况

- 左心室或右心室肥厚
- 左束支传导阻滞或左前分支阻滞
- 预激综合征（又称 WPW 综合征）
- 心包炎或心肌炎
- 心肌病（肥厚或扩张）
- 心肌创伤
- 心脏肿瘤（原发性或转移）
- 肺栓塞
- 气胸
- 颅内出血
- 高钾血症
- 心脏结节病或淀粉样变
- 胰腺炎

- ST 段抬高在几分钟内出现，可持续 2 周。对于溶栓标准来说，ST 段在邻近的胸前导联抬高 ≥2mm 和在邻近肢体导联抬高 ≥1mm 是必需的。持续性 ST 段抬高超过 1 个月提示左心室室壁瘤的形成。心肌梗死部位可通过心电图改变确定，如表 1.1 所示。

- 病理性 Q 波提示明显的电传导异常,但不等于不可逆心肌损害。"透壁心肌梗死"Q 波可能需要几小时或几天形成,而且经常不确定。Q 波在标准导联应该 ≥25%R 波,持续 0.04s,负向 T 波。在没有左束支传导阻滞时(QRS 宽度小于 0.1s 或 3 小格),胸前导联 V_4 导联的 Q 波应大于 0.4mV(4 小格),在 V_6 导联大于 0.2mV(2 小格)。

- ST 段压低(远处缺血)出现在第二区域(ST 段抬高患者)是继发于梗死以外区域的缺血(通常表示多支血管病变)或相应电现象。总的来说,这意味着预后较差。

- PR 段抬高 / 压低和 P 波形态改变通常提示心房梗死。大多数患者有房性心律异常,如心房颤动 / 心房扑动、游走的房性起搏点、房室结心律等。

- T 波倒置可能是即刻或者延迟出现,通常在抬高的 ST 段恢复后仍然存在。

- 非特征性的改变,但可能存在缺血,包括新出现的左束支传导阻滞或右束支传导阻滞、快速性心律失常、一过性的 T 波高尖或 T 波倒置、电轴改变(极度左偏或右偏)或房室阻滞。

表 1.1 从心电图的变化定位心肌梗死

前壁	V_1~V_4/V_5 ST 段抬高和 / 或 Q 波
前间壁	V_1~V_3 ST 段抬高和 / 或 Q 波
前外侧壁	V_1~V_6,I 和 aVL ST 段抬高和 / 或 Q 波
侧壁	V_5~V_6 ST 段抬高和 / 或 Q 波,I 和 aVL 的 T 波倒置 /ST 段抬高 /Q 波
下侧壁	II,III,aVF 和 V_5~V_6(有时 I,aVL)ST 段抬高和 / 或 Q 波
下壁	II,III,aVF ST 段抬高和 / 或 Q 波
下间壁	II,III,aVF 和 V_1~V_3 ST 段抬高和 / 或 Q 波
正后壁	V_1~V_2 R 波高尖伴 V_1~V_3 ST 段压低 V_1~V_2 T 波直立 将电极置于背部做后壁心电图。通常伴下壁和侧壁梗死
右心室梗死	右胸导联 ST 段抬高(V_3R~V_4R) 通常伴下壁梗死。这只在心肌梗死超急性期出现

STEMI:诊断 2

心肌损伤的生化标志物

实时评估生化标志物上升和下降,可以使诊断更准确。和心肌来源相比,骨骼肌来源的肌酸激酶(creatine kinase,CK)和肌酸激酶同工酶(creatine kinase-muscle/brain,CK-MB)可能保持更长时间的升高状态。

肌酸激酶(CK)

- 两倍于正常上限水平被视为异常。
- STEMI 后 4~8 小时内,血清 CK 水平升高,3~4 天内下降至正常。峰值出现在大约 24 小时,但已经行再灌注治疗(溶栓或 PCI)的患者,可能峰值出现得更早(12 小时)和更高。受损肌肉中的酶会随着血液循环的恢复而从梗死区域"被冲走"。
- 约 15% 的假阳性率可能出现在酒精中毒、肌肉病变或创伤、剧烈运动、抽搐、肌内注射、甲状腺功能减退、肺栓塞和胸廓出口综合征。

CK-MB 同工酶对于心肌病变更特异。尽管总 CK 正常,CK-MB 水平可升高。然而,CK-MB 在其他组织(骨骼肌、舌头、膈、子宫和前列腺)也少量存在,创伤或手术可能导致假阳性结果。如通过 CK-MB 水平怀疑心肌损伤,必须检查心肌肌钙蛋白。

心肌肌钙蛋白(TnT、TnI)

- TnI 和 TnT 是心肌损伤的高敏感性和高特异性标志物。
- 心肌梗死后 3 小时,血清肌钙蛋白水平开始升高,可持续达 7~14 天,这有利于诊断晚期心肌梗死。
- 对于大多数 STEMI,可结合临床表现和 CK/CK-MB 水平进行诊断。CK-MB 正常且怀疑 CK 非心脏来源时,可使用肌钙蛋白。
- 非缺血的心肌细胞损伤时如心肌炎、心肌病和心包炎,肌钙蛋白也可升高。

其他标志物

有多种其他的标志物,但随着临床肌钙蛋白检测的普及,不推荐应用这些方法。包括谷草转氨酶(aspartate transaminase,AST)(心肌梗死后 18~36 小时升高)和乳酸脱氢酶(lactate dehydrogenase,LDH)(心肌梗死后 24~36 小时升高)。

各种标志物随时间变化的过程见图 1.5。

非 ACS 原因导致肌钙蛋白升高的要点,见框 1.4。

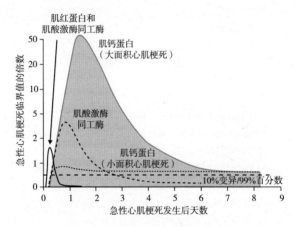

图 1.5 心肌梗死后生物标志物的时间变化

Reprinted from *Journal of the American College of Cardiology*, 48(1), Jaffe AS *et al.*, 'Biomarkers in acute cardiac disease:the present and the future', 1-11, Copyright 2006, with permission from the American College of Cardiology Foundation. © 2006 by the American College of Cardiology Foundation.

框 1.4 要点:非 ACS 原因导致的肌钙蛋白升高

- 肌钙蛋白是心肌损伤的敏感指标。
- 肌钙蛋白升高对血栓性冠状动脉阻塞无特异性。
- 在血栓性疾病验前概率低的人群中测量肌钙蛋白水平,可降低其对 NSTEMI 的阳性预测值。
- 除了急性血栓性冠状动脉阻塞,引起肌钙蛋白升高还包括:
  - 败血症
  - 心肌炎 / 心包炎
  - 肺栓塞
  - 心力衰竭
  - 肾衰竭
  - 卒中
  - 心脏挫伤
  - 心动过速
- 在肌钙蛋白升高的患者中,确定冠状动脉疾病的验前概率(包括胸痛,缺血性心脏病危险因素,缺血性 ECG 改变,超声心动图提示室壁运动异常)。
- 冠状动脉性心脏病 /ACS 验前概率低的患者不太可能从冠状动脉血栓治疗中获益(抗血栓 / 抗血小板治疗、冠状动脉造影和血运重建)。在这些患者中,须明确并治疗引起肌钙蛋白升高的基础病因(见上文所列)。

STEMI:一般措施

(见框 1.6)

即刻稳定生命体征的措施

已有概述,见 ➜ 急性冠脉综合征,p. 11。

控制心脏疼痛

- 二乙酰吗啡 2.5~10mg 静脉给药,可重复给药以确保疼痛充分缓解,除非有急性中毒表现(低血压、呼吸抑制)。恶心和呕吐应该用甲氧氯普胺(10mg 静脉注射)或吩噻嗪治疗。

- 若氧饱和度 <90%,给氧,浓度 2~5L/min。由于继发于左心衰的通气 - 血流灌注失常,心肌梗死后经常出现低氧血症。对于顽固性肺水肿的患者,可能需要持续气道正压(continuous positive airways pressure,CPAP)或经气管内插管给氧。警惕慢性阻塞性肺疾病患者发生二氧化碳潴留。

- 硝酸盐可缓解疼痛(舌下或静脉内),使用前提是患者没有低血压。下壁 STEMI,特别是合并右心室梗死的患者,硝酸盐作为静脉扩张药可能损害右心室充盈和诱发低血压,需要小心使用。硝酸盐治疗对死亡率没有影响(ISIS-4 研究)。

纠正电解质

低钾和低镁可能是心律失常的原因,必须予以补充,特别是在心律失常的情况下。

限制心肌梗死面积的策略

β 受体拮抗剂,血管紧张素转化酶抑制剂(angiotensin-converting enzyme inhibitor,ACEI)和再灌注治疗。

β 受体拮抗剂

- 早期应用 β 受体拮抗剂可限制梗死面积,降低死亡率和减少早期恶性心律失常的发生。所有患者(包括直接 PCI 和溶栓)应早期使用 β 受体拮抗剂,有以下特征者将受益最大:
  - 高动力状态(窦性心动过速,血压升高);
  - 进行性或再发的疼痛 / 再次心肌梗死;
  - 快速心律失常如心房颤动。

- 绝对的禁忌证:心率低于 60 次 /min,收缩压小于 100mmHg,中度至重度的心力衰竭,房室传导缺陷,严重的气道疾病。

- 相对的禁忌证:哮喘,目前正在使用钙通道阻滞剂和 / 或 β

受体拮抗剂,重度外周血管病伴肢体缺血,累及右心室的广泛下壁心肌梗死。

- 在持续心电和血压监测下,首先静脉使用短效制剂(美托洛尔每次 1~2mg,间隔 1~2 分钟,可重复使用,直到最大量 15~20mg),达到脉率 60 次 /min 和收缩压 100~110mmHg。若末次给药后血流动力学稳定维持 15~30 分钟,开始口服 3 次 /d、每次 50mg。艾司洛尔是一个超短效静脉 β 受体拮抗剂,如果对患者能否耐受 β 受体拮抗剂有顾虑,可试用艾司洛尔。

血管紧张素转化酶抑制剂(ACEIs)

接受阿司匹林、β 受体拮抗剂(如果适当)和再灌注治疗后,所有 STEMI/ 左束支传导阻滞心肌梗死的患者都应在出现症状的最初 24 小时内接受 ACEIs。

- 高危 / 大面积心肌梗死,特别有前壁 STEMI、有心肌梗死病史、心力衰竭,超声心动图上提示有左心室功能损害或老年患者将获益最大。
- ACEIs 作用明确,使用你熟悉的药物(例如雷米普利 1.25mg 口服,每天一次)。

STEMI:直接经皮冠状动脉介入再灌注治疗

时间是再灌注的关键,每个机构都应该有各自的推荐方案。再灌注的决策及实施过程都不能延误。如果选择了直接 PCI,应该确保一个电话就能快速响应。

直接 PCI

- 直接 PCI 是目前 STEMI 再灌注治疗的金标准。
- 直接 PCI 需要急诊、社区医院和介入中心的协调工作,且只有满足以下两条才能实施:
  - 直接 PCI 程序是可用的

- 患者进入介入中心，可以毫无拖延地进行导管手术

适应证

- 所有胸痛和 ST 段抬高，或新出现左束支传导阻滞的患者，满足直接 PCI 的标准（与溶栓适应证相比）。
- 也包括 ST 段抬高却不满足溶栓标准的患者。
- 总体来说，溶栓禁忌的患者应由直接 PCI 处理。有显著出血风险的患者必须个体化治疗。

结局

- 来自 >10 个大型随机试验的数据表明，与溶栓治疗相比，接受直接 PCI 治疗的 STEMI 患者结局更佳。
- 在接受直接 PCI 治疗的 STEMI 患者中，短期、长期的死亡率和主要不良心脏事件（major adverse cardiac events，MACE）（死亡、非致死性再梗死和非致死性卒中）发生率均有显著降低。而且总体来说，直接 PCI 患者左心室功能更好，血管通畅率更高，心肌缺血复发更少。
- 多项研究（包括 PRAGUE-2 和 DANAMI-2）也表明，为了直接 PCI 在医院间转诊（社区医院到介入中心）尽管存在时间上的延误，却是安全的，直接 PCI 仍然优于溶栓。

并发症

- 包括动脉穿刺部位出血、卒中、再发心梗、需要紧急冠状动脉搭桥术（coronary artery bypass graft，CABG）和死亡，这与高危 PCI 病例相似（1%）。
- 最好的结果来自拥有直接 PCI 经验的大型中心。
- 每个主要 PCI 中心都有自己的病例管理政策，包括使用低分子量肝素（low-molecular weight heparin，LMWH）/ 普通肝素（unfractionated heparin，UFH）和抗血小板药物（如血小板糖蛋白Ⅱb/Ⅲa受体拮抗剂）。一般认为，在急性期，只有"罪犯"病变 / 血管需要处理。其余血管的病变类型决定是否应作为住院患者或择期病例在未来的某个阶段进行全血运重建术。
- 经 PCI 治疗的 STEMI 患者可在入院 72h 内安全出院，无须进一步危险分层。
- 从长期来看，直接 PCI 更具有成本效益，可以减少住院天数，

减少再入院需求和心力衰竭。

- 出院后护理、二级预防和康复与其他心肌梗死病例相同。

补救性 PCI

作为溶栓的辅助手段，PCI 应保留给溶栓后仍有症状（再灌注失败）或发生心源性休克的患者（➜ 心源性休克，p. 46）。我们建议所有溶栓后未得到解决的患者［持续症状，有或无症状的持续 ST 段抬高（溶栓后 90 分钟 ST 段抬高回落 <50%）］应与当地心脏中心进行讨论，以便进行紧急导管手术和血管重建术。

STEMI 的要点，见框 1.5 和框 1.6。

框 1.5   要点:STEMI

- 快速再灌注是 STEMI 治疗的基石。
- 再灌注成功的标志是 ECG 上 ST 段恢复正常。
- 通过直接 PCI 可获得最好的长期结果。
- 如果不能进行直接 PCI,可以使用溶栓治疗。

框 1.6   处理要点:STEMI

- 阿司匹林,氯吡格雷,氧气,持续 ECG 监测。
- 镇痛:二乙酰吗啡(+ 甲氧氯普胺)、硝酸甘油(监测血压)。
- 再灌注治疗不要延误:直接 PCI(金标准)或溶栓。
- 如果不能直接 PCI:仔细和迅速地评估溶栓的适应证和禁忌证。
- 静脉肝素应与重组组织型纤溶酶原激活物(recombinant tissue plasminogen activator,rtPA)及其衍生物一起使用,但不能与链激酶(streptokinase,SK)一起使用。
- 早期给予短效 β 受体拮抗剂等,如美托洛尔(如果没有禁忌证)。
- 纠正低钾和低镁。
- 症状出现的 24 小时内使用 ACEIs。

STEMI:再灌注治疗(溶栓 1)

在疼痛开始后 4 小时内接受溶栓治疗的患者中,有 50%~70% 发生再灌注(对照组为 20%)。与直接 PCI 一样,溶栓也可降低死亡率、左心室功能不全、心力衰竭、心源性休克和心律失常,然而总获益相比 PCI 较小。此外,患者必须在血运重建前接受心导管检查以确定冠状动脉解剖(与直接 PCI 同时进行)。再一次强调时间至关重要,应尽快给予溶栓治疗(见框 1.5)。

溶栓适应证

- 12 小时内典型的心源性疼痛和两个相邻心电图导联 ST 段抬高(肢体导联 >1mm 或 V_1~V_6>2mm)。
- 心电图上新出现 / 可疑新出现的左束支传导阻滞伴胸痛。
- 如果患者到达时心电图可疑,每隔 15~30 分钟重复一次,监测病情进展。
- 如果心电图正常或有独立的 ST 段压低(必须排除正后壁梗死),则不应给予溶栓治疗。
- 记住,糖尿病患者可能会出现呼吸困难或昏迷,而不会有胸痛。在心电图上寻找新的 ST 段抬高证据。
- 真正的后壁梗死表现为胸前导联 ST 段压低(V_1~V_3),常伴有下壁导联 ST 段改变。如怀疑,给予溶栓治疗。

溶栓时间

- 早期溶栓可获得最大的益处(特别是在第一次疼痛发生后 4 小时内进行溶栓)。
- 如果有持续胸痛和 / 或心电图持续 ST 段抬高,胸痛发作 12~24 小时患者应进行溶栓治疗。
- 在疼痛发生后的 12~24 小时内,患者的临床表现和心电图表现稳定,应首先作为 NSTEMI 进行治疗,然后尽早进行导管手术。

溶栓药物选择

- 部分由当地溶栓策略决定。
- 链激酶的过敏反应和低血压较多。
- 与第一代输注相比，单次大剂量给药更容易、更快速，减少药物错误。
- 重组组织型纤溶酶原激活物（rtPA）比链激酶有更大的再灌注能力和略高的 30 天生存率获益，但出血风险也更高。
- 最近的重组纤溶酶原激活物衍生物具有更高的 90 分钟 TIMI-Ⅲ级血流率，但 30 天死亡率获益与 rtPA 类似。
- 有以下情况的患者应考虑使用 rtPA 衍生物：
  - 大面积前壁心肌梗死，尤其发作 4 小时内
  - 曾接受 SK 治疗或最近感染链球菌
  - 低血压（收缩压 <100mmHg）
  - 卒中低风险（年龄 <55 岁，收缩压 <144mmHg）
  - 在没有直接 PCI 设施的情况下再次梗死
    主要溶栓药物的特点见框 1.7。

框 1.7 溶栓药物剂量和给药

链激酶（SK）

- 1.5mU 溶于 100mL 生理盐水静脉滴注 1 小时以上。
- 使用 SK 后没有常规肝素化的指征，因为没有明显的死亡率获益，而出血风险略有增加。

阿替普酶（alteplase）

- GUSTO 试验表明，"前负荷"或加速 rtPA 是最有效的给药方案。
- 先静脉一次性给予 15mg，然后 0.75mg/kg 滴注 30min 以上（不超过 50mg），然后 0.5mg/kg 滴注 60min 以上（不超过 35mg）。
- 之后静脉给予肝素（见正文）。

框 1.7 溶栓药物剂量和给药(续)

瑞替普酶(reteplase)
- 静脉大剂量给药 2 次,每次 10U,间隔 10 分钟。

替奈普酶(tenecteplase)
- 根据体重(500~600μg/kg),给药 30~50mg 注射 10 秒以上。
- 最大剂量 50mg。

阿尼普酶(anistreplase)
- 静脉给予单次大剂量 30mg,注射 2~5 分钟以上。

从溶栓获益最多的患者

- 前壁梗死
- 显著 ST 段抬高
- 年龄 >75 岁
- 左心室功能障碍,或左束支传导阻滞,低血压
- 收缩压 <100mmHg
- 胸痛发作 1 小时内前来就诊的患者

STEMI:溶栓 2

溶栓并发症

- 多达 10% 的患者有出血,大多是血管穿刺处的小出血,局部压迫即可,但偶尔可能需要输血。在严重的病例,链激酶的作用可通过氨甲环酸逆转(10mg/kg 缓慢静脉注入)。
- 患者在使用 SK 溶栓期间出现低血压是很常见的。患者平卧,减慢或停止输注,直到血压上升。可能需要谨慎扩容(100~500mL),特别是在下壁 / 右心室梗死的患者。低血压不是过敏反应,不需要进行相应的治疗。
- SK 常见的过敏反应包括低热、皮疹、恶心、头痛和脸红。静

脉给予氢化可的松 100mg,联合氯苯那敏 10mg。

- 颅内出血见于约 0.3% 的 SK 治疗患者和 0.6% 的 rtPA 治疗患者。
- 可能发生再灌注性心律失常(最常见的是短阵、自限性的心室自身心律),因为代谢产物从缺血组织中被洗脱出来(➜心肌梗死后室性快速性心律失常,p. 42;➜缓慢性心律失常与起搏指征,p. 43;➜心肌梗死后缓慢性心律失常,p. 44)。
- 体循环栓塞可能发生于左心房、左心室或主动脉瘤内的血栓溶解。

溶栓绝对禁忌证

- 活动性内出血
- 怀疑主动脉夹层
- 近来头部创伤和 / 或颅内新生物
- 曾有出血性卒中史
- 过去 1 年有缺血性卒中史
- 曾有纤维蛋白溶解药物过敏史
- 过去 2 周内有创伤和 / 或手术有出血危险

溶栓相对禁忌证

- 曾有创伤和 / 或手术,时间超过 2 周
- 严重未控制的高血压(血压 >180/110mmHg),治疗 / 未治疗
- 超过 1 年的非出血性卒中
- 已知的出血体质或当前进行的治疗范围内的抗凝治疗[国际标准化比值(INR)达 2 或以上]
- 明显的肝肾功能不全
- 长时间心肺复苏(>10 分钟)
- 链激酶使用史(尤其是前 6~9 个月)
- 妊娠或产后
- 前 1 个月行腰椎穿刺术史
- 月经期或哺乳
- 慢性严重高血压病史

- 非可压迫部位的血管穿刺(如锁骨下中心静脉)
- 增殖性糖尿病视网膜病变(眼内出血风险)

急性 STEMI 外科治疗

急诊外科血管重建术(CABG)不能广泛应用于院外心肌梗死患者。无并发症 STEMI 患者在发病 6h 后行冠状动脉搭桥术是禁忌证,因为会继发梗死区域大出血。不稳定的患者围手术期死亡率很高。

急性 STEMI 患者行冠状动脉搭桥术在以下情况下有价值:

- 经过溶栓 / 直接 PCI 治疗后持续或复发性胸痛。
- 导管检查示高危冠状动脉解剖(左主干,左前降支开口病变)。
- 有并发症的 STEMI(急性二尖瓣反流,室间隔缺损)。
- 成功溶栓,但是导管检查时发现存在需外科治疗的冠状动脉解剖结构异常。
- 在 STEMI 入院前,已知存在需要外科治疗的冠状动脉解剖结构问题。

STEMI:额外的措施

低分子量肝素和普通肝素

低分子量肝素(LMWH)

- 有关于低分子量肝素和溶栓使用的临床试验数据(如依诺肝素 30mg 静脉注注,然后每 12h 皮下注射 1mg/kg)。
- 低分子量肝素可作为普通肝素的替代药物,用于预防行动缓慢患者发生血栓栓塞事件。

普通肝素(UFH)

- 使用链激酶后无"常规"静脉使用肝素的指征。

- 静脉注射肝素［4 000U/ 最大静脉推注，随后调整最大 1 000U/h，活化部分凝血活酶时间（activated partial thromboplastin time，APTT）比值为 1.5~2.0 倍于对照组］应常规使用，之后使用 rtPA 及其衍生物，持续 24~48 小时。

氯吡格雷（其他抗血小板药物，如普拉格雷、替格瑞洛）

- 阿司匹林和纤溶药加上氯吡格雷已被证明在第 30 天降低 20% 的死亡率和主要心脏不良事件发生率。
- 如果置入冠状动脉支架，患者最好继续双联抗血小板治疗 12 个月，NSTEMI 患者治疗相同。

糖蛋白Ⅱb/Ⅲa 受体拮抗剂

- 糖蛋白Ⅱb/Ⅲa 受体拮抗剂联合全剂量或小剂量溶栓药物治疗 STEMI 似乎没有任何益处。
- 在接受直接 PCI 治疗的 STEMI 患者中，推荐常规使用糖蛋白Ⅱb/Ⅲa 受体拮抗剂。最好的数据来自阿昔单抗。
- 也可用于溶栓失败后的补救性 PCI，尽管有较大的出血风险。每一种情况都必须根据其特点来判断。

镁

- 早期试验表明，在溶栓前或溶栓后给予 Mg^{2+} 对降低死亡率有一定益处。ISIS-4 研究显示在 MI 后常规静脉使用 Mg^{2+} 并无获益。但在溶栓后 6h 给予 Mg^{2+}，此时其对再灌注损伤的保护作用可能已经丧失，相关试验正在进行中。
- 目前公认的 Mg^{2+} 作用仅限于 Mg^{2+} 缺乏患者，以及再灌注、室上性和室性心律失常患者。
- 剂量：8mmol 镁加入 5% 葡萄糖 20mL 给药时间大于 20 分钟，随后 65mmol 镁加入 5% 葡萄糖 100mL 给药大于 24 小时（禁忌证：血肌酐 >300μmol/L，三度房室传导阻滞）。

钙通道阻滞剂

- 最好避免使用，特别是存在左心室功能损害时。

- 对于左心室功能正常的心肌梗死患者,在梗死 4~5 天后开始使用地尔硫䓬和维拉帕米,其疗效很小。
- 氨氯地平用于心肌梗死后左心室功能较差的患者是安全的。
- 硝苯地平已被证明会增加死亡率,应避免使用。

地高辛

- 在急性 STEMI 和急性心肌梗死合并心力衰竭的治疗中作用甚微。
- 在治疗心律失常和控制心率方面是安全的。

右心室梗死

- 右心室心肌梗死导致右侧压(右心房压力,右心室舒张末压)升高和左侧压低(血压,心输出量)。
- 常见于下壁 STEMI。

诊断

- 临床表现:右心衰的体征(颈静脉压升高、Kussmaul 征、奇脉)伴低心排出量(血压下降、四肢冷)而无肺水肿。
- 心电图:在下壁 STEMI 的患者,V_4R~V_6R 导联中任一导联 ST 段抬高 0.1mV(>1mm)对于右心室梗死有高度敏感性和特异性。右胸导联不同心电图类型见图 1.6。心电图改变可能是暂时的,并且仅出现在早期。
- 超声心动图:寻找右心室扩张和室壁运动异常。

处理

- 目的是维持右心室前负荷在较高水平:
  - 首先快速给予 1~2L 胶体液。
  - 避免使用硝酸盐和利尿剂,因为它们降低前负荷,加重低血压。

- 需要起搏的患者必须维持房室同步,以确保最大心排出量(心房和心室导线)。
  - 转复任何心律失常(室上性心动过速、心房颤动／心房扑动或室性心律)。
- 降低后负荷:
  - 如果并发左心室功能不全,这尤其重要。
  - 置入主动脉内球囊反搏(intra-aortic balloon pump,IABP)。
  - 可谨慎使用动脉血管扩张剂(硝普钠,肼屈嗪)或 ACEIs。
- 理想情况下应避免正性肌力药,只有在所有其他措施都不能恢复血流动力学情况下才使用。
- 右冠状动脉的再灌注(PCI 和溶栓)已显示可改善右心室功能、降低死亡率。

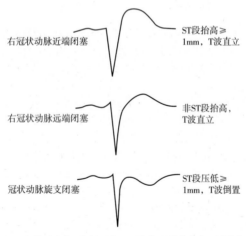

图 1.6 急性下后壁心肌梗死在 V_4R 导联 ST 段抬高和 T 波形态。右冠状动脉近端闭塞产生 ST 段抬高≥1mm 和 T 波直立;右冠状动脉远端闭塞的特点是 T 波直立但无 ST 段抬高;冠状动脉旋支闭塞产生 T 波倒置和 ST 段压低至少 1mm

From *N Engl J Med*, Wellens HJ, 'The value of the right precordial leads of the electrocardiogram', 340, 381-3. Copyright © 1999 Massachusetts Medical Society. Reprinted with permission from Massachusetts Medical Society.

STEMI：出院前危险分层

　　确定再梗死或猝死高风险患者的亚组是重要的。应行冠状动脉造影，以期在出院前进行血运重建(如果没有直接 PCI)，和 / 或必要时进行电生理检查(见图 1.7)。

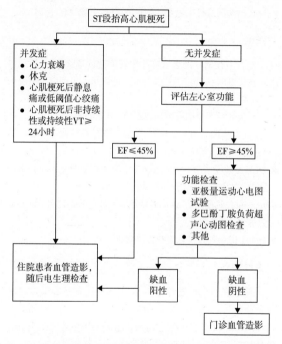

图 1.7　ST 段抬高型心肌梗死患者溶栓治疗后决定住院行血管造影 / 电生理检查的推荐策略

Source：data from Antman EM (2000). *Cardiovascular Therapeutics*, 2nd edn. Saunders, Philadelphia, PA.

直接 PCI 组

- 直接 PCI 治疗的 STEMI 患者出现心肌梗死后并发症的危险更低。

- 直接 PCI 治疗的患者是否应在住院期间进行完全血管重建，或在门诊进行功能评估后再行手术，目前仍有争议，遵循当地政策。

- 应在出院前进行电生理评估患者 ➲ 电生理检查, p. 34。

溶栓组

进行溶栓治疗的患者应于出院前进行危险分层，高危患者应在住院时（或出院早期）行血管造影术。出现以下情况为高危患者：

- 心肌梗死后明显的心绞痛或不稳定型心绞痛

- 运动试验阳性（改良 Bruce 方法）伴有心绞痛，ST 段压低 >1mm 或血压下降

- 胸部 X 线检查表现为心脏扩大，超声心动图显示左心室功能差[射血分数(EF) < 40%]

- 记录到心肌梗死后 24 小时规律的室性期前收缩和室性心动过速发作

- Holter 记录到频发无症状心肌缺血

电生理检查

所有的 STEMI 患者若伴有：①非持续室性心动过速和射血分数(ejection fraction, EF) < 40% 病史 或 ②持续/无脉性 VT/VF(无论 EF 如何)，则需要在出院前进行电生理检查(MADIT 和 MUSTT 试验)，同时考虑除颤器植入。

出院和二级预防

- 无并发症患者的住院时间，溶栓组出院前需进行危险度分层，平均住院日 5~7 天。直接 PCI 组平均住院日更短，一般 3~4 天。

- 出院前患者(患者家属)和医生之间制定统一的计划,介绍可调控的危险因素、有益的药物治疗以及康复计划。
- 可调控的危险因素包括:
  - 血脂管理和胆固醇合成酶抑制剂的使用
  - 糖尿病的检查和治疗
  - 确保血压充分控制
  - 劝告戒烟
  - 健康饮食和减轻体重的建议
- 患者明白药物的使用方法十分重要,特别是知晓长期"预后性药物治疗"的重要性。如果没有禁忌证,所有患者都应至少接受以下治疗:
  - 阿司匹林 75mg 每天 1 次(如果确实过敏,单独使用氯吡格雷 75mg 每天 1 次)
  - 氯吡格雷 75mg 每天 1 次(持续 12 个月)
  - 按推荐剂量使用血管紧张素转化酶抑制剂
  - 按推荐剂量使用胆固醇合成酶抑制剂
  - 长期应用有效的抗凝药物的作用仍有争论
- 必须给所有患者提供心脏康复计划。

STEMI:并发症

并发症

- 持续胸痛。
- 发热。
- 新出现的收缩期杂音:室间隔缺损,急性二尖瓣反流,心包炎。
- 心律失常:室性心动过速,房室传导阻滞,心动过缓。
- 泵衰竭:低血压,心力衰竭,心源性休克。

STEMI 后并发症更常见,但也见于 NSTEMI 患者(➔ 非 ST 段抬高急性冠脉综合征(NSTE-ACS), p. 48)。在 NSTEMI 患者中,并发症更常见于既往多发心脏事件的患者中。

继续有胸痛

- 心肌梗死后胸痛不一定是心绞痛。需要仔细地询问病史辨明疼痛的特点。如果疼痛的病因可疑，又无心电图的改变，负荷/铊成像可能有助于诊断。

- 挫伤感和肌肉骨骼痛在最初的 24~48 小时常见，特别是接受心肺复苏或重复电除颤的患者。若为皮肤灼伤，可使用局部外用药。

- 再发心肌梗死是一个概括术语，包括原部位心肌梗死扩展和第二部位反复心肌梗死。

  - 经常有 ST 段再次抬高。

  - 如果心肌酶仍未恢复正常，其显著改变是比以前的最低点高出 2 倍。

  - 患者最好进行即刻 PCI，也可选择溶栓，后者不是一个最佳方法，必须满足标准的溶栓规范[➡ STEMI：再灌注治疗(溶栓 1)，p. 25]。出血是一个危险(注意：在第二次发作时不应使用链激酶)。

- 心肌梗死后心绞痛(心肌梗死后 10 日内出现的心绞痛)应该用标准药物治疗。所有心绞痛患者出院前都应像住院患者一样行心导管检查和血运重建。

- 心包炎表现为尖锐的、胸膜炎性的、位置性的胸痛，通常出现在心肌梗死后的 1~3 天，在 STEMI 中常见。可闻及心包摩擦音。心电图改变少见。治疗应用高剂量的阿司匹林(600mg 每天 4 次口服)加质子泵抑制剂 PPI(如兰索拉唑 30mg 口服，每天一次)。其他的非甾体抗炎药有较高的左心室破裂发生率，可增加冠脉血管的阻力，最好避免使用。

- 心包积液在前壁心肌梗死更常见，特别是并发心力衰竭时。填塞少见，是心脏破裂的结果和/或出血性积液，综合临床特点和超声心动图可以发现心包积液。大多数少量心包积液不需积极治疗，数月后逐渐吸收。

- 肺血栓栓塞可出现在心力衰竭和长期卧床的患者。常规使用预防性低分子量肝素和普通肝素联合早期活动可减少肺栓塞发生。栓子来源包括下肢静脉和 / 或右心室[➡ 肺栓塞(PE):评估,p. 134]。

- 发热在心肌梗死后常见,3~4 天达高峰。伴随白细胞计数(white cell count,WCC)升高和 C 反应蛋白(C-reactive protein,CRP)升高。应考虑其他的发热原因:感染、血栓性静脉炎、静脉血栓形成、药物反应、心包炎。

心肌梗死后室间隔缺损

- 典型症状出现在心肌梗死后 24 小时(最高危)至 10 天,可累及 2%~4% 的病例。
- 临床特点包括病情迅速恶化伴有粗糙全收缩期杂音(胸骨左下缘最响)、低灌注和肺水肿。在低心排出量时无杂音不除外室间隔缺损。

诊断

- 超声心动图:二维超声可见缺损,彩色多普勒显示左至右分流。前壁心肌梗死与心尖部室间隔缺损相关,下壁心肌梗死与基底部室间隔缺损相关。超声心动图未显示分流不能除外室间隔缺损。
- 肺动脉导管(特别在无超声心动图或超声心动图无确定结果时):从右房至右心室氧饱和度的升高确定了分流的存在,可通过以下方式计算:

$$肺循环血流:体循环血流 = \frac{(动脉氧饱和度 - 右房氧饱和度)}{(动脉氧饱和度 - 肺动脉氧饱和度)}$$

- 心脏磁共振成像(magnetic resonance imaging,MRI)不仅可以观察到室间隔缺损,还能精确计算肺循环血流与体循环血流比值。

处理

　　直到可以进行修补前,稳定病情措施都是暂时的。低血压(➡ 心肌梗死后低血压和休克,p. 44)和肺水肿(➡ 心肌梗死后低血压和休克,p.44)应按所描述的方法处理。重要的原则如下：

- 介入监测(肺动脉导管和动脉通路)指导血流动力学的治疗。右心房和肺毛细血管楔压(pulmonary capillary wedge pressure,PCWP)指导补液和利尿剂的使用。心脏输出量、平均动脉压和动脉阻力决定是否需要扩血管治疗。

- 如果收缩压 >100mmHg,小心地使用血管扩张药。一般用硝普钠,其将降低体循环血管阻力和减少分流量。硝酸盐会促进静脉扩张和增加分流量,应尽量避免使用。肾功能受损时避免使用。

- 严重低血压时可使用正性肌力药物(首选多巴酚丁胺,但根据血流动力学的反应可能需要肾上腺素),但增加体循环压力可能使分流加剧。

- 多数情况下考虑主动脉内球囊反搏。

- 尽早与外科医生联系以进行可能的修补。手术病死率高(20%~70%),特别是在围手术期休克、下后壁心肌梗死和右心室梗死者。目前推荐高危早期手术修补,联合冠脉搭桥术 ± 二尖瓣膜修补/置换术。

- 如果患者已不用药物和/或机械支持,可以推迟手术2~4周,使梗死得到一定程度恢复。理想状况下,患者应在手术修补前进行心导管检查,以确保其中罪犯血管被移植。

- 已有报道说,用导管置入伞形装置闭合室间隔缺损,可稳定危重患者,直到最后的修补成为可能。

心肌梗死后急性二尖瓣反流

- 二尖瓣反流是由于缺血的乳头肌功能失调或部分断裂,见于心肌梗死后2~10天。完全的断裂导致猛烈的二尖瓣反流,这经常是致命的。

- 临床表现为急性发作,严重呼吸困难,低氧,急性肺水肿,大汗,迅速恶化。

- 下壁心肌梗死(后内侧乳头肌)比前壁心肌梗死(前外侧乳

头肌)更常见。

- "静息二尖瓣反流"很常见,任何心肌梗死后患者出现不能解释的血流动力学恶化,必须怀疑本病。
- 诊断需通过超声心动图检查。在严重 MR 病例,PA 导管检查将显示肺动脉压力升高伴 PCWP 大 v 波。

处理

(➔急性二尖瓣反流,p. 126)

- 一旦血流动力学监测可用,尽早开始使用血管扩张剂治疗,通常为硝普钠,主动脉内球囊反搏也可以考虑。
- 可能需要机械通气。
- 联系外科医生尽早进行可能的修补。

假性动脉瘤和游离壁破裂

- 已证明发生在高达6%的STEMI患者,其中2/3患者可发生猝死。
- 表现为亚急性心源性休克者,允许时间干预。
- 联合心包积液、心脏压塞的临床特点和超声心动图能做出亚急性病例的诊断。
- 进行早期溶栓患者有较低的室壁破裂可能。
- 稳定病情遵循与心源性休克相似的治疗流程(➔心源性休克,p. 46)。考虑修补的话必须立即与外科医生讨论。

可卡因所致心肌梗死

- 可卡因致心肌梗死、左心室功能不全和心律失常的发生率在逐年增加(见框 1.8)。
- 据估计,到急诊科以非创伤性胸痛就医的年轻患者中有14%~25% 在血中可以检测到可卡因及其代谢产物,其中 6% 患者有心肌梗死的酶学证据(数据来源于美国)。

- 大多数为年轻的非白种人,男性吸烟者,无其他缺血性心脏病危险因素。

框 1.8 可卡因所致心肌梗死的发病机制和其他并发症

发病机制

- 心肌损伤的原因是多因素的,包括氧需求增加(心率加快、血压上升、收缩力加强),由于不适当地同时使用血管收缩剂使氧供减少(在微小粥样斑块区),从而加剧了血小板聚集和血栓形成。
- 可卡因的代谢产物有潜在的血管收缩活性,并且在血流中存留 36 小时(或者更长),导致症状反复出现,心肌梗死可能会延迟发生。

其他的并发症

- 可卡因所致的心肌功能异常是多因素的,包括心肌梗死,继发于交感神经重复刺激所致的慢性损伤(如嗜铬细胞瘤),继发于可卡因杂质 / 感染所致的心肌炎,以及在心肌 / 内皮细胞基因表达中的不利变化。
- 可卡因所致的心律失常包括房性和室性快速性心律失常,以及停搏和心脏传导阻滞。见心肌梗死后心律失常(➔ 心肌梗死后室性快速性心律失常,p. 42)和心肺复苏(➔ 成人高级生命支持,p. 6)。
- 主动脉夹层形成(➔ 主动脉夹层:评估,p. 154)。
- 长期应用可卡因会加速动脉粥样硬化的进程。

诊断

- 可能很困难,在心脏病低危的年轻人身上出现胸部不适,应该怀疑。
- 胸痛在可卡因使用 12 小时内出现最为普遍。继发于长效的活性代谢产物,胸痛可持续至 24~36 个小时以后。
- 心电图在高达 80% 的病例中有多种非特异性的复极异常,约 40% 的病例可能有符合再灌注治疗条件的 STEMI 表现

（→STEMI：诊断 1, p. 16）。

- 心肌损伤生化标志物可能会误导诊断，因为大多数患者的 CK 升高是继发于横纹肌溶解，TnT 和 TnI 在确诊心肌损伤时有重要意义。

处理

一般措施

- 与心肌梗死的一般措施相同。高流量给氧 5~10L，除非有禁忌证；镇痛；阿司匹林 75mg 每天 1 次。
- 硝酸甘油：大剂量静脉输注（>10mg/h 最终水平），并根据症状和血流动力学反应调整滴速（→STEMI：一般措施, p. 20）
- 苯二氮䓬类（benzodiazepines）：对减轻焦虑和心动过速至关重要。

二线药物

- 大剂量维拉帕米具有降低心脏负荷从而恢复氧气供应和需求，以及逆转冠状动脉收缩的双重功能。应谨慎多次给予 1~2mg 的静脉推注（总剂量 10mg），并持续血流动力学监测。在最后一次服用可卡因之后的 72 小时内，给予大剂量维拉帕米口服制剂（80~120mg/ 次口服，每天 3 次）持续 24 小时。
- 酚妥拉明（phentolamine）是一种 α 肾上腺能拮抗剂，易于逆转可卡因所致的血管收缩（2~5mg 静脉推注，如果需要可重复一次）。可和维拉帕米联用。
- 拉贝洛尔（labetalol）有 α 和 β 肾上腺能双重活性，在使用维拉帕米和酚妥拉明后血压仍然不降，可以使用。在降低可卡因所致的高血压时效果显著，但对冠状动脉血管收缩没有作用。
- 再灌注治疗：应用溶栓治疗的证据有限，通常与继发于高血压引起的出血并发症的不良预后相关。在运用一线措施，维拉帕米和酚妥拉明后，仍不能稳定，应即刻进行冠状动脉造影，如果适合行经皮冠状动脉介入治疗（血栓 / 血管堵塞证据）。如果不具备动脉造影条件可考虑溶栓治疗。

注意

　β 受体拮抗剂应避免使用，因其可通过抵消肾上腺能受体作用而加剧冠状动脉血管收缩。

心肌梗死后室性快速性心律失常

加速性室性自主心律

- 在 48 小时早期再灌注的患者中常见(高达 20%)。
- 通常有自限性、持续时间短,不伴有血流动力学影响。
- 如果有症状,应用心房起搏或阿托品加快窦性心率是有价值的。只有发展为恶性室性快速性心律失常才推荐使用抑制性抗心律失常治疗(利多卡因、胺碘酮)。

室性期前收缩

- 室性期前收缩(ventricular premature beats, VPB)常见,但是和持续性 VT/VF 的发生没有关系。
- 一般采取保守治疗,旨在纠正酸碱和电解质紊乱(目标是血钾 >4.0mmol/L,血镁 >1.0mmol/L)。
- 围心梗期使用 β 受体拮抗剂可减少室性期前收缩。

非持续性和单形性 VT

- 临床结局较差。
- 纠正可逆因素如电解质紊乱和酸碱失衡(目标是血钾 >4.5mmol/L,血镁 >1.0mmol/L)。
- 如果血流动力学不稳定,行直流电复律。
- 非持续性 VT 和血流动力学稳定 VT(心率 <100 次 /min)可以使用胺碘酮治疗(30 分钟内静脉推注 300mg,之后 1.2g 静滴 24 小时)。利多卡因不再推荐作为一线用药,普鲁卡因胺是有效的替代品,但是可致心律失常。
- 若胺碘酮不能制止 VT,可以考虑行超速起搏。

VF 和多形性 VT

- 属于医学急症,需立即除颤。
- 在难治性心室纤颤中可考虑用加压素 40U 静脉推注。
- 如果心排出量恢复,持续静脉注射胺碘酮 300mg(见前章节)。
- 按照心搏骤停的成人高级生命支持程序进行治疗(➔成人高级生命支持,p. 6)。

心肌梗死后房性快速性心律失常

- 包括室上性心动过速、心房纤颤和心房扑动。
- 如果患者血流动力学不稳定,必须立刻行同步直流电复律(按下除颤键的"同步"按钮)。
- 血流动力学稳定患者可以用地高辛、β 受体拮抗剂和 / 或钙通道阻滞剂治疗(见表 1.8)。
- 胺碘酮可被用于恢复窦性心律。然而,其在控制心率方面效果欠佳。I 类抗心律失常药物应避免使用,因为它们会增加死亡率。
- 对于心房纤颤和心房扑动的患者,如无禁忌证,应进行抗凝以减少栓塞并发症。

缓慢性心律失常与起搏指征

　　交替性或孤立性右束支传导阻滞 / 左束支传导阻滞无需起搏,除非发生血流动力学不稳定或阻滞水平进行性升高。新的双束支阻滞(右束支阻滞伴左前分支或右前分支阻滞),或束支阻滞伴一度房室传导阻滞,根据临床情况可能需要预防性起搏。起搏适应证不应该延误再灌注治疗。首先应建立静脉通道(股静脉或颈内静脉),随后插入起搏电极。临时体外心脏起搏,可用阿托品(0.3~3.0mg 静脉推注)和异丙肾上腺素以争取时间。

心肌梗死后缓慢性心律失常

一度房室传导阻滞

- 常见,无须治疗。
- 明显的 PR 间期延长(>0.20 秒)是 β 受体拮抗剂使用禁忌证。

二度房室传导阻滞

- 这提示大面积梗死影响到心脏传导系统,此类患者总体死亡率上升。
  - 莫氏(Mobitz) I 型呈自限性,无症状。一般无须特殊治疗,若出现症状或发展成完全性心脏阻滞则需临时起搏。
  - 莫氏 II 型,2∶1、3∶1 下传不管是否发展为完全性传导阻滞都需要临时起搏。

三度房室传导阻滞

- 在下壁 MI 的情况下,可能是一过性的,不需要临时起搏,除非血流动力学不稳定或逸搏心律 <40 次 /min。
- 如果是前壁 MI 或不稳定下壁 MI,则需要临时起搏。

心肌梗死后低血压和休克

(见 ➋ 心源性休克,p. 46)
处理心肌梗死合并低血压患者的重要原则:

- 如果患者外周灌注良好,则无须药物干预。如果没有肺水肿,可考虑使患者平卧,若需要可抬高双腿。
- 努力纠正心律失常、低氧血症或酸中毒。

- 安排急诊心脏超声以除外机械原因所致低血压(例如二尖瓣反流、室间隔缺损、室壁瘤),这些可能需要紧急手术。

患者可分成两个亚组

低血压伴肺水肿

(见 ➜ 肺水肿:评估,p. 95)

- 确保中心静脉通道通畅:如患者可行溶栓治疗,应优先考虑颈内静脉。
- 开始使用血管活性药物(➜ 心源性休克,p. 46)。
- 如条件具备可行进一步介入血流动力学监测(肺动脉压或楔压监测,动脉置管)。
- 根据体征和肺动脉舒张压或楔压,确保最佳充盈压。明显的二尖瓣反流将在楔压波上产生一个大 v 波,可能高估左心室舒张末压。
- 确保快速冠脉再灌注(如果还没有进行),根据情况行直接PCI 术或溶栓治疗。
- 主动脉内球囊反搏(➜ 主动脉内球囊反搏 1,p. 862)可暂时使血流动力学稳定,直到完成 PCI。

低血压不伴肺水肿

　　这可能是由于右心室梗死或低血容量。

诊断

- 检查颈静脉压和右房压,其在低血容量时将降低而右心室梗死时升高。
- 右心室梗死在心电图上可表现为下壁 MI,在右胸导联上($V_3R~V_4R$)表现为 ST 段抬高。

处理

- 无论哪种情况,谨慎行血浆扩容可改善心排出量。10 分钟内给予 100~200mL 胶体液,之后再次评估。
- 如果血压得到改善并且没有出现肺水肿可重复一次。
- 为确保低血压不是因左心室充盈压降低所致,应使用肺动脉导管(Swan-Ganz)进行介入血流动力学监测。目标肺毛细血管楔压(PCWP)维持在 12~15mmHg。

- 如果有足够的充盈压而血压依然不升,可开始给予正性肌力药。
- 静脉硝酸酯类药物和利尿剂需谨慎使用,因为静脉扩张可使右心室和左心室充盈压下降,加剧低血压。

右心室梗死的处理见 ➜ 右心室梗死,p. 31。

心源性休克

- 影响 5%~20% 的患者,高达 15% 的心肌梗死患者可出现心源性休克。
- 治疗是一个涉及多学科的综合过程,包括内科、外科和具备多种介入和非介入检查措施的重症监护团队之间的复杂互动。尽管取得了显著进展,但预后仍然很差。因此,从一开始就应该尊重患者对这种介入策略的绝对意愿。

诊断

临床特点和生理学检查结合以做出诊断:

- 临床特点:明显的、持续的(>30 分钟)低血压,收缩压 <80~90mmHg。
- 生理学指标:低心脏指数[<1.8L/(min·m²)],伴有左心室充盈压升高(PCWP>18mmHg)。

处理

- 复杂且必须快速。
- 纠正可逆因素,包括:
  - 心律失常,旨在恢复窦性心律。
  - 酸碱平衡和电解质紊乱。
  - 通气异常,需要时行气管插管术。
- 快速的血流动力学、心脏超声和血管造影评估:

- 血流动力学:进行充分的检测和评估,措施包括中心静脉置管、漂浮导管(Swan-Ganz)、动脉插管、导尿管;
- 心脏超声:评估心室收缩功能并且除外可能需要紧急心脏外科处理的机械性损伤,包括二尖瓣反流(注:左心室充盈压 PCWP 波上出现高 v 波)、室间隔缺损、室壁瘤或假性动脉瘤;
- 血管造影:如果可能,考虑 PCI 或 CABG。

- 为了改善血流动力学状态,应使收缩压≥90mmHg,可根据体征和左心室充盈压来调整治疗。总的指导原则:
  - PCWP<15mmHg:谨慎静脉补液 100~200mL 液体(胶体)。
  - PCWP>15mmHg: 正性肌力药合用利尿剂(如果出现肺水肿)。

- 在急性缺血性心脏病的患者中,尽可能避免使用正性肌力药,其目的是要快速恢复/增加冠状动脉血流和减轻左心室负荷。早期的血运重建是非常重要的,其能够降低死亡率。主动脉内球囊反搏(IABP)将有助于改善冠状动脉灌注,降低左心室舒张末压,改善血压,但在随机试验中还没有显示出能提高生存率。

- 如果血流动力学状态在血运重建和 IABP 后不能改善,应使用正性肌力药。药物的选择可能很困难,并且部分受当地政策和个人经验的影响,普遍接受的药物选择取决于临床症状,包括:
  - 如果患者低血压(伴有肺水肿):用多巴胺[直到 5mg/(kg·min)],如果无效,用肾上腺素和/或去甲肾上腺素替代。
  - 如果患者血压正常(伴有肺水肿):多巴酚丁胺增加心排血量[开始 2.5~5mg/(kg·min),增加至 10mg/(kg·min)],根据心率和血流动力学调节剂量。磷酸二酯酶抑制剂(phosphodiesterase inhibitors,PDIs)可作为一种替代药,如果低血压和心动过速使得多巴酚丁胺/PDIs 治疗变得复杂,(去甲)肾上腺素可作为第二种药物加入,以期达到理想的血流动力学效果。

- 利尿剂、溶栓药、糖蛋白Ⅱb/Ⅲa 受体拮抗剂、低分子量肝素/

普通肝素等的使用应该遵守正规的原则,并且根据临床情况来调整。

非 ST 段抬高急性冠脉综合征(NSTE-ACS)

NSTE-ACS 是具有相似临床症状、治疗方法和发病机制,而严重程度不同的一组密切相关疾病。如果有心肌损伤的生化证据,这种情况被称为 NSTEMI,没有心肌损伤则称为 UA。

NSTE-ACS 的诊断并不完全取决于临床表现,需要在随后数小时到数天内的逐渐发展中判定。因此,NSTE-ACS 处理需通过多种危险分层,根据病史、临床特征和检查结果,决定药物治疗和 / 或介入治疗策略的选择和时机(见图 1.8)。

临床表现

有 3 个典型的临床表现:

- 静息痛——在休息时出现心绞痛。
- 新出现的严重心绞痛。
- 恶化性心绞痛——以前确诊心绞痛,现在发作更加频繁、持续时间更长或者是阈值降低。

一般检查(适应证同所有 ACS;➔ 急性冠脉综合征,p. 11),尤其要除外肺水肿,评估血流动力学是否稳定、心脏瓣膜是否异常以及体液损失情况。

综合处理策略

推荐所有的患者都应该根据临床表现遵循当地的治疗方法。各阶段被大致概括如下,想了解更多信息请参见相关页码。

- 首先稳定患者生命体征(见 ➔ 急性冠脉综合征,p. 11):
  - 把患者转移到具有持续心电监测和除颤设备的地方。
  - 严格卧床休息。

- 给氧,阿司匹林 300mg 口服,舌下硝酸酯类药物含服,如需要可给予少量镇静剂。
- 如果疼痛持续,需要时给予二乙酰吗啡 2.5~5mg 静脉推注,也可合用甲氧氯普胺 10mg 静脉推注。
- 一般检查:类似于 STEMI 患者[➲ ST 段抬高心肌梗死(STEMI),p. 14;STEMI:诊断 1,p. 16;STEMI:诊断 2,p. 18],包括血常规、生化全套和心肌损伤标志物、血脂全套以及 C 反应蛋白和甲状腺功能检查(如果有持续性的心动过速)。安排床旁胸部 X 线检查(除外左心衰竭、纵隔异常)。
- 明确诊断(➲ NSTE-ACS:诊断,p. 50)。

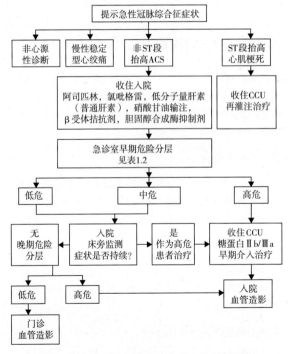

图 1.8　非 ST 段抬高急性冠脉综合征——综合医疗路径

- 危险分层（➔ NSTE-ACS：危险分层，p. 51）以确定合适的药物和介入治疗策略，高危患者需要送入 CCU，低中危患者应该就近床旁监测。
- 治疗取决于患者的危险性，包括：
  - 药物治疗策略：
    - —抗心肌缺血（➔ NSTE-ACS：药物治疗 1，p. 55）。
    - —抗血小板（➔ NSTE-ACS：药物治疗 2，p. 57）。
    - —抗血栓（➔ NSTE-ACS：药物治疗 2，p. 57）。
  - 介入治疗策略（➔ NSTE-ACS：介入治疗与非介入治疗比较，p. 59）。
- 二级预防和出院。

NSTE-ACS：诊断

NSTE-ACS 的诊断具有一个演变过程，通过临床表现可能不易做出诊断。结合病史、一系列心电图变化和心肌损伤的生化标志物可确定诊断。一旦患者被诊断 ACS 并有可能是 NSTE-ACS，应需满足下列条件。

系列心电图变化

这些变化可能是暂时和 / 或固定，尤其 NSTEMI 诊断被确立时，心电图梗死部位的定位参见表 1.1。

- ST 段压低 ≥0.05mV，这具有心肌缺血高度特异性（除非是在 $V_1 \sim V_3$ 孤立地压低，则提示后壁 STEMI）。
- T 波倒置对急性心肌缺血非常敏感，但无特异性，除非很深（≥0.3mV）。
- 很少出现病理性 Q 波，或出现一过性 / 新的左束支传导阻滞。

系列心肌损伤的生化标志物

心肌损伤生化标志物被用于鉴别 NSTEMI 和 UA，亦可决定预后。作者推荐检测疼痛发生后 6、12、24、48 小时标志物水平。在上述心电图变化中有一项或者多项阳性结果,同时出现阳性的生化标志物(CK、CK-MB 或肌钙蛋白),即可诊断为 NSTEMI。如果在最后一次胸痛发作后 24~72 小时连续检测生化标志物均为阴性,则诊断为 UA。

- 肌钙蛋白 TnT 和 TnI:都具有高度的心脏特异性和敏感性,能够在 CK-MB 正常的情况下,检测出微梗死,并且不受骨骼肌损伤的影响,同时能传达预后信息(如果阳性提示预后不良)。肌钙蛋白在非粥样硬化性心肌损伤(心肌病、心肌炎、心包炎)时也可升高,因此,应根据临床情况进行解释。在心肌梗死 3 小时内,TnT 和 TnI 都可以升高。TnT 可以持续 10~14 天,而 TnI 持续 7~10 天。在慢性肾衰竭的患者中,应慎重对待上述阳性结果。见图 1.5。
- CK 水平并不总能达到具有诊断价值的正常上限 2 倍,对 NSTEMI 诊断价值不大。
- CK-MB 敏感性和特异性低,CK-MB 亚型可提高敏感性 (CK-MB2>1U/L 或 CK-MB2∶CK-MB1>1.5),但是亚型分析没有在临床广泛应用。
- 肌红蛋白不具有心肌特异性,但最早可在症状出现后 2 小时检测到,其阴性结果有助于排除心肌坏死。

持续心电监测

可以监测到无症状性缺血和心律失常,而且它们在 NSTEMI 中出现的时间都比 UA 中长。

NSTE-ACS:危险分层

NSTE-ACS 是一组具有不同预后的异质性疾病,为了建立合理的治疗计划,对不良后果的危险评估是非常重要的。

危险分层应从初始评估开始,在整个住院期间持续进行。在每一个阶段,应识别出那些出现不良结果可能性大的患者,并给予合理的治疗。

作者推荐至少经历 2 个危险分层：

早期危险分层

（见表 1.2）

应在出现临床表现时进行，构成用于作出诊断的初步评估的一部分。如表 1.2 所示，它涉及了临床特征、心电图变化和心肌损伤生化标志物。患者被分为高危和中 / 低危患者。

- 高危患者应被收入 CCU，进行早期的介入治疗，并且结合下列治疗：
  - 阿司匹林，氯吡格雷 / 替格瑞洛，低分子量肝素，糖蛋白Ⅱb/Ⅲa 受体拮抗剂
  - 抗心肌缺血治疗（一线 β 受体拮抗剂，硝酸甘油）
  - 早期介入治疗（患者入院 48 小时内行心导管检查和 PCI）
- 中 / 低危患者应被收入具备监护设施的观察病房，并进行第二次住院患者危险分层，一旦症状缓解，即应决定介入检查的时间。初始治疗包括：
  - 阿司匹林，氯吡格雷 / 替格瑞洛，低分子量肝素
  - 抗心肌缺血治疗（一线 β 受体拮抗剂，硝酸甘油）
  - 在入院 48~72 小时内进行后期危险分层

后期危险分层

（见 ➋STEMI：再灌注治疗（溶栓 1），p. 25）：这涉及一系列非介入检查来决定中 / 低危患者介入检查的最佳时机。指南总结见 ➋ NSTE-ACS：后期危险分层，p. 54。如果没有进一步的疼痛事件 / 缺血事件发生，一般来说应该在入院后 24~48 小时内完成。

- 中 / 低风险患者在入院期间任何时候出现反复疼痛和 / 或缺血心电图改变、心力衰竭，或除外非心脏原因出现血流动力学不稳定，都应作为高风险患者进行管理（早期介入治疗 ± 糖蛋白Ⅱb/Ⅲa 受体拮抗剂）。
- 图 1.8 为所推荐的整体治疗的总结，包括了诊断、危险分层和治疗。

表 1.2 不稳定型心绞痛患者死于非致死性心肌梗死的短期风险

特征	高危(至少出现以下特征之一)	中危(无高危特征,但必须有以下特征之一)	低危(无高危和中危特征,但可以有以下任何特征)
病史	在前48小时内有加速缺血症状的发生	既往心肌梗死,周围或脑血管疾病,或曾行冠状动脉搭桥术,既往服用阿司匹林	
疼痛特点	长时持续静息痛(>20min)	长时(>20min)静息痛,现在缓解,有中度或高度患冠心病可能 静息心绞痛(<20min),休息后或含服硝酸甘油缓解	过去2周新发或进展性CCSⅢ级或Ⅳ级心绞痛,无长时(>20min)的静息疼痛,但中度或高度患冠心病可能
临床发现	肺水肿,最有可能是由于缺血;新发或恶化的二尖瓣3级杂音,或新发/加重的啰音;低血压;心动过缓;心动过速;年龄>75岁	年龄>70岁	
心电图	静息心绞痛伴一过性ST段改变>0.05mV,束支传导阻滞,新发或确定新发的持续性室性心动过速	T波倒置>0.2mV,病理性Q波	胸部不适发作时心电图正常或无变化
心脏标志物	升高(如TnT或TnI>0.1ng/mL)	轻度升高(如TnT为>0.01~0.1ng/mL)	正常

- 还有其他危险分层评估系统,包括 Braunwald 以及 TIMI 分级。同前所述,经过这些评估的高危患者也应早期行介入治疗,而中 / 低危患者应遵循保守的治疗策略。

NSTE-ACS:后期危险分层

在入院的早期阶段,中 / 低风险患者出现不良结局的风险最高。因此,如果患者病情稳定,第二次危险分层过程必须在入院后 24~48 小时内进行。

后期危险分层基于下列非介入检查。计算机断层扫描(CT)冠状动脉成像提供解剖学信息,有利于排除低风险患者。多巴酚丁胺超声心动图负荷试验或者放射性核素成像提供功能学信息。运动试验与其他无创负荷试验相比敏感性和特异性较低,但仍在使用。

如果他们满足了下列特点之一,患者就被认为具有发生不良结果的高度危险性,这些患者应该住院进行心脏导管检查。

CT 冠脉成像

- 需要心率 60 次 /min 以下的窦性心律以便于诊断性成像。
- 冠状动脉直接成像;但没有功能信息。
- 软斑块可能被低估。
- 是低危患者排除冠状动脉疾病的最佳检测。

负荷放射性核素心肌灌注显像

- 超过 1 个区域的示踪剂分布异常
- 心脏扩大

左心室成像

- 负荷超声心动图
  - 静息 EF 值 <35%

- 室壁运动指数 >1
- 负荷核素心室成像
  - 静息 EF 值 <35%
  - EF 值降低 >10%

运动 ECG 检查

- 水平或下斜性 ST 段压低伴有
  - 在心率 <120 次 /min 或 <6.5 个代谢当量(metabolic equivalents，METS)出现
  - 幅度 >2.0mm
  - 运动后改变持续 6 分钟
  - 多个导联压低，反映多支血管病变
- 异常收缩压反应：
  - 血压持续下降 10mmHg 以上，或平坦血压伴异常 ECG
- 其他：
  - 运动诱导的 ST 段抬高
  - VT
  - 心率加快持续时间延长

NSTE-ACS：药物治疗 1

抗心肌缺血治疗

　　所有患者都应联合使用下列药物治疗，以确保充分的症状控制和稳定的血流动力学(收缩压 ≈ 100~110mmHg，脉率 ≈ 60 次 /min)。所有患者应用足够的止痛剂、静脉内硝酸酯类、β 受体拮抗剂和胆固醇合成酶抑制剂等治疗(如果没有禁忌证)。也可根据临床情况加用其他药物。

- 止痛剂：静脉注射吗啡 2.5~5mg(静脉注射 10mg 甲氧氯普胺)，起到抗焦虑作用。通过扩张静脉和减少交感性动脉收缩减轻疼痛和降低收缩压。可导致低血压(对容量治疗反

应良好)和呼吸抑制(可用纳洛酮 400μg~2mg 静脉推注来逆转)

- 硝酸酯类:硝酸甘油输注(50mg 溶于 50mL 生理盐水,每小时 1~10mL),调整滴速至疼痛控制,并且保持收缩压 >100mmHg,在 24 小时之内持续输注可产生耐药性,所以应该使用最低的有效量。常见的副作用有头痛和低血压,停药后可逆转。绝对禁忌证是在前 24 小时使用西地那非,可导致低血压加重,持续时间延长。

- β 受体拮抗剂:若无禁忌证,应该在症状出现时即使用。首先使用短效制剂(如美托洛尔 12.5~100mg 口服每天 3 次),如果耐受可转换成长效制剂(如阿替洛尔 25~1 000mg 每天 1 次)。快速起效的 β 受体拮抗剂有静脉短效制剂如美托洛尔(➔ β 受体拮抗剂,p. 793),目标心室率 50~60 次 /min。轻度的左心室衰竭对于 β 受体拮抗剂治疗不是绝对禁忌证。肺淤血可能继发于缺血性左心室收缩功能不良和 / 或顺应性降低。如果有明显的心力衰竭,应禁用 β 受体拮抗剂,而使用钙通道阻滞剂(如氨氯地平 5~10mg,每天 1 次)。β 受体拮抗剂通过减慢心率和降低血压,减少心肌耗氧,缓解心绞痛。不论是单独使用还是联合硝酸甘油和 / 或钙通道阻滞剂,β 受体拮抗剂都能减少症状和无症状性心肌缺血发作频率和持续时间。

- 钙通道阻滞剂:地尔硫䓬 60~360mg 口服,维拉帕米 40~120mg 口服每天 3 次,旨在降低心率和血压,是止痛剂 / 硝酸酯类 /β 受体拮抗剂的辅助用药。氨氯地平 / 非洛地平 5~10mg 口服每天 1 次,能被用于肺水肿及左心室功能不良患者。单用钙通道阻滞剂似乎不能降低 UA 患者的死亡率和 MI 风险。然而,联合应用硝酸酯类和 β 受体拮抗剂能有效减少有症状和无症状缺血发作、非致死性心肌梗死的发生以及对再血管化治疗有益。

- 胆固醇合成酶抑制剂(HMG-CoA 还原酶抑制剂):大剂量胆固醇合成酶抑制剂(阿伐他汀 80mg 每天一次)已被证明可降低急性期死亡率和再发心肌梗死风险。已被证明在心血管事件的一级和二级预防中胆固醇合成酶抑制剂有良好的作用。

- 血管紧张素转化酶抑制剂(ACEIs):STEMI 患者早期使用 ACEI 预后有显著获益,在 NSTE-ACS 患者中还缺乏相关的临床试验。然而有充足证据表明,不管是心血管病低风险还是高风险人群,都会从长期服用 ACEI 中获益(HOPE 和 EUROPA 试验)。

NSTE-ACS:药物治疗 2

抗血小板治疗

所有的患者都应该给予阿司匹林和氯吡格雷 / 替格瑞洛(除非有禁忌证),GPⅡb/Ⅲa 受体拮抗剂仅用于高危患者。

- 阿司匹林(75~300mg 口服):在急诊科应立即给予,并且持续给药(除非有禁忌证)。很多实验已经显示,这可降低死亡率和减少再发缺血性事件。对阿司匹林高度敏感或者胃肠道严重不能耐受的患者,应口服氯吡格雷 75mg。

- 噻吩吡啶:无论危险分层,所有已确诊为 NSTE-ACS 患者在入院时应该口服氯吡格雷 300mg 或替格瑞洛 180mg(口服氯吡格雷 75mg 每天 1 次,替格瑞洛 90mg 每天 2 次),持续至少 12 个月。PLATO 临床研究表明,与氯吡格雷相比,替格瑞洛可减少再发 MI 和卒中的发生,然而致死性颅内出血风险较高。在需要 CABG 治疗的患者中,氯吡格雷 / 替格瑞洛至少停用 5~7 天,以减少出血并发症。

- GPⅡb/Ⅲa 受体拮抗剂:目前市售有多种短效和长效分子制剂,这些药物应与阿司匹林、氯吡格雷 / 替格瑞洛和低分子量肝素(或普通肝素)合用。对于有进行性缺血事件和肌钙蛋白升高的患者,若 24 小时内不能给予介入治疗或不具备介入治疗条件,应该给予依替巴肽(eptifibatide)和替罗非班(tirofiban)。在早期进行介入的患者也可以使用 GP Ⅱb/Ⅲa

拮抗剂，一般在 PCI 后持续输注 12 小时，这些药物可保护 NSTE-ACS 患者在症状出现的急性期和介入后 24 小时内，避免发生死亡和非致死性心肌梗死。具体剂量和用药方法见框 1.9。

框 1.9　LMWH 和 GPⅡb/Ⅲa 受体拮抗剂治疗 NSTE-ACS 患者的剂量

低分子量肝素

- 达肝素钠：120U/kg 每天 2 次（最多 10 000U 每天 2 次）
- 依诺肝素：1mg/kg 每天 2 次（100U/kg 每天 2 次）
- 磺达肝癸钠：2.5mg 每天 1 次

GPⅡb/Ⅲa 受体拮抗剂

- 阿昔单抗：冲击量 250μg/kg 不少于 1 分钟，之后静脉输注 125ng/(kg·min)
- 替罗非班：400ng/(kg·min)，用药 30 分钟，然后静脉维持 100ng/(kg·min)
- 依替巴肽：冲击量 180μg/kg，然后静脉维持输注 2μg/(kg·min)

抗凝治疗

所有患者都应该给予低分子量肝素。

- 低分子量肝素：在短期内降低 NSTE-ACS 患者死亡率、减少心肌梗死、再血管化等方面优于普通肝素。在出现症状的所有患者中，它们应该联合氯吡格雷和阿司匹林使用，并且在最后一次胸痛和缺血性心电图变化之后，持续使用 2~5 天。其他优于普通肝素的方面包括：皮下使用、不需监测、减少耐药性、不会使血小板下降等。框 1.9 列出了 NSTE-ACS 患者不同治疗药物的使用剂量。

- 普通肝素：很多实验已经显示它可降低 UA/NSTEMI 患者的心肌梗死风险和死亡率。普通肝素作为一种低分子量肝素的替代物,在症状一开始就应与氯吡格雷和阿司匹林联合使用,在最后一次胸痛和缺血性心电图变化之后,持续静脉输注 2~5 天。初始剂量为 60~70U/kg(最大量 5 000U),之后输注 12~15U/(kg·h)(≈1 000U/h),输入速度应控制在使活化部分凝血活酶时间(APTT)值达到正常的 1.5~2 倍。最初应每 6 小时检查一次凝血情况,在获得两个一致的数值后可每 24 小时检查一次。

溶栓治疗

没有证据显示,将溶栓药与阿司匹林、低分子量肝素和传统的抗缺血治疗联合应用可以获益。在 TIMI ⅢB 实验中,rtPA 组比溶栓组在 6 周时的临床结局更差,出血风险更高。

关于 NSTEMI 患者处理要点,见框 1.10。

框 1.10　NSTEMI 的处理要点

- 持续 ECG 监测
- 氧气
- 止痛剂:二乙酰吗啡(+ 甲氧氯普胺),硝酸酯类(监测血压)
- 阿司匹林,氯吡格雷 / 替格瑞洛,低分子量肝素
- β 受体拮抗剂:起始短效制剂,如美托洛尔(若无禁忌证)
- 高剂量胆固醇合成酶抑制剂
- GPⅡb/Ⅲa 受体拮抗剂,只对高危患者使用
- 出院后转诊至心脏康复治疗

NSTE-ACS:介入治疗与非介入治疗比较

对高风险或中 / 低风险伴有持续症状的患者,目前证据支

持早期血管造影和血运重建。此外,药物治疗的低危和中危患者,应接受症状控制的无创负荷试验检查,以确定是否属于不良结局风险队列,该组也将受益于早期介入治疗。

采用早期保守治疗的患者,往往需要接受抗心绞痛治疗以及因心绞痛再次入院,多数在一年内需要进行冠状动脉造影。

下列患者将受益于早期介入治疗(住院患者心导管检查和 PCI)。

- NSTE-ACS 高危患者:
  - 尽管有最佳的药物治疗,仍再发心绞痛/心电图缺血性改变
  - 肌钙蛋白升高
  - 新出现的/被认定是新出现的 ST 段压低
  - 胸痛伴有心力衰竭的症状(肺水肿、新出现/加重的二尖瓣反流、第三心音奔马律)
  - 血流动力学不稳定
  - 持续性室速
- 左心室收缩功能差(EF<40%)
- 危险分层定为低/中危患者,但非介入检查显示有高危特征
- 之前 6 个月曾行 PCI
- 既往行 CABG
- 有其他疾病患者(如恶性肿瘤、肝衰竭、肾衰竭、肾脏疾病),其血管重建的风险不可能大于益处

NSTE-ACS:出院和二级预防

- 住院时间:由 NSTE-ACS 症状和进展决定,一般住院 3~7 天。
- 二级预防:仍然是最重要的,治疗原则类似于 STEMI 患者(➲ STEMI:出院前危险分层,p. 33)。

心律失常：一般措施

快速性心律失常和缓慢性心律失常均可出现明显症状以及血流动力学下降，处理心律失常患者的治疗方法取决于：

- 心律对患者的影响
- 从心电图和心律得出的诊断
- 任何潜在的心脏异常或可识别的诱发因素（见框 1.11）

框 1.11 多种常见的诱发因素

基础的心脏疾病

- 缺血性心脏病
- 急性或新近出现的心肌梗死
- 心绞痛
- 二尖瓣疾病
- 左心室室壁瘤
- 先天性心脏病
- 静息心电图异常
- 预激（短 PR 间期）
- 长 QT 间期（先天或后天）

药物

- 抗心律失常药物
- 拟交感神经药物（β_2 受体激动剂，可卡因）
- 抗抑郁药（三环类）
- 腺苷酸环化酶抑制剂（氨茶碱，咖啡因）
- 酒精

代谢性异常

- 血钾升高或降低
- 钙离子升高或降低
- 镁离子降低
- 氧分压（PaO_2）下降
- 二氧化碳分压（$PaCO_2$）升高
- 酸中毒

内分泌异常

- 甲状腺功能亢进症
- 嗜铬细胞瘤

其他

- 发热性疾病
- 情绪应激
- 吸烟
- 疲劳

心律对患者的影响

具有严重血流动力学下降症状的患者

- 即将发生心搏骤停
- 严重肺水肿
- 休克:收缩压 <90mmHg
- 意识程度下降

如果患者心搏骤停,则遵循高级生命支持方案。如果患者意识清醒,但严重受损,寻求紧急麻醉支持与紧急同步直流电复律治疗快速性心律失常。对于缓慢性心律失常,应考虑使用正性肌力药物支持(如异丙肾上腺素)、体外起搏或临时经静脉起搏(➔缓慢性心律失常:一般措施,p. 90)。

血流动力学轻中度降低的患者

- 轻度肺水肿
- 心排出量降低伴有四肢湿冷和少尿
- 静息心绞痛

如果可能的话,在服用任何药物和/或除颤之前,记录12导联心电图和长条心律图,这对于长期管理来说是非常宝贵的。如果病情恶化,按严重血流动力学损害处理。

心律失常诊断

主要鉴别点是:

- 快速性心律失常(>120次/min)还是缓慢性心律失常(<60次/min);
- 窄 QRS 波群(≤120毫秒或3个小格)还是宽 QRS 波群;
- 规则心律还是不规则心律。

心率大于 120 次/min 的快速性心律失常

(见框 1.12)

框 1.12 一般原则

- 窄 QRS 波性心动过速大多起源于心房或房室结(如室上性心动过速,见表 1.10)。
- 不规律、窄 QRS 波性心动过速,更常见于心房颤动或心房扑动伴有房室传导阻滞的患者。
- 宽 QRS 性心动过速可能起源于心室或起源于心房、房室结伴传导异常(右束支传导阻滞或左束支传导阻滞)。
- 如果患者以前有心律失常病史,应把现在的心律失常图形和过去的心电图相比较。室速与室上速的鉴别诊断和治疗可通过与以前的入院情况比较得到明确。
- 有冠状动脉疾病史的患者,对有束支传导阻滞的心动过速按照 VT 治疗,除非另有证据。

病史

既往有心脏疾病、心悸、眩晕、胸痛、心力衰竭症状、近期用药史、家族史,尤其是心脏病史或心脏性猝死。详细询问与某些心律失常相关的特殊情况(如心房颤动:酒精、甲状腺毒症、二尖瓣疾病、缺血性心脏病、心包炎;室速:既往有心肌梗死、室壁瘤)。

体检

血压,心音或杂音,心力衰竭体征,颈动脉杂音。

检查

如果患者血流动力学稳定:
- 12 导联心电图和单导联心律心电图:
  - 规则心律还是不规则心律。
  - 窄 QRS 波群还是宽 QRS 波群。
- 血液检测:
  - 血常规、生物化学、血糖(紧急)。

- Ca^{2+}、Mg^{2+}（尤其在使用利尿剂的情况下）。
- 心肌损伤的生化标志物。
- 需要时：
  - 血培养、CRP、红细胞沉降率。
  - 甲状腺功能。
  - 药物浓度水平。
  - 动脉血气。
- 胸部 X 线检查：
  - 心脏大小。
  - 肺水肿的证据。
  - 其他病理学（如支气管钙化可诱发心房颤动，心包积液可诱发窦性心动过速、低血压伴或不伴心房颤动）。

对于血流动力学不稳定的患者，其中一些检查可能需要恢复稳定心律后完成。

处理

血流动力学不稳定的患者

- 导致严重血流动力学下降的心律失常（心搏骤停，收缩压 <90mmHg，严重肺水肿，脑灌注低表现），需要紧急纠正，通常要用体外除颤。药物治疗需要时间和血流动力学稳定。
- 唯一例外是慢性心房颤动伴心室率不受控制的患者，除颤不太可能恢复窦性心律。控制心律和治疗诱发因素是首要任务。同时，对于先前稳定的心房颤动患者，要考虑可能增加心室率的因素，例如感染。
- 用咪达唑仑（2.5~10mg 静脉注射）± 二乙酰吗啡（2.5~5mg 静脉注射）+ 甲氧氯普胺（10mg 静脉注射），可使清醒的患者镇静并止痛。注意呼吸抑制，需要有麻醉师在场，备用氟马西尼和纳洛酮，如果没有这方面经验，一定要寻求麻醉协助。
- 首选异丙酚进行正式麻醉，但切记患者可能不是空腹，要采取预防措施防止误吸（如环状软骨压迫、气管插管）。

- 从 150J 双相同步电除颤开始,并根据需要增加能量。
- 如果再发快速性心律失常或对治疗没有反应,应立即纠正低氧分压,高二氧化碳分压,酸中毒或低血钾,给予镁剂治疗(8mmol 持续静脉注射),并再次电击。也可使用胺碘酮 150~300mg 静脉注射。
- 给予特异性的抗心律失常治疗(见表 1.3)。

血流动力学稳定的患者

- 收入院,给予持续心电监测,并记录 12 导联心电图。
- 刺激迷走神经张力的方法[如 Valsalva 动作或颈动脉窦按压(carotid sinus massage,CSM);◆窄 QRS 波快速性心律失常(SVT),p. 75]。
- 如果诊断明确,给予适当的治疗。
- 如果对诊断有疑问,可用 6mg 腺苷静脉快速推注,最好选择粗大的肘前静脉,然后立即用 5~10mL 生理盐水冲洗(服用双嘧达莫的患者可考虑从低剂量开始)。如果没有反应,尝试连续给予腺苷 9、12、18mg,并持续心电监测。
- 诊断一旦明确,立即给予特定的治疗[◆快速性心律失常的治疗选择,p. 65;◆宽 QRS 波心动过速:诊断,p. 66;◆单形性室性心动过速,p. 68;◆多形性室性心动过速,p. 71;◆室性心动过速:药物,p. 73;◆窄 QRS 波快速性心律失常(SVT),p. 75;◆治疗 SVT 所选的抗心律失常药物剂量,p. 78;◆心房颤动:评估,p. 79;◆心房颤动:处理,p. 81;◆心房颤动:心率控制,p. 85;◆心房扑动,p. 86;◆多源性房性心动过速,p. 87;◆旁路心动过速(房室折返性心动过速),p. 88;◆房室结折返性心动过速,p. 89]。

快速性心律失常的治疗选择

(见表 1.3)

表 1.3 快速性心律失常的治疗选择

窦性心动过速	寻找病因,如果患者感到焦虑,可给予 β 受体拮抗剂		
心房颤动 心房扑动 室上性心动过速 [➔ 窄 QRS 波快速性心律失常 (SVT),p. 75]	心率控制 (房室结) • 地高辛 • β 受体拮抗剂 • 钙通道阻滞剂 (如维拉帕米)	转为窦性心律 • 氟卡尼 • 胺碘酮 • 索他洛尔 • 丙吡胺 • 同步直流电除颤	预防 • 胺碘酮 • 索他洛尔 • 奎尼丁 • 普鲁卡因胺
交界性心动过速 (如 AVNRT) (➔ 房室结折返性心动过速,p. 89)	• 腺苷 • β 受体拮抗剂 • 维拉帕米 (迷走神经刺激)	• 地高辛 • 氟卡尼 • 同步直流电除颤	
旁路所致心动过速(如 AVRT) [➔ 旁路心动过速(房室折返性心动过速),p. 88]	在房室结 • 腺苷 • β 受体拮抗剂	在旁路 • 索他洛尔 • 氟卡尼 • 丙吡胺 • 奎尼丁 • 胺碘酮	仅终止发作 同步直流电除颤
VT (➔ 室性心动过速:药物,p. 73)	终止和预防 • 利多卡因 • 普鲁卡因胺 • 胺碘酮 • 镁 • 同步直流电除颤	• 氟卡尼 • 丙吡胺 • 普罗帕酮 • β 受体拮抗剂	

宽 QRS 波心动过速:诊断

(QRS 宽度 >120ms 或 >3 小格)

诊断方法

以下原则可用于鉴别不同类型的宽 QRS 波群心动过速。

1. 检查心律,规则或不规则?

规则

- 室性心动过速(单形性或多形性)
- 室上性心动过速或心房扑动伴束支传导阻滞
- 心房扑动或室性心动过速伴预激(如 WPW 综合征)

不规则

- 心房颤动、心房扑动或多源性房性心动过速伴束支传导阻滞
- 预激伴心房颤动(如 WPW 综合征)
- 尖端扭转型室性心动过速(多形性)

2. 在 12 导联心电图上有什么特征可以帮助区分 VT 和 SVT 伴差异传导?

支持 SVT 的因素

- 不规则的宽 QRS 波性心动过速心率≥200 次 /min,提示经旁路传导的心房颤动。
- 通过迷走神经刺激可减慢或终止。
- 有房性或室性联律的证据(例如,1∶2 房室传导阻滞)。

支持或可诊断 VT 的因素

- 周期固定(RR 间期变化 <40ms)。
- QRS 波群 >140ms(3.5 个小格),特别是和既往窦性心律的心电图比较时有正常的间期。
- 明显的电轴左偏(Ⅱ导联呈负向波)。
- 胸导联上 QRS 波方向一致,如果 QRS 波的主波方向是正向,高度提示 VT。
- 如果患者以前有左束支或右束支传导阻滞,则很难鉴别 VT 和 SVT 伴有传导异常,在心动过速时不同的 QRS 波形态提示 VT(其他线索见表 1.4)。
- 室性融合波或心室夺获。
- 独立的心房活动。
- 有冠状动脉疾病史或 EF 下降。

3. 腺苷的效应?

短暂的房室传导阻滞会产生 3 种结果中的一种:

- S 腺苷(注射后感觉胸闷)。正在使用茶碱者需要较高剂量。

诊断最可能是 VT。

在急性情况下,如果对诊断还有疑问,应按 VT 治疗,直到证实是其他疾病。

波形线索

对于任何宽 QRS 波心动过速伴束支传导阻滞的图形,应认定它是 VT,除非表 1.4 显示的图形出现,则支持室上性心动过速诊断。

表 1.4   宽 QRS 心动过速心律失常鉴别诊断

	右束支传导阻滞	左束支传导阻滞
V_1 导联	rSR′ 伴 R′>r RS 伴 R>S	rS 或 QS 伴至 S 波最低点的时间 <70ms
V_6 导联	如果 Q 波出现,必须 40ms 且 <0.2mV	R 波不伴 Q 波

注:敏感性 90%;特异性 67%~85%[*][*From Grifth MJ, et al. (1994). Ventricular tachycardia as default diagnosis in broad complex tachycardia. *Lancet* 343:386-8.]

单形性室性心动过速

处理

(见框 1.13)

1. 立即评估气道、呼吸、循环
2. 如果患者血流动力学不稳定

- 心电监测发现 VT,应给予心前区捶击,可产生一种机械性室性早搏,干扰 VT 环路从而终止心律失常,但不能耽误体外除颤。
- 即刻给予非同步体外除颤(200J,200J,360J),患者通常是无意识的,这种情况不需要使用镇静剂。

框 1.13　要点:单形性室性心动过速(MVT)

- 当连续出现≥3 个连续性室性异位激动并且频率≥100 次 /min 时,可确定诊断。

- 在心肌梗死后的早期常见(多至 40%),如果为自限性,没有血流动力学下降,不需要治疗。

- 在急性心肌梗死(左心室功能障碍)的情况下的持续性 VT,预后很差,并且需要紧急治疗,患者应当进行电生理评估或植入 ICD。

- 加速性特发性室性心律或"缓慢的 VT"(频率在 50~100 次 /min),如果有低血压出现(源自心房功能丧失),需要治疗。

---

3. 如果患者血流动力学稳定

- 应该首先静脉给予药物治疗,如果不成功,应该在应用镇静剂或麻醉剂的情况下,给予电复律。

- 药物性心律转复是经验性的,选择的药物根据当地的情况和个人经验,我们推荐静脉注射胺碘酮、索他洛尔、普鲁卡因胺作为一线药物。胺碘酮在左心室功能不良情况下应作为首选,二线药物包括利多卡因和 β 受体拮抗剂(后者在急性心肌梗死或急性心肌缺血的情况下特别有价值)。

- 静脉给予镁剂治疗(8mmol 2~5 分钟静脉推注,然后 60mmol 溶于 50mL 葡萄糖中 24 小时以上静脉滴注),特别是有低血镁危险的情况下(如使用利尿剂、过量饮酒)。对于复发性室性心动过速,可以安全地重复给药。留存一个血标本供以后分析。

4. 纠正可逆因素

- 缺血必须治疗,尤其是在心肌梗死后 VT 的情况下。可以给予 β 受体拮抗剂治疗。应尽早进行血运重建(➜ STEMI:直接经皮冠状动脉介入再灌注治疗, p. 22)。

- 必须纠正电解质异常(目标 K^+≥4.0~4.5mmol/L,Mg^{2+}≥1.0mmol/L)。

● 纠正酸中毒:如果严重(pH≤7.1),给予碳酸氢盐(8.4% 碳酸氢钠 50mL 中心静脉给药,时间为 20 分钟以上)。

5. 如果有反复发作或持续性 VT

● 同步电除颤应在给予镇静剂或止痛剂的情况下进行,需有麻醉师在场,以防突然恶化。

● 临时性经静脉导线超速起搏可用于终止 VT。临时起搏联合抗心律失常药物可用于治疗反复发生的 VT,特别是心动过缓所致的 VT。如果可能,应分析 VT 最初发生时的心电图,以查找是否存在心动过缓或房室传导阻滞、病窦综合征。双腔临时起搏可通过恢复房室传导的协调性,改善心排出量。

6. 维持治疗

● 通常是口服药物,并取决于 VT 的病因。患者必须尽早咨询心脏电生理医生,决定是否接受心脏电生理检查,VT 病灶射频消融和 / 或植入埋藏式复律除颤器(implantable cardioverter defibrillator,ICD)。患者需要行 Holter 监测、运动试验或更多介入的试验以监测治疗效果。

检查

● 心电图:急性心肌梗死,QT 间期延长

● 胸部 X 线检查:心脏扩大,肺水肿

● 肾功能及电解质:低血钾,肾功能不全

● Mg^{2+},Ca^{2+} 是否缺乏

● 心肌酶:在直流电除颤后通常轻度增高

● 动脉血气是否有低氧血症,酸中毒

● 心脏超声:用于评价左心室功能或结构异常(例如室壁瘤)

　　一旦急性事件结束,应该考虑咨询心脏科医师,决定下一步进行:

● Holter 监测

● 运动试验

● 冠状动脉造影

● VT 刺激(激发)试验

多形性室性心动过速

多形性室性心动过速(polymorphic ventricular tachycardi, PVT)的一般处理原则与 MVT 相同,大多数患者血流动力学不稳定,必须进行体外除颤。在下列情况下发生的 PVT 需要特殊治疗:

- 在心肌梗死的情况下出现缺血性多形性室性心动过速;
- 非缺血性多形性室性心动过速伴 QT 间期延长(如尖端扭转性室速);
- 多形性室性心动过速伴 Brugada 综合征。

缺血性 PVT

- 与急性心肌梗死和慢性心肌缺血同时发生。
- 在心肌梗死情况下出现单形性室性心动过速可转变为多形性室性心动过速。
- 首要治疗是完全血运重建,之后必须进行 Holter 监测、运动心电图或诱发电位评估,以确定心律失常阈值。
- 一部分患者,尤其是左心室功能差者,或单形性室性心动过速恶化为多形性室性心动过速者,可能需要植入 ICD。

非缺血性 PVT 伴 QT 间期延长(如尖端扭转型室性心动过速)

这是一种不规则的多形性室性心动过速(通常呈自限性),常沿等电位线"扭转",在 QT 间期延长的情况下发生(QT 间期 >500ms)(见框 1.14),但是延长的程度和严重心律失常危险性的关系不可预测。可能出现反复晕厥或眩晕,有时可能被误认为是癫痫发作。

Brugada 综合征

- Brugada 综合征[1]表现为三联征:
  - 在 V_1~V_3 导联 ST 段抬高(可能仅在激发试验时出现)

- 右束支传导阻滞
- 猝死于室颤(或有猝死家族史)

- 常见于日本或东南亚,男多于女。
- 遗传方式是常染色体显性遗传。一些家族在心脏的钠通道 SCN5A 有变异。
- 必须征求心脏电生理医师意见。患者需要进行电生理学检查,以决定是否行 ICD 植入。
- 在给予氟卡尼 2mg/kg 静脉注射 10 分钟,或普鲁卡因胺 10mg/kg 静脉注射 10 分钟后,通过连续心电图检查进行诊断。如果在 V_1、V_2、V_3 导联有 1mm 的 ST 段抬高出现,则试验为阳性,所有阳性者都应该接受电生理检查和进一步的专科医师评估。

处理

先天性长 QT 间期

- 先天性 QT 间期延长所致的室速是由肾上腺素能驱动的,治疗必须包括长期应用 β 受体拮抗剂(如普萘洛尔)。
- 其他辅助治疗包括起搏器植入和左侧星形神经节切除术。
- 患者应该考虑行 ICD 治疗,有时由于患者年龄较轻,决定可能比较困难。

获得性长 QT 间期

- 首要原则就是纠正 QT 间期延长。
- 必须立即识别诱发因素并终止。
- 获得性 QT 间期延长所致的多形性室速通常继发于长间歇,这种长间歇必须避免。
- 所有的患者都应该接受静脉镁制剂治疗(给予 8mmol 的冲击量,时间为 2~5 分钟),之后给予 60mmol 静脉输注维持 24 小时。
- 超速抑制临时起搏(心室或心房),可终止心律失常。持续起搏可防止多形性室速的复发。
- 异丙肾上腺素可在起搏前使用,它可加速房律、心室夺获,使心率提高至 110~120 次 /min。

框 1.14 QT 间期延长的原因

获得性的

- 药物：
  - 抗心律失常药物（奎尼丁，普鲁卡因胺，丙吡胺，胺碘酮，索他洛尔）
  - 抗精神病药物[匹莫齐特(pimozide)，硫利达嗪(thioridazine)]
  - 抗组胺药物[特非那定(terfenadine)，阿司咪唑(astemizole)，尤其是其他药物与之相互作用时（如酮康唑、红霉素）]
  - 抗疟疾药物[尤其是卤泛群(halofantrine)]
  - 有机磷农药中毒
- 电解质紊乱（低 K^+，低 Mg^{2+}，低 Ca^{2+}）
- 严重的心动过缓（完全性房室传导阻滞或窦性心动过缓）
- 心脏本身疾病（缺血性心脏病、心肌炎）
- 颅内出血（特别是蛛网膜下腔出血）

先天性长 QT 间期综合征

- Jervell-Lange-Nielsen 综合征（常染色体隐性遗传，伴耳聋）
- Romano-Ward 综合征（常染色体显性遗传，听力正常）

　　注意：尽管胺碘酮和索他洛尔延长 QT 间期，但是由这些药物所致的多形性室速罕见。

$$正常\ QT\ 校正系数 = \frac{QT}{\sqrt{(RR\ 间期)}} = 0.38 \sim 0.46s（9 \sim 11\ 个小方格）$$

参考文献

1. ⟟ http://www.brugada.org

室性心动过速：药物

（见表 1.5）

表 1.5　用于紧急治疗 VT 的抗心律失常药物剂量

药物	负荷剂量	维持剂量
硫酸镁	2~15 分钟静脉注射 8mmol（2g）（必要时可重复一次）	60mmol/48mL 生理盐水，2~3mmol/h
利多卡因	2 分钟静推 100mg（必要时可重复一次）	4mg/min，30 分钟 2mg/min，2 小时 1~2mg/min，12~24 小时
普鲁卡因胺	2 分钟静推 100mg，每 5 分钟重复，最大量不超过 1g	2~4mg/min 静脉内滴注 每 6 小时口服 250mg
胺碘酮	通过中心静脉最初 60 分钟应用 300mg，随后 23 小时静脉注射 900mg，口服 200mg，t.i.d.，1 周，然后口服 200mg，b.i.d.，1 周	200~400mg 每天 1 次静脉注射或者口服
丙吡胺	5 分钟内静推 50mg，可重复至最大量静脉注射 150mg，口服 200mg	2~5mg/min 静脉内滴注 每 6 小时口服 100~200mg
氟卡尼	10 分钟静推 2mg/kg，最大量不超过 150mg	1 小时静推 1.5mg/kg，之后以 100~250mg/（kg·h）的速度滴注 24 小时或口服 100~200mg b.i.d.
溴苄铵	10~15 分钟静推 5~10mg/kg（约 7 500mg）	1~2mg/min 静脉滴注

窄 QRS 波快速性心律失常（室上性心动过速）

室上性心动过速（supraventricular tachycardia，SVT）起源于心房或希氏束以上的传导系统（见图 1.9）。这一类心律失常的重要区别在于规则性和不规则性快速心律失常（见表 1.6）。各种心律失常的特点见表 1.7。由于地高辛和维拉帕米是房室折返性心动过速（atrioventricular reentrant tachycardia，AVRT，AVRT）的禁忌药物，所以 AVRT（包含旁路的心动过速）必须诊断无漏。

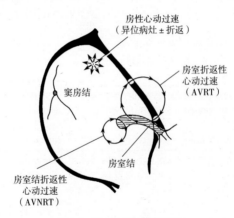

图 1.9 室上性心动过速的类型

表 1.6 规则性和不规则性心动过速特点

规则性心动过速	不规则性心动过速
• 窦性心动过速	• 心房纤颤
• 心房扑动（2：1 或以更高阻滞）	• 心房扑动伴不规则传导
• AVRT（即经旁路传导，如 WPW 综合征）	• 多源性房性心动过速
• AVNRT	
• 心房内折返心动过速	

表 1.7 SVT 的鉴别诊断

心律失常	P 波形态	腺苷的效应	评价
窦性心动过速 (100~200 次 /min)	正常 P 波	短暂房室传导阻滞	
心房颤动 (<200 次 /min)	f 波,基线杂乱	短暂房室传导阻滞	心律不规则。腺苷可致心率暂时减慢。快速心房颤动伴宽 QRS 波参照 AVRT(如 WPW 综合征)
心房扑动 (75~175 次 /min)	扑动波(锯齿形)(Ⅱ,Ⅲ,aVF 和 V₁ 导联)	短暂房室传导阻滞	腺苷可能使其转为心房颤动
房室结折返性心动过速(140~200 次 /min)	倒置,埋在 QRS 波中(常看不到 P 波)	终止	是成人最常见的反复发作的 SVT
房室折返性心动过速(如 WPW 综合征或旁路)(150~250 次 /min)	倒置,在 QRS 波后(下壁导联,RP 间期>PR 间期)	终止	如经房室结前传则 QRS 波正常,如经旁路前传则为宽 QRS 波
房性心动过速(心房内折返)(100~200 次 /min)	异常 P 波(PR<RP)可见 2 : 1 房室传导阻滞	短暂房室传导阻滞	洋地黄中毒,肺病,器质性心脏病
多源性房性心动过速(100~130 次 /min)	多形 P 波	短暂房室传导阻滞	与肺病和缺氧有关

注:其中任何一种都可能与宽 QRS 波群有关,或是因束支传导阻滞,或是因心率相关的室内传导异常。

做出诊断

仔细地检查 12 导联心电图及房室传导阻滞效应可以做出诊断。

心电图检查的重要特点是确定心律规则或不规则,及是否存在 P 波及检查 P 波形态。

心律不规则

- 无可见 P 波
  - 心律不规则且无可分辨的 P 波(基线波动伴有 f 波):按心房纤颤处理(➔心房颤动:评估,p. 79)。
  - 不规则心律且无可分辨的 P 波,同时伴有"锯齿形"扑动波(尤其在下壁导联和 V_1 导联):按心房扑动伴不同比例阻滞处理(➔心房扑动,p. 86)。
- 有可见 P 波
  - 不规则伴多形性 P 波的心律(>3 个)及 PR 间期不等:按多源性房性心动过速处理(➔多源性房性心动过速,p. 87)。

心律规则

- 无可见 P 波
  - 无可分辨 P 波,但有"锯齿形"扑动波(尤其是下壁导联和 V_1 导联):按心房扑动伴传导阻滞处理(➔心房扑动,p. 86)。
- 有可见 P 波
  - P 波形态正常:按窦性心动过速或窦房结内折返性心动过速处理。
  - P 波在 QRS 内或埋藏在 QRS 波的起始部或终末部:按房室结折返性心动过速处理(atrioventricular nodal re-entry tachycardia,AVNRT)(➔房室结折返性心动过速,p. 89)。
  - QRS 波后可紧随不同形态的 P 波或窦性 P 波或没有 P 波:按 AVRT 处理[➔旁路心动过速(房室折返性心动过速),p. 88]。

诱导房室传导阻滞可通过刺激迷走神经的方法(如 Valsalva 动作,颈动脉窦按压)完成,如上述方法未成功,可用腺苷[6mg 腺苷快速静脉冲击(如通过中心静脉给药则予以 3mg),随后给予 5~10mL 生理盐水冲管。如没有反应,可试用 9mg、12mg 和 18mg］。检查已接受治疗剂量腺苷的患者(或在注射腺苷期间出现胸部发紧的患者)。正在使用茶碱类的患者腺苷需要量增加,使用双嘧达莫的患者腺苷剂量要减少。

- AVRT 和 AVNRT 可以用腺苷终止。
- 短暂的房室传导阻滞可掩盖但不能终止心房扑动、心房纤颤和房性心动过速。
- 可由有经验的心脏病专家最终做出精确的诊断。
- 如心律恶化为宽 QRS 波的心动过速和 / 或出现血流动力学紊乱,需紧急电转复。

　　同时需要牢记的是,SVT 伴有束支传导阻滞 / 差异性传导和预激引起 AVRT 均可表现为宽复合波的心动过速。此与 VT 鉴别开来可能较困难,如果诊断不明确则按 VT 处理,直至被其他诊断方法所证实。区分两者的心电图特征见 ➜ 宽 QRS 波心动过速:诊断,p. 66。

治疗 SVT 所选的抗心律失常药物剂量

(见表 1.8)

表 1.8　治疗 SVT 所选的抗心律失常药物剂量

药物	负荷剂量	维持剂量
地高辛	0.5~1mg 溶于 50mL 生理盐水中 1~2 小时静脉推注 每 12 小时口服 0.5mg×2 次,然后每 12 小时 0.25mg×2d	每日 0.062 5~0.25mg (静脉注射或口服)
胺碘酮	经中心静脉 1 小时给药 300mg,之后 23 小时静脉给药 900mg 或者 200mg t.i.d.×1 周,然后 200mg b.i.d.×1 周 或者 400mg t.i.d.×3d	每日 200~400mg(静脉注射或口服)

续表

药物	剂量
普萘洛尔	1mg 1 分钟静推,每 2 分钟重复,至最大量 10mg 口服 10~40mg 3~4 次 /d
阿替洛尔	2~10mg 缓慢静脉注射 口服 25~100mg/d
索他洛尔	20~60mg 缓慢静脉注射 口服 80~160mg b.i.d.
维拉帕米	2 分钟静推 5mg,每 5 分钟重复,至最大量 20mg 口服 40~120mg t.i.d.
普鲁卡因胺	2 分钟静推 100mg,每 5 分钟重复,至最大量 1g 口服每 6 小时 250mg
丙吡胺	5 分钟静推 50mg,每 5 分钟重复,至最大量 150mg 口服每 6 小时 100~200mg
氟卡尼	2mg/kg 10 分钟静推(最大量 150mg) 或者 口服 100~200mg b.i.d.
美托洛尔	静推 5mg 口服 25~100mg

心房颤动:评估

临床表现

- 心房颤动(atrial fibrillation,AF,简称房颤)可表现为心悸、胸痛、呼吸困难、虚脱或低血压。较少见的表现为栓塞事件(卒中、外周栓塞)或者无症状。10%~15% 心肌梗死后患者会发生房颤。
- 寻找基础病因的体征(见框 1.15)。
- 尽量明确房颤的持续时间:这一点决定后续的治疗方案(见后面章节)。

框 1.15　心房颤动的病因

基础心脏疾病
- 缺血性心脏病
- 二尖瓣疾病
- 高血压
- 心力衰竭
- 心肌病
- 心包疾病
- 心内膜炎
- 心肌炎
- 心房黏液瘤
- 心脏手术后

独立的胸腔内病变
- 肺炎
- 恶性肿瘤（原发或继发）
- 肺栓塞
- 创伤

代谢紊乱
- 电解质（低钾，低镁）
- 酸中毒
- 甲状腺毒症
- 药物（酒精，拟交感神经药物）

检查

这些检查旨在寻找紧急的或基础的心脏疾病。所有的患者都应进行下列检查。

- 心电图
  - 如存在差异性传导则为宽 QRS 波。
  - ST-T 波改变，可能是由于心率过快、地高辛类药物或潜在的心脏疾患。
- 胸部 X 线检查：心脏扩大，肺水肿，胸腔内沉淀，瓣膜钙化（二尖瓣狭窄）。
- 肾功能和电解质：低血钾，肾损害。
- 心肌酶：是否有心肌梗死，直流电除颤后可小幅升高。
- 甲状腺功能：甲亢可能仅表现为房颤。
- 药物水平：尤其服用地高辛。
- Mg^{2+}，Ca^{2+}。
- 动脉血气分析：是否缺氧，休克或酸中毒。
- 经胸超声心动图（transthoracic echocardiography，TTE）/ 经食管超声心动图（transoesophageal echocardiography，TOE）：对

于左心室功能受损和瓣膜损害者,在电复律前要除外心内血栓,尤其是左心耳血栓。

- 其他检查有赖于可疑的诱因。

紧急处理

稳定患者生命体征

- 一般措施(➋ 心率大于 120 次 /min 的快速性心律失常, p. 62),适用于任何心律失常的患者。开放静脉通路。送检血标本(➋ 心率大于 120 次 /min 的快速性心律失常, p. 62), 如可能立即在 ITU 机器上检测钾离子。

- 纠正电解质异常。

- 如存在严重的酸中毒(pH≤7.1),给予 8.4% 的碳酸氢钠 50mL,20 分钟缓慢静脉推注。

- CSM 和静脉推注腺苷有助于确定诊断,揭示紊乱的心房电活动病因。心室率为 150 次 /min 应考虑为心房扑动。CSM 和腺苷可以减慢心室率并显示扑动波。

- 房颤的心电图中是否间歇出现或持续存在 δ 波?如存在则表明为 WPW 综合征,地高辛和维拉帕米为禁忌药物。

进一步处理

- 情况允许可行复律。
- 控制心室率。
- 尽量防止房颤再次发作。

心房颤动:处理

(见框 1.16)

心率控制与心脏复律

- 在做出治疗决策时应根据如下重要原则。
  - 紧急复律有益处吗?(如:持续心肌缺血合并快速心室率、

肺水肿、意识障碍、血流动力学不稳定)

- 复律后是否可维持窦性心律？（如：基础的毒血症 / 甲状腺疾病、左心房增大、左心室功能低下、二尖瓣疾病）

- 发生血栓栓塞并发症的危险因素有哪些，即是否需抗凝治疗？（计算 CHADS2 和 CHA2D2 Vasc 分数对于判断有帮助）

- 药物和体外除颤均可实现心脏复律。

框 1.16 房颤的处理要点

全部患者：治疗可逆性原因(如甲亢、胸部或其他感染)，纠正低钾血症 / 低镁血症。

血流动力学不稳定患者

- 直流电复律(在全身麻醉或镇静条件下)。

血流动力学稳定患者

- 房颤 >48 小时

  - 控制心室率(地高辛、β 受体拮抗剂、维拉帕米、地尔硫䓬)。

  - 在存在中 / 高度血栓栓塞风险或者考虑行选择性直流电复律时，考虑抗凝治疗。

- 房颤 <48 小时

  - 考虑"口袋里的药丸"策略进行心脏复律(氟卡尼或 β 受体拮抗剂)。

  - 化学药物(例如，氟卡尼或胺碘酮)或直流电复律。

  - 如果心脏复律不合适或不成功：心率控制。

  - 考虑抗凝。

血流动力学不稳定的患者

- 所有低血压患者均应给予初始 150J 双相直流同步体外电除颤(➡ 直流电复律 1, p. 858)。

- 不要对有慢性房颤或会导致快速心室反应的基础疾病的低血压患者试图进行除颤，除颤成功的概率很低(如：二尖瓣狭窄、严重的左心室功能不全、甲状腺功能亢进、脓毒症)。

- 除颤的相对禁忌证需要根据患者的临床情况进行权衡。如果可能的话,在复律前完善临床检查。

  - 低钾血症必须尽快纠正,通过中心静脉1小时内给予每100mL含20mmol钾的生理盐水溶液。

  - 如果有地高辛中毒可能,在尝试低能量(20~50J)复律前,确保血钾在4.5~5.0mmol/L,且给予硫酸镁8mmol溶于50mL生理盐水溶液静脉注射15分钟。

  - 房颤48小时以上发生血栓栓塞并发症的危险度高,除非患者正在接受长期的抗凝治疗,且INR达到治疗靶目标,否则应首先做经食管超声心动图检查。

- 详细流程见 ➔ 直流电复律1,p. 858。

- 如果初始电复律失败:

  - 通过中心静脉静推300mg胺碘酮,时间为60分钟(随后静脉滴注900~1 200mg,时间为24小时)。

  - 纠正低血钾(目标是血钾保持在4.5~5.0mmol/L)。

  - 尝试再次电除颤。

血流动力学稳定的患者

- 初始目标是用药物迅速控制心室率,如果适合可考虑恢复窦性心律。

- 在决定恢复窦性心律之前,应考虑当前情况。

  - 只要对中高危患者进行抗凝治疗,仅使用心律控制较心率控制而言,并没有更好的生存益处。

  - 对于电复律后持续性房颤的患者,在预防其死亡和心血管病残方面,心率控制并不次于心律控制。

  - 窦性心律患者比房颤患者可能自述有更好的生活质量。

房颤持续时间 >2 天

- 控制心室率:采用地高辛和Ⅱ、Ⅳ类抗心律失常药物中的一种或联合用药(包括β受体拮抗剂、维拉帕米、地尔硫䓬)。可以先给予静脉制剂以快速控制心室率,然后给予口服制剂

(剂量见表 1.8)。

- 如果患者未接受抗凝治疗,则先以低分子量肝素或普通肝素抗凝(普通肝素:静脉团注给予 5 000U 冲击量,然后静脉滴注,使 APTT 比值为 2~3),直至充分华法林化(目标是 INR 值为 2~3)。

- Ⅰa、Ⅰc、Ⅲ类抗心律失常药物均可使之转为窦性心律(我们推荐胺碘酮、索他洛尔、奎尼丁、丙吡胺和氟卡尼)。

- 如患者需电转复,必须进行 TOE 寻找心腔内血栓或自显影(血流缓慢的标志)。如果未发现血栓,可安全行电转复。对于未用肝素者,转复前给予低分子量肝素 / 普通肝素冲击量。

- 病情稳定可以出院。口服华法林 4~6 周后再次入院行电转复。

房颤持续时间 <2 天

- 尽管初发房颤时栓塞发生的危险度低,我们仍推荐先应用低分子量肝素 / 普通肝素,后用华法林抗凝(参照上文)。

- 如没有使用抗心律失常药物的禁忌证,可考虑药物转复。房颤持续时间越短,复律的成功率就越高。可能的药物包括:

  - 氟卡尼 2mg/kg 10 分钟静推(最大量为 150mg)。缺血性心脏病和 / 或左心室功能差时避免使用。

  - 丙吡胺 50~100mg 静推。在转复为窦性心律前,心室率可能加快且且颤动波变为粗颤波,用药前可用地高辛 /β 受体拮抗剂 / 维拉帕米。

  - 胺碘酮可以静脉给药或口服。定量给药须通过中心静脉,应用胺碘酮后约需 24~48 小时才能转为窦性心律。胺碘酮控制心室率的作用相对较弱,起始可与 β 受体拮抗剂或维拉帕米联合应用以控制心室率。

- 如果心脏复律不合适或不成功,则按照上一节所述进行心率控制。

- 如果心室率控制困难,可尝试电转复。

- 如病情稳定可以出院。可在门诊行抗凝治疗。

心房颤动：心率控制

控制心室反应心率

- 检查是否有 WPW 综合征病史和心电图中是否有 δ 波。
- 我们推荐 β 受体拮抗剂和钙通道阻滞剂（维拉帕米和地尔硫䓬）作为控制心室率的一线药物。它们的优点在于可以维持运动负荷时的心室率。如果单药控制不佳：①可联合应用 β 受体拮抗剂和钙通道阻滞剂（如果血压允许）；②加用地高辛或胺碘酮。
- 地高辛是一个备选的药物，也可同样作为一线药物。首先应给予患者足够的负荷量。维持量（口服 0.062 5~0.25mg）根据体重、肾功能、年龄等因素确定。地高辛对于劳累期间心室率的控制效果较差。
- 对于左心室功能差的患者，钙通道阻滞剂可能并不适用，可能会导致心力衰竭、反射性心动过速和低血压。β 受体拮抗剂可能对心力衰竭（非急性）和心率控制都有帮助。地高辛单用或合用胺碘酮是较好的联合方案（胺碘酮会增加地高辛的血药浓度，因此地高辛的维持量应减半）。
- 其他可以控制心室率的药物列在表 1.8。
- 如控制心室率很困难，应考虑其他诊断，特别是多源性房性心动过速。地高辛可能会使这种心律失常恶化（➲ 多源性房性心动过速，p. 87）。

长期处理

- 寻找病因（见框 1.15）并行超声心动图检查。
- 紧急成功电转复后的患者，应用 Ia、Ic、Ⅲ类抗心律失常药物（例如：索他洛尔、胺碘酮、氟卡尼、普罗帕酮）预防房颤发作。选择药物时应个体化。

- 孤立性房颤：首先用 I c 类药物，如果治疗失败，则选择Ⅲ
  类或 I a 类药物。
- 左心室功能差：选择胺碘酮和 β 受体拮抗剂。
- 缺血性心脏病：选择Ⅲ类和 β 受体拮抗剂(可以预防缺血
  和缺血所导致的房颤)

- 如随后考虑为低危组，治疗应在 1 个月时终止。如果不确定，
  应征求心脏病专科医生的意见。
- 选择心律复律的患者应继续服用华法林和预防性抗心律
  失常药物 1 个月，等待门诊复查。目前的观点是因患者有
  中度或高度血栓栓塞风险，建议终生抗凝治疗，除非有其他
  考虑。
- 阵发性房颤患者需要长期治疗来维持窦性心律(Ⅲ、I c、I a
  类药物)。地高辛仅能控制心室率，但不能预防房颤。这些
  患者可能需要长期抗凝治疗，取决于：
  - 阵发性房颤发作的频率和持续时间
  - 存在心脏结构和功能的异常
  - 血栓栓塞并发症的其他全身性危险因素

心房扑动

- 心房扑动(atrial flutter)常见于下述器质性心脏病，如冠心
  病、瓣膜病、心肌病、心包炎、肺栓塞或甲状腺毒症。
- 心房率一般为 280~320 次 /min，在心电图的下壁导联和 V_1
  导联可见心房的扑动波。
- 房室结传导减慢(大多数为 2∶1 阻滞，有时为 3∶1 或 4∶1)，
  这决定了心室率。
- 刺激迷走神经和腺苷治疗可以增加房室传导阻滞，诱发扑
  动波，很少可以终止心房扑动。

处理

- 心房扑动的治疗方法与房颤完全相同。

- 当药物治疗心房扑动无效时,可选择电复律。
  - 电复律只需要低能量(50~100J)。
  - 如心房扑动超过48小时,应进行经食管超声心动图检查,然后电复律,转复期间应用低分子量肝素或普通肝素(参照房颤)。
- 药物治疗
  - 推荐的药物与房颤相同。心室率控制和转复率可能较低。
  - 地高辛、维拉帕米、β受体拮抗剂都可以减慢心室反应,静脉剂型可更快产生作用。所有药物的作用都可能很差。静脉用维拉帕米(2.5~5mg,1~2分钟,每5分钟重复应用,最大量为20mg)可以减慢心室率,也有15%~20%的患者可以恢复为窦性心律。
  - 据报道,伊布利特(ibutilide)和多非利特(dofetilide)的心房扑动转复率分别为50%和70%。其他可选药物还有胺碘酮、氟卡尼、奎尼丁、普鲁卡因胺。
  - 注意Ia类抗心律失常药物可增加房室传导阻滞,必须在心室率控制后才能应用。
- 对于持续性及反复发作的心房扑动可以进行消融治疗。与心脏电生理学家讨论提高手术成功率和降低手术风险,所有持续性和复发性心房扑动都可以考虑射频消融治疗。

多源性房性心动过速

- 多源性房性心动过速(multifocal atrial tachycardi,MAT)常发生于危重患者,尤其是患有慢性阻塞性气道疾病,伴有低氧血症和高碳酸血症者。应排除茶碱中毒。
- 特征为至少3个不同形态的P波及不同的PP和PR间期。心房率为120~180次/min,伴1:1传导。
- 如心率快而规则时,与房颤鉴别困难。鉴别的要点是MAT对直流电复律无反应,而且地高辛可使其恶化。

处理

- 唯一真正有效的治疗方法是治疗原发病。若与肺病相关，治疗目标是改善 PaO_2 和 $PaCO_2$。
- 积极纠正电解质紊乱。静脉注射大剂量的 Mg^{2+} 可能使患者恢复为窦性心律（5 小时用 15g）。
- 一些小型的试验证实美托洛尔是最有效的药物。应谨慎地静脉应用。然而，大多数多源性房性心动过速和慢性阻塞性肺疾病的患者不能耐受心脏选择性的 β 受体拮抗剂。
- 如心室率持续超过 100 次 /min 且患者有症状时，维拉帕米是可选择药物之一（5mg 2 分钟静推，每 5 分钟重复应用，最大量为 20mg；然后，40~120mg 口服，一日 3 次）。
- 直流电复律和地高辛无效。

旁路心动过速（房室折返性心动过速）

- 能引起阵发性心动过速的 3 种最常见的旁路见下面内容➡ 旁路类型，p.89。
- 在折返性心动过速时，旁路仅能逆行传导，并无 δ 波。
- 通过旁路前传（不像房室结），房颤可产生非常快的心室率。心电图的所有或部分导联 QRS 波群可以出现 δ 波。

处理

- 如患者不能耐受心动过速，应尽早行直流电复律。
- Ⅰa、Ⅰc、Ⅲ类抗心律失常药物均可用于药物转复。我们推荐静脉用氟卡尼和丙吡胺。也可用 β 受体拮抗剂，尤其在其他药物禁忌时（见表 1.8）。
- 应避免使用地高辛和维拉帕米，因其可加速旁路传导。胺碘酮是危险的，除非缓慢注射（如静脉注射 300mg，时间为 2~4 小时）。
- 如果频繁发作，应建议患者进行电生理评估及射频消融治疗。长期治疗应遵循专家的建议。

旁路类型

Kent 束 (Wolff-Parkinson-White syndrome, WPW 综合征)

- ECG:短 PR 间期和 δ 波。
  - A 型　　　　V_1~V_6 的 δ 波直立
  　　　　　　　I 导联倒置
  　　　　　　　(左房后壁旁路)
  - B 型　　　　V_1~V_3 的 δ 波双向或倒置
  　　　　　　　I 导联直立
  　　　　　　　(右房侧壁旁路)
  - 隐匿型　　没有 δ 波,旁路只逆向传导
- 相关疾病如 Ebstein 畸形,梗阻性肥厚型心肌病,二尖瓣脱垂。

Mahaim 旁路 (罕见)

旁路连接房室结和右束支,形成心动过速伴左束支传导阻滞图形。

James 旁路 (Lown-Ganong-Levine syndrome, LGL 综合征)(罕见)

- 短 PR 间期,但无 δ 波。
- 旁路在心房与房室结、希氏束或束支之间。

房室结折返性心动过速

- AVNRT 继发于房室结内的微折返通路。
- 一般原则见 ➋ 心率大于 120 次 /min 的快速性心律失常, p. 62。
- 控制心室率可通过口服或静脉用地高辛、β 受体拮抗剂和钙通道阻滞剂。β 受体拮抗剂和钙通道阻滞剂可以提高转复窦性心律成功率。
- I c 和 I a 类药物 (推荐氟卡尼) 可用于药物转复及长期维持窦性心律。

- 如药物治疗无效,可进行电击复律。
- 如果频繁发作,应建议患者进行电生理评估及射频消融治疗。

缓慢性心律失常:一般措施

- 询问既往心脏病史,心悸,短暂眩晕,头晕,胸痛,心力衰竭症状和近期用药史。
- 仔细体检,注意血压、颈静脉压力波形(是否有大炮波)、心音、杂音和心力衰竭体征。

检查

- 12 导联心电图
  - 仔细寻找 P 波和 QRS 波之间的关系。
  - 如果心房率和心室率相似,长导联对于诊断完全心脏阻滞是必要的。
- 血液检查
  - 全血细胞计数,生化,血糖(紧急)
  - Ca^{2+}、Mg^{2+}(尤其是应用利尿剂时)
  - 心肌损伤的生化标志物
- 需要时
  - 血培养,C 反应蛋白,红细胞沉降率
  - 甲状腺功能检测
  - 血药水平
  - 动脉血气
- 胸部 X 线检查
  - 心脏大小
  - 是否有肺水肿体征

处理

血流动力学不稳定者
- 如患者缺氧给予面罩吸氧。

- 在开始治疗前确保口中无物(nil by mouth, NBM),以降低心搏骤停时或患者仰卧插入临时导丝时误吸的风险。
- 保证静脉通路。
- 缓慢心律失常导致血流动力学紊乱(心搏骤停,心脏无收缩,收缩压 <90mmHg,严重肺水肿,脑血流低灌注)时,需要紧急治疗,并给予临时起搏(具体技术见 ➡ 临时心脏起搏指征,p. 847)。
  - 静脉注射 1mg 阿托品,必要时重复应用,最大量至 3mg。
  - 如起搏延搁或患者情况不稳定,给予异丙肾上腺素 0.2mg,静脉输注(1mg 溶于 100mL 的生理盐水中,起始速度 1mL/min,根据心率滴定)。
  - 如果有条件并且安排透视下经静脉起搏,应立即开始体外起搏(见框 1.17)。如没有上述装置,应用球囊导丝盲穿进行经静脉起搏。
- 休克时心动过缓是预后极差的指标之一。寻找失血灶,通过补液和强心剂进行积极复苏。

框 1.17 体外心脏起搏

- 紧急情况下,在确定的经静脉起搏导线未插入之前,可首先应用体外起搏,但体外起搏只是临时举措,而且患者会感到很痛苦。
- 对心肌梗死溶栓后的患者,预防性地经静脉起搏的风险性很高,此时体外心脏起搏则是非常有用的备用方法。
- 对于血流动力学稳定合并前壁心肌梗死和双束支阻滞的患者,仅需准备好体外起搏电极和脉冲发生器备用。
- 提前熟悉本医院内的机器:心搏骤停时没有时间让你来阅读仪器说明书。

血流动力学稳定者

- 收入 CCU 病房,进行持续心电监护。
- 准备阿托品,为病情恶化时备用。
- 患者是否需要紧急临时植入起搏导丝?如果需要紧急插入起搏导丝,那么保留适当的中心静脉通路(股静脉或颈内静脉)是非常有价值的。
- 将患者转诊给心脏病专家。

窦性心动过缓或交界性心律

(心率 <50 次 /min)

原因

- 年轻人,运动员(生理性心动过缓)
- 药物(β 受体拮抗剂、吗啡)
- 甲状腺功能减退症
- 低体温
- 迷走神经张力增高
  - 血管迷走神经发作
  - 恶心或呕吐
  - 颈动脉窦高敏感性
  - 急性心肌梗死(尤其是下壁)
- 窦房结缺血或梗死
- 窦房结或房室结或心房退行性变
- 胆汁淤积性黄疸
- 颅内压升高

处理

- 低血压和晕厥前的处理参照 ➜ 缓慢性心律失常:一般措施,p. 90。
  - 阿托品 600μg~3mg 经静脉快速推注,必要时可重复应用。

- 异丙肾上腺素 0.5~10μg/min 静脉滴注。
- 临时起搏。
- 避免并采取措施纠正病因(见上文 ➋ 原因,p. 92)。
- 停止一切可以抑制窦房结和房室结功能的药物。
- 长期治疗
  - 如所有可能的原因去除后,仍有症状性心动过缓,则推荐永久起搏。
  - 进行 Holter 检查,检测可能的心动过缓。RR 间期 >2.5 秒时,尤其是伴有症状者,需要行永久起搏。

室内传导障碍

束支传导阻滞的常见原因

- 缺血性心脏病
- 高血压心脏病
- 瓣膜病(尤其主动脉瓣狭窄)
- 传导系统纤维化(Lev-Len'gre 综合征)
- 心肌炎和心内膜炎
- 心肌病
- 肺源性心脏病(右束支传导阻滞)(急性或慢性)
- 创伤或心脏术后
- 神经肌肉疾病(肌萎缩)
- 多发性肌炎

处理

- 一般原则(➋ 缓慢性心律失常:一般措施,p. 90)。
- 心室间传导阻滞本身不需临时起搏。然而,当出现血流动力学紊乱或恶化为更高水平的阻滞(即使是间歇性的)时,必须考虑插入经静脉内的起搏导丝。是否需要永久起搏取决于症状持续时间和病因。应咨询心脏病专家。参照 ➋ 临时心脏起搏指征,p. 847。

房室传导阻滞的类型

一度房室传导阻滞

- PR 间期延长(>0.22s,>5 个小格)。

二度房室传导阻滞

- 莫氏 1 型(文氏):进行性 PR 间期延长,伴间歇性的完全传导阻滞(P 波未下传)。
- 莫氏 2 型:PR 间期恒定,但间歇性 P 波未下传。经常发生于宽 QRS 波群。
- 2:1、3:1 等:和莫氏 2 型一样,PR 间期恒定,但每两个 P 波(2:1)或每 3 个 P 波(3:1)规律性地不能下传。

三度房室传导阻滞

完全性房室分离。如果 P 波和 QRS 波频率相似,长导联或负荷(加速心房率)有助于显示分离。

病因

- 与急性心肌梗死或缺血相关
- 药物(β 受体拮抗剂、地高辛、钙通道阻滞剂)
- 传导系统纤维化(Lev-Len'gre 综合征)
- 迷走张力增加
- 创伤或心脏手术后
- 甲状腺功能减退症(甲状腺毒症罕见)
- 低体温
- 低血钾
- 缺氧
- 瓣膜病(主动脉瓣狭窄、关闭不全、心内膜炎)

- 心肌炎（白喉、风湿热、病毒、Chagas 病）
- 相关的神经肌肉病如强直性肌营养不良
- 胶原血管病［系统性红斑狼疮（systemic lupus erythematosus，SLE）、类风湿性关节炎（rheumatoid arthritis，RA）、硬皮病］
- 心肌病（血色病、淀粉样变）
- 肉芽肿病（肉瘤样病）
- 先天性心脏传导阻滞
- 先天性心脏病［房间隔缺损（atrial septal defect，ASD）、Ebstein病、动脉导管未闭（patent ductus arteriosus，PDA）］

处理

- 治疗原则参照 ➡ 缓慢性心律失常：一般措施，p. 90。
- 总之，凡有症状者必须行临时起搏（暂时性或持续性）。阻滞程度越高（不考虑症状），进展为完全性心脏传导阻滞和 / 或心搏骤停的概率越大。
- 如有临时起搏的适应证，参照 ➡ 临时心脏起搏指征，p. 847。一些心脏病专家可能更倾向于直接植入永久起搏器。

肺水肿：评估

临床表现

- 急性呼吸困难、咳嗽、泡沫样血色（粉红色）痰。
- 虚脱，心搏骤停，或休克。
- 相关特点可以反映基础病因：
  - 胸痛或心悸：是否为缺血性心脏病 / 心肌梗死，心律失常。
  - 既往有劳累性呼吸困难史：是否有缺血性心脏病，左心室功能差。
  - 少尿、血尿：是否有急性肾衰竭可能（➡ 急性肾损伤 1，p. 307）。
  - 癫痫发作、颅内出血的征兆。

病因

仅诊断为肺水肿或"心力衰竭"是不够的。必须寻找病因才可以给予正确治疗。

其原因可分为：

- 肺毛细血管压力升高（静水压）
- 肺毛细血管通透性增加
- 血管内胶体渗透压降低

常有多种因素参与发病（如肺炎、缺氧、心肌缺血）（见框1.19）。

主要的鉴别诊断是慢性阻塞性肺疾病急性（感染性）加重（既往病史、安静状态下呼吸音、哮鸣音、少许湿啰音）。在临床上要鉴别这两种情况比较困难，事实上两者可同时存在。

处理原则

1. 稳定患者：缓解呼吸困难，开始相关治疗。
2. 寻找基础病因。
3. 解决血流动力学和呼吸问题。
4. 优化并提出长期治疗方案。

快速初步评估

- 如果患者非常痛苦（如不能说话、低氧、收缩压 <100mmHg），在进行详细检查前，应立即给予紧急处理，稳定患者和初步处理（见框1.18）。
- 如果患者稳定和 / 或未确诊，可给患者吸氧和利尿剂，但在确定治疗方案前应等待临床检查和胸部 X 线检查结果。

紧急检查（面向所有患者）

- 心电图：窦性心动过速最常见，注意是否存在心律失常（房颤、室上性心动过速、室速），是否有急性 ST 段改变（ST 段抬高心肌梗死、非 ST 段抬高心肌梗死、不稳定型心绞痛），或其他基础心脏病证据（左心室肥厚、二尖瓣型 P 波）

- 胸部 X 射线:为明确诊断可寻找间质阴影、肺门增大、肺上野血管影、胸腔积液、Kerley B 线。可有或无心脏扩大。也需除外气胸、肺栓塞(肺野肺血流减少)、肺实变。
- 动脉血气分析:典型表现为 PaO_2 降低,$PaCO_2$ 也可下降(过度通气时)或升高,取决于肺水肿的严重程度。如外周循环衰竭时,外周动脉血氧测量结果可不准确。
- 肾功能和电解质:是否既往有肾损伤,定期监测血钾(一旦开始利尿剂治疗)。
- 全血细胞计数:是否有贫血,或白细胞增多症提示血液浓缩。
- 超声心动图:尽快评估左心室功能、瓣膜疾病、室间隔缺损、心包积液等。

框 1.18　肺水肿患者应行检查项目

所有患者常规检查:

- 全细胞计数,肾功能和电解质,CRP
- 心肌损伤标志物测定(肌钙蛋白,CK,CK-MB)
- 肝功能,白蛋白,总蛋白
- 心电图
- 胸部 X 线
- 动脉血气分析
- 经胸壁超声心动图(和 / 或经食管超声心动图)

必要时进行如下检查:

- 细菌学筛查(痰,尿,血培养)
- Holter 监测(是否有心律失常)
- 冠脉造影(是否有缺血性心脏病)
- 右心或左心导管检查(若超声心动图不能提供压力、分流、瓣膜疾病的确切信息)
- 心内膜活检(心肌炎,浸润)
- 如果条件允许,可行多门控采集扫描(核心室造影)或心脏磁共振检查
- 心肺运动负荷试验,用以测定峰值氧耗量

肺水肿：病因

寻找肺水肿的潜在病因（见框 1.19）。

框 1.19 肺水肿的病因

肺毛细血管压力升高（静水压）

- 左房压升高
  - 二尖瓣疾病
  - 心律失常（如房颤）合并已有的二尖瓣病变
  - 左房黏液瘤
- 左心室舒张末压力升高
  - 缺血
  - 心律失常
  - 主动脉瓣疾病
  - 心肌病
  - 未控制的高血压
  - 心包缩窄
  - 液体超负荷
  - 高输出量状态（贫血、甲亢、骨佩吉特病、动静脉瘘、脚气病）
  - 肾脏血管病
- 肺静脉压力升高
  - 左向右分流（如室间隔缺损）
  - 静脉阻塞性疾病
- 神经源性
  - 颅内出血
  - 脑水肿
  - 癫痫发作后

框 1.19 肺水肿的病因(续)

肺毛细血管通透性增加

- 急性肺损伤
  - 急性呼吸窘迫综合征(acute respiratory distress syndrome, ARDS)
    (➲ STEMI:溶栓 2, p. 27)
- 血管内胶体渗透压降低

血管内胶体渗透压降低

- 低白蛋白血症
  - 丢失增加(如肾病综合征、肝功能衰竭)
  - 产生减少(如感染)
  - 稀释(如输晶体液)
    注意:静水性水肿的临界左房压 = 血清白蛋白(g/L) × 0.57

肺水肿:处理 1

稳定患者生命体征

- 急性肺水肿的患者应在具备所有复苏设施条件下持续监护并处理。
- 让患者坐在床上。
- 面罩吸氧,浓度 60%~100%(除非有禁忌证,例如:慢性阻塞性肺疾病)。
- 如患者感到极度痛苦,呼叫麻醉科值班医生会诊并通知ITU。如采取紧急措施(见后面章节)后呼吸困难仍不能改善,需要持续气道正压通气(CPAP)或机械通气。
- 治疗过程中如出现引起血流动力学不稳定的心律失常,需要紧急同步化电复律。
- 给予:
  - 吗啡 2.5~5.0mg 静脉注射(注意异常血气分析结果)

- 甲氧氯普胺 10mg 静脉注射
- 呋塞米 40~120mg 缓慢静脉注射

- 确保静脉通路并查查肾功能和电解质、全血细胞计数、心肌酶(包括肌钙蛋白)。
- 除非溶栓,否则都应进行血气分析。
- 如果收缩压≥90mmHg 且无主动脉狭窄:
  - 给舌下硝酸甘油喷剂(2 喷)。
  - 开始静脉注射硝酸甘油时应 1~10mg/h,每 15~20 分钟增加剂量,根据血压调整剂量(目标是保持收缩压在 100mmHg 左右)。
- 如收缩压 <90mmHg,按心源性休克处理(➲ 心源性休克,p. 46)。
- 如有可能插导尿管并监测尿量。
- 如果临床状况恶化 / 未能改善,重复检测血气分析和血钾,如果改善而原始样本异常,则在 2 小时后重复(也可以从静脉血中进行连续 K^+ 监测)。
- 监测脉搏、血压、血氧浓度可用脉搏血氧仪(如可获得准确读数),记录尿量。

进一步处理

　　进一步治疗目标是保证足够的通气 / 气体交换,确保血流动力学稳定,纠正引起肺水肿的可逆性的因素。
- 评估患者的呼吸功能
  - 是否需要呼吸支持(➲ 呼吸衰竭:评估,p. 209)
- 评估患者血流动力学状态
  - 是否处于休克状态[➲ 无 VF/VT(无收缩和无脉电活动),p. 10]
- 寻找基础病因(➲ 肺水肿:病因,p. 98)
- 需要特殊治疗的情况
  - 急性主动脉和二尖瓣反流(➲ 急性二尖瓣反流,p. 126)
  - 舒张性左心室功能障碍(➲ 心肌梗死后低血压和休克,p. 44)
  - 液体负荷过重(➲ 肺水肿:特殊情况,p. 105)

- 肾衰竭(➲急性肾损伤 2, p. 312)
- 严重贫血
- 低蛋白血症(➲肺水肿：特殊情况, p. 105)
- 脓毒症(➲脓毒症综合征和脓毒性休克, p. 356)

肺水肿：处理 2

如患者病情仍不稳定或恶化，采取下列措施。

评估患者的呼吸功能

- 喘息可由肺间质水肿引起。如有哮喘病史，应雾化吸入沙丁胺醇(2.5~5.0mg)、雾化吸入异丙托溴铵(500mg)和静脉用氢化可的松(200mg)。考虑静脉应用氨茶碱，茶碱会缓解气道痉挛，也可扩张血管以减轻体循环负荷(➲急性重症哮喘：急救, p. 197)，但其可使心动过速恶化，也可致心律失常和降低血钾(补钾以确保血钾浓度在 4.0~5.0mmol/L)。
- 进一步呼吸支持的指征包括：
  - 患者耗竭或持续严重的呼吸困难
  - 持续 $PaO_2<8kPa$
  - $PaCO_2$ 升高
  - 持续或进行加重的酸中毒(pH<7.2)
- 持续气道正压(CPAP)：CPAP 适用于能配合的患者，这些患者能保护自己的气道，且呼吸肌有力，无低血压。正压能减少静脉回心血量，从而降低血压。
- 可能需要气管插管和机械通气，且需要应用呼气末正压(positive end-expiratory pressure, PEEP) (➲呼气末正压通气, p. 870)。
- 尽早与值班麻醉师或 ITU 团队讨论治疗方法。

评估患者的血流动力学状态

由于心源性和非心源性肺水肿在治疗上截然不同，所以区分两者非常重要。但这一点在临床中比较困难。如果患者情况允许，在有经验的中心可考虑置入漂浮导管（Swan-Ganz）检查。

- 非心源性肺水肿常发生在毛细血管内静水压超过血浆胶体压时。对于低白蛋白血症患者，当 PCWP<15mmHg 时就会发生肺水肿。临界 PCWP 可以通过血清白蛋白（g/L）× 0.57 来计算。当左房压力在 8mmHg 的水平时，血清白蛋白为 15g/L 时会产生静水压性肺水肿；血清白蛋白为 30g/L 时，左房压需要 >17mmHg 才能产生肺水肿等。

- 心源性肺水肿常与显著的低血压或低输出量有关。致病因素包括机械性前向血流受损 [如瓣膜性心脏病（尤其是急性）、室间隔缺损] 或严重的心肌疾病（大面积 MI、心肌炎、心肌病）。

- 心源性肺水肿时肺动脉舒张压与 PCWP 压力阶差 <5mmHg，非心源性肺水肿时 >5mmHg（如 ARDS）。

- 血压和脉搏常常升高，其原因主要是循环中的儿茶酚胺和肾素 - 血管紧张素系统过度激活。体检可见出汗、发凉和外周血管"关闭"，脉搏增强（测定颈动脉或股动脉搏动）。

处理

（见框 1.20）

一般措施包括联合应用利尿剂、血管扩张剂和正性肌力药物。须将患者分成两组。

框 1.20　肺水肿处理要点

- 让患者坐于床上。
- 吸氧。
- 静脉使用吗啡（+ 甲氧氯普胺）。
- 静脉使用呋塞米。
- 静脉滴注硝酸甘油（根据血压决定）。
- 寻找并治疗基础病因（例如缺血，心律不齐，脓毒症）。
- 如果呼吸困难不能通过措施紧急改善，应考虑使用 CPAP 或机械通气。

- 休克患者(收缩压 <100mmHg)(➔肺水肿:处理 3,p. 103)
- 血流动力学稳定患者收缩压 >100mmHg(➔肺水肿:处理 3,p. 103)

肺水肿:处理 3

患者收缩压 <100mmHg

- 患者处于初期(或明显)休克,最常见病因是心源性休克,但也要记住非心源性病因(如 ARDS、感染性休克;➔休克,p. 349)。

- 最佳监测和通路:中心静脉 ± 肺动脉导管(Swan-Ganz)、导尿管、动脉通路(监测血压和动脉血气)。推荐使用颈静脉内插管,因其气胸发生率较低。

- 以肺毛细血管楔压为指导(<10mmHg),确保患者病情没有被低估(误诊,如因双侧肺炎所致的感染性休克)

- 是否存在器质性原因,需要急诊手术?
  - 安排急诊超声心动图以排外:
    - 室间隔缺损和近期心肌梗死合并急性二尖瓣反流,有/无新出现的杂音(➔STEMI:并发症,p. 35)。
    - 人工心脏瓣膜功能失调(如瓣膜裂开,感染),或需外科手术治疗的原发性主动脉或二尖瓣疾病。
  - 尽早与心脏病内科专家/心脏外科专家讨论病情。
    正性肌力药物的选择取决于患者临床情况、程度和病因诊断。

- 治疗感染性休克,在其他章节已有讨论(➔脓毒症综合征和脓毒性休克,p. 356)。

- 收缩压在 80~100mmHg 和末梢循环发凉:开始应用 5μg/(kg·min)的多巴酚丁胺,每 10~15 分钟增加[2.5~5.0μg/(kg·min)],最大量至 20μg/(kg·min)直到 SBP>100mmHg,多巴酚丁胺应与多巴胺合用[2.5~5.0μg/(kg·min)]。然而,

继发于外周血管扩张的心动过速和 / 或低血压会限制多巴酚丁胺的效果。多巴酚丁胺治疗失败时，应考虑用磷酸二酯酶抑制剂(氨力农和米力农)。

- 收缩压 <80mmHg：缓慢静脉注射肾上腺素(按 1 : 1 000 稀释后 2~5mL)，并且必要时重复应用。

  - 多巴胺 >2.5μg/(kg·min) 时，除有间接或直接的正性肌力作用外还有升压作用，若血压仍低，可用更高剂量 [10~20μg/(kg·min)]。但是，多巴胺能进一步增加肺毛细血管灌注压，一旦血压恢复，应联合应用血管扩张剂(如硝普钠或肼屈嗪)(➜ 高血压急症：药物治疗，p. 150)。应警惕上述剂量可引起心律失常。

  - 静脉滴注肾上腺素可作为大剂量多巴胺的替代治疗。一旦血压恢复(>100mmHg)，应输注血管扩张药如硝普钠 / 肼屈嗪或硝酸甘油，以抵消肾上腺素的升压作用。肾上腺素可以联合应用多巴酚丁胺和 / 或磷酸二酯酶抑制剂，尤其是心室功能差时。

- 当有引起肺水肿和休克的潜在可逆病因时(如持续性心肌缺血、室间隔缺损、急性二尖瓣反流)，应使用主动脉内球囊反搏及 / 不及正性肌力药物(➜ 心肌梗死后室间隔缺损，p. 37)

- 可进一步给予利尿剂。

患者收缩压≥100mmHg

- 应给更大剂量的利尿剂——呋塞米 40~80mg 静推，每 3~4 小时一次，或持续静脉输注(如 24 小时 160~240mg)。

- 持续静脉滴注硝酸甘油，每 15~20 分钟增加滴速直至 10mg/h，根据血压滴定(目标是保持收缩压约为 100mmHg)。

- 如果没有禁忌证(如肾动脉狭窄、肾衰竭)且血压适当，可以使用血管紧张素转化酶抑制剂，但大多数临床医生都会等到急性心力衰竭稳定下来，因为在这种情况下，血管紧张素转化酶抑制剂可能会减少利尿。如患者血压足够高，可在硝酸甘油基础上加用动脉扩张剂(硝普钠或肼屈嗪)，或直接代替硝酸甘油。应通过经动脉插管持续监测动脉血压,以预防未预料的低血压。

长期处理

- 除非有禁忌证,应用 ACEI 类药物,尽可能加量至推荐的最大剂量。前文所述的左心室功能受损时,ACEI 对改善预后有很大益处。

- 如 ACEI 有禁忌证或不能耐受,可考虑联合应用肼屈嗪和口服长效的硝酸盐。

  对于射血分数下降和纽约心脏协会(New York Heart Association, NYHA)Ⅲ/Ⅳ级患者,考虑添加螺内酯(25~50mg)(注意监测肾功能和血清钾)。

- 如上述患者病情稳定(无心力衰竭临床特征)且左心室功能差,β 受体拮抗剂可在降低死亡率和改善症状方面带来显著益处(注意从非常小的剂量开始,每 2 周增加一次,并定期监测)。比索洛尔、卡维地洛、美托洛尔缓释剂均可使用。

- 确保所有心律失常均得到治疗(➲ 心率大于 120 次 /min 的快速性心律失常, p. 62)。

- 应用地高辛可改善症状。

- 严重左心室功能不全,宽 QRS,或超声显示不同步,可考虑行多腔起搏(双心室)。

- 房颤或左心室功能差的患者应长期行抗凝治疗。

- 年龄 <60 岁有严重不可逆左心室功能不全和出现衰竭症状的患者,应考虑行心脏移植,以及其他左心室支持装置如左心室辅助装置来作为通向终极治疗的桥梁。

肺水肿:特殊情况

左心室舒张功能不全

- 通常发生于老年高血压合并左心室肥厚的患者,其心室舒张功能受损。表现为高血压，肺水肿，左心室收缩功能正常或轻度受损。

- 心动过速时，舒张期充盈时间缩短，由于心室舒张时僵硬，左房压力增高而发生肺水肿（房颤时由于心房收缩消失会使病情恶化）。

- 治疗应包括控制高血压，可静脉用硝酸盐（和／或硝普钠）、钙通道阻滞剂（维拉帕米或硝苯地平），甚至可用选择性 β 受体拮抗剂（如卡维地洛）。

液体超负荷

- 标准治疗措施常常是有效的。

- 在极端情况下行静脉切开是必要的。

- 检查患者无贫血（血红蛋白≥100g/L），通过大静脉插管放血500mL，必要时重复进行。

- 如有贫血（如肾衰竭）和极度的不适，考虑行透析（➡急性肾损伤 1，p. 307）。

已知（或未知）的肾衰竭

- 除非患者一直无尿，否则在标准治疗基础上，可能需要大剂量静脉注射呋塞米（最大量至 1g，给药速度为 4mg/min）。

- 如果上述治疗失败，或已知患者无尿，需透析治疗。

- 如果未患肾衰竭，应寻找基础原因（见框 4.2）。

贫血

- 明显的贫血可使心力衰竭恶化或加速其恶化。纠正贫血后可以长期改善症状。

- 一般而言，血红蛋白 >90g/L 则不需要输血，除非有急性失血。治疗肺水肿可以使血液浓缩，血红蛋白浓度"上升"。

- 如认为贫血使肺水肿恶化，那么在输血前应首先给予足量利尿剂。输血速度应慢（每个单位血用 3~4 小时），每个单位血输血之前应静脉应用呋塞米 20~40mg。

低白蛋白血症

- 发生静水压性肺水肿时的临界左房压值受血清白蛋白的影响,大概为[血清白蛋白浓度(g/L)× 0.57]。
- 治疗应包括利尿剂、谨慎补充白蛋白、螺内酯(如存在继发性醛固酮增多症),重要的是治疗低白蛋白血症的基础病因。

感染性心内膜炎(IE)

感染性心内膜炎(infective endocarditis, IE)的临床表现高度多变,取决于心内病理、感染演变以及心外受累,表现可能是隐性的,如链球菌感染,也可能具有明显的临床症状,如金黄色葡萄球菌感染。

临床症状包括以下几个方面:

- 感染的症状和体征:包括乏力、食欲减退、体重减轻、发热、寒战、盗汗。持续感染会导致贫血、杵状指、脾肿大。
- 感染的心脏表现:充血性心力衰竭、心悸、心动过速、新出现的杂音、心包炎、房室传导阻滞。
- 免疫复合物沉积所引起的症状:
  - 皮肤:瘀点(最常见),片状出血,Osler 结节(在手和脚出现碎片状疼痛性出血斑,可以持续存在数小时至数天),Janeway 损害(无压痛、红斑和 / 或在手掌和足底的局部出血)
  - 眼:Roth 斑(中心苍白的椭圆形视网膜出血,位置靠近视盘),结膜线状出血,视网膜出血
  - 肾脏:镜下血尿,肾小球肾炎,肾损伤
  - 脑:中毒性脑病
  - 骨骼肌肉组织:关节痛或关节炎

感染的并发症

- 局部影响
  - 累及瓣膜时可产生新杂音或原有杂音变化,进一步导致心力衰竭和肺水肿的发生。

- 一个新的粗糙的全收缩期杂音或病情的急剧恶化往往是室间隔穿孔或瓦氏窦瘤破裂所致。
- 心内感染扩展至室间隔可导致高度房室传导阻滞(2%~4% 感染性心内膜炎患者)(如主动脉瓣心内膜炎)。
- 心内脓肿可发生在任何瓣膜感染(25%~50% 主动脉瓣,1%~5% 二尖瓣,但很少有三尖瓣),在换瓣术后的感染性心内膜炎患者中最常见。

- 栓塞事件
  - 20%~45% 的患者有感染性栓塞,可以累及任何一个循环器官(脑、四肢、冠状动脉、肾脏、脾脏),肺栓塞伴三尖瓣心内膜炎。
  - 40%~45% 有栓塞史的患者会再发。
  - 风险取决于病原菌(最常见于革兰氏阴性菌、金黄色葡萄球菌、念珠菌)(见框 1.22),以及有无赘生物和赘生物的大小(超声心动图未见赘生物则栓塞发生率为 30%,赘生物 <5mm 则为 40%,赘生物 >5mm 则为 65%)。

  询问有无可以导致菌血症的病史,如:口腔手术、感染性疾病、外科手术、静脉应用药物或应用器械等。检查有无潜在的感染灶,尤其是皮肤和牙部疾患。心内膜炎的危险因素见框 1.21。

框 1.21　感染性心内膜炎的危险因素

高危

- 人工瓣膜
- 既往细菌性心内膜炎
- 主动脉瓣疾病
- 二尖瓣反流或二尖瓣复合病变
- 发绀性先天性心脏病
- 主动脉导管未闭
- 不能纠正的左向右分流
- 心内和体 - 肺分流

框 1.21 感染性心内膜炎的危险因素（续）

中危

- 二尖瓣脱垂伴反流或瓣膜增厚
- 单纯的二尖瓣狭窄
- 三尖瓣病变
- 肺动脉狭窄
- 肥厚型心肌病
- 二叶式主动脉瓣畸形
- 老年性退行性瓣膜病变
- 附壁血栓（如心肌梗死后）

低危

- 二尖瓣脱垂无反流
- 无器质性病变的三尖瓣反流
- 单纯房间隔缺损
- 外科手术纠正的左向右分流，无残余分流
- 二尖瓣环钙化
- 缺血性心脏病和/或之前冠状动脉搭桥手术
- 永久性起搏器
- 心房黏液瘤

其他易感因素

- 动脉假体或动静脉瘘
- 反复发生的菌血症（如静脉用药者、患严重的牙周疾病、结肠癌等）
- 易造成感染的情况（如糖尿病、肾衰竭、酗酒者、免疫抑制患者）
- 近期行中心静脉插管

　　在许多患者中并没有发现明显的危险因素。

IE：诊断

　　因临床症状的非特异性，所以诊断困难。如果患者出现

难以解释的发热、有心脏基础疾病、菌血症和栓塞征象,应高度怀疑。

Duke 分类标准对诊断有帮助:

- 确诊:2 条主要诊断标准,或 1 条主要诊断标准和 3 项次要诊断标准,或 5 条次要诊断标准。
- 疑似:不属于确定的心内膜炎但未被排除。
- 排除诊断:存在确定的其他疾病,或经抗生素治疗 4 天内症状持续缓解。

主要诊断标准

血培养阳性

- 两次血培养有典型的感染性心内膜炎致病菌
- 持续血培养阳性

有心内膜受累的证据

- 超声心动图有阳性发现
  - 心内有摆动物(赘生物)
  - 脓肿
  - 新的人工瓣膜部分裂开
  - 新的瓣膜反流

次要诊断标准

- 基础疾病或吸毒
- 体温 >38℃
- 血管现象:动脉栓塞、感染性肺栓塞、真菌性动脉瘤、颅内出血、结膜出血、Janeway 损害
- 免疫反应:肾小球肾炎、Osler 结节、Roth 斑、类风湿因子阳性
- 微生物学证据:血培养阳性但未达到主要诊断标准,或细菌的血清学证据与感染性心内膜炎一致
- 超声心动图:有感染性心内膜炎阳性改变,但未达到主要诊断标准

  感染性心内膜炎常见的病原菌见框 1.22。

框 1.22　感染性心内膜炎的常见病原菌

- 50%~60%　　链球菌(尤其是草绿色链球菌)
- 10%　　　　肠球菌
- 25%　　　　葡萄球菌
- 　　　　　　凝固酶阳性的金黄色葡萄球菌
- 　　　　　　凝固酶阴性的表皮葡萄球菌
- 5%~10%　　培养为阴性
- <1%　　　　其他革兰氏阴性细菌
- <1%　　　　多种细菌混合感染
- <1%　　　　白喉杆菌
- <1%　　　　真菌

IE:检查

- 血培养　　　　　　随机选取 3~4 个部位取 3 次血,每次
　　　　　　　　　　间隔时间至少为 1 小时,每次取血至
　　　　　　　　　　少 10mL,同时作厌氧菌和非厌氧菌培
　　　　　　　　　　养;若怀疑为非普通细菌感染性心内
　　　　　　　　　　膜炎,应事先通知细菌室;如果是经抗
　　　　　　　　　　生素治疗后稳定期的患者,则应推迟
　　　　　　　　　　检查;对于静脉吸毒者应要求延长培
　　　　　　　　　　养时间,并作真菌培养。

- 全血细胞计数　　　可见血红蛋白正常的正常细胞性贫血
　　　　　　　　　　(排除血红素缺乏)、破碎红细胞和低结
　　　　　　　　　　合珠蛋白,具有机械性瓣膜、中性粒细
　　　　　　　　　　胞增多,并可能出现血小板减少。

- 肾功能和电解质　　可能出现紊乱(需在整个治疗期间
　　　　　　　　　　监测)。

- 肝功能　　　　　　可能出现紊乱,特别是碱性磷酸酶
　　　　　　　　　　(ALP)和γ-谷氨酰转移酶(GGT)的
　　　　　　　　　　增高,红细胞破裂时会出现乳酸脱氢
　　　　　　　　　　酶(LDH)升高。

- 红细胞沉降率/　　为急性期改变。
  C反应蛋白

- 尿液分析　　　　　镜下血尿±蛋白尿。

- 免疫学　　　　　　血清免疫球蛋白和补体水平升高。

- 心电图　　　　　　可能因任何潜在的原因发生改变。可
　　　　　　　　　　以出现房室传导阻滞或传导系统异
　　　　　　　　　　常(尤其主动脉根部脓肿),罕见(栓塞)
　　　　　　　　　　急性心肌梗死。

- 胸部X线检查　　　可以为正常。寻找肺水肿或多发感染,
　　　　　　　　　　或感染性血栓(三尖瓣心内膜炎),排
　　　　　　　　　　除胸部感染引起脓毒症。

- 超声心动图　　　　经胸超声心动图检查可以确定瓣膜
　　　　　　　　　　病变及>2mm的赘生物。经食管超
　　　　　　　　　　声心动图对主动脉和二尖瓣叶病变
　　　　　　　　　　更敏感。超声心动图正常并不能排
　　　　　　　　　　除此病。

- MRI　　　　　　　用来明确瓣周病变、主动脉根部动脉
　　　　　　　　　　瘤和瘘管。

- 口腔检查　　　　　所有的患者均应行正位全景摄片
　　　　　　　　　　(orthopentamograph,OPG)——牙科全
　　　　　　　　　　景X线片,并请口腔科会诊。

- 拭子试验　　　　　检查找出任何潜在的感染灶(皮肤
　　　　　　　　　　损害)。

- 通气/灌注扫描　　如果怀疑右侧心内膜炎,这可能会显
　　　　　　　　　　示多个与临床不符的病变。

- 保留血清   曲霉菌沉淀素、念珠菌属抗体(滴度升高)、Q 热(立克次体)、补体结合试验、衣原体补体结合试验、布鲁菌凝集素、军团菌抗体、巴尔通体属。

IE:抗生素

感染性心内膜炎的"盲"治疗

感染性心内膜炎通常是一种临床诊断,在有典型病史伴不能解释的发热和心脏杂音时应高度怀疑,通常在获得培养结果之前就需要启动抗生素治疗。应根据临床特征选择抗生素(见表 1.9);框 1.23 推荐剂量。

表 1.9   IE 的抗生素治疗 *

临床表现	抗生素的选择
缓慢起病(几周)	青霉素 + 庆大霉素
急性发病(几天)或有皮肤创伤史	氟氯西林 + 庆大霉素
近期有瓣膜置换病史[可能为耐甲氧西林金黄色葡萄球菌(MRSA)、白喉、克雷伯菌、棒状杆菌或医院获得性葡萄球菌]	万古霉素(或替考拉宁)+ 庆大霉素 + 利福平
静脉药物滥用	万古霉素

*Oakley CM;The medical treatment of culture-negative infective endocarditis,*European Heart Journal* 1995;16(suppl_B):90-93,doi:10.109 3/eurheartj/16.suppl_B.90.(Translated and) Reprinted by permission of Oxford University Press on behalf of the European Society of Cardiology.

治疗持续时间

- 尚存在争议,目前趋向于短疗程治疗。微生物学和传染病学的意见很重要,尤其是对于具有抗药性和 / 或不常见的病原体。框 1.24 列举一个推荐方案。

- 疗程的长短取决于感染的严重程度和病原菌种类。静脉应用药物治疗至少 2 周,总的抗生素治疗应持续 4~6 周。

- 如果患者在这段时间后情况良好,可能会停止抗生素治疗。如没有外科手术指征(➡感染性心内膜炎的手术治疗,p. 121),则可以出院并门诊随访。

- 应告知患者今后预防心内膜炎的必要性(见表 1.10)。

- 因感染导致瓣膜损坏,应长期随访;如果有室间隔缺损应考虑封堵。

框 1.23　推荐抗生素剂量

青霉素	4MU(2.4g)静脉注射,每 4 小时一次
氟氯西林	2g,静脉注射,一天一次
万古霉素	15mg/kg,静脉应用,每 12 小时一次,静脉滴注,静滴时间不能少于 60 分钟,根据血药浓度调整剂量
庆大霉素	3mg/kg,分 1~3 次使用,根据血药浓度调整剂量
利福平	300mg,每 12 小时口服一次
环丙沙星	300mg,每 12 小时静脉应用一次,共一周;然后 750mg,每 12 小时口服一次,共三周

- 病原菌的明确对进一步的治疗非常重要,应在抗生素使用前进行血培养。

- 药物均应静脉使用,并且最好由中心静脉输入。

- 一旦检出细菌,抗生素应根据药物敏感实验结果调整。

- 抗生素联合使用已在上表列出,但要注意用药个体化。应该与当地微生物专家进行讨论后用药。

框 1.24 推荐治疗方案

- 草绿色链球菌和链球菌(青霉素敏感):
  - 单用青霉素(4周)
  - 万古霉素或替考拉宁(4周)
  - 青霉素 + 氨基糖苷类药物(2周)
  - 头孢曲松 2g(4周)
- B、C、G 族链球菌,化脓链球菌,肺炎链球菌:
  - 青霉素(4周)+ 氨基糖苷类药物(2周)
  - 万古霉素(4周)+ 氨基糖苷类药物(2周)
- A 族链球菌:
  - 青霉素(4周)
  - 万古霉素(4周)
- 肠球菌:
  - 青霉素 + 氨基糖苷类药物(4~6周)
  - 万古霉素 + 氨基糖苷类药物(4~6周)
- 因感染性血栓所致的心外感染:
  - 青霉素(4周)+ 氨基糖苷类药物(2周)
  - 万古霉素(4周)+ 氨基糖苷类药物(2周)
- 金黄色葡萄球菌和凝固酶阴性葡萄球菌:
  - 左房室受累
    - —氟氯西林(4~6周)+ 氨基糖苷类药物(2周)
    - —如果为 MRSA:万古霉素 + 利福平(6周)± 氨基糖苷类药物(2周)
  - 右房室受累
    - —氟氯西林(2周)+ 氨基糖苷类药物(2周)
    - —头孢曲松(4周)+ 利福平(3周)
    - —如果为 MRSA:万古霉素(4周)+ 利福平(4周)
- 真菌:
  - 两性霉素静脉注射,总量用至 2.5~3.0g

IE:监测治疗

　　患者在感染期间和感染后长达几个月的时间里需要仔细地进行临床观察。患者再次出现感染性心内膜炎的症状时，则需要做全面检查，以鉴别是感染复发还是对治疗方案耐药。

临床症状

- 持续感染、持续发热的迹象，持续存在的全身症状。
- 持续发热可能是药物耐药，也可能伴发其他感染(如中枢神经、泌尿系统、胸部、腹部和肺部的感染性血栓)，或过敏(是否有嗜酸性粒细胞增多症，是否有白细胞减少症，是否有蛋白尿:常在应用青霉素时出现，但可能由任何抗生素引起，考虑更换抗生素或停用 2~3 天)。
- 有心脏杂音的改变或出现心力衰竭。
- 出现任何新的栓塞征象。
- 每天检查输液部位，每隔 3~4 天更换一次外周套管。

超声心动图

- 定期(每周)复查经胸超声心动图有助于发现临床症状阴性、但进行性的瓣膜破坏，心内脓肿和赘生物增大。
- 长时间中心静脉插管的顶端可能产生无菌纤维素状物，在经食管超声心动图上可见，更换插管并送培养。
- "赘生物"不一定是感染所致(见框 1.25)。

心电图

　　出现传导系统异常或房室传导阻滞往往提示心内感染扩散。需每日做心电图。

微生物学

- 重复血培养(尤其是出现持续发热的时候)。

- 监测万古霉素和氨基糖苷类药物的血药浓度(确保未达到中毒水平和处于治疗水平)。庆大霉素长期应用时,在非致毒剂量下也可产生耳毒性作用。
- 反向滴定确保达到最小抑菌和杀菌浓度。

框 1.25　超声心动图上出现赘生物的原因

- 感染性心内膜炎
- 无菌血栓性赘生物
- Libman-Sacks 心内膜炎(SLE)
- 原发性抗磷脂综合征
- 消耗性心内膜炎(腺癌)
- 瓣膜黏液变性(通常是二尖瓣)
- 二尖瓣腱索断裂
- 多发风湿性赘生物(较常见于非洲黑种人)
- 人工瓣膜上的血栓("血管翳")
- 瓣膜置换后出现缝线或残留钙[2]

实验室指标

- 定期(每日)尿常规检查。
- 定期肝、肾功能检查。
- 定期检查 C 反应蛋白(每 2 周检查红细胞沉降率)。
- 全血细胞检查:血红蛋白上升和白细胞下降说明治疗有效;注意 β- 内酰胺类抗生素相关的中性粒细胞减少症。
- 监测血镁(应用庆大霉素)。

参考文献

2. Michel PL, Acar J (1995). Native cardiac disease predisposing to infective endocarditis. *Eur Heart J* **16**(suppl B):2–6.

培养阴性的心内膜炎

- 血培养持续阴性最常见的原因是先前应用了抗生素,有多达 15% 感染性心内膜炎患者受此影响(见框 1.26)。

- 如果抗生素的临床效果好,应持续应用。

- 对于持续性发热:

  - 如果抗生素还没开始使用,应保留不用;

  - 考虑对"不明原因发热"(PUO)的其他检查(➔ 不明原因发热,p. 567);

  - 如果临床高度怀疑感染性心内膜炎,需要进一步检查;

  - 如果有新的体征要重新进行体格检查;

  - 定期行经胸或经食管超声心动图,"赘生物"不一定是感染所致(见框 1.25);

  - 重复做血培养,尤其在体温升高时,可以延长培养时间(4 周以上),和特殊培养及传代培养技术,大多数 HACEK 组病原体可以检测到(见框 1.26)。

- 其他不常见病因所致的心内膜炎。

- Q 热(贝纳柯克斯体):补体结合试验可确定 1 期和 2 期抗原的抗体,2 期抗原在疾病急性期升高,1 期抗原在慢性疾病如感染性心内膜炎中升高。也可以用聚合酶链反应(PCR)的方法来检测手术后标本。治疗需终生口服多西环素 ± 复方磺胺甲噁唑、利福平或喹诺酮类药物。

- 鹦鹉热衣原体:多有禽类的接触史和非典型病原体肺炎的病史,诊断依赖于用补体结合试验检测到特异性抗体滴度升高。

- 布鲁菌病:需要血培养 8 周才可能为阳性,通常血清学检测可确定诊断。

- 真菌:念珠菌是最常见的种类,且可以培养。抗体检测是有帮助的,尽管正常人也可能出现特异性抗体水平增高,但检测到滴度升高更有意义。其他真菌感染(如组织胞浆菌病、曲霉菌)非常少见,但也可以经培养和血清学指标诊断。抗原检查阳性率高,病原菌也可经组织活检分离出来。真菌性感染性心内膜炎常见于换瓣术后和静脉滥用药物的患者,粗大赘生物很常见,治疗应用两性霉素 ± 氟胞嘧啶,人工瓣膜必须摘除,死亡率 >50%。

框 1.26 血培养阴性心内膜炎的病因

- 先前已行抗生素治疗
- 特殊类型的微生物
  - 营养不足的草绿色链球菌变体。
  - 布鲁菌,奈瑟菌,军团菌。
  - 诺卡菌。
  - 分枝杆菌。
  - HACEK* 组的口咽菌群。
  - 细胞壁缺陷细菌和厌氧菌。
- 细胞依赖性病原体
- 衣原体、立克次体(柯克斯体)
- 真菌类

  *HACEK:嗜血杆菌、放线杆菌、心杆菌、艾肯菌和金氏菌属。

右侧心内膜炎

- 可能表现为多发感染性肺动脉栓塞(脓肿)。
- 静脉滥用药物者(或有静脉留置通道者)中始终考虑该诊断。
- 永久起搏器导线上的心内膜炎非常少见,但也是病因之一。
- 患者常为葡萄球菌感染且感到不适,需要立即治疗和尽早手术。
- 静脉抗生素治疗后病变可能消除。
- 外科手术指征:
  - 耐药病原菌(金黄色葡萄球菌、假单胞菌、念珠菌或多重细菌感染)。
- 积极治疗后赘生物体积增大。
- 起搏器导线感染(手术移除导线并修复或切除三尖瓣)。
- 反复发作的真菌性栓塞。

人工瓣膜心内膜炎

通常分为早发型(术后 2 个月内)和迟发型(术后 2 个月以后)。

早发型人工瓣膜心内膜炎

- 最常见的原因为葡萄球菌、革兰氏阴性杆菌、白喉杆菌、真菌。
- 通常感染发生在围手术期和术后短期内。
- 通常是一种破坏性很强的暴发性感染,伴有瓣膜裂开,脓肿形成,很快出现血流动力学恶化。
- 尽早与外科医生讨论。通常需再次手术治疗。病死率高(45%~75%)。

迟发型人工瓣膜心内膜炎

- 发病机制不同:人工瓣环周围有异常血流,形成微血栓和无菌性赘生物,因短暂菌血症而感染,其菌常来源于口腔和泌尿系统感染,或存在于静脉中。
- 病原菌通常为凝固酶阴性的葡萄球菌、金黄色葡萄球菌、肠球菌、草绿色链球菌。
- 常需外科干预,病死率高,但低于早发型人工瓣膜心内膜炎。
- 如果静脉抗生素治疗有可能控制生物瓣膜感染,外科手术可以考虑延期(➜ 感染性心内膜炎的手术治疗,p. 121)。

感染性心内膜炎的手术治疗

尽早与当地心胸治疗中心讨论,立即干预治疗可能比较合适。

- 手术治疗可能是必要的,无论是活动性感染或后来因瓣膜的破坏程度。最佳时机选择取决于:
  - 病变血流动力学耐受性
  - 感染结局
  - 并发症表现
- 抗生素选择可以根据术后标本培养和药敏结果进行调整。标本应作培养、染色、免疫组化和 PCR 检查,具体取决于可疑的样本。
- 抗生素治疗的疗程长短取决于临床情况:
  - 如果培养为阴性,则瓣膜感染需治疗 2~3 周,有脓肿形成需治疗 3~4 周。
  - 如果培养为阳性,则瓣膜感染需治疗 3~4 周,有脓肿形成需治疗 4~6 周。
- 根据临床情况选择时机。急诊手术指征在框 1.27 中列出。对于神经系统损伤患者,在其心脏功能允许的情况下,手术应推迟以避免脑出血的发生(血栓性梗死:推迟 10~14 天;出血:21~28 天;真菌性动脉瘤破裂修复以后)。
- 框 1.27 总结了手术的绝对适应证和相对适应证。

病变血流动力学耐受性

- 如果血流动力学稳定,手术可能会推迟至抗感染治疗结束后。最终选择何种处理方式取决于瓣膜受累的范围、瓣膜损坏的程度以及心脏功能影响。严重的主动脉瓣和二尖瓣反流通常需要急诊手术;对于三尖瓣反流,如果患者耐受良好,可以给予药物治疗。
- 失代偿(严重心功能不全或低心输出量伴功能性肾衰竭)可以考虑手术治疗,但死亡率高。

- "亚稳态"患者急性失代偿发作后经积极治疗相对稳定,应考虑在抗生素治疗 2~3 周后尽早手术。

框 1.27　感染性心内膜炎手术适应证

绝对适应证

- 继发于瓣膜反流的中重度心力衰竭
- 不稳定的人工瓣膜
- 未控制的感染:持续的菌血症、抗生素治疗无效——由真菌、布鲁菌和铜绿假单胞菌引起的感染性心内膜炎(尤其是主动脉瓣和二尖瓣)
- 金黄色葡萄球菌人工瓣膜感染性心内膜炎,伴有心内并发症

相对适应证

- 感染累及瓣周
- 对金黄色葡萄球菌反应差的瓣膜感染
- 充分治疗后复发
- 体积大(> 10mm),活动度大的赘生物
- 培养阴性的心内膜炎伴不明原因持续发热
- 继发于抗生素耐药肠球菌的心内膜炎

感染结局

- 尽管给予足量抗生素治疗,仍存在持续感染或复发(临床和实验室指标),可能由于存在耐药病原菌或脓肿(瓣膜旁,心外),如果没有发现心外病灶,考虑瓣膜置换。
- 病原体可能影响决策——真菌性心内膜炎,换瓣术后金黄色葡萄球菌或大肠杆菌心内膜炎,应及早手术治疗。

并发症表现

紧急手术指征包括:
- 高度房室传导阻滞
- 室间隔穿孔

- 瓦氏窦瘤破裂至右心室
- 心内脓肿
- 复发性细菌性栓塞
- 换瓣术后心内膜炎,尤其与不稳定的人工瓣膜相关

心内膜炎的预防

注意:这是一种方案(引自 Leport 等)[3]。请您参阅当地政策。

见框 1.28 和框 1.29。

框 1.21 显示了有感染性心内膜炎风险的心脏状况,中高风险需要预防,低风险无需预防。

如表 1.10 所示,根据"风险程度"(与患者和手术相关)对方案进行修改。

框 1.28 需要预防性使用抗生素的情况

- 牙科:
  - 所有操作
- 上呼吸道:
  - 扁桃体切除术,腺样体切除术
- 消化系统:
  - 食管扩张或激光治疗
  - 食管手术
  - 食管曲张静脉硬化剂治疗
  - 内镜逆行胰胆管造影(ERCP)
  - 腹部手术
  - 钡灌肠
  - 乙状结肠镜 + 活检
- 泌尿系统
  - 输尿管或肾脏的仪器操作
  - 前列腺或膀胱的活检或手术

框 1.29   有可能造成感染性心内膜炎的检查手段

- 上呼吸道：
  - 支气管镜检查
  - 气管插管
- 消化系统：
  - 上消化道内镜检查 + 活检
- 生殖器：
  - 阴道子宫切除术或分娩

表 1.10   预防性抗生素选择和应用

方案选择	操作前 1 小时	操作后 6 小时
最小方案		
无青霉素过敏	阿莫西林 3g 口服	无需第二剂
有青霉素过敏	克林霉素 300~600mg 口服	无需第二剂
最大方案		
无青霉素过敏	阿莫西林 2g 静注 + 庆大霉素 1.5mg/kg 肌内注射 / 静脉注射 万古霉素 1g 静脉注射超过 1 小时	1.0~1.5g 口服 无需第二剂 在 12h 静脉注射 1g
有青霉素过敏	+ 庆大霉素 1.5mg/kg 肌内注射 / 静脉注射	无需第二剂
灵活调整，具体取决于"风险程度"		

- 额外的其他剂量
- 额外氨基糖苷类抗生素
- 肠胃外给药

参考文献

3. Leport C, Horstkotte D, Burckhardt D (1995). Antibiotic prophylaxis from an international group of experts towards a European consensus. Group of Experts of the International Society for Chemotherapy. *Eur Heart J* **16**(Suppl B):126–31.

急性主动脉瓣反流

临床表现

- 突发的、严重的急性主动脉瓣反流（aortic regurgitation，AR）表现为心源性休克和急性肺水肿。
- 血流动力学变化与慢性 AR 明显不同，对于相同程度的 AR，先前正常大小的左心室射血分数导致有效前向血流更小，左心室舒张末压更高。
- 患者通常极度不适，心动过速，外周微循环关闭，经常出现肺水肿。与慢性主动脉瓣反流不同，脉压可能接近正常。
- 如有可能，询问既往瓣膜性心脏病病史、高血压、马方综合征特征以及感染性心内膜炎的危险因素（见框 1.21）。
- 严重主动脉瓣反流的体征包括主动脉瓣关闭音（S2）消失、主动脉瓣听诊区可闻喷射性收缩期杂音（湍流）、高亢和短暂的舒张早期杂音（AR）和 S1 消失（二尖瓣过早关闭）。
- 特别需要检查基础病因（见框 1.30）。
- 如果没有明显的基础原因（如急性心肌梗死），则高度怀疑感染性心内膜炎。

框 1.30　急性 AR 的病因：

- 感染性心内膜炎
- 升主动脉夹层
- 胶原血管疾病（如马方综合征）
- 结缔组织疾病（大和中型血管动脉炎）
- 创伤
- 人工瓣膜开裂

诊断

依赖于临床特征结合经胸和/或经食管超声心动图诊断。

处理

急性主动脉瓣反流是一种外科急症,除了紧急主动脉瓣置换术,所有其他的治疗措施都只是缓解症状。患者的临床症状将决定手术的紧迫性(和死亡率)。立即与当地心脏病专家联系。

一般措施:

● 收入重症监护病房或加护病房。

● 给氧;开始用利尿剂治疗肺水肿。

● 监测血气;可能需要机械通气。

● 血培养 ×3 是必要的(➜ IE:检查,p. 111)。

● 连续心电图:观察房室传导阻滞或传导系统损害。

特殊处理:

● 必须与心胸治疗中心讨论每位患者的情况。

● 在全身血压良好的情况下,使用血管扩张剂,如硝普钠或肼屈嗪,可暂时改善前向血流和减轻肺水肿。

● 如果低血压,可能需要正性肌力药物支持,但其可能升高血压使主动脉瓣反流恶化,最好避免使用。

● 所有血流动力学不稳定的患者应立即或紧急进行主动脉瓣置换术。

● 感染性心内膜炎:手术适应证见框 1.27。

● 必须避免主动脉内球囊反搏,因其会加重主动脉瓣反流。

急性二尖瓣反流

临床表现

● 患者最常出现的是急性呼吸困难和严重肺水肿。随着左房顺应性的增加,症状可能缓解或自发改善。以往可能有杂音、心绞痛或心肌梗死病史。

- 与慢性二尖瓣反流不同,因为左心房未扩大、顺应性未增加,急性二尖瓣反流可引起大左心房收缩压波(v 波),从而引起肺水肿。

- 患者可能严重不适,伴有心动过速、低血压、外周血管收缩、肺水肿和二尖瓣反流的全收缩期杂音。

- 在疾病后期,可能是由于持续左心房高压和肺静脉高压,导致右心衰发生。

- 检查任何基础疾病的表现(见框 1.31)。

- 重要的鉴别诊断是室间隔缺损。经胸超声心动图和多普勒检查很容易区分这两种情况。如果没有超声,急性二尖瓣反流的肺动脉导管术将排除左向右分流的存在,PCWP 轨迹将显示一个大 v 波。

- 如果没有明显的基础病因(如急性心肌梗死),在证实前先假设患者患有感染性心内膜炎。

框 1.31 急性二尖瓣反流的病因

- 感染性心内膜炎
- 乳头肌功能障碍或破裂(见 ➔ 心肌梗死后急性二尖瓣反流,p. 38)
- 腱索断裂(如感染、黏液瘤,退行性变,SLE)
- 创伤(小叶、乳头肌或腱索)
- 人工瓣膜功能失调(如继发感染)
- 左房黏液瘤
- 急性风湿热
- 胶原血管疾病(如马方综合征)
- 结缔组织疾病(大和中型血管动脉炎)

诊断

结合临床特征和超声,经胸超声心动图可以很容易地诊断和量化二尖瓣反流,还可提供左心室状况(特别是局部室壁运动异常可加重二尖瓣反流)。经食管超声心动图可以提供有关瓣膜功能障碍病因的具体信息,包括乳头肌破裂和二尖瓣叶(前叶和后叶)结构异常,这些信息对于最终处理决策至关重要。

一般处理

- 将患者收入重症监护病房或加护病房。
- 给氧;用利尿剂治疗肺水肿。
- 监测血气;可能需要机械通气。
- 血培养 ×3 是必要的(➔ IE:检查,p. 111)。
- 如果出现急性心肌梗死,给予标准化治疗。

特殊处理

- 肺水肿可能治疗效果差。
- 如患者血压良好,降低前负荷(硝酸甘油输注)和后负荷很重要,尤其是用血管紧张素转换酶抑制剂。血管扩张剂如肼屈嗪(12.5~100mg 每天 3 次)也可同时使用。
- IABP 有助于降低左心室舒张末压,增加冠状动脉血流。
- 患者可能需要正性肌力药物支持。有多种用药组合,可根据二尖瓣反流的病因、血流动力学状态和当地政策 / 专业知识进行选择。
- CPAP、插管和正压通气非常有用,必须在所有严重和 / 或治疗效果不佳的病例中考虑。
- 心脏血流动力学紊乱和严重肺水肿是急性二尖瓣反流的外科急症。
- 感染性心内膜炎的手术指征见 ➔ 感染性心内膜炎的手术治疗,p. 121。
- 心肌梗死后二尖瓣反流:处理取决于患者复苏后情况,如果患者病情稳定,考虑到心肌梗死后手术风险极大,可延期行二尖瓣置换手术。术前处理应包括使用利尿剂和血管扩张剂,如果耐受应使用血管紧张素转换酶抑制剂。建议患者预防心内膜炎的发生。

深静脉血栓(DVT):评估

临床表现

- 大部分患者无症状,腿部轻微不适或患肢孤立性肿胀(>65%)是最常见的临床特征。呼吸困难或胸痛可能继发于肺栓塞。
- 体征包括腿部红斑和肿胀、浅静脉扩张,小腿背伸不适(Homan征——考虑到血栓脱落和栓塞的风险,目前少用)。可在腘窝处触及纤维条索样血栓。通过测量胫骨粗隆上方15cm和下方10cm的肢体周长,确认是否存在肿胀(>2cm)。
- 在所有出现腿部肿胀的情况下,必须进行腹部和直肠(以及女性的骨盆)检查,以排除腹部原因。

深静脉血栓的危险因素

高凝状态

先天性因素

- 凝血因子V Leiden突变
- 抗凝血酶III缺乏
- 蛋白质C缺乏
- 蛋白质S缺乏

获得性因素

- 恶性疾病(约5%)
- 抗磷脂综合征
- 骨髓增生性疾病
- 口服避孕药(尤其是凝血因子V突变)
- 肾病综合征(通过肾抗凝血酶III缺失)
- 同型半胱氨酸尿症
- 阵发性睡眠性血红蛋白尿

静脉淤滞

- 静止不动(如长途旅行)
- 近期手术
- 骨盆肿块

- 怀孕或近期分娩
- *严重肥胖*

其他

- 高黏滞综合征(见 ➔ 高黏滞综合征,p. 697)
- 有 DVT 或 PE 既往史。
- 有 DVT/PE 家族史。

检查

- 下肢静脉的加压超声检查在很大程度上取代了静脉造影,成为首选检查,它快速、无创,敏感性和特异性 >90%,不存在造影剂过敏或静脉炎的风险。它可以同时评估血栓向近端进展的程度,特别是延伸到盆腔血管的程度。
- D- 二聚体对深静脉血栓有很高的阴性预测价值。临床表现不符合深静脉血栓,D- 二聚体阴性,可不需要进一步检查;然而,慢性深静脉血栓可能 D- 二聚体正常。D- 二聚体阳性者应行超声检查。
- 静脉造影:在以上检查结果还不能确诊,但临床仍高度怀疑者可以行此项检查。
- 所有患者均考虑做的基线检查:全血细胞检测、肾功能和电解质、心电图、胸部 X 线检查、尿液分析、血氧监测(± 动脉血气分析)。
- 适当时寻找基础病因。
  - 凝血筛查。
  - 高凝状态筛查:参见当地的筛查政策以获得血液学建议(如 C 反应蛋白、红细胞沉降率、蛋白 C 和 S、抗凝血酶Ⅲ水平、凝血因子 V Leiden 突变、自身抗体筛查、免疫球蛋白和免疫电泳、抗心磷脂抗体、哈姆试验等)。
  - 恶性病变筛查:超声 ±CT(腹部和骨盆)、胸部 X 线检查、肝功能、前列腺特异性抗原(PSA)、癌胚抗原(CEA)、CA-125、CA-19.9、β- 人绒毛膜促性腺激素(HCG)等。
  估计 DVT 概率的 Wells 法则见表 1.11。

表 1.11 估计 DVT 概率的 Wells 法则 *

临床特征	分数
活动性癌症(包括长达 6 个月的治疗)	1
下肢瘫痪,轻瘫或近期行石膏固定	1
最近卧床超过 3 天或 4 周内进行了大手术	1
沿深静脉分布的局部压痛	1
整个肢体肿胀	1
与无症状腿相比,小腿肿胀 > 3cm	1
点状水肿(有症状的腿较大)	1
浅静脉扩张(非静脉曲张)	1
有记录的 DVT 病史	1
比 DVT 更可能的替代诊断	−2
**临床发生 DVT 的概率对应的分数 ** **	
得分 > 3 高	
得分 1~2 中等	
得分 <1 低	

*Reprinted from *The Lancet*, 350, Wells PS, *et al.* 'Value of assessment of pretest probability of deep-vein thrombosis in clinical management', 1795-8, Copyright (1997), with permission from Elsevier.

**Source: data from Oudega R, et al. (2005). *Ann Intern Med* 143: 101.

DVT:处理

- 如果临床高度怀疑为深静脉血栓,开始使用低分子量肝素进行经验性抗凝治疗。(如果后续调查结果为阴性应停止。)
- 膝盖以下深静脉血栓:用弹力袜治疗,皮下注射预防性剂量的低分子量肝素,直到患者可以活动,以阻止近端血栓进展。

- 膝盖以上深静脉血栓：大腿静脉内血栓需要用低分子量肝素/普通肝素充分抗凝，随后口服抗凝剂。
- 参见图 1.10 中的处理方案。

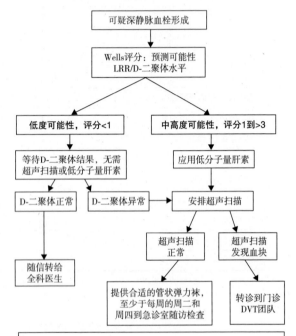

图 1.10　深静脉血栓的处理方案

抗凝

肝素

- 低分子量肝素现已取代普通肝素用于深静脉血栓和肺栓塞。
- 开始口服抗凝药前应使用低分子量肝素治疗。

- 低分子量肝素可以每天一次皮下注射给药,剂量由患者体重决定。

华法林

- 开始使用华法林之前,需使用低分子量肝素,直到INR在治疗范围内。蛋白质C(一种维生素K依赖性抗凝剂)的半衰期比其他凝血因子短,并且水平下降更快,导致短暂的高凝倾向。

- 持续服用华法林3个月(INR在2.0~2.5)(根据深静脉血栓的原因,疗程从6周到终生不等)。

- 如果DVT复发,或患者有复发的高风险,考虑终生抗凝治疗。

新型抗凝剂

直接作用的口服抗凝剂(达比加群、阿哌沙班、利伐沙班和依多沙班)可用于治疗深静脉血栓或肺栓塞,无需常规检测。

- 达比加群和依多沙班应在使用低分子量肝素治疗5天后开始。口服抗凝剂和低分子量肝素不能同时使用(详见BNF)。

- 阿哌沙班和利伐沙班在治疗前不需要使用低分子量肝素,但初始阶段需要一个较高剂量,然后是较低的维持剂量(详见BNF)。

溶栓

- 对于复发、广泛的近端静脉血栓(如股静脉或髂静脉),应考虑使用溶栓治疗,因为它比单独抗凝更有效地促进血栓溶解,并产生更好的临床结果。鉴于这种方法缺乏证据,有经验的临床医生应该参与这个决定。

- 经导管溶栓治疗(rtPA或SK)优于全身溶栓治疗。

- 一种方法是SK治疗30分钟250 000U,然后24~72小时内每小时100 000U(见数据表)。关于溶栓的禁忌证,见 ➜ STEMI:溶栓2,p. 27。

进一步处理

- 对口服避孕药的妇女应建议停用。
- 如果有抗凝禁忌证，考虑置入静脉滤器以防止肺栓塞；但最好在 2 周后移除此类滤器，防止静脉淤滞引起的远期外周水肿。
- 所有患者应使用到大腿的长弹力袜进行治疗，以减少活动时出现的症状性静脉扩张。

肺栓塞(PE):评估

症状

- 典型表现为突发性胸痛伴有呼吸困难和咯血，其他症状包括体位性眩晕或晕厥。
- 大面积的肺栓塞可能表现为心搏骤停(特别是电机械分离)或休克。
- 临床表现可能不典型，即不明原因的呼吸困难，或不明原因的低血压或晕厥。
- 对于有深静脉血栓危险因素，或经临床证实深静脉血栓的患者出现呼吸困难，应怀疑肺栓塞(➲ DVT:处理,p. 131)。
- 复发性肺栓塞可表现为慢性肺动脉高压和进行性右心衰竭。

体征

- 检查可能仅显示心动过速和呼吸过速。观察是否有体位性低血压(颈静脉压升高时)。
- 寻找右心压升高和肺源性心脏病的迹象(颈静脉压升高伴显著的 a 波、三尖瓣反流、胸骨旁隆起、右心室第三心音奔马律、响亮的肺动脉瓣关闭音合并第二心音分裂、肺动脉瓣反流)。
- 发绀表明大面积肺栓塞。
- 检查有无胸膜摩擦音(可能是暂时的)或积液。
- 检查下肢有无明显血栓性静脉炎。
- 常出现低热(>37.5℃)，可能合并慢性阻塞性肺疾病的表现。

病因

- 常继发于深静脉血栓(腿部 >> 手臂；➔ DVT：治疗, p. 131)。
- 其他原因：
  - 很少继发于右心室血栓(心肌梗死后)。
  - 化脓性栓塞(如三尖瓣心内膜炎)。
  - 脂肪栓塞(骨折后)。
  - 空气栓塞(静脉导管、潜水)。
  - 羊水。
  - 寄生虫。
  - 肿瘤细胞。
  - 异物(如静脉导管)。

预后特点

　　肺栓塞患者的预后差异很大，部分原因与基础的疾病有关。一般来说，预后较差者伴有较大的肺栓塞。预后不良的指标包括：
- 低血压。
- 低氧血症。
- 心电图改变(非特异性 T 波改变除外)。

实践要点

- D- 二聚体正常可排除肺栓塞，准确率约 95%，但 D- 二聚体阳性可继发于其他疾病。

PE：检查 1

一般检查

- 动脉血气：动脉血气正常不能排除肺栓塞。大块的肺栓塞常伴有动脉氧分压的降低。其他改变包括轻度呼吸性碱中毒和 $PaCO_2$ 下降(由于呼吸过速)和代谢性酸中毒(继发于休克)。

- 心电图:常表现为窦性心动过速和胸前导联非特异性 ST 波和 T 波改变。急性肺源性心脏病的典型改变,如 $S_1Q_3T_3$、电轴右偏或 RBBB,仅见于大块肺栓塞。不常见的表现包括心房扑动或房颤。

- 胸部 X 线检查:有严重的呼吸困难而胸部 X 线检查结果正常或大致正常,高度提示肺栓塞。较少见的表现为局灶性肺血量减少(Westermark 征)、膈肌上抬、少量胸腔积液、胸膜楔形阴影、亚节段性肺不张、近端肺动脉扩张。

- 血液检查:无特殊检查。血常规可显示中性粒细胞增多,肌酸激酶、肌钙蛋白和胆红素轻度升高。

- 超声心动图/经食管超声心动图:对诊断并无特异,但可以排除低血压和右心压力升高的其他原因(如填塞、右心室梗死;➔心室梗死,p. 31)。在肺栓塞中,可能表现为右心室扩张和室壁球形改变,并伴有心尖 McConnell 征和肺动脉扩张。多普勒可显示三尖瓣/肺动脉反流,可估算右心室收缩压。有时,在较大的肺栓塞中,肺动脉内可见到血栓。

肺栓塞的基础病因,见框 1.32。

框 1.32　针对肺栓塞基础病因的检查

- 腿部深静脉超声检查。
- 腹部和骨盆超声检查(是否有隐匿性恶性肿瘤/盆腔肿块)。
- 腹部/骨盆 CT。
- 筛查遗传性促凝倾向(如蛋白 C、蛋白 S、抗凝血酶Ⅲ、凝血因子 V Leiden 突变)。
- 自身免疫筛查(抗心磷脂抗体,抗核抗体)。
- 可疑淋巴结/肿块活检。

特殊检查

D- 二聚体

- 急性肺栓塞的高度敏感但非特异性试验。
- 有助于排除低或中等可能性的肺栓塞。
- 结果可能受到年龄、怀孕、创伤、手术、恶性肿瘤和炎症状态等影响。

通气 / 灌注肺扫描

　　所有疑似肺栓塞病例均应进行灌注肺扫描（静脉注射锝 -99 标记白蛋白）。通气扫描（吸入氙 -133）结合灌注扫描可以评估通气和灌注扫描中的缺陷"匹配"或"不匹配"，从而提高特异性。先前存在的肺部疾病使解释变得困难。

- 灌注扫描正常可排除严重肺栓塞，报告为肺栓塞可能性低。
- 异常扫描报告为中度或高度可能性：
  - 扫描报告为高度可能性，则高度提示肺栓塞，但存在极少数的假阳性。
  - 扫描报告为低度可能性，临床也低度怀疑肺栓塞，应进一步寻找其他原因。
  - 如果临床高度怀疑肺栓塞，扫描为低或中度可能性，需要进行其他检查（通常是肺血管 CT 造影或双侧腿部超声检查）。

PE：检查 2

肺动脉 CT

- 这是非大块肺栓塞患者推荐的初始肺成像方式。
- 可以直接显示栓塞，及其他潜在的实质性疾病，可为症状提供另一种解释。
- 肺叶肺栓塞的敏感性和特异性较高（>90%），但节段性和亚节段性肺栓塞的敏感性和特异性不高。

- 肺动脉 CT 阳性的患者不需要进一步针对肺栓塞检查。
- 肺动脉 CT 阴性且肺栓塞高 / 中度可能性的患者应接受进一步检查。

下肢静脉超声评价

- 不太可靠。约一半的肺栓塞患者没有深静脉血栓的证据，因此，阴性结果不能排除肺栓塞可能。
- 是有用的二线检查，作为肺动脉 CT 和 V/Q 扫描的辅助手段。
- 研究结果表明，对于肺动脉 CT 和下肢超声阴性的患者，肺栓塞可能性为中 / 低度，不用抗凝治疗是安全的。

肺动脉造影

- 是诊断的"金标准"。
- 对于非介入方法无法确定肺栓塞的患者，可使用该方法，可以看到血流中断或充盈缺损。
- 是一种介入检查，可导致 0.5% 的死亡率。
- 如果有明显的充盈缺损，可用导管或导丝清除血栓。
- 血管造影后，导管可直接对受累肺血管行溶栓治疗（➔ PE:处理 1，p. 139）。
- 造影剂可引起全身血管扩张，造成低血压患者血流动力学衰竭。

磁共振肺动脉造影

- 初步研究结果与肺动脉造影相当。
- 可同时评估心室功能。

图 1.11 总结了一种对可疑肺栓塞患者推荐的检查路径。

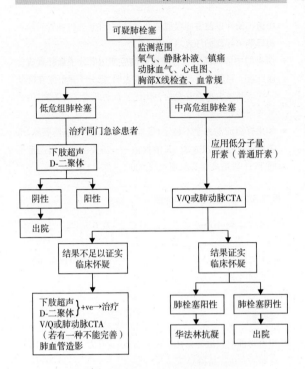

图1.11 对可疑肺栓塞患者推荐的检查路径

PE:处理1

1. 稳定患者生命体征

- 在肺栓塞诊断不能排外之前,患者应按照肺栓塞处理。
- 每15分钟监测血压、心律、心率、呼吸频率一次,持续心电图、氧饱和度监测。确保所有抢救措施到位。
- 建立静脉通道并可以开始补液(晶体或胶体)。
- 给予面罩最大流量吸氧以改善低氧血症。必要时可以行机械通气治疗以改善呼吸肌疲劳和缺氧(注意气管插管时给予镇静剂可导致循环衰竭)。

- 所有的中危和高危患者确诊前均应使用低分子量肝素或普通肝素。目前多中心的临床研究表明,低分子量肝素在降低死亡率和减少出血并发症上均优于普通肝素。有关剂量,请参考当地处方。

- 如果有血流动力学不稳定(低血压、右心衰)或心搏骤停,患者可能受益于 rtPA 或 SK 溶栓治——需要注意所用剂量不同于 ST 段抬高型心肌梗死的治疗(见框 1.33)。

框 1.33   肺栓塞溶栓剂剂量

- 阿替普酶:100mg 给药 2 小时以上,或 0.6mg/kg 15 分钟以上(最大 50mg),随后给予肝素。

- SK:250 000U 给药 30 分钟以上,然后给予 100 000U/h 输注 24 小时。

---

2. 镇痛

- 患者可能对口服非甾体抗炎药有效(记住对胃的保护,因为这些患者也在抗凝)。

- 阿片剂镇痛要谨慎使用,这些药物引起的血管扩张可能导致或加重低血压。缓慢给予小剂量(静脉注射 1~2mg 二乙酰吗啡)。静脉给予胶体溶液可改善低血压。

- 避免肌内注射(抗凝和可能的溶栓)。

3. 为明确诊断而进行的检查

见 ◆ PE:检查 1,p. 135 及 ◆ PE:检查 2,p. 137。

4. 抗凝

- 阳性诊断患者必须接受华法林抗凝治疗(或一种新型口服抗凝药,这取决于当地治疗方案)。在 INR 值达到治疗效果之前,应与低分子量肝素 / 普通肝素重叠一段时间。大多数情况下,目标 INR 为 2~3(见框 1.34)。

- 标准抗凝时间为:
  - 仅有一过性危险因素的患者需抗凝 4~6 周。
  - 首次特发性病例 3 个月。
  - 其他情况至少 6 个月。
  - 对于复发事件和基础病可诱发的血栓栓塞事件(如抗磷脂抗体综合征),可能需要终生抗凝治疗(以及更高的靶目标 INR>3)。

框 1.34 肺栓塞处理要点

- 氧气。
- 怀疑肺栓塞时开始低分子量肝素治疗。
- 确认肺栓塞后开始使用华法林;后继续使用低分子量肝素直到 INR 达标(2~3)。
- 镇痛。
- 如果低血压,静脉输液。
- 如果有证据表明血流动力学稳定,考虑溶栓。

PE:处理 2

心搏骤停

(另见 ➔一般治疗原则,p. 8)

- 大块肺栓塞可能表现为心搏骤停伴有电机械分离。排除另一个电机械分离的原因(➔一般治疗原则,p. 8)。
- 心外按压有助于使肺动脉内血栓碎裂流向远端,能恢复部分心排血量。
- 如果临床高度怀疑肺栓塞,且没有绝对溶栓禁忌证,则给予 rtPA [剂量与 ST 段抬高心肌梗死相似,最大值为 50mg(见框 1.33),接下来用肝素]。

- 如果心输出量恢复,考虑肺血管造影或肺动脉导管介入机械碎栓治疗。

低血压

肺血管阻力(pulmonary vascular resistance,PVR)的急剧上升导致右心室扩张和压力超负荷,机械性损害左心室充盈和功能。患者需要高于正常的右心室灌注压,但可能会因液体过载而恶化。

- 抗凝前置入颈内静脉鞘,可用于以后的治疗需要。
- 如果血压低,给予胶体溶液(例如 500mL Haemaccel®stat)。
- 如果低血压持续存在,可能需要介入监测和/或正性肌力药物支持,在这种情况下颈静脉压不能很好地反映左心室充盈压,肾上腺素是首选的正性肌力药。
- 股-股心肺旁路循环或体外膜氧合可以用来支持循环,直到溶栓或手术取栓。
- 低血压患者做肺血管造影很危险,因为造影剂可能导致全身血管扩张和循环衰竭。

肺动脉取栓术

- 对于有溶栓禁忌证伴有休克,需要正性肌力药物支持的患者,如果现场有相应的技术和设备,则可考虑该手术治疗。
- 可在心导管室中使用多种设备辅助下经皮介入取栓,或在体外循环下外科手术。
- 经皮介入治疗可与外周或中心溶栓相结合。
- 尽早寻求专家建议。在心源性休克发生前进行治疗可取得最佳结果。
- 在开胸前,最好先进行影像学检查,以确定栓塞的范围和部位。
- 死亡率约为 25%~30%。

下腔静脉滤器

- 不常使用,很少提示能改善短期或长期死亡率。

- 过滤器经皮放置,患者必须保持抗凝状态,以防止进一步血栓形成。
- 大多数放在肾下(鸟巢滤过器),但也可以放在肾上(叶状滤过器)。
- 下腔静脉过滤器使用的适应证包括:
  - 抗凝禁忌,如活动性出血、肝素诱导血小板减少,计划行强化化疗。
  - 抗凝治疗失败。
  - 高危患者的预防措施,如进行性静脉血栓形成,严重肺动脉高压。

脂肪栓塞

常见于严重创伤患者。在体循环和肺循环中有脂肪栓塞和血小板、红细胞和纤维蛋白的微聚集物。肺损伤可直接由栓塞(梗死)或化学性肺炎和 ARDS 引起(➔成人呼吸窘迫综合征 1, p. 214)。

临床特征

- 可能有骨折史,随后(24~48 小时后)出现胸痛、呼吸困难、咳嗽、咯血、意识模糊和皮疹。
- 检查显示发热(38~39℃)、全身瘀斑(25%~50%)、发绀和呼吸增快。胸部可能有散在的捻发音,尽管检查可能正常。可先出现意识改变,表现为精神错乱、嗜睡、癫痫发作和昏迷。检查眼睛是否有结膜和视网膜出血;偶尔在视网膜血管中可以看到脂肪球。严重的脂肪栓塞可表现为休克。

检查

- 动脉血气分析:缺氧和呼吸性碱中毒(低 $PaCO_2$),如血栓栓塞性肺栓塞。

- 全血细胞计数:血小板减少症,急性血管内溶血。
- 凝血:弥散性血管内凝血(DIC)。
- 肾功能、电解质和葡萄糖:肾功能衰竭,低血糖。
- 血钙:可能较低。
- 尿液:镜下可见脂肪,尿液检测试纸可检出血尿。
- 心电图:通常为非特异性改变(窦性心动过速;偶有右心损伤迹象)。
- 胸部 X 线检查:通常滞后于临床表现,为双侧、斑片状影,渗出液少见。
- 头颅 CT:考虑是否有头部受伤引起硬膜下或硬膜外出血可能。

鉴别诊断

肺血栓栓塞、ARDS 的其他原因(见 ➋ 成人呼吸窘迫综合征 1,p. 214)、感染性休克、低血容量、心脏或肺挫伤、头部损伤、吸入性肺炎、输血反应。

处理

- 治疗呼吸衰竭(见 ➋ 呼吸衰竭:处理,p. 212)。给予氧气(如有必要,可通过面罩、持续气道正压通气和机械通气达到最大流量)。
- 确保足够的循环容量和心输出量。中心静脉压不能很好地指导左侧充盈压,应使用肺动脉导管(Swan-Ganz)指导液体选择。保持肺毛细血管楔压在 12~15mmHg,必要时给予利尿剂。根据需要,使用正性肌力药物支持循环(见 ➋ 成人呼吸窘迫综合征 3,p. 218)。
- 阿司匹林、肝素和右旋糖酐 40(4~6 小时给予 500mL)在急性期有一定益处,但可能会加重创伤部位出血。
- 大剂量类固醇(甲基强的松龙 30mg/kg 每 8 小时一次,3 次给药)已被证明可改善低氧血症[4],但预防性应用类固醇,可能最有效。

参考文献

4. Lindeque BG, Schoeman HS, Dommisse GF, Boeyens MC, Vlok AL (1987). Fat embolism syndrome and the fat embolism syndrome. A double-blind therapeutic study. *Bone Joint Surg Br* **69**:128–31.

高血压急症

高血压危象

高血压危象定义为血压急剧升高(收缩压 >200mmHg,舒张压 >120mmHg)。血压变化的快慢很重要,血压快速上升时耐受性较差,会导致终末器官损伤,而在血压控制不佳的患者,其血压逐渐上升,耐受性较好。

高血压危象分为:

- 高血压急症,高血压并发急性靶器官功能障碍(见框 1.35),包括:
  - 高血压急症伴视网膜病变,血压明显升高(典型的舒张压 >140mmHg),伴有视网膜出血和渗出(以前称为急进性高血压)。
  - 高血压急症伴视盘水肿,与前相似的高血压和视盘水肿(以前称为恶性高血压)。
- 高血压急症,血压升高相似但无靶器官损害。

高血压急症可能出现的情况

- 原发性高血压。
- 肾血管性高血压:动脉粥样硬化,肌纤维发育不良,急性肾血管闭塞。
- 肾实质疾病:急性肾小球肾炎,血管炎,硬皮病。
- 内分泌紊乱:嗜铬细胞瘤,库欣综合征,原发性醛固酮增多症,甲状腺毒症,甲状旁腺功能亢进症,肢端肥大症,肾上腺癌。
- 子痫和先兆子痫。
- 血管炎。

- 药物：可卡因、苯丙胺、单胺氧化酶抑制剂相互作用，环孢素、β 受体拮抗剂，和可乐定撤药。
- 脊髓损伤时的自主神经亢进。
- 主动脉缩窄。

框 1.35 高血压急症实例

- 高血压急症伴视网膜病变 / 视盘水肿。
- 高血压性脑病。
- 高血压引起的颅内出血 / 脑卒中。
- 高血压伴心血管并发症。
- 主动脉夹层（● 主动脉夹层：评估，p. 154）。
- 心肌梗死。
- 肺水肿（● 肺水肿：评估，p. 95）。
- 嗜铬细胞瘤。
- 妊娠相关高血压并发症。
- 子痫和先兆子痫。
- 急性肾功能不全。
- 继发于急性撤药综合征的高血压急症（如 β 受体拮抗剂、中枢性抗高血压药）。

临床表现

- 偶尔出现轻微的非特异性症状，如轻度头痛和鼻出血。
- 一小部分患者出现由血压引起的微血管损伤的症状：
  - 神经系统症状：严重头痛，恶心，呕吐，视力丧失，局灶性神经功能缺损，抽搐，精神错乱，脑出血，昏迷。
  - 胸痛（高血压心脏病、心肌梗死或主动脉夹层）和充血性心力衰竭。
  - 肾功能衰竭症状：肾功能损害可能是慢性的（继发于长期高血压），或急性（恶性高血压导致坏死性血管炎）。
- 患者的高血压可能是基础"疾病"的一种表现（肾血管性高血压、慢性肾功能衰竭、CREST 综合征、嗜铬细胞瘤、妊娠）。

- 即使患者无症状,检查应着眼于寻找终末器官损伤的证据
  (心力衰竭、视网膜病变、视盘水肿、局灶性神经病学)。

高血压急症:处理

处理要点

- 确立诊断和评估严重程度。
- 确定需要紧急处理的患者。
- 制定长期治疗方案。

诊断及评估严重程度

- 询问既往血压情况,过去和目前的治疗情况,是否服用拟交感神经药、抗抑郁药、其他非处方药和兴奋剂。
- 让患者休息一段时间后亲自测量患者双臂血压,必要时测量立位血压。如患者在急症室,需定期监测患者血压情况。
- 仔细体检,发现心脏扩大、心力衰竭、外周血管搏动征、肾脏包块或局灶性神经系统功能缺失的临床证据。常常要检查眼底,必要时扩瞳。

检查

所有患者应进行以下检查:

- 全血细胞计数:微血管病性溶血性贫血合并恶性高血压
- 肾功能和电解质:肾脏损害和 / 或低钾血症(弥漫性肾血管缺血和继发性醛固酮增生症)
- 凝血检查:弥散性血管内凝血合并恶性高血压
- 胸部 X 线检查:心脏扩大
  - 主动脉轮廓(是否有夹层)
  - 肺水肿
- 尿检:蛋白、红细胞 ± 管型
- 心电:左心室肥厚的电压标准(见框 1.36)

其他的检查取决于临床表现和可能的病因,包括:

- 24 小时尿:
  - 肌酐清除率
  - 游离儿茶酚胺、甲氧基肾上腺素或香草扁桃酸(VMA)
- 超声心动图:左心室肥大,主动脉夹层
- 肾脏超声和多普勒超声:肾脏大小和肾动脉狭窄
- 磁共振肾血管成像:肾动脉狭窄
- 脑 CT/MRI:脑出血
- 药物筛查:可卡因、苯丙胺等

框 1.36　左心室肥大的电压标准

- $R(V_4 \sim V_6)$ 最高点 $+S(V_1 \sim V_3)$ 最低点 >40mm
- $R(V_4 \sim V_6)$ 最高点 >27mm
- $S(V_1 \sim V_3)$ 最低点 >30mm
- aVL 导联 R 波 >13mm
- aVF 导联 R 波 >20mm
- QRS 波宽度 >0.08s(2 小格)
- $V_4 \sim V_6$ 导联 ST 段异常压低或 T 波倒置

入院指征

- 舒张压持续≥120mmHg。
- 视网膜出血、渗出或视盘水肿。
- 肾脏损害。

治疗原则

- 应避免迅速降低血压,这可能非常危险,其可能导致大脑与心脏的血流灌注不足(血压突然改变大于 25%,将超过大脑血压自主调节范围)。
- 用 1~4 小时将初始血压降低 25%,用 24 小时以上缓慢将舒张压降到 100mmHg。
- 只有两种情况需将血压迅速降低,即主动脉夹层和心肌梗死。

治疗

（见 ➔ 高血压急症：药物治疗，p. 150）

- 大多数对病情高度警惕的患者，可通过口服药物治疗逐渐降低血压。
- 病情稳定的患者，一线药物可选低剂量钙通道阻滞剂（如氨氯地平 5mg），或者 β 受体拮抗剂、血管紧张素转化酶抑制剂、利尿剂。
- 以下患者在药物治疗前应进行紧急介入导管监测：
  - 存在高血压脑病的证据
  - 高血压并发症（如主动脉夹层、急性肺水肿或肾功能衰竭）
  - 治疗基础疾病（如肾小球肾炎、嗜铬细胞瘤、CREST 综合征危象）
  - 持续舒张压≥140mmHg
  - 子痫
- 应避免舌下含服硝苯地平。

  需要特殊治疗的情况见框 1.37。

框 1.37　需要特殊治疗的情况

- 急进性高血压和恶性高血压[➔ 高血压急症伴视网膜病变（急进性和恶性高血压），p. 151]
- 高血压脑病（➔ 高血压脑病，p. 153）
- 子痫
- 嗜铬细胞瘤
- 麻醉中的高血压患者

长期治疗

- 寻找基础病因。
- 选择一种有效、耐受性好的治疗方案，告诉患者长期治疗的必要性。
- 尽量减少各种心血管疾病发生的危险因素，建议患者戒烟、

　　合理饮食, 做到最佳的血糖控制。

● 长期监测血压并寻找终末器官损害的情况(常规眼底检查, 心电图, 肾功能和电解质检查), 即使控制不佳也比不控制要好。

高血压急症: 药物治疗

(见表 1.12 和表 1.13)

表 1.12　用于治疗高血压急症的药物: 静脉治疗

药物	剂量	起效时间	注释
拉贝洛尔	20~80mg 静脉推注, 每 10 分钟一次 20~200mg/min 静脉输注, 每 15 分钟增加一次剂量	2~5 分钟	疑似嗜铬细胞瘤的首选药物(● 血栓性血小板减少性紫癜和溶血尿毒综合征, p. 626)或主动脉夹层(● 主动脉夹层: 处理 2, p. 161)。左心衰应避免使用。可以持续口服(见下文)
硝普钠	0.25~8μg/kg/min 静脉输注	数秒	左心衰和/或高血压脑病的首选药物
硝酸甘油	1~10mg/h 静脉输液	2~5 分钟	主要扩张静脉, 对有心绞痛的左心衰患者有用
肼屈嗪	20 分钟以上 5~10mg 静脉注射 50~300μg/min 静脉输注	10~15 分钟	可能引起心绞痛
艾司洛尔	500μg/kg/min 静脉注射 50~200μg/kg/min 静脉输注	数秒	短效 β 受体阻滞剂也用于 SVT
酚妥拉明	2~5 分钟内 2~5mg 静脉注射	数秒	嗜铬细胞瘤首选药物(● 血栓性血小板减少性紫癜和溶血尿毒综合征, p. 676), 当血压控制以后拉贝洛尔口服

　　注意: 迅速降低血压是危险的。目标是将舒张压在 2~4 小时内降到 100~110mmHg。除非有充分理由开始静脉注射治疗, 否则始终使用口服药物。

表 1.13 治疗高血压急症的药物:口服药物治疗

药品	剂量	注释
氨氯地平	每天 1 次,5~10mg 口服	最少的药物交互作用
阿替洛尔	每天 1 次,50~100mg 口服	有多种可替代的 β 受体拮抗剂
硝苯地平	每 8 小时 1 次,口服 10~20mg(如为缓释剂则每 12 小时 1 次)	应避免舌下含服因其可快速降低血压
拉贝洛尔	每 12 小时 1 次,口服 100~400mg	如果怀疑是嗜铬细胞瘤可以使用;妊娠使用是安全的
肼屈嗪	每 8 小时 1 次,口服 25~50mg	妊娠使用是安全的
米诺地尔	每天 1 次,口服 5~10mg	可能导致明显的水钠滞留。可加用利尿剂(例如每天 40~240mg 呋塞米)
可乐定	0.2mg 口服,后用每小时最大剂量 0.1mg,紧急治疗时总量 0.8mg,或每 8 小时 1 次口服 0.05~0.1mg,2 天加量一次	镇静常见。突然停药可导致反弹性高血压危象发生

注意:目标在 2~4 小时内将舒张压降到 100~110mmHg,在 2~3 天内使其正常化。

高血压急症伴视网膜病变(急进性与恶性高血压)

是以高血压(舒张压 >120mmHg)及急性微血管损害(各器官均存在但视网膜微血管病变最明显)为特征的连续性病变的一部分。一些血管床的损害是高血压的原因还是后果很难判定,如急性肾小球肾炎。

- 急进性高血压(视网膜病变 3 度,见框 1.38)可进展为恶性高血压,引起广泛小动脉坏死性血管炎(以及视神经水肿)。

- 常有头痛、失明以及不同程度的意识障碍，一些严重的患者会出现肾功能衰竭、心力衰竭、微血管病性溶血性贫血及弥散性血管内凝血。

框 1.38 高血压视网膜病变

- 1 级：视网膜动脉迂曲，银丝状变细
- 2 级：动静脉压迹
- 3 级：火焰状出血、棉絮状渗出
- 4 级：视盘水肿

处理

- 将患者转移到重症康复病房 / 重症治疗病房。
- 动脉插管，如果有坏死性血管炎及弥散性血管内凝血的证据则考虑行中心静脉插管，导尿。
- 监测神经系统情况，心电图，保持液体平衡。
- 在首个 24 小时内将舒张压降至 100mmHg 或将舒张压降低 15~20mmHg。
- 有早期症状的患者可通过口服药物成功获得治疗（β 受体拮抗剂、钙通道阻滞剂）。
- 晚期出现严重症状或症状恶化的患者，应当予以肠外治疗，目的是将血压快速降低。
- 如果有肺水肿或高血压脑病症状，给予呋塞米 40~80mg 静脉注射。
- 如果不存在左心室功能不全，可静脉注射一剂拉贝洛尔，然后静脉维持，如合并左心室功能不全，可予硝普钠与肼屈嗪。
- 如合并肾功能衰竭或急性肾小球肾炎（尿蛋白 ++ 以上，红细胞管型），请肾内科会诊。急性肾衰竭治疗见 ➲ 急性肾损伤：处理，p. 317。因多巴胺可使高血压恶化，故应避免使用。
- 可考虑给予血管紧张素转化酶抑制剂。高肾素水平可能无法控制血压,而高血压进一步促进肾功能衰竭,血管紧张素转化酶抑制剂能阻止这种恶性循环,首次用药可能有明显低血压反应,开始用药应谨慎。

- 溶血与 DIC 将在血压控制后好转。

高血压伴急性脑卒中 / 颅内出血

- 脑卒中 / 脑出血可能是高血压造成的,反之亦然。
- 在急性情况下,大脑内调节血流的自主调节功能受损,血压小幅度改变可导致大脑血流的急剧下降。
- 除非舒张压 >130mmHg 或存在严重脑水肿症状(临床表现明显),否则可不处理血压。
- 大多数情况下血压在 24~36 小时倾向于稳定。如果需要治疗,则必须遵守前面列出的降压原则,可联用硝普钠、拉贝洛尔和钙通道阻滞剂。
- 中枢活性药具有镇静作用,应避免使用。
- 合并蛛网膜下腔出血的患者,使用脑选择性钙通道阻滞剂如尼莫地平,可减少脑血管痉挛。
- 按前述原则处理和 / 或 24 小时后血压仍然升高时,需进行治疗。没有证据表明这能减少急性期进一步事件的发生。

高血压脑病

- 继发于大脑自主调节功能丧失而产生的脑水肿。
- 常常逐渐发病,在血压低至 150/100mmHg 的正常患者中也可能发生。在慢性高血压患者中很少见,即使其血压很高。

症状

- 头痛、恶心、呕吐、意识障碍、3~4 级视网膜病变。
- 迟发体征包括局灶性神经系统功能障碍、抽搐、昏迷。

诊断

- 诊断是排他性的,要与脑卒中、脑炎、脑肿瘤、脑出血、脑血管炎等相鉴别。
- 病史能帮助鉴别诊断,特别是以前有癫痫发作史,而蛛网膜下腔出血常起病突然,脑卒中常与相应的局灶性神经系统功能缺陷有关。
- 始终要排除低血糖的情况。
- 对于高血压导致的脑卒中,降压治疗能引起脑卒中的进展。
- 脑部紧急 MRI 及 CT 检查是必要的,有利于排除其他诊断。

处理

- 控制血压的主要原则是在 1~2 小时内将舒张压降低 25% 或降至 100mmHg。
- 将患者移至重症监护病房,必要时行介入监测[➡ 高血压急症视网膜病变(急进性与恶性高血压),p. 151]。
- 监测神经系统状态、心电图,保持液体平衡。
- 纠正电解质紊乱(K^+、Mg^{2+}、Ca^{2+})。
- 给呋塞米 40~80mg 静脉注射。
- 硝普钠能较快控制血压,常作为首选用药,尽管其能增加脑血流。
- 如果必要,可加用二线用药拉贝洛尔、钙通道阻滞剂。
- 避免使用具有潜在镇静的药物如 β 受体拮抗剂、可乐定、甲基多巴。
- 对一些病情稳定的患者,在临床表现的早期阶段,联合应用口服降压药 β 受体拮抗剂和钙通道阻滞剂可能就足够了。

主动脉夹层:评估

主动脉夹层是一种内 / 外科急症,如不治疗,其一年的死亡率大于 90%，夹层起源于血管内膜撕裂，血流进入内膜纵行发展至不同长度，其易患因素归纳见框 1.39。

框 1.39 主动脉夹层相关疾病

- 高血压：吸烟、血脂异常、可卡因 / 快克
- 结缔组织疾病
  - 马方综合征 *
  - 埃勒斯 - 当洛综合征
- 遗传性血管疾病：二叶主动脉瓣畸形
- 血管炎症
  - 缩窄
  - 巨细胞动脉炎
  - 大动脉炎
  - 白塞氏病
  - 梅毒
- 减速创伤
  - 车祸
  - 坠落伤
- 胸外伤
- 妊娠
- 医源性
  - 导管
  - 心脏手术

* 马方综合征：两臂伸展距离 > 身高，耻骨到足底的距离 > 耻骨到头顶的距离，胸骨凹陷，脊柱侧凸，腭上弓，晶状体向上脱位，胸主动脉扩张 / 主动脉反流，尿羟脯氨酸升高（在一部分患者中）。

分类

有三种分类方法，见图 1.12（DeBakey 分型、Stanford 分型和解剖学描述分型）。累及升主动脉和 / 或主动脉弓处的夹层属外科急症，降主动脉夹层可内科保守治疗。

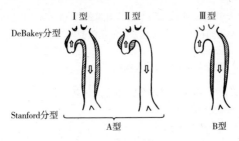

图1.12　主动脉夹层分型

临床表现

- 胸痛：典型为突发严重胸痛，常常为前胸痛，可放射到肩胛骨区域，疼痛为撕裂样，开始发作时最严重，与心肌梗死的疼痛不同。前胸剧烈疼痛常常是升主动脉夹层，而肩胛骨间疼痛表明病变在降主动脉。患者常用"撕裂样""锐利刺痛"来形容疼痛性质。
- 猝死或休克：常由主动脉破裂或心脏压塞引起。
- 充血性心力衰竭：由于急性主动脉瓣关闭不全和/或由夹层延伸至冠状动脉（通常为右冠状动脉）引起的心肌梗死。
- 患者常出现主动脉分支血管阻塞的症状和体征，包括：
  - 脑卒中或急性肢体缺血：由于压迫或夹层所致。
  - 截瘫并功能障碍：脊髓动脉阻塞。
  - 心肌梗死：常常为右冠状动脉。
  - 肾衰竭和肾血管性高血压。
  - 腹痛：腹主动脉或肠系膜动脉阻塞。
- 有些主动脉夹层患者可以无疼痛。
- 详细询问高血压史，以前心脏杂音或主动脉瓣疾病，既往胸部 X 线检查情况，这些对鉴别诊断很有帮助。

检查

- 可能正常。
- 大多数患者表现为高血压，而升主动脉夹层更多表现为低血压（20%~25%），这可能是由失血、急性主动脉关闭不全

（可伴随心力衰竭）、心脏压塞（颈静脉充盈、心动过速、奇脉）所致。

- 一侧或双侧锁骨下动脉受损时，可出现假性低血压。测量双上肢血压是否相同，记录外周血管搏动，搏动消失或改变提示夹层扩展。

- 听诊可发现主动脉瓣关闭不全，偶尔可闻及心包摩擦音。降主动脉夹层破裂，血液常常进入左胸膜腔，导致左肺基底部听诊为浊音。

- 神经系统功能障碍可能是由于颈动脉夹层或压迫（偏瘫）或者脊髓动脉阻塞（截瘫并感觉缺失）。

鉴别诊断

- 胸痛可能被误诊为急性心肌梗死，另外急性心肌梗死可能并发主动脉夹层。应仔细寻找主动脉夹层的临床体征（见框1.39），因为溶栓治疗对主动脉夹层是致命的。

- 严重胸痛和晕倒也可由肺栓塞、自发性气胸、急性胰腺炎和十二指肠溃疡穿孔导致。

- 脉搏消失而无背痛应考虑其他诊断，如动脉粥样硬化性外周血管疾病、动脉栓塞、大动脉炎等。

- 急性病毒性心包炎或特发性心包炎、急性心肌梗死伴心肌破裂也可出现急性心脏压塞伴胸痛。

实践要点

车祸后单侧舌头无力伴颈部挥鞭伤提示颈动脉夹层。

主动脉夹层：检查

常规检查

- ECG：正常或为非特异性改变（左心室肥大，ST段/T波异常）。

查找急性心肌梗死的证据(如夹层累及右冠状动脉开口,则可见到下壁心肌梗死)。

- 胸部X线检查:可能看起来正常,但仔细分析常可发现异常。上纵隔增宽、主动脉节扩大或模糊、主动脉轮廓不规则、血管内膜钙与主动脉外部轮廓分离(>5mm)、气管向右移位、心脏轮廓扩大(心包积液)、胸腔积液(常在左侧)。如果可能,与以前的胸部X线检查结果进行对比。

- 血检:全血细胞计数、肾功能和电解质、心肌酶谱及交叉配血。一种新的抗平滑肌肌球蛋白重链单抗体检测法能准确地鉴别急性夹层和心肌梗死。

诊断

- 超声心动图检查:经胸超声心动图检查可用于诊断主动脉根部扩张、主动脉反流、心包积液及心脏压塞。经食管超声心动图检查能很好地评价升主动脉和降主动脉的情况,能确定血管内膜撕裂的起源,评估冠状动脉与夹层皮瓣的关系,为主动脉瓣关闭不全提供信息,但它对升主动脉远端及主动脉弓显像欠佳。

- 磁共振血管造影术:是诊断主动脉夹层的金标准,它既能显示经食管超声心动图检查所看到的全部阳性特征,特别是还能提供升主动脉、主动脉弓、降主动脉、夹层入口/出口位置和分支血管的准确信息,其影像能从多角度显示并进行三维重建。但也有一些缺点,包括:(1)花费昂贵、耗时;(2)体内有金属瓣膜和起搏器患者不宜进行此检查;(3)病情不稳定的患者进行此检查既困难也不安全。

- 螺旋增强CT检查:能对主动脉各段及邻近结构进行三维显像,真假腔可通过不同的造影剂流量、内膜瓣的出入口以及胸膜液和心包液来鉴别。但螺旋CT不能确定与升主动脉夹层相关的主动脉瓣膜撕裂情况。

- 血管造影:经股动脉或腋动脉途径进行血管造影,能识别真假腔的相互血流、主动脉瓣关闭不全、分支血管的情况和内膜撕裂口的位置。这是一种介入检查,对高危患者有发生并发症的高风险,此项检查很大程度被 CT/MRI 和经食管超声心动图取代。

选择诊断模式

(见框 1.40)

框 1.40　选择诊断模式

● 如果可能,应首选经食管超声心动图,它能安全地提供所有必要信息,并把患者送到手术室。

● 如果无法提供经食管超声心动图检查(或由于患者不能合作),或者检查无法提供必要信息,可做螺旋 CT。

● MRI 常作为进一步影像检查。

● 血管造影罕用,如果其他检查方法不能提供诊断,或需要了解分支血管的进一步情况,可酌情考虑。

● 证实或排除主动脉夹层的诊断。

● 夹层限制在降主动脉或累及升主动脉 / 主动脉弓。

● 确定病变程度,夹层出入口位置,是否存在血栓。

● 是否存在主动脉反流,累及冠状动脉或有心包积液。

主动脉夹层:处理 1

稳定患者生命体征

● 如果怀疑主动脉夹层,将患者转移到具备复苏设备的地方。

● 用大口径导管建立静脉通路。

● 采血进行全血细胞计数、肾功能和电解质检查及交叉配血(10U)。

● 一旦诊断证实为主动脉夹层,为防止心血管并发症,将患者转入重症监护室,行动脉插管(股动脉首选,如锁骨下动脉受压可选桡动脉)、中心静脉插管及置入导尿管。

- 立即采取措施积极控制血压(→ 主动脉夹层:处理2, p. 161)。
- 充分镇痛(二乙酰吗啡 2.5~10mg 静脉注射,甲氧氯普胺 10mg 静脉注射)。

制定明确的治疗方案

(见框 1.41)

框 1.41 主动脉夹层处理要点

- 在重症监护病房监测血流动力学。
- 充分镇痛:吗啡(+ 甲氧氯普胺)。
- A 型(累及升主动脉):紧急外科修复和血压控制。
- B 型(累及降主动脉):通过血压控制进行治疗。
- 降低血压(收缩压目标:100~120mmHg):如果没有禁忌证,开始静脉使用 β 受体拮抗剂(例如拉贝洛尔)。
- 静脉输液治疗低血压患者。

取决于主动脉夹层的类型(图 1.13)与患者情况,通常的原则是:

- 累及升主动脉者应紧急行手术修复治疗,控制血压。
- 病变局限在降主动脉者可先行内科治疗,更积极控制血压。

然而,血管内支架植入术带来令人鼓舞的数据,显示在不远的将来,主动脉夹层的上述治疗原则可能会改变。

手术指征及原则

- 病变累及升主动脉。
- 向外破裂(心包出血、血胸、心包积液)。
- 动脉塌陷(肢体缺血、肾功能衰竭、脑卒中)。
- 药物治疗禁忌证(主动脉瓣反流、左心衰)。
- 病情进展(持续疼痛,影像学检查显示血肿扩大,脉搏消失,心包摩擦音,主动脉瓣关闭不全)。

外科治疗的目的是升主动脉置换,从而阻止夹层逆行剥离及心脏压塞(死亡的主要原因)。主动脉瓣结构可能需要修复、重建,除非存在先天异常(如二叶瓣型或马方综合征),则要进行换瓣治疗。

内科治疗指征及原则

内科治疗是以下情况的首选治疗:

- 简单的 B 型主动脉夹层;
- 稳定、孤立的主动脉弓处夹层;
- 慢性(大于 2 周)稳定的 B 型主动脉夹层。

总之,除非有低血压,所有患者初始治疗是降低收缩压及心肌收缩力,目的是制止夹层内血肿进展及破裂。积极镇痛,严格卧床安静休息是必要的。

主动脉夹层:处理 2

控制血压

降低收缩压至 100~120mmHg。

- 开始时静脉注射 β 受体拮抗剂(如果没有禁忌证),旨在降低心率至 60~70 次 /min(见表 1.14)。
- 一旦心率控制,如果血压仍然很高,应加用血管扩张剂,如硝普钠(见表 1.14)。在没有 β 受体拮抗剂的情况下,使用血管舒张剂,可增加心肌收缩力和压力上升的速度(dP/dt),理论上这可能会增加夹层撕裂的程度。
- 进一步降压治疗可能是必要的,也可以使用其他常规药物如钙通道阻滞剂、β 受体拮抗剂和血管紧张素转化酶抑制剂。
- 在主动脉反流和充血性心力衰竭的患者中,不应使用心肌抑制剂,只用血管扩张剂来控制血压。

表 1.14   主动脉夹层的药物治疗

β 受体拮抗剂 (目标心率 60~70 次 /min)	
拉贝洛尔	20~80mg 缓慢静脉注射 , 10 分钟以上 , 之后 20~200mg/h 静脉输注 , 每 15 分钟加量一次 , 100~400mg 口服 , 每 12 小时一次
阿替洛尔	5~10mg 缓慢静脉注射 ; 过 15 分钟和 12 小时 , 各口服 50mg; 之后每天 100mg 口服一次
普萘洛尔	0.5mg 静脉注射 (测试剂量) , 之后每 2~5 分钟 1mg, 直到最大剂量 10mg, 每 2~3 小时重复一次 ; 之后每日口服 3~4 次 , 每次 10~40mg
当心率 60~70 次 /min 时 (或有 β 受体拮抗剂禁忌证) , 增加下面药物：	
硝普钠	0.25~8μg/kg/min 静脉输注
肼屈嗪	5~10mg 静脉注射 , 20 分钟以上 ; 50~300μg/min 静脉输注 ; 25~50mg 口服 , 每 8 小时一次
硝酸甘油	1~10mg/h 静脉输注
氨氯地平	5~10mg 口服 , 每天一次

低血压

可能是因出血或心脏压塞所致。

- 用快速补充静脉容量来复苏 (理想情况为胶体液或血液 , 但晶体液也可以使用)。应使用肺动脉楔压导管 (Swan-Ganz) 来检测楔压和指导液体补充。

- 如果有主动脉反流和心脏压塞的体征 , 应进行急诊超声心动图检查 , 并和心脏外科医生讨论治疗方案。

介入治疗新的适应证和原则

有越来越多的报告和病例显示 , 使用血管内支架植入术治疗原发性 B 型和撕裂程度不大的 A 型主动脉夹层患者时 , 预后和控制症状方面均良好。

根据目前的证据显示 , 在下列情况下 , 血管内支架植入术可考虑用来封堵假腔入口和扩大被压缩的真腔：

- 不稳定型 B 型夹层

- 灌注不良综合征 (近端的主动脉支架植入和 / 或远端的开窗 / 分支动脉支架)

- B 型夹层的常规治疗(评估中)

心脏压塞

如果患者相对稳定,心包穿刺可能会诱发血流动力学衰竭,应该避免。应尽快将患者送入手术室进行直接修补。在心脏压塞和电机械分离或明显低血压的情况下,应进行心包穿刺。

长期治疗

必须严格控制血压。

预后

- 如果是未经处理的主动脉夹层,24 小时死亡率大约是 20%~30%,而在 2 周时是 65%~75%。
- 如果是仅限于降主动脉的夹层,短期生存率比较好(高达 80%),但是尽管有积极的内科治疗,大约有 30%~50% 的患者也将会出现进一步的撕裂,将需要外科治疗。
- 手术的死亡率大概是 10%~25%,这取决于患者手术前的状况,术后 5 年的实际生存率预期可高达 75%。

急性心包炎:评估

临床表现

- 典型表现为中心性胸痛,常有胸膜炎,通过前倾坐位缓解,并伴有呼吸困难。
- 其他症状(如发热、咳嗽、关节痛、皮疹、由于疼痛或心率增快导致的晕厥 / 头晕等)可能反映基础疾病(见框 1.42)。
- 心包摩擦音是一种病理现象,它可能是位置性或短暂性的,可能与三尖瓣反流、二尖瓣反流的杂音相混淆。
- 如果出现渗出,静脉压会增加,寻找心脏压塞的体征(➔心脏压塞:临床表现,p. 169)。

框 1.42　急性心包炎的原因

- 特发性
- 感染(病毒性、细菌性、结核和真菌性)
- 急性心肌梗死
- 心肌梗死后综合征,心脏切开后综合征
- 恶性肿瘤(如乳腺、支气管、淋巴)
- 尿毒症
- 自身免疫性疾病(SLE、RA、Wegner 肉芽肿、硬皮病、结节性多动脉炎)
- 肉芽肿疾病(结节性多动脉炎)
- 甲状腺功能低下
- 药物(肼屈嗪、普鲁卡因胺、异烟肼)
- 外伤(胸外伤、医源性外伤)
- 放疗

检查

心电图

- 正常者多达 10%。
- ST 段"马鞍样"抬高(凹面朝上),多种 T 波倒置(常常在晚期),PR 段压低(与 P 波方向相反),I、II、aVL、aVF、V_3~V_6 导联波形细小。
- ST 段在 aVR 上总是压低,V_1 导联上常常压低或等电位,V_2 导联上 ST 段有时压低。
- 与急性心肌梗死区分困难时,以下特点支持心包炎:
  - ST 段凹面抬高(心肌梗死时 ST 凸面上抬);
  - 涉及全部导联(心肌梗死时为局限性导联,如下壁);
  - 没有 ST 段动态发展、无病理 Q 波;
  - 没有房室传导阻滞、束支传导阻滞或 QT 延长。
- 早期复极(一种正常的变异)易被误认为心包炎,前者 ST 段抬高发生在心前区导联,很少发生在 V_6 导联和肢体导联上,

V_1 导联上不可能出现 ST 段压低或 PR 段压低。

- 对诊断心肌梗死后心包炎没有帮助。
- 当发生心包渗液时,电压下降,心脏压塞时存在电交替现象,最容易在 QRS 波看到。

超声心动图

- 可显示心包积液。
- 可监测左心室功能,以免出现心肌炎导致的左心室功能恶化。
- 作者建议每个患者在出院之前进行超声心动图检查,以评估左心室功能情况。

其他的检查取决于可疑的病因学

对于所有的患者:

- 全血细胞计数和生化常规检测
- 红细胞沉降率和 C 反应蛋白(与疾病的严重程度正相关)
- 心肌酶谱(CK、CK-MB、肌钙蛋白),升高提示有心包下心肌炎
- 胸部 X 线检查(心脏大小、肺水肿、感染)

必要时检查:

- 病毒抗体滴度(急性期和 2 周后)可获得病毒学的资料
- 血培养
- 自身抗体检测(RF、ANA、抗 DNA、补体水平)
- 甲状腺功能检查
- 真菌沉淀素(如果存在免疫抑制),Mantoux 试验
- 痰培养和细胞学检查
- 诊断性心包穿刺(培养,细胞学)

急性心包炎:处理

一般措施

- 是否入院:取决于临床表现,作者推荐大部分患者应入院观

察有无心包积液、心脏压塞及心肌炎的并发症,如没有,当胸痛消失后患者可出院。

- 卧床休息。
- 镇痛:非甾体抗炎药是主要的镇痛药。布洛芬耐受性良好并增加冠脉血流(200~800mg,一天一次),也可以用阿司匹林(600mg 口服,一天一次);吲哚美辛应避免用于成年人,因为它减少冠脉血流并有显著副作用;使用质子泵抑制剂(兰索拉唑,30mg 一天一次)可最大限度地降低胃肠道副作用;可能需要阿片类镇痛;秋水仙碱可单用或联合非甾体抗炎药应用,可帮助缓解疼痛,防止复发。
- 类固醇药物:如疼痛 48 小时不缓解,使用类固醇药物是有效的治疗(泼尼松 40~60mg 口服,一天一次,达 2 周,当疼痛解除时逐渐减量);与非甾体抗炎药联合应用时,在停用非甾体抗炎药前先将类固醇药物逐渐减量;使用类固醇药物治疗对于继发于自身免疫疾病的心包炎也有益处。
- 秋水仙碱:有证据表明秋水仙碱单用或联合非甾体抗炎药,可帮助缓解疼痛、防止复发(1mg/d,分次用)。如果患者出现腹泻、呕吐,应停药(1mg 起始剂量,0.5mg 口服,每 6 小时一次,使用 48 小时)。
- 心包穿刺术:如果有明显的渗出或有心脏压塞的迹象考虑心包穿刺术(➲心脏压塞:临床表现,p. 169)。
- 抗生素:只在怀疑有细菌感染时才使用。
- 口服抗凝药:应间断给予(有增加心包出血的风险)。可予患者静脉注射普通肝素,如出现并发症可予静脉注射鱼精蛋白来拮抗。

细菌性心包炎

- 最常见的致病菌是肺炎球菌、葡萄球菌、链球菌、革兰氏阴性杆菌、奈瑟菌属等。
- 危险因素包括既往存在心包积液(如尿毒症性心包炎)和免疫抑制(医源性的、淋巴瘤、白血病、HIV 等)。

- 感染可来源于纵隔炎、感染性心内膜炎、肺炎或隔下脓肿。

- 在患者伴有发热、盗汗、呼吸困难、颈静脉压升高(有轻度胸闷或无)时应加以怀疑,可能会有其他的胸腔内感染(如肺炎)。

- 如怀疑感染应进行血培养,并开始静脉注射氟氯西林(2g,每天 1 次),静脉注射庆大霉素或静脉注射头孢噻肟(2g,每天 3 次),在药物敏感试验结果明确后,应调整治疗。

- 明显增多的心包积液应该引流,如可能尽量抽干。积液送革兰氏染色或齐 - 内染色、真菌涂片以及培养。对于反复发生的积液需要行手术引流。

- 结核性心包积液易发展为心包缩窄,类固醇没有显示可以防止这种情况的发生,但一旦出现心包缩窄症状,它们可以防止其进一步发展。可能需要外科行心包切除术。听取心脏专家和感染团队的建议。

病毒性心包炎

- 致病菌包括柯萨奇 A 和 B、埃可病毒、腺病毒、腮腺炎病毒、EB 病毒、水痘 - 带状疱疹病毒、巨细胞病毒、乙型肝炎病毒、人类免疫缺陷病毒。

- 通常是一种自限性疾病,一般是 1~3 周,可能有季节性。常见于没有心脏病史的年轻个体。

- 20%~30% 患者出现复发性心包炎。

- 并发症包括复发性心包炎(20%~30%)、心肌炎、扩张性心肌病、心包积液并填塞、晚期心包缩窄。

- 治疗为支持治疗(➜ 急性心包炎:处理,p. 165)。

尿毒症性心包炎

这是需要紧急透析的一种指征(见框 4.3)。

心肌梗死后综合征,心脏切开后综合征

- 约 1% 急性心肌梗死的患者和 10%~15% 心脏手术后的患者在 2~4 周后(最多 3 个月)出现。

- 表现包括复发性心包炎,发热,贫血,红细胞沉降率升高,中性粒细胞增加,胸腔积液,胸部 X 线检查表现为一过性肺浸润影。
- 治疗为卧床休息,非甾体抗炎药(阿司匹林 600mg 一天一次,口服),对持续性症状可给予类固醇类药物(➔ 急性心包炎:处理,p. 165)。
- 急性心肌梗死后并发心包炎(➔ STEMI:并发症,p. 35)。

肿瘤性心包炎

- 恶性渗出性心包炎患者的 1 年生存率≤25%。治疗取决于基础的恶性肿瘤和症状。
- 无症状的心包积液不需要引流。治疗基础的恶性肿瘤(± 纵隔放疗)。反复发生的积液可能需要心包开窗术。
- 心脏压塞必须引流。

心肌心包炎

- 尽管在所有的心包炎患者中皆可发生,但是在艾滋病、血管炎/结缔组织病、风湿热、结核感染等情况下更为常见。
- 在心包炎伴有严重心律失常(尤其为室性心律失常),左心室功能不全以及窦性心动过速与临床症状不成比例(发热、疼痛,持续时间大于 5~6 天),临床上应高度怀疑。
- 心肌损伤生化标志物通常阳性(特别是肌钙蛋白 T 或肌钙蛋白 I)。
- 在没有心力衰竭的情况下,按无并发症的心包炎治疗。类固醇应该避免应用,除非针对治疗原发病。心力衰竭应该按常规治疗。干扰素可用于肠道病毒的感染,球蛋白可用于巨细胞病毒感染。
- 心包积液应该慎重引流,因为积液可能"固定"着扩张/心肌炎的心脏,引流可能会使心脏快速扩张,而导致心血管衰竭。
- 预后一般较好,大多数能够痊愈,除非有严重的左心室损害。

心脏压塞：临床表现

心包积液导致血流动力学上有明显的心脏受压时，即可发生心脏压塞。临床表现取决于液体在心包腔内积聚的速度，急性心脏压塞由于在相对狭窄的心包腔内出现100~200mL液体而发生，而慢性心包积液可容纳1000mL液体而不出现临床症状。

病因

急性压塞

- 心脏创伤
- 医源性
  - 心脏手术后
  - 心导管术后
  - 起搏/电生理术后
- 主动脉夹层
- 自发性出血
  - 抗凝治疗
  - 尿毒症
  - 血小板减少
- 心肌梗死后心脏破裂

"亚急性"压塞

- 恶性肿瘤
- 特发性心包炎
  - 尿毒症
- 感染
  - 细菌性
  - 结核性
- 放疗
- 甲状腺功能减退
- 心包切开术后
- 系统性红斑狼疮

临床表现

- 患者通常表现为心搏骤停（一般为电机械分离）或伴有低血压、意识障碍、昏迷和休克。
- 缓慢出现心脏压塞的患者通常表现为严重不适，但非紧急状态。他们主要的症状包括：
  - 呼吸困难，呈现静息时气体缺乏感；
  - 可能有过胸部不适病史；
  - 因大量积液可出现心脏邻近结构受压的症状（如吞咽困难、咳嗽、声音嘶哑、呃逆等）；

- 可有基础疾病所致的症状(见框 1.43);
- 隐匿性发展可能会出现压塞并发症,包括肾功能衰竭、肝脏和/或肠系膜缺血以及腹部多血质表现。

框 1.43　低血压伴颈静脉压升高的原因

- 心脏压塞
- 缩窄性心包炎
- 限制性心包炎
- 严重的双室衰竭
- 右心室梗死
- 肺栓塞
- 张力性气胸
- 急性重症哮喘
- 恶性肿瘤所致上腔静脉阻塞和脓毒症(如淋巴瘤)

重要的体征

大多数的体征是非特异性的,包括:

- 心动过速(除了甲状腺功能减退症和尿毒症)。
- 低血压(和/或休克),体位性低血压。
- 颈静脉压升高(常 >10cm)伴收缩压明显下降,但不伴有舒张压下降(见图 1.13)。如果颈静脉压明显,且吸气时保持静止不动或升高,提示同时合并存在心包缩窄(Kussmaul 征)。
- 听诊可能显示心音消失,出现心包摩擦音则提示有少量心包积液。
- 注意奇脉(即吸气时,可触到的脉搏变弱,收缩压下降 >10mmHg),这可能非常明显,以至于吸气时脉搏和 Korotkoff 音完全消失。使用血压计或如果有条件时使用动脉导管可测量到奇脉(见框 1.44),其他可以导致奇脉的情况包括急性低血压、阻塞性气道疾病、肺栓塞等。
- 其他体征包括肢体末端冰冷(包括耳朵和鼻子)、呼吸急促、肝脏肿大、导致心包积液的基础疾病的体征。

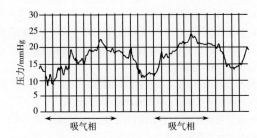

图 1.13 心脏压塞时右心房压力变化。在吸气相时右房压出现了矛盾上升

框 1.44 要点

为了非创伤地确定奇脉的存在,将血压计袖带充气到最高收缩压以上 15mmHg,缓慢放气直到听到第一声搏动,将压力保持在该水平,仔细听诊呼吸时声音消失和再现(搏动 - 搏动,安静 - 安静,搏动 - 搏动,声音反映呼气),继续缓慢地放气,注意同样的方式直到听到所有的搏动,在最初和最后的压力之间的差应该大于 10mmHg。

心脏压塞:处理

若患者存在低血压、颈静脉压升高、血压进行性下降、心率加快、呼吸加快(肺部听诊清晰)、奇脉,特别是有诱发因素,应该怀疑有心脏压塞。

检查

● 胸部 X 线检查:心脏大小可能正常(如继发于心脏创伤后的急性心包出血),随着心包积液缓慢增加(大于 250mL),心影将会扩大呈球形,积液的多少和血流动力学状况没有关系。应仔细检查有无肺水肿的表现。

- 心电图：通常会显示窦性心动过速、QRS 波群低电压以及各种各样的 ST 段改变。大量积液可导致"电交替"现象，出现随搏动而产生的 QRS 波的形态变化，这可能由于心脏在心包积液内移动而产生。

- 超声心动图：可确定心包积液的存在。心脏压塞是一个临床诊断。高度提示心脏压塞的超声表现包括：
  - 舒张期室腔塌陷（右心房、右心室、右心室流出道）
  - 跨瓣血流有明显变化
  - 呼吸时扩张的下腔静脉没有或几乎没有管径方面的变化

- 如果有条件可作中心静脉压记录，以发现有特征性 x 波的急剧下降而没有 y 波的下降。

处理

确定诊断后的处理措施：

- 在准备心包积液引流的同时，应临时给予静脉输注胶体液（500~1 000mL）来支持患者的循环，并应用正性肌力药（如肾上腺素）。

- 如患者血压尚可，慎重使用肼屈嗪或硝普钠等血管扩张剂，结合静脉补液来增加前向血流。这不被常规推荐，因为它可以导致病情急性恶化。

- 应在超声或透视引导下紧急引流心包积液（➔ 心包穿刺术 1, p. 854），在循环衰竭的情况下必须立刻进行穿刺，不需要影像学引导。

- 如果积液继发于创伤，应即刻行外科引流。

- 避免气管插管和正压通气，因为这会减少心排出量。

- 在心搏骤停的患者中胸部按压几乎没有什么价值，因为心脏没有进一步充盈的空间。

- 尿毒症的患者需要行透析。

- 应该确定积液的原因（见框 1.43）。心包积液应被送检，查细胞学、微生物学（包括结核），合适时查血红蛋白、葡萄糖和淀粉酶。

进一步的处理应针对基础的病因。

特殊病例

复发性心包积液

一部分患者心包积液可能复发,这既需要改变针对基础病因的治疗,又需要行正式的外科引流,如外科心包开窗或心包切除术。

低压性心脏压塞

见于脱水的情况,颈静脉压不高,右心房压正常,甚至仅有少量的心包积液就出现心脏压塞。

- 患者对静脉补液反应良好。
- 有明显的心包积液时应该引流。

成人先天性心脏病 1

心外并发症

- 红细胞增多症:慢性低氧血症促进红细胞生成素产生和红细胞增多。"理想"的血红蛋白水平是 170~180g/L,一些中心提倡静脉切开来控制血细胞比容并防止高黏滞综合征(➔ 高黏滞综合征,p. 697)。尽管最近在大多数中心,这仅限于有过高黏血症副作用的患者(如脑卒中)。请遵循当地指南,并与当地先天性心脏病专家联系。一般来说,只有在出现中度或重度高黏血症,且血细胞比容 >65% 时才考虑静脉切开术。在 30~45 分钟内移除 500mL 的血液,同时给予 500~1 000mL 生理盐水,或无盐右旋糖酐(如有心力衰竭),应避免循环血量的急剧变化。如果高黏血症是由于急性脱水或缺铁造成的,不需要静脉切开,必须给患者补水和 / 或铁剂治疗。
- 肾脏疾病和痛风:缺氧影响肾小球和肾小管功能,导致蛋白尿,尿酸排泄减少,尿酸重吸收增加,肌酐清除率降低。明显的肾功能衰竭并不常见，应避免脱水、利尿及使用造影剂。无症状的高尿酸血症不需要治疗。秋水仙碱和类固醇激素是治疗急性痛风的一线药物。应避免使用非甾体抗炎药。

- **脓毒症**：患者更易于感染。皮肤痤疮常见，瘢痕愈合不良。手术后皮肤缝线保留时间应比正常长 7~10 天。牙齿卫生极为重要，稍有不慎有发生感染性心内膜炎的危险。任何部位的感染可引起转移性感染或菌栓，进而导致脑脓肿。

- **栓塞和出血**：是多因素的，可由血小板功能异常、凝血功能异常和红细胞增多症导致。PT 和 APTT 值可能会升高，继之凝血因子 V、Ⅶ、Ⅷ、X 下降。可能会出现动静脉栓塞和出血并发症（如瘀点、鼻出血、咯血）。脱水和口服避孕药亦是栓塞事件发生的危险因素。自发性出血一般是自限性的。在严重出血的情况下，有效的措施一般包括：输入血小板、新鲜冷冻血浆、冷沉淀物、维生素 K 等。为了减少自发性瘀斑/出血，一般应避免使用阿司匹林和非甾体抗炎药。

- **原发性肺部疾病**：包括感染、梗死和肺小血管或毛细血管破裂出血。

- **脑卒中**：既可以是血栓性的，也可以是出血性的。动脉血栓形成和栓塞事件（如右向左分流中的反向栓塞），以及不适当的静脉切开都可以导致自发性栓塞。止血问题（如上所述），特别是当合用非甾体抗炎药或正规抗凝治疗时，可发生出血性脑卒中。任何损伤的脑组织都可诱发颅内感染/脓肿形成。

- **继发于药物、检查和手术的并发症**：应避免血压或全身血管阻力的突然变化。造影剂可使全身血管扩张，引起急性失代偿，也可以诱发肾功能衰竭。在非心脏手术之前，通过控制性静脉切开术和右旋糖酐来优化血细胞比容和止血。手术前后高流量吸氧非常重要。同时要注意保护静脉通路。

- 关节痛:主要由肥大性骨关节病所致。在右向左分流的患者,巨核细胞绕过肺循环,被困在全身血管床中,促进新骨的形成。

心脏并发症

- 充血性心力衰竭:病因可能很复杂,严重程度直接取决于基础病变。可能包括瓣膜功能异常(如异常瓣膜钙化或瓣膜上下纤维化和狭窄等),心室功能异常(如肥厚、纤维化和衰竭等),外科分流功能异常或肺小动脉疾病以及分流逆转。按常规治疗,特别注意不要使患者脱水,并且避免血压产生急性化变(◆成人先天性心脏病 2,p.176)。

- 心内膜炎:其危险性取决于心脏病变和致病菌(见框 1.21)。推荐的抗生素预防方案见◆心内膜炎的预防,p.123。尽管英国国家卫生与保健卓越研究所(NICE)指导建议,患者并不需要针对心内膜炎给予预防性治疗,但欧洲心脏病学会建议,右向左分流的患者应给予预防性治疗。建议患者进行皮肤护理(如痤疮),应预防性使用抗生素,以预防局部感染"转移"至心脏和大脑。

- 心律失常:按标准方法治疗[◆心律失常:一般措施,p.61;◆心率大于 120 次/min 的快速性心律失常,p.62;◆快速性心律失常的治疗选择,p.65;◆宽 QRS 波心动过速:诊断,p.66;◆单形性室性心动过速,p.68;◆多形性室性心动过速,p.71;◆室性心动过速:药物,p.73;◆窄 QRS 波快速性心律失常(SVT),p.75;◆治疗 SVT 所选的抗心律失常药物剂量,p.78;◆心房颤动:评估,p.79;◆心房颤动:处理,p.81;◆心房颤动:心率控制,p.85;◆旁路心动过速(房室折返性心动过速),p.88;◆房室结折返性心动过速,p.89;◆窦性心动过缓或交界性心律,p.92;◆房室传导阻滞的类型,p.94]

成人先天性心脏病 2

处理

患者可能非常复杂,一定要和他们的心脏科医师讨论治疗方法或和当地成人先天性心脏病中心联系。

一般措施

- 联系参与该患者治疗的心脏病专家并听取其意见。
- 静脉通路可能非常危险,因为有脓毒症和全身栓塞的风险(空气和颗粒物),如果可能,使用空气净化器。如果有任何局部血栓性静脉炎的迹象,应移除静脉插管。
- 避免循环血量急剧变化(如呕吐、腹泻、出血、静脉切开术)。全身血管阻力急剧下降也可以导致重度发绀和死亡,全身血管阻力急剧升高可导致全身血流量急剧下降以及循环衰竭。
- 应监测神经系统的症状和体征,以防大脑血栓栓塞和感染性栓塞。

特殊措施

- 咯血:常见,大多数为自限性,可由感染诱发。与肺栓塞鉴别可能较为困难。尽量让患者保持安静,并确保控制血压。面罩高流量吸氧,如果临床怀疑感染(发热、咳痰、白细胞增多、C反应蛋白升高等)应给予广谱抗生素。肺通气/灌注扫描有助于诊断肺栓塞[➜ 肺栓塞(PE):评估, p. 134],但通常是模棱两可。因为阿司匹林和非甾体抗炎药可加重内源性血小板异常,应避免使用。有证据表明使用低剂量肝素静脉注射,右旋糖酐40(每4~6小时500mL静脉滴注),acrid(通过切割纤维蛋白降低血浆纤维蛋白原),或低剂量华法林治疗以减少血栓倾向。严重的肺出血可使用抑肽酶或氨甲环酸。

- 呼吸困难:可能继发于肺部感染或肺梗死所致的肺水肿或低氧血症(分流增加),不要给予大剂量利尿剂或硝酸酯类药物,因为这可以导致全身血压下降,引发急性循环衰竭。和以前的胸部 X 线检查结果比较,寻找是否有肺水肿的表现。发绀型先天性心脏病患者有典型的颈静脉压升高,不应作为判断有无心力衰竭的唯一指标。所有的患者都需要有更高的充盈压来维持肺血流。予以面罩高流量吸氧。如果临床上怀疑感染应给予抗生素(见表 2.1)。如果有明显的肺水肿或严重的右心衰,应给予口服利尿剂。密切监测血细胞比容和肾功能,以及时发现利尿剂过量迹象。

- 劳力性晕厥:应检查有无心律失常,尤其是室速(Holter 检查)、严重瓣膜疾病或明显心力衰竭迹象。对症治疗。

- 胸痛:可能继发于肺栓塞或梗死(自发性血栓)、肺炎、缺血性心脏病以及肌肉骨骼疾病等,需要用前述的常规诊断方法仔细评估。

  有关存活至成年的先天性缺陷列表,见框 1.45。

  有关成人先天性心脏病发绀的原因列表,见框 1.46。

框 1.45　存活至成年的先天性缺陷

常见疾病

- 二叶主动脉瓣
- 主动脉缩窄
- 肺动脉狭窄
- 继发孔型房间隔缺损
- 动脉导管未闭
- 冠状动脉或肺血管动静脉瘘
- 主动脉窦瘤

手术后预后较好的先天性缺陷

- 室间隔缺损
- 法洛四联症

少见疾病

- 右位心(单纯心脏转位或全身内脏倒位)
- 先天性完全性房室传导阻滞
- 先天性矫正转位
- Ebstein 畸形

框 1.46 成年先天性心脏病发绀的原因

- 艾森门格反应：经由室间隔缺损、房间隔缺损或未闭的卵圆孔从右向左分流，伴有肺动脉高压（肺动脉高压可能继发于肺血管疾病、肺动脉狭窄或束带、肺动脉瓣膜狭窄、三尖瓣闭锁等）。
- 异常连接：转位，下腔静脉或上腔静脉连接到左心房，肺静脉引流系统完全异常。
- 肺动静脉瘘。

（卜丽萍 译，钱菊英 审校）

呼吸系统疾病急症

急性肺炎:评估

临床表现

- 典型表现有咳嗽(有痰或干咳)、发热、呼吸急促、胸痛、胸片异常。可有鼻卡他、头痛和肌痛等前驱症状。
- 从临床特征难以判断病原体(见框 2.1)。
- 免疫抑制患者可以表现为烦躁、发热、呼吸急促、血氧降低。胸片异常可不典型。
- 右侧心内膜炎的患者(如静脉毒瘾者)可以表现为咯血、发热、斑片状实变影伴或不伴空洞。

严重程度评估

- 严重程度评估是决定治疗场所(如居家、进内科病房或重症监护病房)、指导综合管理和抗菌药物治疗的关键。
- CURB-65 评分可以作为严重程度评估工具(见框 2.2 和框 2.3):
  - CURB-65 评分≥3 分:死亡风险高,应作为重症肺炎收住入院治疗。
  - CURB-65 评分为 2 分:有死亡风险,需要短期住院治疗或严格随访下的门诊治疗。
  - CURB-65 评分为 0~1 分:死亡风险低,居家治疗即可。

框 2.1　住院患者急性肺炎的病因

社区获得性感染
- 肺炎链球菌(40%)
- 流感嗜血杆菌(5%)
- 金黄色葡萄球菌(2%)
- 卡他莫拉菌(2%)
- 革兰氏阴性菌／厌氧菌(1%)
- 甲型和乙型流感(11%)
- 其他病毒(2%)
- 混合性病原体(14%)
- 病原体不明(25%)

非典型病原体
- 支原体(11%)
- 嗜肺军团菌(4%)
- 肺炎衣原体(13%)
- 其他种类衣原体(4%)

医院获得性
- 上述全部

免疫抑制患者
- 上述全部

框 2.2　CURB-65 评分

CURB-65 评分(0~5 分)——以下每项初始评估为 1 分:
- 意识障碍(定义为智力检测量表评分≤8 分或新出现的时间、人物或地点定向障碍)
- 血尿素氮 >7mmol/L
- 呼吸频率(≥30 次 /min)
- 收缩压 <90mmHg 或舒张压≤60mmHg
- 年龄≥65 岁

Reproduced from *Thorax*, 'Defining community acquired pneumonia severity on presenation to hospital:an international derivation and validation study', Lim WS, *et al.* 58:377-82, copyright 2003, with permission from BMJ Publishing Group Ltd.

框 2.3　肺炎严重程度、推荐治疗场所和病死率

- 低度严重(CURB-65 =0~1 分):居家,病死率 <3%
- 中度严重(CURB-65 =2 分):住院治疗,病死率为 9%
- 高度严重(CURB-65 =3~5 分):HDU/ITU,病死率为 15%~40%

处理

常规复苏和检查

- 检查"ABC"［气道(airway)、呼吸(breathing)、循环(circulation)］。安排急诊胸部 X 线检查。

- 建立静脉通路：如果有脱水征象，开始静脉输注晶体液，监测液体负荷。

- 血液送检：全血细胞计数、尿素氮及电解质、肝功能、C 反应蛋白。

- 查动脉血气：给氧($FiO_2 \geqslant 35\%$)以纠正缺氧($PaO_2 \leqslant 10kPa$)。如果氧流量达最大时仍不能纠正缺氧或伴有高碳酸血症($PaCO_2 \geqslant 6kPa$)，患者很可能需要行机械通气。II型呼吸衰竭患者需要控制性氧疗。尽早转入重症监护病房以便安排后续治疗。

- 血培养和痰培养。

- 缓解疼痛：对乙酰氨基酚或非甾体抗炎药通常足以缓解病情。有时需要用到吗啡，不必担心 $PaCO_2$ 降低或正常患者呼吸抑制，可以用纳洛酮纠正。

重症监护的适应证

- 具备 CURB 评分中 2 项以上指标(意识障碍、尿素氮升高、呼吸频率增加、血压降低；见框 2.2)且对治疗未迅速应答的患者。

- 最大流量吸氧仍存在持续性低氧($PaO_2 <8kPa$)。

- 进行性高碳酸血症($PaCO_2 \geqslant 6kPa$)，进行性衰竭。

- 严重酸中毒($pH<7.26$)。

- 休克，意识障碍。

- 尽早转入重症监护病房——此可能有助于避免紧急情况下的机械通气。

拓展阅读

British Thoracic Society, Community Acquired Pneumonia in Adults Guideline Group. *Guidelines for the management of community acquired pneumonia in adults: update 2009.* 见 https://www.brit-thoracic.org.uk/document-library/clinical-information/pneumonia/adult-pneumonia/bts-guidelines-for-the-management-of-community-acquired-pneumonia-in-adults-2009-update/

急性肺炎:检查

检查

所有的患者都<u>应该</u>进行以下检查:

- 动脉血气(吸氧时和不吸氧时)
- 全血细胞计数、尿素氮及电解质、肝功能、红细胞沉降率、C 反应蛋白
- 心电图
- 胸部 X 线(见图 2.1)
- 血培养
- 痰培养,革兰氏染色,抗酸染色(Ziehl-Neelsen 染色法)(如果怀疑结核),细胞学检查
- 如有胸腔积液应该抽液送显微镜检查、培养、药敏试验(MC&S)、蛋白以及 pH 测定
- 肺炎球菌抗原:尿、痰或血
- 血清学检查(急性期和康复期)
- 冷凝集素(支原体,7~14 天)
- 尿军团菌抗原检测,痰军团菌培养以及直接免疫荧光染色镜检

适当时考虑选择:

- 支气管镜检查[± 肺泡灌洗(bronchoalveolar lavage,BAL)](若有免疫缺陷,或者一线抗菌药物治疗无效,或者病原体不明)
- 超声心动图[右心内膜炎? ➔ 感染性心内膜炎(IE),p. 107]
- CT 肺动脉造影(CTPA)(排除感染性肺梗死)
- 经支气管活检或开胸肺活检
- 胸腔抽液送显微镜检查、培养、药敏试验(MC&S)
- 病毒抗体滴度

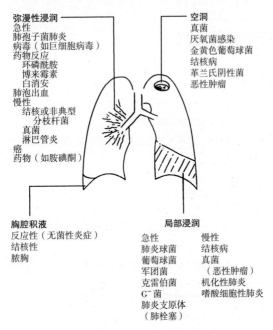

弥漫性浸润
急性
　肺孢子菌肺炎
　病毒（如巨细胞病毒）
　药物反应
　　环磷酰胺
　　博来霉素
　　白消安
　肺泡出血
慢性
　结核或非典型
　　分枝杆菌
　真菌
　淋巴管炎
癌
药物（如胺碘酮）

空洞
真菌
厌氧菌感染
金黄色葡萄球菌
结核病
革兰氏阴性菌
恶性肿瘤

胸腔积液
反应性（无菌性炎症）
结核性
脓胸

局部浸润

急性	慢性
肺炎球菌	结核病
葡萄球菌	真菌
军团菌	（恶性肿瘤）
克雷伯菌	机化性肺炎
G⁻菌	嗜酸细胞性肺炎
肺炎支原体	
（肺栓塞）	

图 2.1　急性肺炎：胸部检查

急性肺炎：处理

治疗

- 治疗要点见框 2.4。
- 培养送检后尽快开始经验性治疗（见表 2.1）。根据检查结果或者阳性培养结果调整治疗方案。
- 开始静脉治疗（高 CURB 评分者至少 48 小时），根据临床表现和治疗反应调整用药（见表 2.1）。
- 所有患者都应接受恰当的氧疗（目标 SpO_2 为 94%-98%；如

果是已知 COPD/ 高碳酸血症型呼吸衰竭风险患者,则目标为 88%~92%)。

- 在有 COPD 或者哮喘的患者,可考虑使用沙丁胺醇喷剂 (2.5~5mg,每 4~6 小时吸入)以缓解支气管痉挛,这还能松解分泌物,促进黏膜纤毛活动排出黏液。

- 必要时继续静脉输液,保持患者水分充足。

- 所有不能充分活动的患者应考虑使用低分子量肝素预防深静脉血栓栓塞(VTE)。

- 通过下列指标监测治疗反应:
  - 全血细胞计数、C 反应蛋白
  - 脉氧仪或动脉血气
  - 每 3~5 天复查胸片(如果恶化,复查时间应缩短)

- 总疗程通常为 5~7 天(低风险患者),最多为 10 天(高风险患者)。

- 出院 4~6 周后必须随访胸片变化以除外潜在的支气管内病变。

- 有以下不稳定特征超过 1 项的患者不应出院:体温 >37.8℃;脉率 >100 次 /min;呼吸频率 >24 次 /min;收缩压 <90mmHg;氧饱和度 <90%;精神状态异常;无法维持口服。

框 2.4 治疗要点:肺炎

- 纠正缺氧,评估换气功能。
- 确定严重程度(CURB-65)和最佳治疗场所。
- 如果有可能需要通气支持,尽早转入重症监护病房。
- 送检血培养和痰培养,开始经验性抗菌药物治疗(CURB-65 评分 2 分及以上者首选静脉用药)。
- 根据病史(易感因素)及革兰氏染色 / 培养结果调整抗菌药物治疗。
- 监测治疗反应,并注意潜在并发症(肺炎旁胸腔积液、脓胸、空洞、脓肿、耐药微生物、基础病变)。

  出院后适当安排胸部 X 线随访。

表 2.1   肺炎的经验性治疗

社区获得性肺炎	
轻症（CURB-65：0~1 分）	阿莫西林 500mg t.i.d. PO 或多西环素 200mg 负荷剂量，然后 100mg/d 或克拉霉素 500mg b.i.d.
中度严重（CURB-65：2 分）	阿莫西林 500~1 000mg t.i.d.＋克拉霉素 或多西环素
重症（CURB-65：3~5 分）	阿莫西林 - 克拉维酸 1 200mg t.i.d. ＋克 拉霉素 500mg b.i.d. 静脉注射 或头孢呋辛 / 头孢噻肟＋克拉霉素 500mg b.i.d. 静脉注射
医院获得性肺炎	头孢噻肟（或头孢他啶）± 甲硝唑
流感后肺炎（金黄色葡萄 球菌可能）	头孢呋辛（或阿莫西林＋克拉霉素＋氟 氯西林）
如果分离出或怀疑 MRSA	将氟氯西林替换为万古霉素
吸入性肺炎	头孢呋辛＋甲硝唑或 青霉素＋庆大霉素＋甲硝唑
患者有 HIV 风险并且怀疑 PCP	治疗同 CAP ＋高剂量复方磺胺甲噁唑 i.v.

如果对 β- 内酰胺类或大环内酯类抗菌药物过敏，用氟喹诺酮类抗菌药物（如左氧氟沙星）或多西环素（200mg，然后 100mg 每天一次）治疗链球菌感染。

抗菌药物选择

在病情严重的患者中，病史可以提供病原微生物线索：

- 慢性阻塞性肺疾病（chronic obstructive pulmonary disease, COPD）：肺炎链球菌、流感嗜血杆菌、卡他莫拉菌。
- 酗酒：肺炎链球菌、金黄色葡萄球菌、流感嗜血杆菌、克雷伯菌、结核菌、厌氧菌、革兰氏阴性菌。
- 近期"流感"：金黄色葡萄球菌、肺炎链球菌、流感嗜血杆菌。
- 有误吸风险：厌氧菌、革兰氏阴性菌。

- 鸟类接触史：鹦鹉热衣原体。
- 咯血：链球菌、金黄色葡萄球菌、肺脓肿、致坏死的革兰氏阴性菌、侵袭性曲霉病。
- 腹泻、腹痛：军团菌。
- 咽炎／中耳炎：支原体、贫血／冷凝集素。
- 有 HIV 危险因素：肺炎链球菌、流感嗜血杆菌、巨细胞病毒、肺孢子菌肺炎、隐球菌。
- 医院获得性：革兰氏阴性菌、金黄色葡萄球菌。
- 中性粒细胞减少症：铜绿假单胞菌、革兰氏阴性菌、曲霉菌。
- 吸毒者：金黄色葡萄球菌、念珠菌。
- 护理院患者：存在吸入高风险——厌氧菌、革兰氏阴性菌。

肺炎的经验性治疗

- 大多数患者口服抗菌药物即可。
- 如果有预后不良因素，则静脉用抗菌药物（➔ 急性肺炎：评估，p. 180）。

　　有明确的青霉素过敏（过敏反应、荨麻疹）的患者可选用红霉素、克拉霉素、左氧氟沙星或莫西沙星（注意：环丙沙星对肺炎链球菌不是很有效）。氟氯西林的替代药物包括万古霉素、替考拉宁、利福平。

急性肺炎：特殊情况

社区获得性肺炎

- 可用阿莫西林（或者头孢呋辛）加上克拉霉素来覆盖非典型病原体。如果怀疑金黄色葡萄球菌感染，再加上氟氯西林。
- 青霉素过敏：如果有青霉素使用后皮疹史，用头孢菌素通常是安全的。如果是严重过敏反应史，可单独用克拉霉素，或者有不适时，寻求呼吸科／微生物学专家的建议。

吸入性肺炎

- 危险因素包括：癫痫发作、意识水平下降、脑卒中、吞咽困难、牙周病、酒精依赖、全身麻醉、护理院居住。通常收入院治疗。

- 厌氧菌和肠道革兰氏阴性杆菌可能更常见。

- 临床特征包括：喘鸣和非脓性泡沫痰（吸入后 2~4 小时即可出现），呼吸急促，发绀，呼吸窘迫。

- 胃酸可破坏肺泡，增加毛细血管渗透性，导致肺水肿。咯血常见。可能发展成严重的坏死性肺炎。

- 治疗：头孢呋辛 + 甲硝唑，或阿莫西林 + 甲硝唑 + 庆大霉素。

医院获得性肺炎

- 最可能病原体是肠道革兰氏阴性菌 ± 厌氧菌。

- 糖尿病患者更容易发生肺炎球菌血症性肺炎。

- 治疗：广谱头孢菌素（如头孢噻肟 2g，一天 3 次，静脉注射）以及甲硝唑（500mg，一天 3 次，静脉注射）。如果插管≥48 小时，使用抗假单胞菌抗菌药物（如头孢他啶 2g，一天 3 次；肾功能衰竭者应调整剂量）。

免疫缺陷患者肺炎

- 所有"常规"病原体都可能致病。其他感染取决于免疫抑制性质，结核杆菌和非典型支原体更为常见。

- 自从采用了抗逆转录病毒联合治疗，减少了机会性感染，肺卡波西肉瘤或淋巴瘤少见。然而，肺部机会性感染可能是HIV 在诊断前的首发表现，而最常见的感染是肺孢子菌感染。真菌和病毒（CMV）性肺炎也可能出现。运动后脉氧下降但胸部 X 线正常或呈弥漫性肺间质影，高度提示肺孢子菌肺炎。

- 器官移植受体患者接受免疫抑制剂治疗后，细胞介导的免疫功能下降。对这些病人来说，易感病原体也包括肺孢子菌、病毒［如巨细胞病毒、呼吸道合胞病毒（respiratory syncytial virus, RSV)、流感和副流感病毒、腺病毒]、真菌(曲霉菌和念珠菌属)。胸部 X 线异常往往无病原体特异性,治疗药物应覆盖所有可能的病原体。

- 一般应早期行支气管镜和肺泡灌洗以明确诊断。尽早多学科会诊,由呼吸科 / 感染科 / 微生物学团队共同讨论决定治疗。

急性肺炎:并发症

对治疗无反应的社区获得性肺炎

- 重新考虑诊断(肺栓塞、肺水肿、肺血管炎、肺泡出血、空洞、机化性肺炎、嗜酸细胞性肺炎或支气管扩张)。
- 复查胸片或安排胸部 CT 明确是否有空洞或脓胸。转诊到呼吸科。重复培养(如痰、血标本)。考虑到可能的耐药菌或其他潜在的疾病,如支气管肺癌。
- 考虑支气管镜检查以排除结核病、肺孢子菌肺炎或阻塞性病变。
- 考量抗菌药物的剂量和强度(如口服克拉霉素治疗支原体肺炎是不够的)。

肺炎旁胸腔积液或脓胸

- 在细菌性肺炎住院患者中,有多达 50% 出现肺炎旁胸腔积液。
- 所有肺炎旁胸腔积液都应该行影像学引导下穿刺以排除脓胸。胸腔积液送显微镜检查、培养、药敏试验,并且紧急行革兰氏染色镜检以及 pH 测定。
- 脓胸(肉眼可见混浊,脓性或革兰氏染色见细菌)或肺炎旁胸腔积液(液体清亮,pH <7.2)应在超声引导下行胸腔引流术。
- 超声有助于脓胸的胸液定量和定位。

- 如果脓胸穿刺引流失败,行胸部 CT 检查后请心胸外科医生会诊(➜ 专科会诊指征, p. 223)。

空洞或脓肿

任何严重的肺炎都可能出现空洞,特别是金黄色葡萄球菌、克雷伯菌属、肺结核、吸入性肺炎、支气管阻塞(异物,肿瘤)或者肺栓塞(血栓或脓毒性栓子,如深静脉血栓伴感染或三尖瓣的感染性心内膜炎;➜ p. 119,右侧心内膜炎)。

治疗

- 请呼吸科会诊。大部分患者选择恰当的抗菌药物治疗后都有效,但疗程较长。有时需要在 CT 引导下经皮穿刺引流或外科引流。
- 经验性治疗:头孢呋辛 1.5g 一天 3 次静脉注射(或头孢噻肟 2g 一天 3 次静脉注射)+ 氟氯西林 1~2g 一天 4 次静脉注射 + 庆大霉素负荷量(100~120mg 静脉注射),然后每天 6~7mg/kg(根据肾功能调整用量)± 甲硝唑 500mg 一天 3 次静脉注射。
- 抗菌药物治疗疗程很可能较长(4~6 周)。

其他并发症

- 呼吸衰竭(➜ p. 209,呼吸衰竭:评估)
- 横纹肌溶解(➜ p. 325,横纹肌溶解)
- DIC(特别是军团菌)(➜ p. 675 弥散性血管内凝血)

支原体肺炎

- 年轻人多见,可有低热、干咳、头痛、肌痛。约 25% 的患者可以见到多形性红斑。约 5% 的患者有脑膜脑炎。
- 在英国每 4 年发生一次流行。
- 白细胞计数一般不高,红细胞沉降率增快,特异性免疫球蛋白 M(IgM)早期可升高,然后逐渐下降。约 50% 的患者冷凝集素增高(亦可见于麻疹、EB 病毒),可引起出血。胸部 X 线显示网状结节样阴影(下肺野多于上肺野),可持续 6 周(不同于细菌性肺炎)。

- 治疗用红霉素 500mg 口服 / 静脉注射,一天 4 次;或克拉霉素 500mg 口服 / 静脉注射,一天 2 次;或者四环素 500mg 口服 / 静脉注射,一天 4 次。

军团菌肺炎

- 中年人多见,吸烟者更严重。2~10 天潜伏期后出现高热、寒战、头痛、肌痛、干咳、渐进性呼吸困难、意识障碍。约 30% 的患者出现腹痛、腹泻、恶心、呕吐以及可触及的肝脏肿大。并发症包括心包炎伴或不伴心包积液、脑病(脑脊液通常正常)、罕见肾衰竭。
- 白细胞中度升高($\leqslant 20 \times 10^9/L$,中性粒细胞增多,淋巴细胞减少),低钠血症,肝功能异常,蛋白尿,血尿,肌红蛋白尿。诊断:尿、血、痰标本中特异性 IgM 和 IgG 滴度升高。
- 送检尿标本测尿中军团菌抗原有价值。
- 胸部 X 线显示各种表现,从弥漫的斑片状浸润影到肺段或肺叶的改变,并且尽管接受治疗仍恶化。约 50% 的患者可以见到胸腔积液。
- 治疗用克拉霉素 500mg 口服 / 静脉注射,一天 2 次,连续治疗 14~21 天。如果症状在 72 小时内不缓解,可加用利福平 600mg 口服 / 静脉注射,一天 2 次。
- 庞蒂亚克热(Pontiac fever)是一种自限性(2~5 天)、急性、非肺炎性军团菌感染,表现为高热、寒战、肌痛、头痛和气管支气管炎。

病毒性肺炎

临床表现同支原体肺炎相似(➜ 支原体肺炎,p. 190)。诊断有赖于特异抗体滴度 4 倍以上升高。

巨细胞病毒

艾滋病、实体器官或骨髓移植(bone marrow transplantation,BMT)后最常见的病毒感染。表现为发热、干咳、渐进性呼吸困难伴缺氧和双侧啰音。胸部 X 线显示弥漫性浸润影;粟粒状影型会很快进展,预后差,而间质性改变型预后较好(见图2.1)。治疗用更昔洛韦 5mg/kg 静脉注射,每 12 小时一次,疗程为 2~3 周。

柯萨奇病毒和埃克病毒

抗体滴度在"流行性胸膜痛"(Bornholm 病)中常升高,这是一种伴有胸痛(随咳嗽和深呼吸加重)、肌痛和肌肉压痛的自限性疾病。治疗:镇痛(对乙酰氨基酚,非甾体抗炎药)。

水痘肺炎

在吸烟和免疫抑制的患者中更常见。所有水痘肺炎的患者应使用阿昔洛韦治疗,10mg/kg,静脉注射,每 8 小时一次。

衣原体肺炎

- 衣原体肺炎多见于中老年人。表现为头痛,入院前症状持续时间较长。肺外表现包括脑膜脑炎、吉兰 - 巴雷综合征(Guillain-Barré syndrome,GBS)、关节炎和心肌炎。

- 治疗:红霉素 500mg 口服 / 静脉注射,一天 4 次;或克拉霉素 500mg 口服 / 静脉注射,一天 2 次;或四环素 500mg 口服 /静脉注射,一天 4 次。

鹦鹉热

- 鹦鹉热衣原体感染表现为发热、咳嗽、肌痛,严重病例可表现为谵妄(鹦鹉热)。并发症包括心包炎、心肌炎和肝脾肿大。诊断依赖于血清学检查。
- 通过鸟类和动物传播(病史可能提供诊断线索),但是人与人之间也可传播。
- 治疗用四环素 500mg 口服,一天 4 次,疗程为 2~3 周。

综上所述,从临床表现无法准确预测社区获得性肺炎的可能病因。但是,一些患者群体/症状及体征往往提示与某些特定病原体感染相关:

- 肺炎链球菌:年龄相关,有合并症,高热,胸膜炎性胸痛。
- 菌血症性肺炎链球菌:女性,过量饮酒,糖尿病(diabetes mellitus, DM),慢性阻塞性肺疾病,干咳。
- 军团菌:较年轻患者,吸烟者,无合并症,腹泻,神经系统症状,多系统受累。
- 支原体:较年轻患者,之前使用过抗菌药物,少有多系统受累。
- 肺炎衣原体:入院前症状持续时间较长,伴有头痛。
- 贝纳柯克斯体(*Coxiella burnetti*):男性,干咳,高热。

其他的情况

过敏性肺炎(外源性变应性肺泡炎)

同病毒性肺炎非常相似,表现为呼吸困难、干咳、肌痛、发热伴中性粒细胞升高(急性期嗜酸性粒细胞多正常),影像学见斑片状影。通常有过敏原接触史,可以检测到血清特异性沉淀素抗体。肺泡灌洗液以肥大细胞和淋巴细胞为主。治疗用类固醇。

肺嗜酸性粒细胞增多症

这是一组异质性疾病,其特征是肺嗜酸性粒细胞浸润,产生呼吸道症状,胸部 X 线示肺部阴影,血和痰嗜酸性粒细胞增多。其病因不明,如隐源性嗜酸性粒细胞肺炎,也可能由药物(如呋喃妥因、苯妥英和氨苄西林)、蠕虫感染(如蛔虫、钩虫、粪类圆线虫)、热带性肺嗜酸性粒细胞浸润症(淋巴系统丝虫感染)或系统性小血管炎(Churg-Strauss)引起。

变应性支气管肺曲霉病

是曲霉属寄生于气道导致肺嗜酸性粒细胞增多而产生的变态反应性疾病。典型表现是哮喘患者反复发生支气管阻塞、炎症、黏液嵌塞致支气管扩张和上叶纤维化。这些患者通常有曲霉菌皮肤点刺试验(IgE)和血清沉淀素抗体(IgG)阳性。治疗取决于基础疾病。

隐源性机化性肺炎

可表现为发热、不适、咳嗽、呼吸困难,胸部 X 线示肺部阴影。特征性表现为不同时期不同肺叶的浸润,或对抗菌药物治疗无效的肺炎。隐源性机化性肺炎(cryptogenic organizing pneumonia,COP)的小气道及肺泡内肉芽组织过度增生,是闭塞性细支气管炎伴机化性肺炎(bronchiolitis obliterans organizing pneumonia,BOOP)的原发性类型。机化性肺炎也与胶原血管病(类风湿性关节炎、狼疮、皮肌炎)、慢性感染(军团菌、巨细胞病毒、支原体)、药物(胺碘酮、博来霉素)有关。治疗用类固醇。

肺泡出血

肺内出血通常表现为咳嗽、发热以及呼吸困难。30% 的患者出现咯血。胸部 X 线显示弥漫性肺泡模糊阴影。肺泡灌洗液中红细胞居多。病因包括系统性血管炎(如韦氏肉芽肿病,显微镜下多血管炎)、胶原血管病(如系统性红斑狼疮)、肺出血 -

肾炎综合征、急性呼吸窘迫综合征、特发性肺含铁血黄素沉着症。治疗取决于病因。

支气管肺泡细胞癌

影像学表现可与急性肺炎相似,但通常无急性肺炎的典型症状,除非合并感染。诊断依赖肺活检。

急性哮喘:评估

临床表现

● 典型的三联征是喘息 ± 胸闷、气急和咳嗽。症状通常在夜间和晨间加重。急性发作可持续数分钟、数小时或数天。患者病情可迅速恶化,表现为呼吸或者心跳呼吸停止。

● 严重威胁生命的哮喘危险因素包括既往机械通气辅助治疗、上一年因哮喘住院、大量急救药品用药、多于 3 种类别的哮喘用药、反复因哮喘入住急诊科、脆性哮喘。

诱因

● 超过 30% 的患者没有明确的诱因;

● 暴露于已知的过敏原或刺激物(如花粉、动物、粉尘、香烟烟雾);

● 上呼吸道感染(常为病毒);

● 下呼吸道感染——病毒或细菌;

● 吸入或口服类固醇突然减量或停药;

● 精神刺激;

● 冷空气或运动诱发哮喘。

严重度指标

● 哮喘的严重程度评估见框 2.5。

● 哮喘发作的严重程度很容易被低估。评估:

- 气流梗阻的程度
- 患者提高呼吸做功的效果
- 通气 / 血流比失调的程度
- 通气障碍的证据

呼气流量峰值（peak expiratory flow，PEF）有"晨降"现象的患者突然发作严重哮喘的危险性高。

框 2.5   急性哮喘严重程度评估

A. 可立即致命的哮喘

- $PaCO_2$ 升高或者需要立即加压辅助通气。

B. 可能致命的哮喘

1. 严重的气道阻塞

- 呼气流量峰值 < 个人最佳值或预计值的 33%。
- 呼吸音减低或呼吸音消失。
- 呼吸运动乏力。

2. 呼吸功增加或血流动力学紊乱

- 极度疲劳。
- 低血压（收缩压 <100mmHg）。
- 心动过缓或心律失常。

3. 通气与血流灌注比值失调

- 发绀。
- 低氧（SpO_2 <92% 和 / 或 PaO_2 <8kPa）。
- 正常 $PaCO_2$（4.6~6.0kPa）。

4. 通气衰竭

- $PaCO_2$ 持续性升高提示为几近致命的哮喘。
- 意识错乱或昏迷。

C. 急性重症哮喘

- 呼气流量峰值 ≥33%~50% 个人最佳值或预计值。
- 呼吸频率 ≥25 次 /min。
- 心动过速：心率 ≥110 次 /min。
- 无法一口气说完一句话。

框 2.5　急性哮喘严重程度评估（续）

D. 中度急性哮喘

- 症状加重。
- 呼气流量峰值（PEF）> 50%~75% 个人最佳值或预计值。
- 无急性重症哮喘特征。

　　有任何重症或可能致命哮喘的指征或者可立即致命的哮喘表现时必须收住入院。

资料来自 SIGN 153：*British guideline on the management of asthma* (2016). ♫https://www.brit-thoracic.org.uk/standards-of-care/guidelines/btssign-british-guideline-on-the-management-of-asthma

检查

- 动脉血气：吸入空气的情况下动脉血氧饱和度 <92% 或有其他严重哮喘表现的患者需要测量动脉血气。吸入空气的情况下几乎都有低氧血症。起初为了保持肺泡通气，会出现低碳酸血症和呼吸性碱中毒。$PaCO_2$ 升高表明出现疲惫导致的早期呼吸衰竭。立即联系重症监护病房。如果几天内哮喘控制不佳，会发生轻度"非阴离子间隙性"酸中毒（血清碳酸氢根 20~24mmol/L）。重症哮喘可发生乳酸性酸中毒。
- 脉搏血氧监测：连续的血氧监测是必要的，目标是保持氧饱和度 94%~98%。
- 胸部 X 线：排除气胸，明确有无肺实质感染。
- 心电图：通常是正常的。在重症哮喘，可以有右心劳损的表现。
- 全血细胞计数、尿素氮及电解质、C 反应蛋白：评估感染和嗜酸性粒细胞增多情况；大剂量应用 β 受体激动剂可致低钾。

急性重症哮喘：急救

首要处理事项

1. 纠正缺氧。

2. 治疗支气管痉挛和炎症。

3. 评估是否需要重症监护。

4. 治疗任何潜在的可能病因(如感染、气胸)。

   - 专人看护,因患者情况可能会迅速恶化。
   - 保持镇静:患者焦虑可导致呼吸功增加,保持其镇静非常重要(见框 2.6)。

框 2.6　急性哮喘处理要点

- 氧疗。
- 雾化吸入沙丁胺醇和异丙托溴铵。
- 口服泼尼松龙。
- 监测呼气峰值流速(peak expiratory flow rate,PEFR)和动脉血气。
- 如无改善,静脉输注硫酸镁。
- 如果患者没有好转或感到疲劳($PaCO_2$ 增加),请麻醉科会诊。
- 考虑静脉输注氨茶碱或静脉输注沙丁胺醇(配合麻醉支持)。
- 每天监测血清钾,必要时补充。
- 治疗任何基础病因(如感染、气胸)。如有肺部感染(脓痰、胸部 X 线异常、白细胞升高、发热),给予抗菌药物治疗。

严重的或可能致命的发作

(见框 2.7)

框 2.7　收住重症监护病房的指征

- 低氧[PaO_2 <8kPa(60mmHg),尽管吸入氧浓度(fraction of inspired oxygen,FiO_2)达 60%]。
- $PaCO_2$ 出现升高或者 $PaCO_2$ >6kPa(45mmHg)。
- 极度疲乏、困倦或昏迷。
- 呼吸骤停。
- 充分治疗后病情无改善。

1. *初始治疗*

- 使患者取坐位。

- 吸氧:最大流量吸氧,理想做法是使用高流量吸氧面罩,至少 60% 或者 15L/min。在哮喘患者,CO_2 潴留不是问题。保持氧饱和度 >92%。

- 支气管扩张剂喷雾:沙丁胺醇 2.5mg 或特布他林 10mg 雾化吸入,必要时可 15~30 分钟重复一次。如果对初始治疗反应不佳,可予沙丁胺醇 5~10mg/h 持续喷雾。

- 如果对 β 受体激动剂治疗初始反应差,可加用异丙托溴铵每隔 4~6 小时给予 0.5mg。

- 建立静脉通道。

- 开始类固醇治疗:如果可以服用药片,泼尼松龙 40mg 口服;如果不能口服,氢化可的松 200mg 静脉应用(孕妇哮喘发作时,因胎儿缺氧的危险性增高,应使用类固醇)。维持治疗用泼尼松龙 40mg 口服,每天一次。

- 如果有肺部感染的证据(脓痰、胸部 X 线异常、白细胞升高、发热),应使用抗菌药物治疗。黄痰可能是嗜酸性粒细胞增多所致,白细胞升高可能是使用类固醇所致。(关于抗菌药物的选择 ➜ p. 186 急性肺炎:治疗)。如果没有证据表明有感染性致病因素,不建议对急性哮喘患者常规使用抗菌药物。

- 足量水化是必要的,其可防止黏液栓形成。保证每天入量(口服或静脉)在 2~3L,但要避免水负荷过量。必要时补钾。

2. *监测进展*

- 雾化前后呼气峰值流量。

- 每 1~2 小时或根据疗效需要复查动脉血气,特别是 SpO_2 <93% 时。切记动脉血气是有创的——英国胸科学会(British Thoracic Society,BTS)指南规定应用局部麻醉。或者考虑动脉置管以便反复采样。

3. *如果治疗起效不快或者患者的情况恶化*

- 持续吸氧;使用 $β_2$ 受体激动剂雾化剂,每 15 分钟一次。

- 静脉给一剂硫酸镁(见框 2.8)。

- 请麻醉师会诊。

- 考虑静脉输注氨茶碱（见框 2.8）。
- 考虑静脉输注沙丁胺醇（见框 2.8）。

框 2.8　哮喘的静脉支气管扩张剂使用

硫酸镁

- 1.2~2g，静脉输注 20 分钟以上。
- 给一次即可。重复使用可导致高镁血症而致肌力下降以及呼吸衰竭。

沙丁胺醇

- 负荷量：100~300µg，静脉注射 10 分钟以上。
- 维持量：5~20µg/min（5mg 加入 500mL 生理盐水，输注速度为 1~3mL/min）。
- 副作用：常见的有震颤、心动过速、低钾、高血糖。可能出现乳酸酸中毒，沙丁胺醇滴速减慢后数小时可以改善。

氨茶碱

- 负荷量：250mg（4~5mg/kg），静脉注射 20 分钟以上。
- 维持量：0.5~0.7mg/(kg·h)［250mg 加入 1 000mL 生理盐水，输注速度为 2~4mL/(kg·h)］。
- 如果患者口服茶碱药物，在未检测血药浓度之前不要给负荷量。
- 肝硬化、充血性心衰患者或者服用红霉素、西咪替丁、环丙沙星者剂量要减半。每 24 小时测一次血药浓度（目标水平是 10~20mg/L）。

急性重症哮喘：进一步处理

- 慎用 CPAP：在呼吸肌疲劳患者可以帮助其减少呼吸功，但是不能进一步增加其功能残气量。尽早转入重症监护病房，以免延误有创通气时机。
- 氯胺酮（一种分离麻醉剂）可用于机械通气患者（1~3mg/min），其可能通过阻断神经末梢摄取肾上腺素以增加循环中的儿茶酚胺。

- 吸入性麻醉剂(如氟烷、安氟醚、异氟烷)可缓解支气管痉挛，在开始机械通气时是有益的。
- 机械通气可用于抢救，但出现并发症的风险较高，总体死亡率约为 13%。气压伤发生率约为 14%(如气胸、纵隔气肿、皮下气肿)，约 38% 的患者发生低血压(通常并发于胸腔内压增高、脱水导致的循环血量不足和麻醉剂的血管扩张效应)。请重症监护病房专家会诊以指导哮喘患者的辅助通气治疗。

一般原则

- 吸入气体充分湿化和加温。
- 低频通气(6~10 次 /min)。
- 低潮气量(6~10mL/kg)。
- 延长呼气相(吸呼比为 1：3 或更长)。
- 尽可能降低气道压(目标要低于 $50cmH_2O$，通常低于 $25cmH_2O$)。
- 保持 PaO_2 >8kPa；如果 pH>7.2，允许 $PaCO_2$ 升高。
- 适当的镇静和麻醉以减少呼吸驱动。
- 避免使用阿片类和阿曲库铵(可能释放组胺)。
- 考虑应用苯二氮䓬类、氯胺酮、维库溴铵、异氟烷等。

持续治疗

- 一旦病情改善，继续雾化吸入 β_2 受体激动剂，可减少用量至每 4 小时一次，24~48 小时后改为按需使用。
- 每次雾化前后应该测定呼气峰值流速(PEFR)。
- 维持血氧饱和度在 94%~98%。
- 继续异丙托溴铵雾化，每 6 小时一次直至病情缓解。
- 继续类固醇治疗，泼尼松龙 40mg 口服，每天一次，连续治疗 10~14 天。
- 每 24 小时测量一次氨茶碱的血药浓度。
- 每日监测血钾，必要时补充。
- 出院前需要检查患者是否掌握吸入器使用技术。
- 出院标准(见框 2.9)。

框 2.9　出院指征

- 呼气流量峰值(PEF)应≥个人最佳值 75%,没有明显的"晨降"(昼夜变异率≤25%),且无夜间发作。
- 出院前 24~48 小时不需用喷雾,用吸入器吸入即可。检查是否掌握吸入器的使用。
- 出院带药:
  - 泼尼松龙≥30mg 口服,每天一次,疗程为 1~3 周(疗程达 14 天时应逐步减量)。
  - 大剂量糖皮质激素吸入(通常用倍氯米松 1 000~1 500µg 通过储雾罐吸入或其他等效药物)。
  - 对入院前已给予长效 β_2 受体激动剂吸入的患者重新开始吸入治疗。
  - 必要时予以 β_2 受体激动剂吸入。
  - 必要时口服茶碱(出院前测定血药浓度)。
- 提供一份书面的个性化行动计划。英国哮喘协会的"控制"哮喘行动计划可以从他们的网站上直接下载,网址是 https://www.asthma.org.uk/control。
- 提供呼气峰值流速(PEFR)测量仪和图表,安排 2 天内全科医师或实习护士随访以及 1 个月内门诊随访。
- 评估个人风险因素 / 诱因。

轻中度哮喘发作

轻度哮喘发作

无重症哮喘征象,呼气流量峰值(PEF)应≥预计值(或个人最佳值)的 75%。

- 给予患者常用的支气管扩张剂(如用定量吸入器吸入 2 喷沙丁胺醇)。
- 观察 60 分钟,如果呼气流量峰值(PEF)保持在≥预计值的

75%,可以出院。

- 保证患者每天吸入至少 1 000µg 倍氯米松或等效药物。
- 建议患者尽早至全科医师处随访,监测呼气流量峰值(PEF),如果哮喘恶化及时到医院诊治。

中度哮喘发作

无急性重症哮喘征象,呼气流量峰值(PEF)为预计值(或个人最佳值)的 51%~75%。

- 给予 β_2 受体激动剂雾化吸入(沙丁胺醇 5mg 或特布他林 10mg),口服泼尼松龙 30~60mg。
- 30 分钟后再次评估。如果病情恶化或者呼气流量峰值(PEF)≤预计值的 50%,则按重症哮喘收入院并评估。
- 如果呼气流量峰值(PEF)为预计值的 51%~75%,重复雾化吸入,再观察 60 分钟。
- 如果患者 1~2 次雾化治疗后病情稳定并且呼气流量峰值(PEF)量≥预计值的 75%,则可从急诊出院。
- 出院后应做到:
  - 口服泼尼松龙(通常 30~40mg 每天一次,至少 5 天)。
  - 吸入糖皮质激素(倍氯米松吸入≥1 000µg/d)。
  - 吸入 β 受体激动剂。
  - 建议患者 48 小时内至全科医师处随访,如果病情有恶化尽快到急诊就诊。
  - 考虑转诊给呼吸专科门诊。

从急诊室把患者送回家

- 轻中度哮喘发作可从急诊室出院回家。
- 如果有急性重症哮喘表现(见框 2.4)则必须收住入院。
- 有脆性哮喘史或既往发作需要机械通气治疗史的患者通常也需要收入院。

慢性阻塞性肺疾病急性加重：评估

临床表现

- 劳力性呼吸困难、咳嗽(有时伴每日咳痰)、喘鸣(吸入支气管扩张剂未缓解或仅部分缓解)等原有症状加重。
- 呼吸衰竭(➔ 呼吸衰竭：评估，p. 209)：Ⅰ型($PaCO_2$ 正常，PaO_2 降低)或Ⅱ型($PaCO_2$ 升高，PaO_2 降低，反映严重的支气管痉挛和/或肺泡通气不足)。
- 有吸烟史(若无，可能是迟发性哮喘或为更罕见的诊断 α_1-抗胰蛋白酶缺乏症)。
- 意识错乱或意识障碍(疲惫、CO_2 潴留)。

病因

- 感染加重(胸部 X 线无新发病变)：典型感染为流感嗜血杆菌、肺炎链球菌、卡他莫拉菌感染。病毒感染也常见。
- 社区获得性肺炎(胸部 X 线显示新发病变)(见图 2.1)。
- 接触已知过敏原：COPD 可合并过敏性哮喘。
- 气胸(➔ 气胸：评估，p. 221)：要与肺大疱鉴别。
- 肺大疱扩大。
- 痰液潴留伴肺叶或肺段塌陷(肺不张)：肺炎，过度镇静或阿片类药物止痛(外伤、术后)，意识障碍。
- 混杂或诱发因素：心肌缺血、肺水肿、肺源性心脏病、肺栓塞。

检查

所有患者均应做：

- 尿素氮及电解质：了解是否有脱水、肾衰竭，监测血钾。
- 全血细胞计数：了解是否有白细胞增多或贫血(慢性呼吸衰竭可导致继发性红细胞增多症)。
- 脉氧仪检测及动脉血气：评估呼吸衰竭的程度和 pH。指导恰当的氧疗。

- 细菌学检查:送痰培养。如果发热或胸片提示肺炎须送血培养。
- 胸部 X 线检查:局灶病变提示肺炎(➜急性肺炎:检查,p. 174)。
- 心电图:心肌缺血或心律失常。

病情严重程度评估

- 病史:评估 COPD 患者稳定期严重程度,并与急性加重期相比较。询问平时的症状和功能状态(平地行走距离、上楼梯层数、发作频率、既往住院情况、既往有无机械通气)。评估平时治疗情况(规律使用支气管扩张剂雾化或类固醇口服、家庭氧疗),并发的疾病(缺血性心脏病、肾损害),以及既往病历资料[肺功能测定报告(pulmonary function tests,PFTs),动脉血气]。
- 检查:评估呼吸困难的严重程度(呼吸频率 >25 次 /min、辅助呼吸肌参与呼吸和胸壁反常运动)、缺氧(发绀)、高碳酸血症(CO_2 潴留、意识障碍)、肺源性心脏病(外周水肿)(见框 2.10)。

框 2.10 收住院标准

- 症状明显加重。
- 基线为重度 COPD。
- 新发的体征,如发绀、外周水肿。
- 家庭初步治疗无效。
- 合并症多。
- 诊断不明确。
- 年龄 >70 岁。
- 不能提供足够的居家照护支持。

慢性阻塞性肺疾病急性加重:处理

(见框 2.11)

框 2.11 治疗要点:COPD 急性加重

- 氧疗:初始通过文丘里面罩给予 24%~28% 的氧气吸入（根据动脉血气结果调整 FiO_2）。
- 喷雾吸入沙丁胺醇、异丙托溴铵。
- 口服泼尼松龙。
- 治疗急性加重的病因，如感染加重或气胸。
- 紧急物理治疗可帮助清除支气管分泌物。
- 对初始治疗无效的 II 型呼吸衰竭患者考虑无创通气。不能配合或无法耐受无创通气的患者可考虑应用机械通气。

治疗缺氧和呼吸衰竭

- 鉴别"红喘型"（呼吸急促以维持 PaO_2 以致 $PaCO_2$ 下降）和"紫肿型"（呼吸困难，不能维持 PaO_2 并且 $PaCO_2$ 上升）意义不大，因为大多数患者两种特征都有。

- 氧疗:任意氧疗往往会加重部分患者的 CO_2 潴留。动脉血气结果出来以前，可通过文丘里（Venturi）面罩给予控制氧疗（吸氧浓度为 24%~28%）。鼻导管吸氧浓度不可靠，可能会带来危险。血气结果出来后，根据结果相应调整 FiO_2。

- 动脉血气:

  - 如果患者没有 CO_2 潴留（$PaCO_2 < 6kPa$），有缺氧（$PaO_2 < 10kPa$），给予 28%~40% 的吸氧浓度吸氧。30 分钟后复查动脉血气（如果出现意识障碍应立即复查），以确保纠正缺氧并防止 $PaCO_2$ 上升。氧疗目标是保持血氧饱和度在 88%~92%。

  - 如果有 CO_2 潴留，给予 24%~28% 的吸氧浓度吸氧并考虑通气支持。无创通气（Non-invasive ventilation，NIV）是 COPD 急性加重伴有 II 型呼吸衰竭且对初始治疗无反应患者的一线治疗选择。允许吸入高浓度氧气,不会产生

不可控制的 CO_2 潴留。无创通气的应用减少插管，减少了病死率和住院时间。$PaCO_2 \geq 6kPa$ 并且 $pH \leq 7.35$ 的 COPD 急性加重患者在对支气管扩张剂初始治疗无效时，均应考虑无创通气。

- 机械通气：不能配合或无法耐受无创通气的患者可考虑应用（➔ 机械通气, p. 867）。
- 呼吸兴奋剂：已经逐渐被无创通气所取代。然而，当没有无创通气或无创通气不成功、机械通气不适合时，仍可试用多沙普仑（doxapram）。但对 II 型呼吸衰竭疗效不佳。

支气管痉挛和阻塞的治疗

- 如果 CO_2 潴留，通过氧气或空气给予 β 受体激动剂雾化（沙丁胺醇 5mg 或者特布他林 10mg，每 4 小时一次，或必要时给予）。（如果患者缺氧严重，可在雾化同时给予 2L/min 的鼻导管吸氧）。
- COPD 患者常合并较难逆转的支气管痉挛，当病情较重时可参照重症哮喘的治疗，静脉给予氨茶碱和 / 或 β 受体激动剂（见框 2.5）。
- 异丙托溴铵 500μg 雾化，每 6 小时一次。较哮喘而言，其用于 COPD 更有效。
- 类固醇应用：30mg 泼尼松龙口服 7~10 天；延长治疗没有任何好处。
- 紧急物理治疗可帮助清除支气管分泌物。

慢性阻塞性肺疾病急性加重

机械通气

- 在恰当选择的患者中，COPD 本身不是机械通气的禁忌证。当患者出现呼吸衰竭（$PaO_2 \leq 7.3kPa$，不论 CO_2 水平高低），且一线治疗（包括无创通气）无效，或者病情危重、对其他治疗不可能有应答时，均应考虑机械通气治疗。

- 插管前请示上级医师或者请重症监护病房医生会诊。

有利于机械通气疗效的因素

- 急性呼吸衰竭（碳酸氢盐正常，急性病程）。
- 相对年轻的患者。
- 明显的可治疗病因（如肺炎）。
- 近期运动耐量和生活质量较好。
- 既往病情恢复时没有 CO_2 潴留。

不利于机械通气疗效的因素

- 年老患者。
- 合并其他疾病（如缺血性心脏病、肾衰竭）。
- 既往机械通气难以脱机。
- 在家已有充分治疗（家庭雾化、长期氧疗）。
- 生活质量和运动耐量差。

机械通气情况下的气体交换处理

- 血气结果不好时，有慢性缺氧或 CO_2 潴留的患者比其他原因引起呼吸衰竭的患者耐受力要强。
- COPD 患者行机械通气时，不求达到正常的 $PaCO_2$ 和 PaO_2。有慢性缺氧或慢性 CO_2 潴留的患者（可通过既往异常血气，或者碳酸氢盐增高而 pH 正常或接近正常而判断）血气达到平时状态水平，即可转为自主呼吸模式或者脱机。因此，有慢性 II 型呼吸衰竭的患者，即使带机情况下 $PaCO_2$ 为 6~7.5kPa ± 轻度缺氧，也可以成功脱机。

急性加重的病因治疗

感染

- 脓痰或者痰量增加。
- 对于肺叶实变或支气管肺炎，治疗遵守指南 ➲ 急性肺炎：治疗，p. 184，和 ➲ 急性肺炎：特殊情况，p. 187。也可用阿莫西林 500mg~1g，一日 3 次或多西环素 200mg 负荷量，然后每天 100mg 口服。如果无效或无反应，可用头孢呋辛 750mg 静脉应用，一日 3 次，以覆盖耐药嗜血杆菌属。

● 遵从当地的诊治方案。

气胸

除非量很少,均需穿刺 ± 引流(➜气胸:评估,p. 221)。

肺水肿

见 ➜肺水肿:评估,p. 95。

肺栓塞

见 ➜肺栓塞:评估,p. 134。

呼吸衰竭:评估

呼吸衰竭出现在气体交换显著障碍时。临床上无法预测 PaO_2 和 $PaCO_2$,因此诊断依赖于动脉血气分析。分两种类型:

● Ⅰ型:呼吸空气或氧气时缺氧,$PaO_2 \leqslant 8kPa$ 伴 $PaCO_2$ 正常或降低(主要是通气血流比例失调)。

● Ⅱ型:呼吸空气或氧气时缺氧,$PaO_2 \leqslant 8kPa$ 伴 $PaCO_2$ 升高(>6kPa)(主要是肺泡低通气)。

实际上,两种类型可并存。

临床表现

(见框 2.12)

● 呼吸急促是最常见的临床表现。询问起病速度(突然发作提示气胸、肺栓塞或者心力衰竭)。

● 呼吸衰竭也可不表现为呼吸困难,特别是 COPD 急性加重伴低通气时,通常由肺外疾病引起,如 GBS(➜ Guillain-Barré 综合征,吉兰 - 巴雷综合征,p. 480)或者药物过量。关于神经肌肉性呼吸衰竭见 ➜ 神经肌肉性呼吸衰竭:评估,p. 469。

● 意识障碍可能是老年患者的唯一表现。

病史可以反映呼吸衰竭的原因:

● 哮喘 / 慢性支气管炎以及吸烟史。

- 其他慢性肺病病史（如肺纤维化、结节病）。
- 咳痰以及发热（肺炎）。
- 慢性肺病的患者下肢水肿多由于肺源性心脏病加重或慢性肺病患者缺氧／高碳酸血症引起肾性体液潴留导致。
- 咯血（肺炎，肺栓塞）。
- 心脏病史，包括心悸和／或胸痛。
- 药物和／或过量用药史。
- 神经系统症状包括下肢痛、感觉异常（吉兰－巴雷综合征）。
- 过敏。

框 2.12 呼吸衰竭的病因

常见

- 急性哮喘（➜ 急性哮喘：评估，p. 195）。
- COPD 恶化（➜ COPD 急性加重：处理，p. 205）。
- 肺炎（➜ 急性肺炎：评估，p. 180）。
- 肺水肿（➜ 肺水肿：评估，p. 95）。
- 肺栓塞（➜ 肺栓塞（PE）：评估，p. 134）。
- 感染合并脊柱后凸侧弯或其他慢性肺病。
- 胸腔积液（➜ 胸腔积液，p. 231）。
- 气胸（➜ 气胸：评估，p. 221）。
- ARDS／急性肺损伤（➜ 成人呼吸窘迫综合征 1，p. 214）。
- 呼吸抑制。
- 药物，如阿片类。

少见

- 肺萎陷／不张（肿瘤，异物，痰栓，感染）。
- 急性呼吸肌乏力：GBS（➜ 吉兰－巴雷综合征，p. 480）、重症肌无力（➜ 肌无力危象，p. 473）、脊髓灰质炎。
- 上气道阻塞（异物，肿瘤，会厌炎）（➜ 急性上气道阻塞，p. 236）。
- 胸部外伤。
- 过敏（➜ 过敏反应，p. 364）。

尽可能评估平时的功能状态如平地行走距离、一口气爬楼梯数,发作频率,既往住院史,既往机械通气治疗情况,合并其他疾病(心脏病、肾功能不全、肝功能不全)等。

体格检查

- 听诊呼吸音:喘鸣(上呼吸道梗阻),哮鸣(继发于哮喘、慢性阻塞性肺疾病、肺水肿的局部或广泛的气流受限),粗湿啰音(由于实变),细湿啰音(由于纤维化改变),支气管呼吸音(提示实变或不张,但也可出现在肺纤维化或胸腔积液上方)。
- 寻找发绀、气胸体征(过清音,呼吸音减低)或胸腔积液(浊音,呼吸音减低)。
- 上胸部和颈部触诊可有捻发音(气胸或纵隔气肿)。
- 检查是否有深静脉血栓征象(下肢热肿 ± 疼痛;➔深静脉血栓(DVT):评估,p. 129)。

呼吸衰竭:检查

紧急检查

- 动脉血气:在呼吸空气时迅速实施,如果患者特别不适,可在吸氧下进行(注意 FiO_2)。
- 胸部 X 线(见图 2.1)。
- 心电图:寻找肺栓塞的征象(心动过速、右束支阻滞、前壁 T 波改变、电轴右偏,$S_1Q_3T_3$ 少见。➔肺栓塞(PE):评估,p. 134),快速性心律失常或心肌缺血。
- 血液检测:全血细胞计数(贫血、白细胞增多)、尿素氮及电解质、血糖。
- 查看痰液:黄色、绿色、黏液样、条状或血痰。
- 第一秒用力呼气量(FEV_1)和用力肺活量(FVC):如果怀疑呼吸肌无力(如吉兰 - 巴雷综合征)。

- 病原菌检查:如果发热或胸部 X 线提示感染需做痰培养、血培养。

必要时考虑

- 阿司匹林和对乙酰氨基酚水平检测。
- 血浆和尿液毒理学。
- 尿液检测尿糖和酮体。
- 系统性胸部 X 线检查以发现各种异常。

胸部 X 线检查评估

- 实变或肺泡渗出阴影:可以是整个肺叶或斑片状病变。细支气管充气征提示肺炎。
- 心脏左室功能衰竭导致的肺水肿(心源性):典型肺门旁呈蝶翼状影,上叶肺静脉淤血,肺外野见 Kerley B 线,± 胸腔积液,± 心脏增大。
- 非心源性肺水肿(ARDS/ 急性肺损伤):典型表现是外周肺泡渗出阴影 ± 细支气管充气征,未见上叶肺静脉淤血、Kerley B 线、胸腔积液和心脏增大。
- 胸腔积液。
- 团块影提示支气管肺癌。
- 肺栓塞:不透明的外周楔形影,少量胸腔积液,局部血流减少,肺动脉增宽。
- 气胸(区别于肺大疱)。
- 外伤 / 肋骨骨折。
- 间质性肺病:累及小部分肺野,在外周肺和下肺野见间质网状结节影。

呼吸衰竭:处理

神经肌肉性呼吸衰竭章节见 ➜ 神经肌肉性呼吸衰竭:评估,p. 469。

呼吸衰竭的严重程度取决于患者对氧疗的反应。吸入

40%~60% 浓度的氧仍不能纠正缺氧，或者存在渐进性高碳酸血症，提示需要采用无创通气或机械通气，具体采取何种方式需根据临床征象和基础病因决定。

预后不良的征象

- 因呼吸困难不能言语。
- 呼吸频率 >40 次 /min。
- 在急性哮喘中，呼气流量峰值（PEF）≤33% 预计值。
- 心动过速（心率≥100 次 /min）或心动过缓（心率≤60 次 /min）。
- 衰竭或昏迷（需要紧急通气支持）。
- 喘鸣（表明上气道阻塞➡急性上气道阻塞，p. 236）。
- 动脉血氧饱和度 <90%。
- 休克（心动过速 + 低血压）。可能提示张力性气胸（➡ 张力性气胸，p. 226）、严重左心衰（➡肺水肿：评估，p. 95）、重症肺炎（➡急性肺炎：处理，p. 184）或者大面积肺栓塞（➡肺栓塞：评估，p. 134）。

　　高碳酸血症是很多原因所致呼吸衰竭的最终结局（包括哮喘和肺炎），而不仅仅是 COPD，表明患者呼吸肌疲劳。即使是高龄患者，也可以对机械通气反应良好，最终获得满意的结局，这取决于疾病本身和发病前的情况。

常规复苏（ABC）

- 确保气道及口腔通畅。
- 如有喘鸣需紧急请麻醉科和 / 或耳鼻喉科会诊（➡急性上呼吸道梗阻，p. 236）。
- 让患者保持坐位（低血压除外），给予 60% 氧浓度吸氧。如有 COPD，则吸氧浓度为 24%~28%。
- 确保有效呼吸（测定呼吸频率和呼吸深度），使用脉氧仪监测动脉血氧分压。
- 如果患者呼吸肌疲劳不能驱动有效呼吸，请求麻醉科帮助或考虑立即转入重症监护病房（见框 2.13）。

- 昏迷患者无效呼吸时应考虑是阿片类(针尖样瞳孔)或苯二氮䓬类药物过量导致。给予纳洛酮 200~400µg(2~4µg/kg) 静脉推注,根据治疗反应继续输注和 / 或静脉给予氟马西尼(200µg 注射 15 秒以上,后如有需要可每隔 60 秒再注射 100µg,最大总剂量为 1mg(在重症监护病房时为 2mg)。
- 呼吸支持的方法 ➔ 呼吸支持的原则,p. 865。
- 留置静脉通路。
- 测血压、心率;观察心衰征象(颈静脉压升高,爆裂音,水肿) 或肺栓塞征象(颈静脉压升高,心动过速,低血压,呼吸音正常 ± 胸膜摩擦音)。

　　见框 2.14 治疗要点。

框 2.13　重症监护的指征

- 进行性衰竭或意识障碍。
- 初始复苏未能快速起效的休克。
- 初始治疗未能快速起效的呼吸衰竭。

框 2.14　呼吸衰竭处理要点

- 早期动脉血气分析对于区分 I 型和 II 型呼吸衰竭以及确定是否需要辅助通气很重要。
- 病史和体检通常会提示病因。
- 在维持气体交换的同时(如无创通气),治疗通常围绕纠正根本问题(如治疗下呼吸道感染)。
- 记住,呼吸衰竭有非呼吸系统原因(神经系统疾病、心脏疾病和药物过量)。
- 如果患者有预后不良征象,且可能受益于(且适合)机械通气,则尽早收住重症监护病房。

成人呼吸窘迫综合征 1

　　急性肺损伤(acute lung injury, ALI) 及其更严重的亚型急

性呼吸窘迫综合征(acute respiratory distress syndrome,ARDS),
是从对初始损伤的过度肺部炎症应答发展而来,如肺内或肺外
来源的脓毒症。其特征是肺泡上皮细胞损伤、肺内皮屏障破坏、
急性炎症和富含蛋白质的肺水肿,导致急性呼吸衰竭。多见于
多器官功能衰竭(multi-organ failure,MOF)。

诊断标准

- 伴有 1 个以上危险因素的呼吸衰竭急性发作(见框 2.15)。
- 低氧血症:
  - 急性肺损伤(ALI):$PaO_2/FiO_2 < 40kPa$。
  - 急性呼吸窘迫综合征(ARDS):$PaO_2/FiO_2 < 27kPa$。
- 胸部 X 线示双肺浸润影。
- 肺毛细血管楔压 < 19mmHg,伴胶体渗透压正常[低蛋白血
  症的患者,临界的肺毛细血管楔压大约是血清白蛋白(g/L)×
  0.57]或临床排除心衰。

检查

- 胸部 X 线。
- 动脉血气分析(考虑留置动脉导管以便经常采集血标本)。
- 全血细胞计数、尿素及电解质、肝功能以及白蛋白、凝血、交
  叉配血、C 反应蛋白。
- 细菌学检查(血、尿、痰培养)。
- 心电图。
- 如有相关病史提示,考虑进行药物筛检、淀粉酶测定。
- 放置肺动脉导管以测定肺毛细血管楔压,心输出量以及混
  合静脉血氧饱和度,以便计算血流动力学参数。
- 视情况必要的检查:
  - 胸部 CT
  - 支气管肺泡灌洗液行微生物和细胞计数检查(嗜酸性粒
    细胞?)
  - 碳氧血红蛋白测定

框 2.15 成人呼吸窘迫综合征的促发因素

直接肺损伤

- 误吸：
  - 胃内容物
  - 溺水
- 吸入损伤：
  - 有毒气体
  - 烟雾
- 肺炎：
  - 所有微生物
  - 肺孢子菌
- 肺血管炎
- 肺挫伤
- 药物中毒或药物过量：
  - 氧中毒
  - 阿片类药物过量
  - 博来霉素
  - 水杨酸盐

间接（肺外）损伤

- 休克
- 脓毒症
- 羊水栓塞或脂肪栓塞
- 急性胰腺炎
- 大出血
- 反复输血
- DIC
- 大面积烧伤
- 严重创伤
- 头颅损伤
  - 颅内压升高
  - 颅内出血
- 心肺分流术
- 急性肝衰竭

处理

处理要点见框 2.16。

框 2.16 ARDS 处理要点

- 救治严重 ALI/ARDS 患者是一个巨大挑战，主要由重症监护病房医生承担。
- 早期诊断和干预是关系到预后 / 生存结果的关键。
- 肺保护性通气和通气 / 血流灌注（V/Q）匹配的优化，以及同时治疗导致损伤性炎症的基础疾病，是治疗的关键。
- 一些尚未被证实的治疗方法，包括以细胞为基础的治疗，为未来治疗这种危及生命的疾病带来了希望。

- 几乎所有的 ALI 患者都需要尽早转入加护病房(HDU)/ 重症监护病房(ICU)。
- 主要目标是识别和治疗病因,同时为器官衰竭提供支持治疗:
  - 呼吸支持以促进气体交换并纠正缺氧。
  - 心血管支持以保证组织供氧。
  - 病因治疗。

既往许多试验药物都旨在抑制炎症瀑布和预防炎症损伤。最近,以细胞为基础的治疗侧重于重新将免疫 / 炎症反应导向修复状态。

成人呼吸窘迫综合征 2

呼吸支持

自主呼吸患者

- 非常轻度的肺损伤,缺氧能够通过提高吸入氧浓度(FiO_2 为 40%~60%)得到纠正。
- 如果患者总是需要吸高浓度氧(带贮气装置 FiO_2 为 60%~80% 的非重复呼吸面罩)或者持续气道正压(CPAP)辅助通气[➔ 持续气道正压(CPAP), p. 867],考虑转入加护病房(HDU)/ 重症监护病房(ICU)。
- 机械通气指征:
  - 氧合不足($FiO_2 > 0.6$ 时,$PaO_2 < 8kPa$)。
  - 正在或已经升高的 $PaCO_2$($> 6kPa$)。
  - 临床上出现早期呼吸循环衰竭征象。

机械通气

这属于 ICU 医师的领域。主要目标是改善氧合和通气,同时要降低呼吸机相关肺损伤的发生风险,称为肺保护性通气。鉴于已有充分证据表明低潮气量和低吸气压通气可提高生存率,肺保护性通气应立即实施。

一般原则

- 借助镇静(± 神经肌肉阻断剂)采用控制性机械通气。神经肌肉阻断剂通过阻止骨骼肌活动,增加胸部顺应性,改善患者与呼吸机的同步性,降低气道压力,以减少呼吸机相关性肺损伤(ventilator-associated lung injury,VALI)。
- 与传统方法相比,小潮气量通气可改善预后。
- 呼气末正压(PEEP)在大多数患者中能改善氧合,使得 FiO_2 下降。通常从 5~10cmH_2O 开始,最适范围在 10~15cmH_2O。需警惕回心血量减少导致的低血压。
- 小潮气量会削弱 CO_2 的清除,即使采用高呼吸频率(20~25 次 /min),仍会导致酸中毒。多数患者能够耐受逐渐升高的二氧化碳分压(可高达 13kPa),且酸中毒(pH<7.25)时可以通过静脉补充碳酸氢盐纠正,称为允许性高碳酸血症。

成人呼吸窘迫综合征 3

心血管支持

- 动脉留置导管对持续血压监测至关重要。其他有创性监测也常采用[肺动脉导管、脉搏轮廓心输出量(pulse contour cardiac output,PiCCO)监测、经食管多普勒超声],但它们各自的作用以及对预后的影响尚不明确。
- 多数患者由于疾病本身和 / 或机械通气的影响导致血流动力学不稳定,经液体复苏能纠正。但这有可能加重肺毛细血管渗漏,影响氧合 / 通气。尽可能将血管内容量保持在正常低限,以维持心脏指数和平均动脉压在正常水平。
- 通常需要使用强心药和 / 或血管加压药。具体药物选择需依据临床评估和有创性血流动力学监测的综合评判。常用药物有多巴酚丁胺、多巴胺、肾上腺素、去甲肾上腺素。

● 反复评估极其重要。

持续处理

● 寻找并治疗诱因(见框 2.13)。
● 脓毒症:
  ● 发热、中性粒细胞升高、炎症标志物升高等在 ALI/ARDS 中常见,不一定表明是脓毒症。
  ● 针对可能的病原体采取经验性抗菌药物治疗,并留取标本行微生物学检测(插管且病情稳定的患者可考虑支气管肺泡灌洗)。根据微生物学结果再调整或取消抗菌药物的使用。
  ● 留置中心静脉压(CVP)导管是脓毒症的常见病因。
  ● 可考虑小剂量类固醇输注。
  ● 肾功能衰竭:常见,需行肾脏替代治疗(renal replacement therapy,RRT)以维持体液平衡及血液生化指标。
  ● 肠内营养:与胃肠外营养[全肠外营养(total parenteral nutrition,TPN)]相比,其能够帮助保护肠黏膜的完整性,降低全身性脓毒症的发生率。胃排空延迟和肠蠕动减慢在 ICU 患者中常见,可以用胃肠动力药治疗(甲氧氯普胺、红霉素)或者鼻空肠管鼻饲。机械通气 48 小时以上或多器官功能衰竭的患者应考虑用 H_2 受体阻断剂以预防应激性溃疡。
● 凝血障碍:常见。轻度障碍不需处理。如果重度障碍甚至发生了 DIC,需请专家会诊。
● 类固醇治疗:
  ● 对既往治疗无效的危及生命的低氧血症患者,考虑使用糖皮质激素治疗。如果 72 小时内 PaO_2/FiO_2、顺应性以及 $PaCO_2$ 没有改善,停止激素治疗。如果有效,可以延长治疗,但目前最佳疗程尚不清楚。
● 新兴疗法:
  ● 他汀类药物、胰岛素、血管紧张素转化酶抑制剂(ACEI)和大环内酯类药物均具有抗炎和免疫调节 ± 抗血栓作用。

在 ALI/ARDS 中,单药治疗或药物联合治疗对死亡率改善的获益仍存在相互矛盾的证据。由于大环内酯类药物具有额外的抗菌活性,其在肺炎引起的 ALI 中表现出特殊的应用前景。

- 细胞疗法,特别是使用间充质干细胞/基质细胞,具有吸引力,正在广泛研究中。

- 脓毒症:已有证据表明,难治性感染性休克的患者(持续/增对血管加压药物的需求)可能有"相对"或"功能性"肾上腺功能不全,可以从类固醇替代治疗(氢化可的松200~300mg/d)中获益。目前尚不清楚哪些患者可能受益,但促肾上腺皮质激素(ACTH)刺激试验可能有助于鉴别。

ARDS 突然恶化的原因见框 2.17。

框 2.17 ARDS 突然恶化的原因

呼吸系统	心血管系统
● 气胸	● 心律失常
● 支气管堵塞	● 心脏压塞
● 气管插管移位	● 心肌梗死
● 胸腔积液(血胸)	● 消化道出血("应激性"溃疡)
● 误吸(未行鼻饲的)	● 败血症

结局

- ALI/ARDS 的结局近年有所改善,总死亡率约为 40%。

- ALI/ARDS 合并脓毒症、肝病、肺外器官功能不全或者老年患者的死亡率较高。

- 存活者尽管存在常规的肺功能检测异常,但呼吸功能障碍在 1~2 年内少见。

- 越来越多的证据表明,存活者患有相当程度的神经肌肉障碍和心理障碍。这可能是经历长时间重病后的表现,而非 ALI/ARDS 所特有。

拓展阅读

Diaz JV, Brower R, Calfee CS, Matthay MA. Therapeutic strategies for severe acute lung injury. *Crit Care Med.* 2010;38:1644–50.

Sweeney RM, Griffiths M, McAuley D. Treatment of acute lung injury: current and emerging pharmacological therapies. *Semin Respir Crit Care Med.* 2013;34:487–98.

气胸：评估

临床表现

　　大多数因自发性气胸到医院就诊的患者没有明确的肺部疾病史。最常见的症状有：

- 呼吸困难：通常是突然发生的（年轻、健壮的人症状轻，有 COPD 或哮喘的患者表现为症状急剧恶化）。临床存在呼吸困难症状会影响气胸处理策略。
- 胸痛：钝痛，位于胸部中央，有沉重感，或可能伴有胸膜炎。
- 在住院患者中有以下情况需考虑该诊断：
  - 胸部有创操作（如锁骨下静脉置管）之后发生呼吸困难。
  - 缺氧加重或机械通气的气道压升高。

病因

- 原发性自发性气胸（primary spontaneous pneumothorax，PSP）：健康个体，没有潜在的肺部疾病。多见于 20~40 岁吸烟的高个年轻男性。可能是肺尖部胸膜下的肺大疱破裂所致。
- 继发性自发性气胸（secondary spontaneous pneumothorax，SSP）：有潜在的肺部疾病（肺气肿、肺纤维化、肺囊性纤维化、结节病）致胸膜破裂。症状往往更严重，即使气胸量相对较少。
- 感染：空洞型肺部炎症，如葡萄球菌肺炎、肺脓肿、肺结核、肺孢子菌肺炎。

- 外伤:特别是道路交通事故中的胸部外伤。
- 医源性:胸膜活检或穿刺、经支气管活检、经皮肺活检、锁骨下静脉置管、高气道压机械通气之后。

胸部 X 线检查

- 通常没有典型的临床征象。
- 初始诊断建议使用标准的立位胸部 X 线检查。
- 仰卧的患者往往不容易发现气胸。寻找一侧肺野中透亮度增加的区域或者与胸壁平行的线(由于右肺中叶压缩)。立位胸部 X 线检查可显示患侧肋膈角变钝。
- 如果患者患有慢性阻塞性肺疾病并有明显的大疱性疾病,注意区分气胸和大的薄壁大疱。对于不确定或复杂的病例,推荐行胸部 CT 检查以鉴别。

严重气胸的体征

- 张力性气胸:纵隔移位,颈静脉压升高或回流受阻,低血压,心动过速,休克。
- 气胸量大小:气胸的百分比很难估计,其重要性低于临床耐受的程度;根据胸片上显示的肺门水平肺边缘至胸壁的距离将气胸分为:
  - 少量气胸:可见边缘 <2cm。
  - 大量气胸:可见边缘 >2cm。
(注意:大量气胸时肺容量约减少 50%。)
- 缺氧:不吸氧时 $PaO_2 \leqslant 10kPa$(会受到肺部基础疾病的影响)。
- 严重的呼吸困难。

气胸:处理

见图 2.2 和图 2.3。处理要点见框 2.18。

框 2.18 气胸处理要点

- 评估呼吸困难情况,同时做出临床/影像诊断,因为这影响治疗策略。
- 确定原发性还是继发性,以及对临床影响的大小和程度。给氧支持治疗。
- 张力性气胸危及生命,应予以临床诊断(不依赖于胸片),治疗采用紧急引流减压。
- 尝试穿刺抽气适合于原发性自发性气胸以及少量无症状的继发性自发性气胸(1~2cm)。
- 所有的继发性自发性气胸患者均应收住入院观察,并通知胸科团队。
- 如果肋间引流术后持续漏气,请在 3~5 天内联系胸外科医生。

哪些人可以离开急诊室?

原发性自发性气胸(PSP)或继发性自发性气胸(SSP)患者伴有与气胸相关的呼吸困难,无论其气胸量多少,均应进行积极干预,以及支持治疗(包括吸氧)。

- 少量原发性自发性气胸,胸片上气胸线距离胸壁小于 2cm,没有明显的呼吸困难,没有基础慢性肺部疾病。
- 大量原发性自发性气胸成功抽气后(复查胸片显示气胸线距离胸壁小于 2cm),没有明显的呼吸困难或基础慢性肺部疾病。
- 所有继发性自发性气胸患者都应该尽早转诊给胸科医生。
- 10~14 天后于胸科门诊复查胸片。
- 建议患者如果出现呼吸困难或胸痛应立即到急诊科回诊。
- 在完全康复之前,应避免乘坐飞机旅行。

哪些人需收住院观察

- 所有继发于外伤或者有基础肺部疾病的患者即使成功抽气,仍应收住院观察。24 小时后复查胸片,如没有再出现气体增多可以出院。
- 抽气后肺没有完全复张的患者。
- 氧疗(COPD 的患者起始给 24%~28% 浓度的氧,并检查动脉血气,其他患者给 >35% 浓度的氧)。此可加速对胸腔积气的吸收,且多达 4 倍。大部分胸腔积气是氮气(N_2),给氧能够降低血中的氮气分压,从而增加回吸收的浓度梯度。

下列患者需抽气

- 原发性气胸:所有原发性大量气胸患者,不论有无症状都应抽气。
- 继发性气胸:所有少量继发性气胸(无症状且年龄小于 50 岁者除外)应收住院观察,如果 24 小时后复查胸片仅见极少量气胸或未见气胸,则可出院,10~14 天后于门诊复查胸片。
- 除非有技术上的困难,否则不应重复针吸抽气。

下列患者需胸腔置管引流

- 原发性气胸:穿刺抽气失败。
- 继发性气胸:少量气胸伴有症状或年龄大于 50 岁;1 次穿刺抽气失败。
- 混杂性气胸:液气胸或血气胸患者以及所有机械通气的气胸患者都应院内转诊。
- 胸腔肋间引流置管技术参见 ➜ 胸腔引流置管 1,p. 876 和 ➜ 胸腔引流置管 2,p. 879。
  - 如果肺已复张,引流管不再有气泡,继续观察 24 小时后复查胸片,如果没有气胸复发,即可拔管。
  - 肺仍萎陷并且引流管持续有气泡表明持续漏气,仍有吸引必要。
  - 肺仍萎陷,但引流管不再有气泡,提示引流管堵塞、移位或夹闭。如果需要更换新的引流管,需重新切开。
  - 对于持续漏气的患者,应在 48 小时后与心胸外科医生讨论治疗方案。
- 负压吸引：
  - 负压吸引不应作为胸腔引流的常规应用。因有复张性肺水肿的风险,必须谨慎。
  - 推荐使用大容量、低压力的负压吸引系统。

> **实践要点**
>
> - 气胸标准治疗中没有引流管夹闭的适应证。如果要挪动患者,需保持引流瓶的位置低于胸壁,但不要夹闭引流管。
> - 除非你明白你在做什么,否则不要夹闭引流管。

急性气胸：处理

见图 2.2 和图 2.3。

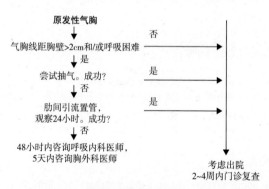

图 2.2　原发性气胸处理

来源：*Management of spontaneous pneumothorax*, British Thoracic Society Pleural Disease Guideline 2010, BMJ Publishing Group Ltd. ✍https://www.brit-thoracic.org.uk/ document-library/clinical-information/pleural-disease/pleural-disease-guidelines-2010/ pleural-disease-guideline

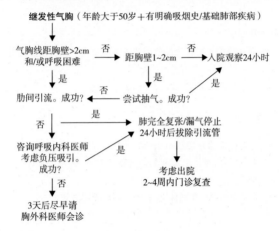

图 2.3 继发性气胸处理

来源：*Management of spontaneous pneumothorax*，British Thoracic Society
Pleural Disease Guideline 2010，BMJ Publishing Group Ltd. https://www.
brit-thoracic.org.uk/ document-library/clinical-information/pleural-disease/
pleural-disease-guidelines-2010/ pleural-disease-guideline

张力性气胸

- 常见于机械通气或心肺复苏后的患者。
- 患者常有呼吸窘迫和呼吸急促，伴发绀、大汗、明显的心动过速和低血压。
- 需要紧急处理。

处理

- 密切关注病情变化。给予最大流量吸氧以纠正缺氧。
- 临床诊断气胸(呼吸音减低和气管移位)后，于气胸侧第二肋间隙锁骨中线处垂直于胸壁插入18G(或可用的最大)导管。排气必须立即进行，留置导管直至气体停止大量冲出。

- 尽可能早地插入胸腔引流管。
- 导管置入后,如果没有气体冲出,那么患者不是张力性气胸,应立即拔管。

咯血:评估

临床表现

- 咯血是指血从肺或气管支气管树中咳出(见框 2.19)。
- 3 小时内咯血≥400mL 或者 24 小时内≥600mL 称为大咯血,多由支气管扩张、支气管肿瘤、感染(如结核、肺脓肿或者肺曲霉球)或外伤引起。
- 通常能从病史清楚获知病因。有可能通过胸部的气过水声来定位大出血患者的出血部位。要特别询问吸烟史和用药史。
- 检查可以发现潜在的病因(见框 2.19),并且可以评估出血对血流动力学和呼吸的影响。
- 应考虑到出血可能来源于肺外部位:如上呼吸道、胃肠道、鼻咽部。

预后不良的因素

包括:

- 年龄增加。
- 肺或心脏基础疾病。
- 呼吸受累的表现(呼吸频速,发绀)。
- 缺氧(不吸氧状态下 $PaO_2 \leqslant 10kPa$)。
- 持续咯出大量鲜血。
- 休克(体位性或仰卧位低血压——罕见)。

框 2.19 咯血的常见病因

肺部疾病

- 支气管扩张和囊性纤维化（± 感染）
- 支气管肿瘤
- 感染
  - 结核
  - 肺炎
  - 肺脓肿
  - 肺曲霉球
- 支气管炎
- 外伤
- 动静脉畸形

心血管疾病

- 肺栓塞
- 左心衰竭
- 二尖瓣狭窄
- 先天性心脏病伴肺动脉高压
- 主动脉瘤

系统性血管炎

- 系统性红斑狼疮
- 肉芽肿性多血管炎（以前被称为韦格纳肉芽肿）
- 肺出血肾炎综合征
- 显微镜下多血管炎

咯血：处理

初始处理

处理要点见框 2.20。

框 2.20 咯血处理要点

- 确定是大量咯血（3 小时内咯血大于 400mL 或者 24 小时内大于 600mL）还是小量咯血，如果可能，确定出血来源，以便制定治疗策略。
- 维持患者状况稳定，并确定最佳的治疗地点（可能包括转到设有心胸外科的医院）。
- 纠正凝血障碍，考虑经验性抗菌药物治疗（因为感染是常见的诱因）。
- 与胸科团队讨论所有咯血病例。小量咯血的患者应该行全面检查（通常为门诊患者）。

维持患者状况稳定

- 大量咯血通常应在有心胸外科支持的医院治疗。无支持条件的情况下应该紧急转院。
- 高流量吸氧。
- 将患者置于复苏体位，出血侧在下（如果明确知道出血来自哪一侧）以保证健侧肺不受其影响。
- 如咯出的血有误吸危险，则须紧急请麻醉科会诊；麻醉、插管、通气。双腔气管导管可用以隔离双侧肺，但是腔道狭窄会使随后的支气管镜检查不易实施。
- 留置大口径外周静脉导管，必要时随后留置中心静脉导管，推荐采取颈内静脉径路以降低气胸发生风险。
- 循环支持：咯血极少会严重到需要输血。如果持续出血，交叉配血 2~4U。监测尿量、脉搏、血压，必要时监测中心静脉压。

检查

所有患者应该完成以下方面检查：

- 全血细胞计数、尿素及电解质、凝血功能和交叉配血。
- 动脉血气。
- 心电图。
- 胸部 X 线检查。
- 痰液（镜检、培养、细胞学）。
- 纤维支气管镜。

诊断出血来源

- 胸部 X 线：用来系统地检查有无肺部肿块伴或不伴肺门淋巴结累及、有无支气管扩张（双轨影）、有无提示肺曲霉球的陈旧或新发空洞。若是少量咯血，寻找其原因。
- 纤维支气管镜或者硬质支气管镜检查：大咯血时均应紧急行支气管镜检。其未必能准确定位出血部位，但是可以指导外科医生或者放射科医生以帮助明确病变的肺叶或者肺段。内镜下局部注射肾上腺素（1：10 000，1mL），或者大咯血时球囊压迫段或亚段支气管 24~48 小时，可以止血。

- 选择性肺血管造影:通过选择性肺血管造影可以明确 90% 的出血来源。如果结合局部栓塞,止血率可达 90%。可能需多次操作。
- 胸部高分辨率 CT:可有助于鉴别实质病变和周围支气管内病变。

特别治疗措施

- 纠正凝血障碍:如果是小量咯血,用新鲜冷冻血浆足以纠正过高的 INR,目标 INR 为 1.5~2.0。有人工瓣膜并且大量咯血的患者,凝血功能必须尽可能正常化。请血液科或者心脏科医生会诊。如果血小板 $<50 \times 10^9/L$,补充血小板。
- 小量咯血的患者应该行全面检查(见框 2.21)。约 10% 的患者找不到病因。
- 大咯血的患者应该紧急行纤维支气管镜检以明确出血部位。
- 对所有大出血的患者,血管造影和血管栓塞应该优先于外科手术。
- 如果不能行血管造影,患者持续出血 >600mL/d,或者有明确的肺部病变(如肺脓肿、肺曲霉球、外伤)应该行外科手术。
- 与胸科团队讨论所有咯血病例。大咯血的患者应该送往合适的心胸外科和放射科支持的专科中心治疗。如果患者状况稳定,当即转运患者(不稳定患者需通气支持)。
- 感染是常见的诱因(例如支气管扩张)。细菌培养之后选用抗菌药物治疗(例如复方阿莫西林 - 克拉维酸 1g 静脉注射,每 6~8 小时一次;或头孢噻肟 2g 静脉注射,每 8 小时一次)。结核或寄生虫感染需要特殊的抗微生物药物治疗。

框 2.21　咯血的进一步检查

- 自身抗体[抗核抗体(ANA),抗中性粒细胞胞浆抗体(ANCA),抗肾小球基底膜抗体(GBM)]
- 军团菌血清学
- 曲霉沉淀试验

框 2.21 咯血的进一步检查(续)

- 胸部 CT
- 通气灌注扫描
- 超声心动图
- 肺动脉和支气管动脉造影
- 肺活检
- 肺功能测定

胸腔积液

临床表现

- 呼吸困难。
- 胸部不适或者沉重感。
- 恶性肿瘤的症状:食欲减退,体重减轻,体力下降。
- 感染的症状:发热,咳嗽,咳痰,夜间盗汗。

严重程度取决于

- 起病速度(例如外伤性或术后)。
- 血流动力学受累(低血压、心动过速)。
- 缺氧或呼吸衰竭。
- 存在基础疾病(如心力衰竭、慢性阻塞性肺疾病)。

病因

漏出液(蛋白质 <30g/L)

- 静脉压升高
  - 心力衰竭
  - 缩窄性心包炎
  - 容量负荷过重

渗出液(蛋白质 >30g/L)

- 感染
  - 肺炎
  - 脓胸(细菌性或结核性)
  - 膈下脓肿

- 低蛋白血症
  - 肾病综合征
  - 肝硬化腹水
  - 蛋白丢失性肠病

- 其他
  - 甲状腺功能减退
  - Meige 综合征
  - 黄甲综合征

- 恶性肿瘤
  - 原发性支气管肿瘤
  - 间皮瘤
  - 继发性(淋巴瘤)
  - 癌性淋巴管炎

- 其他
  - 血胸(外伤、医源性损伤)
  - 乳糜胸(胸导管损伤)
  - 自身免疫性(RA,SLE,Dressler 综合征)
  - 胰腺炎

处理

处理要点见框 2.22。

框 2.22 胸腔积液处理要点

- 评估积液量、起病缓慢情况和患者耐受程度。
- 纠正缺氧并评估气体交换情况。
- 检查未知的潜在病因。
- 在超声引导下穿刺抽取胸腔积液样本。
- 判断是漏出液或渗出液,并寻找胸膜感染的证据(检查 pH,并送检生化检查、显微镜检查/微生物学检查以及细胞学检查)。
- 如果需要引流,注意避免复张性肺水肿,引流量限制在 1.5L/d。
- 所有恶性胸腔积液、诊断不明确的胸腔积液、吸收缓慢的病例(如肺萎陷)或可能考虑进行胸膜粘连术的病例均应由胸科团队介入。

- 急性胸腔积液需稳定病情,并行胸膜腔引流。
- 慢性胸腔积液,先诊断,再针对性治疗。
- 影像指导:在进行穿刺抽液/引流前,应提供近期的胸部 X

线片。强烈推荐在所有胸腔积液操作中采用胸部超声引导。除非是大量胸腔积液,否则不建议预先标记穿刺部位然后间隔长时间才进行后续操作。

急性大量胸腔积液

- 吸氧。
- 建立静脉通道:通过宽口径静脉导管或者中心静脉置管(注意不要造成进一步的肺损伤)。
- 抽血全血细胞计数、凝血功能和紧急交叉配血(6U)。
- 纠正凝血功能障碍。
- 恢复循环:如果血压低或者心动过速,根据胸腔积液引流量和治疗反应给予 500mL 血浆扩容剂。
- 置入胸腔引流管(➔ 胸腔引流管置入 1,p. 876 和 ➔ 胸腔引流管置入 2,p. 879)。引流管应该开放以允许液体自由流出。记录引流量。

专科会诊的指征

- 外伤性血胸应请心胸外科会诊。
- 术后继发性血胸应考虑会诊,如果患者休克和 / 或有明显的持续失血,需要以大约每 4 小时 ≥1U 的速度输血。
- 如有疑问,应请外科医生参加病情讨论。

> **实践要点**
>
> 　　如果一侧胸廓活动度降低,该侧即为患侧(积液、感染、气胸)。

慢性大量胸腔积液

　　单侧慢性胸腔积液通常需数周甚至数月才可形成。最常见的原因是恶性肿瘤。脓胸、结核、自身免疫性疾病(如类风湿性)、肝硬化腹水经横膈流动等是其次原因。

检查

- 超声引导下诊断性穿刺。抽取样本(50mL),分成 3 份,分别做:
  - 生化:
    —蛋白≥30g/L 提示渗出液。
    —蛋白 <30g/L 提示漏出液。
    —LDH 评估的 Light 标准(见框 2.23)。
    —pH<7.2 提示脓胸可能。
    —葡萄糖 <3.3mmol 提示脓胸可能(也见于结核和自身免疫相关性积液)。
    —怀疑急性胰腺炎时查淀粉酶。
    —怀疑乳糜胸时查甘油三酯。
  - 显微镜检查 / 微生物学检查:
    —胸液混浊伴中性粒细胞升高提示感染。
    —血性胸液提示恶性肿瘤的可能,但也可能是血胸(测定胸液红细胞比容:如果胸液红细胞比容 >血液红细胞比容的 1/2,则可能为血胸)。
    —齐 - 尼染色法找抗酸杆菌(只有 20% 的结核性胸膜腔积液为阳性)。
    —结核菌培养和常规培养。
  - 细胞学:针对原发性和继发性肿瘤。阳性率为 60%,所以阴性不能排除恶性肿瘤。
- 如果怀疑是恶性肿瘤或结核,应进行胸膜活检。
- 胸部增强 CT 有助于鉴别良恶性疾病、胸膜增厚、间皮瘤或肺内病变。

处理

- 明确诊断(如果还未知)和缓解症状应作为主要优先事项。
- 出现症状性 / 恶性胸腔积液应向呼吸科团队寻求处理建议。
- 胸液可以通过穿刺抽液或放置细的肋间引流导管引流

(10~14F) (➔胸腔引流管置入 1, p. 876, 胸腔引流管置入 2, p. 879), 通过夹闭或释放引流管, 使其每天引流 1.5L (这是唯一可以夹闭胸腔引流管的情况)。

- 单次引流 >1.5L 可能导致复张性肺水肿, 因此不推荐。
- 如果恶性积液再次迅速积聚, 考虑采用化学方法或手术行胸膜粘连术, 除非肺明显萎陷。征求呼吸科团队意见。
- 在 "肺萎陷" 的病例中, 留置导管比反复抽吸 / 引流的治疗方法更好。

脓胸

这是胸部细菌性感染的严重并发症 (➔急性肺炎:并发症, p. 189)。所有与脓毒症或肺炎相关的积液都应该穿刺抽液, 如果怀疑非化脓性和胸膜感染, 评估 pH。

- 为避免长时间后形成瘢痕粘连和胸膜分隔, 脓胸需要在超声引导下紧急引流, 通常在肋间放置引流管。
- 由于脓胸组织紧密粘连, 形成分隔, 常常导致引流失败。超声检查可以确定。可能需要外科引流。
- 脓胸应该由呼吸内科医生或心胸外科医生共同讨论解决。
- 没有胸腔内常规使用溶纤药物的指征。
- 所有胸膜感染的患者都是静脉血栓栓塞的高危人群, 除非有禁忌证, 否则应接受充分的血栓预防。

胸腔积液分析的 Light 标准见框 2.23。

框 2.23　胸腔积液分析 Light 标准

如果符合以下标准的一项或多项, 则胸腔积液为渗出液:

- 胸腔积液蛋白 / 血清蛋白 >0.5。
- 胸腔积液 LDH/ 血清 LDH>0.6。
- 胸腔积液 LDH 大于正常血清 LDH 上限的 2/3。

> **实践要点**
>
> 　　脓胸的处理决不应该停顿！对于脓性／混浊的胸腔积液（或革兰氏染色阳性）患者，应在影像引导下及时进行胸膜腔引流（在大多数情况下，10~14F 小管径导管就足够了，定期冲洗以免堵塞）。

拓展阅读

British Thoracic Society, Pleural Disease Guideline Group (2010). *BTS pleural disease guideline 2010*. https://www.brit-thoracic.org.uk/document-library/clinical-information/pleural-disease/pleural-disease-guidelines-2010/pleural-disease-guideline

急性上呼吸道阻塞

临床表现

- 喘鸣：吸气噪声，是由吸气时胸廓外气道塌陷引起。
- 呼吸急促。
- 吞咽困难。
- 不能吞咽分泌物（前倾、流涎）。
- 发绀。
- 虚脱。

　　在你继续进行评估的同时，请同事立即呼叫高年资麻醉师并寻求耳鼻喉科医师的协助。

确定原因

（见框 2.24）

- 病史：突然起病，口中有东西或儿童玩不安全玩具（异物）、发热（会厌炎、白喉、扁桃体炎）、声嘶（会厌炎）、咽痛（感染）、旅行（东欧——白喉）、吸烟者＋长病程＋全身症状（？癌）、创伤。

- 检查:怀疑感染时,口咽喉检查必须在有麻醉师在场,能立即给患者插管的场所进行。
- 发热、流涎、喘鸣。颈部紧张、淋巴结肿大,口咽部假膜(白喉)。直接/间接喉镜检查喉和会厌肿胀(会厌炎)。
- 检查:如果患者呼吸窘迫,不要延误治疗。如果患者相对稳定,则进一步行胸部 X 线检查(发现异物)或颈部侧位 X 线检查(会厌肿胀)。血常规,尿素及电解质,动脉血气分析。

框 2.24 急性喘鸣的原因

- 感染:急性会厌炎、白喉、扁桃体炎或者腺样体炎(儿童)。
- 吸入异物。
- 气管或喉部肿瘤。
- 创伤。
- 术后(甲状腺手术)。

重症监护室/外科转诊指征

- 如果怀疑感染性原因,在检查口咽前转诊。
- 无法维持足够的气道通畅和氧合。
- 无法吞咽分泌物。
- 通气功能障碍($PaO_2 \leq 10kPa$, $PaCO_2 \geq 6kPa$)。
- 虚脱。
- 严重呼吸困难。

处理

- 如果患者情况严重,立即与重症监护室、耳鼻喉科或者普通外科医生联系(可能需要紧急气管切开术)。
- 优先事项:
  - 稳定患者生命体征:保持气道通畅。
  - 确定阻塞原因。
  - 特殊治疗措施。

稳定患者生命体征

- 查动脉血气,并给高浓度氧疗(≥60%)。
- 如果有明确梗阻原因(异物、甲状腺术后)(见框 2.24),采取适当的措施开放气道。
- 如果患者越来越疲惫或者出现急性通气功能障碍,召集同事准备行气管插管或者气管切开。

异物

如果上气道完全阻塞,实施海姆利希(Heimlich)手法(立于患者身后,绕过患者的上腹部紧抓腕部,用力猛拉以提高胸腔内压力,排出异物)。或者行胸部 X 线检查,并与呼吸 / 耳鼻喉 / 心胸外科联系,在直视下取异物。

会厌炎

通常是 B 型流感嗜血杆菌感染,也可见于肺炎链球菌感染。用第三代头孢菌素治疗,如头孢噻肟 2g,每天 3 次(成人)。儿童很可能需要插管,但如果担心气道问题,则在麻醉评估后,患者应入住重症治疗室监护(成人或儿童)。

白喉

这在英国并不常见;偶尔见于从其他国家回来的患者。毒素可引起心肌炎和神经炎。用白喉抗毒素 + 抗菌药物治疗(咨询微生物学专家)。

肿瘤阻塞

与那些致命性梗阻不同,可以数天没有预警症状。如果出现明显的喘鸣,给予 200mg 氢化可的松后,泼尼松龙 40mg 每天 1 次,口服。如果肿瘤为喉部来源,与耳鼻喉科联系行气管切开术。气管部位的支气管肺癌,或其他来源的癌肿侵及气管,都需要紧急的放射治疗(少数可通过支气管镜进行激光或冷冻治疗)。

(洪群英　译,何礼贤　审校)

第三章

消化系统疾病急症

急性上消化道出血 1

判断出血部位

- 病史:特别询问消化不良,饮酒,服用药物[如非甾体抗炎药、抗凝药物、选择性 5- 羟色胺再摄取抑制药(selective serotonin reuptake inhibitors,SSRIs)、糖皮质激素],肝病的危险因素,通常在呕血前有呕吐(Mallory-Weiss 撕裂,曲张静脉破裂出血),既往消化道出血,溃疡或手术。

- 体格检查:寻找慢性肝病体征(包括肝肿大和脾肿大)、既往手术瘢痕、毛细血管扩张(遗传性出血性毛细血管扩张症)、腹部杂音和瘀斑。直肠指检可以发现黑便或半新鲜血便。

- 上消化道内镜检查:应该在出血的 24 小时内进行[1]。由于胃内的血凝块,将造成很难准确地定位出血的部位,但是容易排除可能的出血范围,这将帮助决定进一步的处理。需要记住的是,在肝硬化患者中,有约 30% 患者上消化道出血的来源并非静脉曲张。

- 选择性动脉造影:通常当 2 次或 2 次以上内镜检查后未发现出血部位,仍有活动性出血(0.5~1mL/min),进行腹腔干和肠系膜上或者肠系膜下选择性动脉造影是有帮助的。

- 钡餐检查或 MRI:可用于诊断引起黑便的小肠病因[如克罗恩病(Crohn's disease,CD)或肿瘤]。标记红细胞扫描也有帮助。在年轻患者中,Meckel 憩室扫描可能有帮助。

- 胶囊内镜:可用于诊断隐性或复发性的、但未明确的消化道出血的病因。

止血的基本处理

- 纠正任何凝血功能障碍
  - 血小板计数少于 $50\,000 \times 10^6$/L 时应该输注血小板(6~12U)。
  - 如果患者正在接受抗凝治疗,在纠正前评估抗凝的必要性。植入人工心脏瓣膜但没有抗凝的患者栓塞的年风险率:主动脉瓣为 4%,二尖瓣为 8%,球笼型机械瓣有更高的危险。有心房颤动但没有抗凝的患者卒中的年风险率是 3%~5%(相对风险为 2.5~3),但那些年龄 <75 岁、没有并发症的患者风险低得多。所以,在人工瓣膜患者中,用浓缩凝血酶原复合物(prothrombin complex concentrate,PCC)或新鲜冷冻血浆(2~4U)和 / 或极低剂量的维生素 K(静脉注射 0.5~1mg)来纠正凝血功能障碍;在其他患者中,给予 PCC 或新鲜冷冻血浆和静脉注射维生素 K(10mg)。
  - 如果纤维蛋白原水平低可能需要血浆的冷沉淀物。
  - 如果输注 ≥4U 的红细胞,需考虑输凝血制品 ± 血小板。
  - 新型口服抗凝血药(new oral anticoagulants,NOACs),如利伐沙班和达比加群,与华法林相比,发生大出血的风险低得多。然而,目前尚无可逆转的药物(在发文时,几种复合物正在临床试验)。NOACs 总体上半衰期短。因此,必要时可停药并输注血制品。同样的原则适用于抗血小板药物和肝素。

- 血钙:在输注数个单位含柠檬酸盐的血后,血钙可能降低。每输 3~4U 血给予 10mL(4.5mEq)的氯化钙。必要时,给予 Mg^{2+} 和磷酸盐(PO_4^{3-})。

- 溃疡 - 愈合药物:内镜干预后,静脉用质子泵抑制剂如泮托拉唑或奥美拉唑(80mg 静脉用药,随后 8mg/h 持续 72 小时)。

- 氨甲环酸(0.5~1g,静脉用药,每天 3 次或 1.0~1.5g,口服,每天 3 次):提高纤维蛋白原的水平,可能有帮助。同样,去氨加压素在肾衰竭患者中可能有用。

- 重组Ⅶa 因子:只有当其他所有方法都失败时考虑使用(最初剂量为 90mg/kg)。

参考文献

1. National Institute for Health and Care Excellence (2012). *Acute upper gastrointestinal bleeding in over 16s: management*. Clinical guideline [CG141]. ℘ https://www.nice.org.uk/Guidance/cg141

急性上消化道出血 2

临床表现

- 呕血(鲜红色,暗红色血凝块,咖啡样)。

- 黑便(黑色,黏性,气味难闻)。这可来自盲肠及其近心端的任何部位出血。血液可促进肠蠕动,经 4~6 小时排出。大出血时(如静脉曲张),粪便中可出现暗红色血凝块。导致深色便的其他原因包括服用铁剂、含有铋剂的药物、甘草或饮酒(红酒)。

- 虚弱 / 多汗和心悸。

- 体位性眩晕和昏厥。

- 晕倒或休克。

病因

(见表 3.1)

表 3.1　急性消化道出血的病因

病因	大约的百分比 /%
消化性溃疡	35~50
胃十二指肠糜烂	8~15
食管炎	5~15
静脉曲张	5~10
Mallory-Weiss 撕裂	15
上消化道恶性肿瘤	1
血管畸形	5
少见的其他病因	5（如 Meckel 憩室、克罗恩病）

严重性评价

在入院时需要区分患者死亡的风险是高还是低[近期 NICE 指南建议入院时用 Blatchford 评分（见表 3.2）][2]。Blatchford 评分 >0 的患者应该考虑内镜检查；如果评分 = 0，可以考虑早期出院。

大多数死亡发生于高龄并有伴随疾病的患者。

一般来说，高危因素包括下列：

- 年龄 >60 岁（如果 >90 岁，30% 的死亡风险）。
- 休克（60 岁以下患者 SBP<100mmHg 或 60 岁以上患者 SBP<120mmHg）。没有休克的患者测量体位改变时血压和心率的变化。
- 不适当的心动过缓或心率 >120 次 /min。
- 慢性肝病。
- 其他慢性病（如心脏、呼吸、肾脏）。
- 出血倾向。
- 意识水平下降。

处理

尽早联系专家（值班的内镜医生和外科医生）。应该通知经验丰富的麻醉医生。就诊时，绝大多数的患者将已经停止出血;然而,所有的上消化道出血应该被重视,因为他们在住院期间可能再出血,并且再出血的死亡率高。

首要的事情包括:

- 稳定患者生命体征:保护气道和恢复循环容量。
- 明确出血的来源。
- 积极治疗出血的原因。

表 3.2　Blatchford 评分 *

Blatchford 评分入院危险指标	分值
血尿素氮 /(mmol·L^{-1})	
6.5~<8.0	2
8.0~<10.0	3
10.0~<25	4
≥25	6
Hb/(g·L^{-1})(男性)	
120~<130	1
100~<120	3
<100	6
Hb/(g·L^{-1})(女性)	
100~<120	1
<100	6
SBP/mmHg	
100~109	1
90~99	2
<90	3
其他指标	
脉搏≥100 次 /min	1
表现为黑便	1
表现为晕厥	2
肝病	2
心力衰竭	2

*Reprinted from *The Lancet*, 356, Blatchford O et al., 'A risk score to predict need for treatment for uppergastrointestinal haemorrhage', 1318-21, Copyright 2000, with permission from Elsevier.

参考文献

2. National Institute for Health and Care Excellence (2012). *Acute upper gastrointestinal bleeding in over 16s: management*. Clinical guideline [CG141]. ℛ https://www.nice.org.uk/Guidance/cg141

急性上消化道出血 3

初步处理

（见框 3.1）

框 3.1　上消化道出血的初步处理的关键点

- 保护气道：患者为侧卧位。
- 建立静脉通路：2 根大口径（14~16G）的输液管。如果外周通路建立困难，则中心静脉置管。
- 定血型和保留血样本并交叉配血 4~8U。
- 静脉输液：如果血流动力学代偿的，最初输注 500~1 000mL 的晶体溶液超过 1 小时，直到有合适血型输血。
  - 如果是大出血：输"O"阴性血。
  - 如果没有出现血流动力学代偿的迹象：缓慢输注 0.9% 生理盐水维持静脉通路的开放和持续输液。
  - 如果输注≥4U 的红细胞，可以考虑输注凝血制品 ± 血小板。
- 在高危或血流动力学不稳定的患者中，考虑中心静脉置管和监测 CVP。
- 需要溃疡止血的患者在内镜检查后静脉注射质子泵抑制剂（80mg 静脉注射，随后 8mg/h，72h）（见下述内镜前质子泵抑制剂的使用）。
- 监测心率、血压、尿量和 CVP（如果需要）。
- 禁食以行内镜检查。

对于曲张静脉出血，➔ 静脉曲张出血：药物治疗，p. 249。

- 保护气道：患者为侧卧位。
- 静脉输液通路：在外周静脉留置 1~2 根大口径(14~16G)的输液管以进行初步液体复苏。如果建立外周通路有困难，可通过颈静脉、锁骨下静脉或股静脉建立通路。监测中心静脉压(central venous pressure, CVP) (➔ 中心静脉置管, p. 832)帮助早期识别出血，亦有助于防止过度输液。这在老龄患者或大出血患者中是必需的。2 小时内 CVP 下降 5cmH$_2$O 提示再出血。
- 采血检测 Hb 和血细胞比容：血浆容量重新补足后，这些指标并不下降。如果呈现这些指标降低，则提示大量失血或慢加急性出血。白细胞计数可能升高但通常 <15 000 × 10^6/L。如果白细胞计数升高，寻找感染(感染诱发出血)。血小板计数：如果低，提示脾功能亢进和慢性肝病。肾功能和电解质：尿素升高超过与肌酐的比例(可能 >100∶1)提示明显的消化道出血。检测凝血酶原时间(prothrombin time, PT)和肝功能，因为肝病是消化道出血常见的病因；定血型和保留血样本(group and save, G&S)并交叉配血 4~8U。在重症患者中监测静脉血气(或动脉血气)。
- 恢复循环血量：
  - 心率加快，血压下降，或体位性血压下降或体位性心率加快(>30 次 /min)提示低血容量。输注 500~1 000mL 的晶体溶液超过 1 小时或输注生理盐水，直到能够输血。血压稳定优先于机体钠(Na$^+$)平衡。
  - 如果没有出现血流动力学代偿的迹象，用缓慢输注生理盐水(0.9%)维持静脉通路的开放和持续输液。
  - 如果准备好的话，给予匹配的血输注，直到恢复容量或 CVP 为 5~10cm。如果出血量小，可输浓缩红细胞。如果大出血，申请"O"阴性血，不需要交叉配血就可输注。保存血清以便用于回顾的交叉配型。
  - 如果输注≥4U 的红细胞，可以考虑输注凝血制品 ± 血小板(或当患者是稳定的。可以参考实验室结果)。
- 监测尿量，如果血流动力学代偿，可留置导尿。目标是尿量

>30mL/h 或 0.5~1mL/kg。及时的液体复苏以恢复尿量(见少尿;➔急性肾损伤2, p. 312)。

- 观察输液超负荷的常见体征(颈静脉压或中心静脉压升高,肺水肿,外周水肿)。输液过快可诱发肺水肿。

- 开始输注质子泵抑制剂:内镜治疗出血性溃疡后,20%以上的患者出现再出血。静脉输注质子泵抑制剂把再出血风险从20%以上降低到约7%。它也减少手术和再次内镜治疗的需要。许多中心用静脉注射奥美拉唑或泮托拉唑(80mg静脉注射,随后8mg/h持续给药至内镜后72h)[3]。英国NICE指南不提倡内镜前输注质子泵抑制剂,因为没有证据支持这将降低死亡率或致残率。然而,许多胃肠病学家仍给予消化道出血明显的患者静脉注射质子泵抑制剂。

- 内镜检查前,患者需要禁食6~8小时。

    注:英国NICE指南[3]关于上消化道出血的处理不推荐内镜治疗前予静脉注射质子泵抑制剂。然而,许多临床医生在内镜检查前仍静脉注射奥美拉唑或泮托拉唑80mg,每天2次。

参考文献

3. National Institute for Health and Care Excellence (2012). *Acute upper gastrointestinal bleeding in over 16s: management*. Clinical guideline [CG141]. ⚘ https://www.nice.org.uk/Guidance/cg141

消化性溃疡

出血性消化性溃疡是上消化道出血的主要原因(约50%)——其中三分之一服用了非甾体抗炎药。患者可能主诉上腹部疼痛,进食可缓解,但常没有既往病史。

- 内镜:可以发现出血的部位。确定出血的血管或黏附的血凝块有指导预后的意义——超过80%的这些患者将再出血;相反,如果没有这些征象的,再出血风险小于5%。

    - 出血点可在内镜下进行治疗,包括电凝、注射肾上腺素或用金属夹、热探头或激光光凝止血。

    - 内镜后维持患者禁食6~8小时,以免需要再次内镜或手术治疗。

- 手术适应证：见框 3.2。
- 药物治疗：
  - 质子泵抑制剂治疗 4~8 周。
  - 对于所有的胃溃疡，在 6~8 周时再次内镜检查病灶是否愈合。
  - 在内镜检查时进行活检以行尿素酶试验，明确是否为幽门螺杆菌感染。质子泵抑制剂影响敏感性。或用粪抗原（Ag）检测。如果阳性，给予幽门螺杆菌根治方案（见 BNF）。
- 预后：总体病死率<10%。在高危患者中早期手术降低病死率。

框 3.2　手术的相对适应证

- 严重出血（出血太快来不及补充）。
- 大出血
  - 在最初的复苏中输注超过 6U 的血。
  - 持续出血，每 8 小时超过 1U。
  - 持续低血压。
- 住院期间再次出血。
- 内镜治疗失败。
- 65 岁以上的患者内镜治疗后再出血。
- 病灶有再出血的高风险，如伴有裸露血管的十二指肠球后溃疡或巨大的胃溃疡。
- 特殊情况，如罕见血型患者或患者拒绝输血，应更早进行。

糜烂性胃炎／食管炎

　　这些疾病的表现一般为少量出血，但也可以是明显出血。占约 15% 的上消化道出血，与既往服用阿司匹林或其他非甾体抗炎药有关，或在重症患者为"应激性"（如在 ITU 患者）。

- 处理：内镜下常表现为血液从发炎的黏膜缓慢渗出。初步的处理同前(见框 3.1)。

- 口服或经鼻胃管给予质子泵抑制剂或硫糖铝 1~2g 每天 4 次。
- 在治愈食管炎和食管溃疡方面,质子泵抑制剂优于 H_2 受体拮抗剂。
- 纠正任何凝血功能障碍。
- 如果病变过于弥散并持续出血,需要部分胃切除。
- 预后:5% 以下的出血性胃炎患者需要手术。总体病死率小于 10%。

静脉曲张出血:药物治疗

任何原因导致的门静脉高压都可以导致食管胃静脉曲张。静脉曲张出血通常很严重并难以控制,经常发生在凝血功能异常、血小板减少和感染的情况下。

诊断

病史和体格检查可怀疑静脉曲张出血,但是约 30% 的肝硬化有非静脉曲张来源的出血。最可靠的方法是上消化道内镜检查,应该尽可能快地进行。出血可以发生于胃或食管的曲张静脉,或者少见地发生于门静脉高压性胃病。

内科处理

(见框 3.3)

- 初步的液体复苏如前所述 ◗ 急性上消化道出血 3, p. 245。
- 根据血液学参数,如果需要,输全血、新鲜冷冻血浆和血小板以试图止血。如果为了除外维生素 K 缺乏,可静脉给予维生素 K 10mg 一次。避免过度输液(可增加再出血的风险)。
- 抗生素:采血、尿和腹水进行培养和显微镜检查。开始广谱抗生素治疗。数项研究表明静脉曲张出血与感染相关,抗生素的使用可降低再出血率。开始给予第三代头孢菌素或环丙沙星和阿莫西林。治疗 5 天。

框 3.3　静脉曲张出血处理的关键点

- 初步液体复苏(见框 3.1):需要时输全血、新鲜冷冻血浆和血小板。
- 维生素 K(10mg 静脉注射一次)。
- 预防性使用抗生素:第三代头孢菌素(如头孢曲松)或环丙沙星和阿莫西林(用 5 天)。
- 特利加压素(开始予 2mg,随后每 4~6 小时 1~2mg,最多持续 72 小时)。
- 食管胃十二指肠镜:套扎或硬化治疗。
- 如果出血不能控制,可以用球囊压迫(如三腔双囊管或 Linton 管)暂时稳定患者,以便进行更积极的治疗[经静脉肝内门体分流(transvenous intrahepatic portosystemic shunting,TIPS)或手术]。这些插管仅在有丰富经验的医务人员时使用。
- 目前一些中心用 Danis 支架(一种金属支架,直接压迫曲张静脉以止血)。

- 特利加压素:(开始 2mg,随后每 4~6 小时 1~2mg,最多持续 72 小时)通过引起内脏血管收缩可有效控制静脉曲张出血(相对降低约 34% 的死亡率)。如果可能的话,避免大剂量(2mg)使用。严重的副反应见于 4% 患者,包括心肌缺血,外周血管收缩(将造成显著的高血压)和皮肤、内脏缺血。奥曲肽是合成的生长抑素类似物。Cochrane 综述发现奥曲肽对于死亡率无影响,对于输血需求有很小的影响[4]。不推荐使用奥曲肽。
- 静脉曲张的套扎:最常使用,比注射硬化治疗更安全。每隔 2 周应重复进行,直到曲张静脉消失。
- 内镜注射硬化剂到曲张静脉内或静脉旁可以快速控制出血。不良反应(约 7% 患者较严重)包括注射后即刻胸骨后疼痛和发热,黏膜溃疡,后期食管狭窄和肺栓塞。胃静脉曲张应该注射氰基丙烯酸酯胶黏剂。

- 球囊压迫：可留置三腔双囊管（→插入三腔双囊管，p. 884），仅充气胃囊。压迫时间不超过 12 小时，因为可能发生缺血性溃疡。用 1kg 的牵引压迫食管胃结合部，减少曲张静脉内的血流。
- 肝衰竭的处理方案（→慢加急性肝衰竭，p. 296）：口服或经鼻胃管给予乳果糖 10~15mL 每天 3 次，预防脑病。在嗜酒者中，给予维生素 B_1 和多种维生素。对于重症脑病患者用磷酸灌肠。

参考文献

4. Ioannou GN, Doust J, Rockey DC. Terlipressin for acute esophageal variceal hemorrhage. *Cochrane Database Syst Rev* 2003;1:CD002147. ℛ http://www.cochrane.org/reviews/en/ab002147.html

静脉曲张出血：进一步处理

介入治疗

在特殊单位可用 TIPS。通过颈静脉或股静脉插管至肝静脉，在肝静脉（低压力）和门静脉系统（高压力）之间放置可膨胀的支架。门静脉压力应该下降到低于 12mmHg。

外科治疗

很大程度上已被 TIPS 取代。

- 急诊门 - 体分流术可有效控制出血（>95%），但手术死亡率高（>50%）并且不影响长期生存率。目前很少有外科医生能做这项手术。
- 食管横断术目前已经不再使用，但仍然是一种选择。

Danis 支架

一些中心已经开始用自膨式、可移除的金属支架去压迫出血的食管曲张静脉。正常情况下，这种支架在内镜的辅助下置入（但也可以不用内镜），2 周后移除。可以进一步处理如

TIPS 或手术,以减低再出血的风险。

预后

- 总体病死率为 30%。严重肝病(Child-Pugh C 级;见表 3.3)的患者病死率最高。
- 急性曲张静脉出血止血的成功率:
  - 注射硬化剂或套扎:约 70%~85%
  - 球囊压迫:约 80%
  - 特利加压素:约 70%

表 3.3　Child-Pugh 评分 *

临床或生化指标	分值		
	1	2	3
脑病的分级	无	1~2	3~4
腹水	无	轻度	中至重度
胆红素 /(mmol·L^{-1})	<35	36~60	>60
白蛋白 /(g·L^{-1})	>35	28~35	<28
PT(延长的秒数)	1~4	4~6	>6
Child-Pugh 评分系统是获得肝硬化患者的肝病严重程度指数的非常有效的方法。它不直接用于原发性胆汁性肝硬化或硬化性胆管炎患者。			
Child-Pugh A	评分≤6		
Child-Pugh B	评分 7~9		
Child-Pugh C	评分≥10		

*Reproduced from Pugh RNH et al. 'Transection of the oesophagus for bleeding oesophageal varices', *British Journal of Surgery*, 60(8), p. 646-9, with permission from John Wiley and Sons.

长期的处理

- 每 2 周套扎一次直到静脉曲张更快消失(39 天 vs 72 天)。
- 注射硬化剂目前少用。
- 普萘洛尔(最多为 80mg 每天 3 次;目标是静息心率下降 30%~40%,但是可通过测量肝静脉压力梯度确认门静脉压力的下降)降低静脉曲张和门静脉高压性胃病的再出血率。已经证实其不降低死亡率。

- TIPS 或分流手术提供更确切的疗效,仅当支架堵塞时可再发生出血,但是增加了慢性肝性脑病的发生率。在止血方面它是非常有效的。

Mallory-Weiss 撕裂

这是在严重呕吐后食管胃结合部黏膜的撕裂,特别常见于大量饮酒后。呕吐物起初正常,后来变成鲜红色。

处理

- 绝大多数出血自行停止。
- 可以用三腔双囊管压迫止血。
- 可能需要手术缝合出血点,或者选择性动脉造影并栓塞动脉来源支。

急性胃肠炎:评估

食物中毒表现为摄入污染的食物1~40小时后腹痛、腹泻 ± 呕吐急性发作,持续1~7天。在排除炎症性肠病(inflammatory bowel disease, IBD)(➔ 炎症性肠病 1, p. 265)和肠系膜缺血的急性发作,绝大多数急性发生的腹泻是由于感染。

急性腹泻的鉴别诊断

常见

- 胃肠炎(细菌、病毒、原虫)
- 艰难梭菌相关性腹泻(假膜性结肠炎)
- IBD

- 食物不耐受 / 过敏(如乳糖酶缺乏)
- 药物(见框 3.7)

少见

- 乳糜泻
- 肿瘤（良性或恶性）
- 类癌综合征
- 细菌过度生长
- 肠易激综合征

- 胰腺功能不全
- 胆盐性肠病
- 甲状腺功能亢进
- 自主神经疾病
- 缺血性肠病

临床表现特征

特别询问：

- 近期的饮食习惯，特别是饭店和外出饮食方面。其他人（家庭成员 / 朋友）是否有相似的症状？
- 吃任何可疑食物和症状发作的时间间隔。呕吐或腹泻早期发作（6~12 小时）提示摄入已存在的毒素（如葡萄球菌外毒素）。生成肠毒素的微生物需 1~3 天引起症状。
- 近期旅游（产肠毒素的大肠杆菌、沙门菌、贾第虫或阿米巴）？近期服用的药物？任何抗生素（艰难梭菌）？
- 过去的疾病史，如胃部手术或免疫抑制（药物或 HIV）。
- 口 - 肛性交增加阿米巴病、贾第虫病和志贺菌病的风险。插入肛门的性交增加直肠和肛周区域的梅毒、淋病、沙眼衣原体和单纯疱疹病毒（herpes simplex virus, HSV）的感染风险（HIV 感染患者的腹泻讨论 ➡HIV 阳性患者的胃肠道表现：评估，p. 561）。
- 腹泻物的肉眼外观可以帮助：明显的鲜血便——弯曲菌或志贺菌；水样便，"米泔样便"——由霍乱、产肠毒素的大肠杆菌或神经内分泌肿瘤引起的典型的分泌性腹泻。虽然伤寒早期（常是前驱期）可以有呈绿色的"豆汤样"腹泻，但是当出现典型的发热时，往往表现为便秘。
- 可以出现腹痛：通常是痉挛样或里急后重。
- 发热：常见于严重的细菌性腹泻以及克罗恩病或溃疡性结肠炎（ulcerative colitis, UC）急性加重。

评估

- 血常规　　　　　　白细胞升高,血细胞比容升高(脱水)
- 肾功能和电解质　　尿素氮升高(脱水);K⁺降低
- 血培养　　　　　　可以出现全身感染
- 粪培养　　　　　　新鲜的标本,进行湿涂片在显微镜下观察虫卵、囊孢和寄生虫,并行培养和抗生素敏感实验。粪便中的白细胞提示肠道炎症(黏膜侵犯、毒素、IBD、缺血性结肠炎)
- 艰难梭菌毒素　　　对于近期服用过抗生素或住院期间出现腹泻的患者,需要特别进行该项检查
- 乙状结肠镜检查　　对于持续血样腹泻(超过4天)、诊断不和直肠活检　　　明或没有好转的患者,进行该项检查是有用的

处理

　　腹泻患者维持补液是重要的,除非排除感染的病因,否则避免使用洛哌丁胺。框3.4仅包括一般的处理原则。

框3.4　急性腹泻处理的一般措施

症状的严重程度

- 轻度(每天排便1~3次)。
- 中度(每天排便3~5次)。
- 重度(每天排便>6次,发热)。

处理

- 仅口服补液。
- 口服补液,洛哌丁胺。
- 补液(± 静脉输液),抗微生物药物。

　　注:除非排除感染原因引起腹泻,否则避免用洛哌丁胺。

早期使用抗生素的时机

除非怀疑是产志贺毒素的大肠杆菌感染,对于所有致死性或严重腹泻高风险的患者给予抗生素(如环丙沙星 500mg,每天 2 次,持续 3~5 天)是合理的。这些患者包括伴有胃酸缺乏的虚弱的老龄患者(包括服用质子泵抑制剂如奥美拉唑的患者)、IBD 患者、血流动力学不稳定的患者或免疫低下的患者。

细菌性胃肠炎

沙门菌

可引起急性胃肠炎(如肠炎沙门菌,70%~80% 的病例),肠伤寒[伤寒沙门菌和鼠伤寒沙门菌;➔ 肠伤寒(伤寒),p. 519],或为无症状带菌者。急性胃肠炎常流行发生,来自家禽、鸡蛋或蛋制品,偶尔来自宠物(水龟)。

- 症状:摄入后 8~48 小时发生,伴有头痛、呕吐(比志贺菌或弯曲菌引起的更严重)、发热和持续 2~4 天腹泻(血性便少见,伴有黏液)。可发生反应性关节炎(在 HLA-B27+)。肠伤寒[➔ 肠伤寒(伤寒),p. 519]。
- 处理:通常 2~5 天后自限,绝大多数患者进行支持治疗。一些抗生素可能延长疾病的病程,更容易引起临床复发。

产气荚膜梭菌(A 型)

引起 15%~25% 的细菌性食物中毒。孢子耐热,在肉的再加热或慢煮时可开始生长。当在肠道形成芽孢时释放肠毒素。潜伏期为 8~22 小时。

- 症状:腹泻、腹痛、恶心(很少引起呕吐)。不发热。持续12~24 小时。
- 处理:支持治疗。

弯曲菌

弯曲菌感染常见(5%~10%患者有急性腹泻)。潜伏期3~7天,症状持续1~2周。症状常发生于进食污染的家禽后。

- 症状:流感样症状,随后出现头痛、肌肉疼痛、腹痛(持续性的,随后绞痛)、腹泻,偶有直肠出血。少见伴发反应性关节炎(1%~2%)、GBS或赖特综合征。
- 处理:常为自限性的,<5天。用红霉素或四环素治疗。禁用止泻药物。

金黄色葡萄球菌

(2%~5%的病例)可在富含碳水化合物和盐的食物(乳制品、冷肉、蛋黄酱)中室温下繁殖。摄入1~6小时后对热稳定的外毒素引起恶心、呕吐和腹泻。发热不常见。支持治疗。

蜡样芽胞杆菌

与慢煮的食物和再加热的米饭(快餐)有关。产生的毒素在1~5小时内引起呕吐,8~16小时后腹泻。支持治疗。

副溶血性弧菌

摄食生海鲜(贝类)后12~18小时引起上腹痛、腹泻、呕吐和发热。可持续长达5天。在西方国家霍乱弧菌少见。它引起大量分泌性腹泻。该疾病常为自限性(5~7天),但可用四环素治疗。

小肠结肠炎耶尔森菌

在接触感染的动物、水或冰淇淋后,潜伏期4~10天。

- 症状:腹泻(80%)、腹痛(80%)、发热(40%)、血性便(10%)、肠系膜淋巴结炎、淋巴结病、反应性关节炎。血清学检查而非培养可帮助诊断。
- 处理:支持治疗。

产志贺毒素大肠埃希菌（如 O157:H7）

感染常来自污染的肉 / 汉堡包。潜伏期约为 5 天。24~48 小时后粪便呈血性，继发于弥漫的结肠炎。绝大多数患者不治疗则在 5~7 天后缓解。然而，一些患者，特别是儿童，可出现溶血性尿毒综合征（haemolytic uraemic syndrome，HUS），伴有倦怠、微血管病性贫血、血小板减少、肾功能衰竭和脑病。绝大多数患者经支持治疗后恢复。禁用抗生素，因为一些抗生素促进志贺毒素释放，加重或引起 HUS 的发生。

病毒性胃肠炎

除了腹泻外，可以出现上呼吸道感染样症状、腹部绞痛、头痛和发热。频繁呕吐。常不能发现致病因素，但与许多病毒密切相关（如埃克病毒、诺如病毒、轮状病毒和腺病毒）。是自限性疾病（3~5 天）。

处理

多摄入液体并限制固体食物和奶制品的摄入常常就够了。如果 <65 岁，液体丢失或中至重度腹泻，可以予洛哌丁胺 1~2 天。如果剧烈呕吐，用止吐药（如丙氯拉嗪）。

艰难梭菌

艰难梭菌感染患者可以无症状（携带者）或表现为腹泻和在远端出现中毒性巨结肠。由艰难梭菌生成的两种坏死溶解性毒素（A 和 B）引起。它是医院获得性腹泻最常见的病因。典型的感染发生在抗菌治疗后。腹泻可以发生在用药期间或在停止用药后 4 周内。

症状

腹泻常是大量水样泻,在约 5% 的患者中可以为血样便。常伴有腹部绞痛和压痛,发热(重症时 >38.5℃)和白细胞计数升高(>30 × 10^9/L)。

诊断

诊断依赖于在粪便中检测到艰难梭菌毒素或毒素基因。微生物自身的培养没有帮助;约 5% 的健康成人携带这种微生物。乙状结肠镜检查不能诊断该病,但是可以发现黏膜的炎症伴有多发的黄色斑块(假膜性结肠炎),这种表现很大程度上提示该疾病,应该进一步行实验室检查。实验室检查包括检查抗原和毒素。如果抗原阴性,那么腹泻基本上不可能是由于艰难梭菌感染。对于其他的组合,见下面的处理内容。

处理

- 一般原则:补充液体和纠正电解质紊乱。并发症包括中毒性巨结肠和结肠穿孔。在临床试验中来自健康个体的粪便移植显示了非常有前景的结果(第一次移植的治愈率为 80%,如果第一次移植不成功,再次移植仍有 80% 的治愈率)。

- 抗原阳性和毒素阳性:隔离患者和单独护理。对于轻症患者,口服甲硝唑(400mg,每天 3 次)有效。另一种方案是口服万古霉素 250mg,每天 4 次,持续 7~14 天。重症患者需要口服万古霉素作为一线治疗,如果无改善则加用静脉输注甲硝唑。不能耐受万古霉素的患者可以考虑非达霉素,但是需要更多的证据。

- 抗原阳性,毒素阴性:如果有症状需隔离;回顾所用的抗生素(若可能,停药);若可能,停用质子泵抑制剂和泻药。如果高危(年龄 >65 岁,服用抗生素 / 质子泵抑制剂,在过去 30 天内服用过抗生素,反复多次住院),考虑口服甲硝唑和 / 或万古霉素。

贾第虫病

蓝氏贾第鞭毛虫通过粪 - 口途径传播。危险因素包括近期旅游、免疫抑制、同性恋和胃酸缺乏。

症状

多数慢性腹泻伴上腹部不适是由于十二指肠感染。可出现乏力、腹胀、胃肠胀气和偶有吸收不良。诊断有赖于粪便的显微镜检查，查找包囊或滋养体，或十二指肠液送检。如果阴性，考虑经验性治疗。

处理

选用甲硝唑进行治疗——每天 2g，用 3 天；或口服 400mg，每天 3 次，用 5 天。另外的治疗方案包括替硝唑（2g，单次剂量）或盐酸美帕林 100mg，每天 3 次，用 5~7 天。感染后乳糖不耐受可持续长达 6 周。

旅行者腹泻

到发展中国家旅游，常发生经食物和水传播的、自限的急性腹泻性疾病。最常见的病原体是产肠毒素的大肠杆菌（占 40% 的病例）（见框 3.5）。该疾病持续 3~5 天，伴有恶心、水样泻和腹部绞痛。通常口服补液就足够了。肠蠕动抑制剂（如洛哌丁胺）可以谨慎使用。抗生素治疗（环丙沙星 500mg，每天 2 次）对于病程更长的患者有帮助。替代方案包括多西环素或复方磺胺甲噁唑（对于来自东南亚的旅游者，由于对喹诺酮类药物高度耐药，阿奇霉素可能是经验性治疗更好的选择）。持续 >7 天的腹泻需要进一步检查，包括粪便显微镜检查和培养、血清学检查、乙状结肠镜检查和活检（见框 3.6）。3 至 5 天疗程的广谱抗生素如环丙沙星可以治愈该疾病。可引起急性腹泻的常见药物,见框 3.7。

框 3.5　旅行者腹泻的病因

细菌

- 产肠毒素的大肠杆菌(40%)
- 志贺菌与肠侵袭性大肠杆菌(10%)
- 沙门菌(5%)
- 弯曲菌(3%)
- 产气单胞菌 / 邻单胞菌(5%)
- 副溶血性弧菌(1%)

未识别的(22%)

病毒(10%)

- 诺如病毒
- 轮状病毒

原虫(4%)

- 贾第鞭毛虫
- 阿米巴
- 隐孢子虫
- 微孢子虫

框 3.6　旅行者中持续腹泻的病因

原虫

- 蓝氏贾第鞭毛虫
- 溶组织阿米巴
- 卡氏环孢子虫

细菌

- 沙门菌
- 弯曲菌

蠕虫

- 圆线虫
- 结肠血吸虫(罕见)

框 3.7　引起急性腹泻的常见药物

- 泻药
- 抗酸剂(Mg^{2+},Ca^{2+})
- 乳果糖
- 利尿治疗
- 抗生素

- 秋水仙碱
- 奎尼丁
- 洋地黄
- 茶碱
- 胆碱能药物

- 普萘洛尔
- 阿司匹林
- 非甾体抗炎药
- 细胞毒性药物
- 卡托普利

注:除了上面列出的,还有许多药物能引起腹泻。

血性腹泻

病因

- 急性感染性结肠炎：
  - 细菌性痢疾（志贺菌）
  - 沙门菌感染 [➔ 肠伤寒（伤寒），p. 519]
  - 弯曲菌感染（➔ 细菌性胃肠炎，p. 256）
  - 阿米巴痢疾
  - 出血性结肠炎（产志贺样毒素的大肠杆菌）
  - 假膜性结肠炎（➔ 艰难梭菌，p. 258）
  - 缺血性结肠炎
  - 性病淋巴肉芽肿（lymphogranuloma venereum，LGV）
- IBD（UC 或 CD）

临床表现特征

- 询问症状持续时间和近期饮食习惯。其他人是否感染？近期旅游史（产肠毒素的大肠杆菌、沙门菌或阿米巴）？服用过任何抗生素（艰难梭菌）？
- 粪便的肉眼外观有助于诊断。在病变很大程度上局限于直肠和乙状结肠的 IBD 患者中，可引起直肠出血（鲜红色血）。弥漫性疾病趋于与腹泻相关。感染性结肠炎引起明显的血便（弯曲菌或志贺菌）。
- 可出现腹痛：通常为痉挛样或里急后重。
- 在急性 IBD 中呕吐不常见。
- 在严重的细菌性腹泻和 CD 或 UC 急性加重时，可出现全身不适和倦怠等系统症状、脱水伴电解质紊乱、发热。在 IBD 或急性感染后，可出现皮肤、关节和眼睛受累。
- 既往排便习惯改变、体重下降、吸烟史、血管疾病（肠系膜梗死）和肠系膜绞痛可能有关。

体检

寻找：

- 发热，脱水的体征（心动过速、体位性低血压）和腹部膨胀。在受累的结肠（IBD）相应部位出现腹部压痛或反跳痛，可能提示结肠扩张或穿孔。腹部包块可能提示肿瘤或炎性包块。
- 在活动性 IBD 中，口腔溃疡和肛周疾病常见。
- 在 IBD 中可出现结节性红斑和坏疽性脓皮病；耶尔森菌可引起结节性红斑。玫瑰疹提示伤寒。
- 关节累及（常为非对称的、非变形的滑膜炎，累及下肢的大关节）可出现于活动性 IBD，但也可发生于感染性结肠炎（如弯曲菌、耶尔森菌）。
- 葡萄膜炎与 IBD 和急性感染性结肠炎都有关。

检查

首要是排除血性腹泻的任何感染性病因和监测并发症。

- 血液检查：血常规，肾功能和电解质，肝功能，C 反应蛋白，红细胞沉降率，凝血功能。
- 微生物学：粪 MC&S，血培养，艰难梭菌毒素，虫卵，包囊和滋养体。
- 乙状结肠活检：可以帮助鉴别急性感染性结肠炎和 IBD（结肠镜检查过程中增加穿孔的风险）。假膜的出现（一层黄色渗出物类似膜）提示艰难梭菌感染可能。
- 影像：腹部 X 线检查（abdominal X-ray，AXR）可以帮助监测结肠扩张。急性期禁忌行钡剂灌肠检查。

实践要点

- 新发的血性腹泻患者应行艰难梭菌检测。
- 在不能解释的严重白细胞增多症（如白细胞计数 >35×10⁹/L），考虑艰难梭菌感染。

细菌性痢疾

这是由于感染了志贺菌(痢疾志贺菌,福氏志贺菌,鲍氏志贺菌,宋氏志贺菌),沙门菌,弯曲菌或一些志贺菌样的大肠杆菌(O157:H7)。通过粪 - 口途径传播,常有聚集性发病。

症状

- 感染后 1~7 天内引起轻微腹泻至严重的全身性疾病。
- 发热(常在 3~4 天内缓解)。
- 腹部绞痛伴有里急后重。
- 水样泻 ± 恶心和呕吐(7 天内缓解)。由于侵袭黏膜,后期出现血性腹泻(24~72 小时后)。
- 粪培养可确诊。大肠杆菌感染可合并溶血性尿毒综合征。

处理

- 患者可能需要静脉输液。
- 抗生素应用于最严重的患者。环丙沙星(口服 500mg,每天 2 次,用 7~10 天)常有效,但在耐药的患者,可用复方磺胺甲噁唑或环丙沙星。
- 禁用抑制肠蠕动的药物如洛哌丁胺和可待因,因为这些药物延长带菌时间并加重症状。

阿米巴痢疾

溶组织内阿米巴可引起间断性腹泻或类似 IBD 的更严重的疾病。同性恋者间和近期到第三世界国家旅游的旅游者患病风险增加。该病通过粪 - 口途径传染。

通过血清或抗原实验,同时也可在粪便或肠外部位(如肝脓肿脓液)中找到滋养体以诊断该病。

症状

- 腹泻或松散便(± 血便),腹部不适,低热。在重症患者,出现肝脓肿。
- 暴发型病例表现为突然出现高热,痉挛性腹痛和大量血性腹泻。
- 可出现明显的腹部压痛和里急后重。
- 在粪便镜检时发现阿米巴包囊可诊断。
- 可并发阿米巴肝脓肿。

治疗

- 目标是纠正脱水,恢复电解质平衡,纠正失血和清除病原体。
- 在急性侵袭性的肠道阿米巴病,首选口服甲硝唑(800mg,每天 3 次,用 5~10 天)。替硝唑(每天 2g,用 2~3 天)也有效。随后应该口服二氯尼特(500mg,每天 3 次,用 10 天)以破坏胃肠道内的包囊。
- 对于肝脓肿,甲硝唑(或替硝唑)和二氯尼特也有效,超声引导下穿刺可以帮助提高药物的渗透并缩短病程。
- 对于粪便中有溶组织内阿米巴包囊的无症状患者,首选二氯尼特治疗,因为甲硝唑和替硝唑相对无效。

炎症性肠病 1

IBD 包括 CD 和 UC。CD 是胃肠道(gastrointestinal tract, GIT)任何部位的慢性炎症性疾病,表现为肉芽肿性炎症。UC 是结肠的慢性炎症性疾病,它主要影响直肠并向近心端累及部分结肠。IBD 的病因尚不清楚。

溃疡性结肠炎

临床表现

- 渐进性发生,并进展到更严重的症状。

- 腹泻取决于疾病的活动性和程度。夜间腹泻和急迫感是重症 UC 常见症状。
- 粪便常混有黏液和明显的脓液或血。
- 偶有腹痛(虽然下腹部痉挛性疼痛常见,且排便可缓解,但是腹痛不是主要的特征;严重腹痛提示重症伴急性肠扩张或穿孔,或缺血性结肠炎)。
- 排便急迫感和里息后重。
- 在重症患者,出现严重腹泻(>6 次/d)和夜间腹泻,厌食和体重下降。可出现不同颜色的血便。
- 阿弗他溃疡(也见于 CD)。
- 询问近期戒烟情况(诱因)。

体检

查找是否发热,是否有脱水的体征(心动过速,体位性低血压)和腹胀。腹部压痛 ± 反跳痛提示结肠扩张或穿孔。如果患者正在服用激素,该体征可被掩盖。腹部包块提示肿瘤或炎性肿块。中毒性巨结肠(腹部 X 线片检查结肠直径 >6cm)可能危及生命。

全身体征:检查肠外的表现(见框 3.8)。

框 3.8　UC 的肠外表现

与疾病活动相关
- 阿弗他溃疡
- 脂肪肝
- 结节性红斑
- 外周性关节病
- 巩膜外层炎
- ± 坏疽性脓皮病
- ± 虹膜睫状体炎

与疾病活动无关
- 骶髂关节炎
- 强直性脊柱炎
- 原发性硬化性胆管炎
- 胆管癌(常伴有原发性硬化性胆管炎)

克罗恩病

表现

- 腹泻(80%)。
- 腹痛(50%)(绞痛和呕吐提示回肠疾病)。
- 体重下降(70%)和发热(40%)。
- 梗阻症状(绞痛,呕吐)。
- 直肠出血(50%)(在结肠疾病中更常见,但也见于50%的回肠疾病;有30%的结肠疾病与肛周疾病有关)。
- 肠外表现如结节性红斑(5%~10%),关节病变(10%)和眼部并发症(5%)(见框3.9)。
- 贫血症状(铁、维生素 B_{12} 或叶酸缺乏)或营养不良。

框 3.9 克罗恩病的肠外表现

与疾病活动相关
- 阿弗他溃疡(20%)
- 结节性红斑(5%)
- 坏疽性脓皮病(0.5%)
- 急性关节病(8%)
- 眼部并发症(5%):
  - 结膜炎
  - 巩膜外层炎
  - 葡萄膜炎

与疾病活动无关
- 骶髂关节炎(15%)
- 强直性脊柱炎(4%)
- 肝病(5%):
  - 胆结石常见
  - 慢性活动性肝炎(2%)
  - 肝硬化(2%)
  - 脂肪性改变(5%)

体检

检查营养状态并寻找吸收不良的表现。检查肠梗阻(狭窄)的表现。在肠道和其他器官(膀胱,阴道)之间可发生瘘。中毒性巨结肠在 CD 中更罕见。偶尔出现大量的血性腹泻。

炎症性肠病 2

IBD 严重发作的标志

- 重症 UC 的 Truelove 和 Witts 标准
  - 血便 >6 次 /d 加上以下任何一条：
  - 发热 (>37.8℃) 或心动过速 (>90 次 /min) 或 Hb<105g/L
    或红细胞沉降率 >30mm/h。
- 其他标志包括：
  - 白蛋白 <30g/L。
  - 中毒性巨结肠 (结肠直径 >6cm)。
    这些症状、体征或实验结果也提示重症 CD。然而，需要
  注意的是重症 CD 也见于缺乏上述任何一项标志的情况。

检查

- 血液检查：如果结肠炎是急性和严重的，可出现贫血 (慢性
  缺铁性贫血也常见)。可观察到严重的铁缺乏。中性粒细胞
  增多和血小板升高。严重腹泻时，可出现血钾降低。也可
  以有肾前性失水的表现。在严重的结肠炎，白蛋白常降至
  20~30g/L。红细胞沉降率和 C 反应蛋白可反映疾病的活动
  性，对于监测治疗是有用的；但它们在远侧 (直肠) 疾病中常
  不升高。
- 粪培养和镜检：包括艰难梭菌毒素。
- 卧位腹部 X 线片 ± 直立位胸部 X 线片：寻找是否存在肠壁
  增厚 (中至重度) 和黏膜水肿，伴有结肠袋消失和结肠扩张 (在
  更严重的病例中)。结肠直径 >6cm 提示中毒性扩张，伴有穿
  孔的风险。可以间接评估疾病的程度；近端粪便潴留与远
  端结肠炎有关。在严重发作的急性期，应该每天进行一次腹
  部平片检查，如果有临界的中毒性扩张，应该每天检查两次。
  在直立位胸部 X 线片中出现膈下游离气体提示穿孔。CT
  扫描对于确诊内脏穿孔有帮助，特别是当患者疼痛剧烈时。

- MRI:在评价小肠时有帮助。超声有一定作用,特别是在评价末端回肠炎症或右侧髂窝积液时(然而,超声检查十分依赖操作者)。
- 乙状结肠镜 ± 结肠镜检查:在重症患者,入院 24 小时内进行乙状结肠镜检查。不需要肠道准备,它会引起黏膜发红。纤维乙状结肠镜有更低的菌血症风险,比硬质的乙状结肠镜更容易进行检查。非特异性的表现常见,如充血和接触性或自发性出血。溃疡提示急性严重疾病;肠黏膜的假息肉和萎缩提示慢性 UC。应该进行活检,并分析是否合并巨细胞病毒(cytomegalovirus,CMV)感染(服用免疫抑制增加该风险)。

炎症性肠病 3

处理

- 经专业的消化科团队收入院进行诊治。
- 通过静脉输液维持患者的体液平衡,纠正任何的电解质紊乱(特别是低钾血症)。通知外科同事并与他们讨论患者情况,特别是中至重度患者。
- 低分子量肝素:给予预防剂量的低分子量肝素——重症 IBD 引起促凝状态,DVT ± PE 患病风险增加。
- 鉴别诊断是复杂的(见框 3.10)。尽可能排除感染性结肠炎(粪便镜检和培养正常)和全身性感染。
- 避免用抑制肠蠕动的药物、阿片类药物(如洛哌丁胺和可待因)和解痉剂,因为它们可引起近端结肠的便秘并诱发麻痹性肠梗阻和巨结肠。
- 糖皮质激素:UC 轻至中度的发作对于直肠给予糖皮质激素(如 Predfoam® 或 Predsol® 灌肠,20mg,每天 1~2 次)有反应,特别是当疾病局限于直肠。然而,严重发作时需要静脉注射糖皮质激素(氢化可的松,100mg,每天 4 次,静脉注射)直到病情缓解。重症 CD 应该静脉给予糖皮质激素(氢化可的松,

100mg, 每天 4 次, 静脉注射)。如果静脉注射糖皮质激素 3 天后没有好转, 考虑静脉注射环孢素或英夫利昔单抗作为补救治疗。

- 氨基水杨酸类: 对于 UC 患者, 除了糖皮质激素外, 应开始美沙拉秦治疗 (800mg, 每天 2~3 次, 口服) ± 美沙拉秦泡沫灌肠剂 (每次 1g 灌肠) ——它们可以帮助诱导缓解并在糖皮质激素减量后维持缓解。回肠 CD 用美沙拉秦治疗。

- 要素饮食: 对于 CD 的治疗和糖皮质激素一样有效。然而, 患者很难依从。

- 其他药物: 硫唑嘌呤 (每天 2mg/kg) 在急性发作时无效 (8~12 周发挥作用), 但是对于维持缓解有帮助。甲氨蝶呤在 UC 急性发作时没有作用, 但是在 CD 有不同的成功率。两项临床试验报道尼古丁贴片明显改善症状并帮助诱导 UC 缓解。

- 抗生素: 没有证据证实广谱抗生素对于治疗 UC 有用。甲硝唑对于治疗肛周克罗恩病的瘘管有用。在 CD, 环丙沙星也可能有用。其他抗生素仅在有特别指征时使用, 或在出现中毒性巨结肠时考虑使用。

- 英夫利昔单抗: 用于治疗肛周和形成瘘管的 CD 以及其他药物治疗失败的重症 CD。

框 3.10　炎症性肠病的鉴别诊断

细菌	寄生虫
● 志贺菌	● 阿米巴病
● 沙门菌	● 血吸虫病
● 大肠杆菌	**其他**
● 弯曲菌	● 缺血性结肠炎
● 艰难梭菌	● 淋巴瘤
● 结核分枝杆菌	● 创伤
● 淋球菌	● 放射性结肠炎
● 衣原体	
● 耶尔森菌	

- 营养:没有证据支持维持患者禁食。然而,少渣饮食和早期开始 TPN 可能是有益的,特别是对于可能进行手术治疗的患者(见框 3.11)。当患者恢复时,可以使用促进排便的药物(如甲基纤维素),以调节粪便硬度。

- 吸烟:鼓励吸烟患者戒烟,因为戒烟增加 CD 的缓解率。

框 3.11　炎症性结肠炎急症处理的关键点

- 经专业的消化科团队收入院。

- 静脉输液:维持患者的体液平衡,纠正任何的电解质紊乱(特别是低钾血症)。纠正贫血。

- 糖皮质激素:静脉注射氢化可的松 100mg,每天 4 次(在急性 UC 或 CD 伴远端结肠病变可加用直肠用糖皮质激素)。

- 预防性使用低分子量肝素。出现血性腹泻不是禁忌证,因为这些患者处于高凝状态,DVT 患病风险增加。

- 如果 CD 患者有发热或局部疼痛,给予甲硝唑治疗。如果怀疑 UC 患者有可能细菌感染也可以给予。

- 避免使用抑制肠蠕动的药物、阿片类药物和解痉剂(引起近端便秘,并可能诱发麻痹性肠梗阻和巨结肠)。

- 通知外科同事并与他们讨论患者病情。

- 在 24 小时内进行纤维乙状结肠镜检查,同时进行巨细胞病毒组织学和免疫染色检查。

- 营养:少渣饮食和早期开始 TPN 可能是有益的,特别是对于可能进行手术治疗的患者。

手术指征

- 在 UC,药物治疗 5 天症状不能缓解是全结直肠切除术的指征。在这种情况下,推荐分期手术(先行结肠切除术)。

- 结肠穿孔、不能控制的出血和暴发性疾病需要急诊结直肠切除术;在所有的 UC 患者中,约 30% 的患者在某一阶段需要行结肠切除。

- 治疗前中毒性扩张不是手术的指征(治疗 24 小时后结肠直径没有缩小是手术指征)。治疗期间出现扩张是手术的指征。
- 在 CD,手术不是治愈性的,仅在穿孔、梗阻、形成脓肿和瘘管(肠皮肤瘘或肠膀胱瘘)时有手术指征。术后复发率高。

黄疸:评估

　　黄疸需要及时评估和诊断。它可能预示着重症肝炎和急性肝(±肾)衰竭(➜急性肝衰竭:评估和检查,p. 290)的发生,或可能提示梗阻性黄疸,伴有胆管炎和败血症(➜胆管梗阻,p. 284)。

病史

- 非特异性症状包括厌食、瘙痒、乏力、倦怠、嗜睡、意识错乱或昏迷。深色尿和灰白色粪便可能是梗阻性黄疸或者肝炎的特点。
- 右上腹绞痛,既往有过胆绞痛或已知胆结石提示胆绞痛(➜胆管梗阻,p. 284)。发热、寒战、腹痛和波动性黄疸应该怀疑胆管炎。无痛性黄疸和体重下降提示胰腺恶性肿瘤。
- 仔细询问服药史,包括非处方药(over-the-counter,OTC)、中草药、顺势疗法的药物或专有制剂。询问是否服用对乙酰氨基酚和饮酒。
- 感染性肝炎的危险因素:输血、吸毒、文身、同性恋、旅游、种族、摄食贝类。

体检

- 注意黄疸的程度,寻找慢性肝病的表现(蜘蛛痣或毛细血管扩张,肝掌,掌腱膜挛缩等)。淋巴结肿大可能反映恶性肿瘤。肝性脑病导致意识水平下降和扑翼样震颤。
- 仔细关注 BP 和舒张压的情况——肝衰竭时血压降低。急性肝衰竭时可发生少尿或休克(➔ 急性肝衰竭:评估和检查,p. 290)。检查是否存在胸腔积液(可与腹水同时发生)。

- 检查腹部,观察是否有腹水、肝肿大、脾肿大(门静脉高压或血管内溶血)或包块。

黄疸的病因

- 病毒性肝炎。
- 酒精性肝炎 ± 肝硬化。
- 药物诱导的肝炎(包括对乙酰氨基酚)。
- 终末期肝硬化(酒精性、慢性病毒性肝炎、血色素沉着病、肝豆状核变性、隐源性肝硬化等)。
- 溶血性贫血。
- 吉尔伯特综合征(轻度黄疸)。
- 胆管梗阻(结石或扭转)。
- 肝内胆汁淤积,肝炎后[原发性胆汁性肝硬化(primary biliary cirrhosis,PBC)、原发性硬化性胆管炎(primary sclerosing cholangitis,PSC)、脓毒症、药物]。
- 自身免疫性肝炎。
- 缺血性肝炎。
- 脓毒症。
- 钩端螺旋体病。
- 疟疾。

黄疸的紧急评估(入院当天)

肾功能和电解质,肝功能	排除肾功能衰竭[包括肝肾综合征(hepatorenal syndrome,HRS);➔ 肝肾综合征,p. 327]。
血糖	在血色素沉着病或胰腺炎中糖尿病常见。
PT	严重的肝损伤或 DIC 时延长。
血常规	血小板降低(慢性肝病,伴有继发于肝硬化的脾功能亢进)。
尿检	黄疸的患者尿胆红素缺失。

- 感染的筛查　　　如血培养，如果怀疑腹水感染，行腹水检查（镜检和培养）。
- CXR　　　　　　肿瘤或转移性肿瘤，与腹水相关的积液。
- USS　　　　　　如果有不适或有感染的表现，除外胆管梗阻。
- 对乙酰氨基酚　　如果怀疑服用过量或可能过量。

黄疸的非紧急评估

- 病毒的血清学
  检查
  抗甲型肝炎病毒（hepatitis A virus，HAV）IgM 抗体，乙肝表面抗原（hepatitis B surface antigen，HBsAg）和抗乙肝核心抗体（HBc），丙肝病毒（hepatitis C virus，HCV）抗体，戊肝病毒（hepatitis E virus，HEV）抗体，± EBV 或 CMV 血清学检查。

- 免疫学检查
  ANA，抗 SM，抗 LK-1，抗线粒体抗体（anti-mitochondrial antibody，AMA），和免疫球蛋白（immunoglobulins，Igs）［先天性肾上腺增生（congenital adrenal hyperplasia，CAH），PBC］，ANCA。

- 铁蛋白，血清
  铁，转铁蛋白
  铁蛋白升高可见于任何急性疾病，但可能提示血色素沉着病（在酒精性肝炎时升高）。

- 肝豆状核变性
  根据肝豆状核变性的国际风险评分中患者的分值，可能需要对其进一步评估。

病毒性肝炎

　　甲型肝炎、乙型肝炎或乙型肝炎病毒（hepatitis B virus，HBV）携带者合并丁型肝炎感染可引起急性黄疸性肝炎。急性丙型肝炎可出现黄疸，但是不常见。EBV 感染常引起肝功能的异常，包括轻度或中度黄疸，在急性期常与脾肿大和淋巴结病相关。应该询问患者吸毒史、近期纹身、性接触史以及黄疸或肝炎的任何家族史或接触史。在免疫抑制患者中需考虑 CMV 肝炎。戊型肝炎常是自限性的（在免疫抑制的患者可变成慢性的）。

- 前驱期流感样表现和非常高的转氨酶（高达 4 000U/L），伴有碱性磷酸酶（alkaline phosphatase，ALP）活性的轻度升高。
- 如果没有凝血功能异常、脑病或肾功能衰竭，让患者居家等待病毒学检查结果。每 2~3 天安排复查肝功能和凝血指标，并关注结果（但是不必每次都检查患者）。一周内再次检查患者。如果患者出现加重性不适或昏昏欲睡，让患者和看护者及时复诊。

甲型肝炎

急性甲型肝炎患者（抗 HAV IgM 阳性）不需要特殊治疗，但是在家庭和学校的所有接触者应该注射 HAV 疫苗 ± 正常人免疫球蛋白进行免疫[5]（见框 3.12）。急性甲型肝炎患者罕见发展成急性肝衰竭，保守治疗的预后相对是好的（生存率 >80%）。急性甲型肝炎可出现高热（40℃）。

框 3.12　甲型肝炎处理指南

确诊病例的处理 *：

- 从工作、学校或幼儿园隔离出来直到黄疸出现后的 7 天。
- 提出良好卫生习惯的建议，并识别可能的感染途径。

在 14 天内与确诊者有共住经历或性接触者：

- 如果年龄为 1~59 岁：给予 HAV 疫苗。
- 如果年龄≥60 岁或慢性肝病或慢性 HBV 或 HCV：给予 HAV 疫苗和正常人免疫球蛋白。

14 天前与确诊者有共住经历或性接触者，或年龄 <1 岁，见英格兰公众健康 HAV 指南（2017）[5]。

* Source：data from Public Health England：Public health control and management of hepatitis A：2017 Guidelines（ https://www.gov.uk/government/publications/hepatitis-a-infection-prevention-and-control-guidance）.

乙型肝炎

在急性暴露于乙型肝炎后的 1~10 周内血清中出现 HBsAg，早于症状的发作或丙氨酸氨基转移酶(alanine transaminase, ALT)的升高。当血清中 HBsAg 消失时，出现 HBsAb，存在两者都阴性的窗口期。检测抗 HBc IgM 抗体常被视为急性 HBV 感染的指标；然而，抗 HBc IgM 抗体在急性感染后长达 2 年仍可检测到，并且在慢性乙型肝炎恶化时，抗 HBc 抗体可升高到可检测水平。

在大多数恢复的患者中，HBsAg 在 4~6 个月后检测不到。HBsAg 持续存在 >6 个月提示慢性感染。对于成人获得的感染，从急性发展为慢性的概率 <1%~5%。急性 HBV 患者不需要急性抗病毒治疗。然而，对于出现重症肝炎表现(如 INR>1.5)，或症状持续存在，或出现临床表现后明显黄疸持续时间 >4 周的患者，以及存在免疫抑制，或既往存在肝病的患者，许多临床医生予以抗病毒治疗，因为这将减少肝移植后的再感染可能性。

对于 HBsAg 阳性的患者，家庭成员和密切接触者应该检测 HBsAg、HBsAb 和抗 HBc IgM。在暴露于 HBV 的 10 天内预防性给予特异性乙型肝炎免疫球蛋白(hepatitis B immunoglobulin, HBIG) 500U 肌内注射是有保护作用的；然而，仅用于密切暴露于 HBsAg 污染物(针刺或性接触)的 HBsAb 阴性者。随访至少 6 个月。表 3.4 列出 HBV 不同状态的评估结果。

表 3.4　HBV 检查的总结

状态	HBsAg	抗 HBs	抗 HBc IgM	抗 HBc IgG	HBeAg	抗 HBe	HBV DNA
急性感染 / 再活动	+	–	+	–	+	–	+
既往感染(免疫)	–	+	–	+	–	+/–	–
注射过疫苗(免疫)	–	+	–	–	–	–	–
"非活动性携带者"	+	–	–	+	–	+	<10⁵
HBeAg+ 的 CHB	+	–	–	+	+	–	>10⁵
HBeAg- 的 CHB	+	–	–	+	–	+	<10⁵

CHB，慢性乙型肝炎。

丙型肝炎

暴露后 8 周内常可用 PCR 检测到血清中的 HCV RNA，但可能更早。主要通过血液传播。性传播或围产期传播少见（风险 <5%）。在英国，急性丙型肝炎占急性病毒性肝炎的比例 <5%。大多数患者无症状；<25% 出现血清胆红素升高，血 ALT 常 <1 000U/L。血清 HCV RNA 的存在是 HCV 感染的第一证据，暴露后 2 个月内可检测到。暴露后 2~6 月内抗 HCV 酶联免疫吸附试验（enzyme-linked immunosorbent assay，ELISA）检测变为阳性。

HCV 治疗的首要目标是用新的直接作用抗病毒药物（directing acting antivirals，DAAs）治愈感染。治愈定义为获得持续的病毒学反应（sustained virological response，SVR），表现为不能检测到 HCV RNA。目的是：①防止 HCV 相关的肝脏和肝外疾病的并发症；②改善生活质量和消除羞耻感；③防止 HCV 的传播。

不管既往治疗情况如何，所有 HCV 患者都应该考虑治疗。整体来说，用新 HCV DAAs 治疗可以获得 95% 或以上、并接近 100% 的治愈率。

参考文献

5. Public Health England (2017). *Public health control and management of hepatitis A: 2017 guidelines.* 见 https://www.gov.uk/government/publications/hepatitis-a-infection-prevention-and-control-guidance.

酒精性肝炎

- 急性肝炎可以无症状或出现恶心、呕吐和乏力，出现右上腹疼痛罕见。发热可反映严重的肝损伤，但是需要排除感染。大多数患者出现酒精性肝炎时已经有肝硬化的表现。
- 酒精性肝炎这一术语是误称，因为转氨酶很少超过 200U/L，经常 <400U/L。通常 AST 高于 ALT（与其他大多数肝病相反）。
- 表 3.5 列出了评估指标。

表 3.5 酒精性肝炎的检查

尿素氮、电解质和肝功能	胆红素升高,可高达 800mmol/L;白蛋白常降低;重症酒精性肝炎可发生肾衰竭(包括肝肾综合征)
PT	PT 延长常提示潜在的肝硬化
血常规	可发生白细胞升高伴左移(即使没有证实的感染);Hb 和血小板降低提示肝硬化继发的脾肿大
筛查感染	筛查细菌或真菌感染——血、尿和腹水(所有样本送显微镜检查和培养)。如果没有检查过,需筛查 HBV、HCV 和 HIV
超声	除外其他原因引起的黄疸

实践要点

- 在酒精性肝炎,正常情况下 AST 水平 >ALT 水平,二者通常 <200U/L。如果 AST 或 ALT 超过 400U/L,则不诊断为酒精性肝炎。

- 肌肉的损伤或过度锻炼可引起 AST 和 ALT 升高。

- 非常高水平的 AST 或 ALT(如 >1 000U/L)提示对乙酰氨基酚(对乙酰氨基酚)过量、缺血、病毒性肝炎或自身免疫性肝炎。对乙酰氨基酚过量时,AST 或 ALT 可 >10 000U/L。

处理

- 大多数患者需收治入院,除非轻度(胆红素 <50mmol/L,PT 正常)或患者正在戒酒。

- 给予维生素 B$_1$(每天 100~200mg),叶酸和多种维生素。

- 给予脱瘾治疗(如降低剂量的氯氮䓬)。回访患者,因为可能需要增加药物剂量 ± 频次。

- 监测和纠正血 K$^+$、Mg^{2+}、PO$_4^{3-}$ 和血糖。

- 开始高热量、高蛋白(1.5g/kg 体重)饮食。禁止低蛋白饮食。

- 如果临床怀疑有感染,开始广谱抗生素(如头孢噻肟)治疗 ± 氟康唑(每天静脉注射 50~100mg)以预防真菌感染。

- Glasgow 酒精性肝炎评分(见表 3.6)≥9 或判别函数评分(见

框 3.13)≥32 的患者被归为有重症酒精性肝炎,应该用泼尼松龙 40mg/d 治疗 4 周。唯一的禁忌证是未治疗的败血症。如果不能除外,在给予糖皮质激素前先给予广谱抗生素治疗 24~48 小时。糖皮质激素治疗的替代方案是己酮可可碱(400mg,每天 3 次,口服)——一项大型多中心临床试验 STOPAH 短期内将发表有关在该人群中比较糖皮质激素和己酮可可碱治疗的结果。

- 震颤性谵妄或严重躁动可用小剂量的安定或口服氯美噻唑控制(➲ 急性酒精戒断,p. 465;➲ 急性酒精戒断,p. 762)。用标准的治疗方案治疗癫痫(➲ 癫痫状态(强直 - 阵挛性),p. 437;➲ 急性酒精戒断,p. 465)。

表 3.6　Glasgow 酒精性肝炎评分(Glasgow Alcoholic Hepatitis score,GAHs)的计算 *

分值	1	2	3
年龄	<50	≥50	–
WCC/($\times 10^9 \cdot L^{-1}$)	<15	≥15	–
尿素氮 /($mmol \cdot L^{-1}$)	<5	≥5	–
INR	<1.5	1.5~2.0	≥2.0
胆红素 /($mmol \cdot L^{-1}$)	<125	125~250	>250

分值 >9 表示如果不治疗,28 天病死率为 50%(如果用糖皮质激素治疗,为 20%)。

*Reproduced from *Gut*, 'Analysis of factors predictive of mortality in alcoholic hepatitis and derivation and validation of the Glasgow alcoholic hepatitis score', Forrest EH, *et al.* 54(8), p. 1174-9, copyright 2005, with permission from BMJ Publishing Group Ltd.

框 3.13　判别函数(Discriminant Index,DF)的计算

DF=(胆红素)/17+(PT 的延长值 ×4.6)

例如:血胆红素 340mmol/L,PT 17 秒(对照值为 12 秒),分值 =(340/17)+ [(17-12)×4.6],即 20+23=43。

- 如果 DF ≥32,不用糖皮质激素治疗,病死率为 32%。

药物诱导性肝炎

药物诱导黄疸的患者应该每周监测三次或收入院观察，因为许多患者是重症，不能自行缓解。立刻停止使用可疑的药物，并观察。查找皮疹和嗜酸性粒细胞增多的表现，并除外其他病因（见框 3.14）。这很重要，因为伴有嗜酸性粒细胞增多和全身症状的药物反应（drug reaction with eosinophilia and systemic symptoms, DRESS）是一个罕见的但是潜在危及生命的、药物诱导的高敏感性反应，包括皮肤出疹、血细胞异常（嗜酸性粒细胞增多，异型的淋巴细胞增多）、淋巴结病和内脏受累（肝、肾、肺）。（关于对乙酰氨基酚过量，见 ➜ 急性肝衰竭：评估和检查，p. 290。）框 3.14 列出引起黄疸的药物。引起氨基转移酶升高但很少引起黄疸的药物没有被列出。所有诱导黄疸的药物应该向英国医药和保健产品监管机构报告，因为药物诱导黄疸显示预后不佳（BNF 后面的黄页）。

框 3.14　引起黄疸的常见药物

肝细胞性	胆汁淤积性	混合性
● 对乙酰氨基酚	● 氯丙嗪	● 磺胺类药物
● 利福平	● 氟氯西林	● 柳氮磺吡啶
● 别嘌呤醇	● 硫唑嘌呤	● 卡马西平
● NSAIDs	● 卡托普利	● 氨苯砜
● 氟烷	● 复合阿莫西林 - 克拉维酸	● 雷尼替丁
● 甲基多巴	● 青霉胺	● 阿米替林
● 肼屈嗪	● 红霉素	● 呋喃妥因
● 异烟肼	● 促蛋白合成糖皮质激素	● 复合阿莫西林 - 克拉维酸
● 苯妥英钠	● 口服避孕药	

自身免疫性肝炎

其特点为氨基转移酶的升高，可高达几千，常 <2 000U/L，抗平滑肌(smooth muscle,SM)抗体阳性，± 抗肝肾 -1(liver kidney-1,LK-1)抗体阳性，ANA 阳性和 IgG 升高(多克隆的)。健康人中总球蛋白(总蛋白减去白蛋白)应该 <35g/L。球蛋白升高(>45g/L)应该怀疑自身免疫性肝炎。确诊需要肝活检。治疗：一旦排外病毒性肝炎(即 HBsAg 阴性)，用糖皮质激素(泼尼松龙 30~40mg，口服)± 硫唑嘌呤(1mg/kg)作为减少糖皮质激素用量的药物。如果是年轻患者(<30 岁)对治疗无反应，考虑肝豆状核变性。

无胆色素尿性黄疸

表现为尿液中无胆红素。可由溶血性贫血(既往史、大量的尿胆素原、脾肿大、网织红细胞增多等)或胆红素结合先天的缺陷(吉尔伯特综合征，占人群的 2%)。吉尔伯特综合征患者禁食(<400 卡)48~72 小时将引起血清非结合胆红素的升高(胆红素很少 >80mmol/L)。

感染

任何严重感染可引起黄疸(包括肺炎)。大多数严重的患者有腹腔内感染。肝功能可以是胆汁淤积性或仅表现为胆红素明显升高。除外其他病因，用抗生素 ± 手术引流治疗感染。

缺血性肝炎

临床表现

见于明显的低血压或肝动脉阻塞。诱发因素包括充血性心力衰竭 ± 低氧。在充血性心力衰竭患者中,轻症表现为轻度肝功能的异常(肝炎的表现,PT 延长),最严重的形式可以表现为急性肝衰竭。寻找是否缺氧、低血压(在评估时可能已经正常——看麻醉图表)、动脉病的体征(肝动脉阻塞引起的腹部杂音)、心电图上右心室衰竭的表现(房颤是罕见的病因)。可引起意识模糊 ± 脑病。需除外肝炎的其他病因(➜ 黄疸:评估, p. 272)。

处理

大多数患者经纠正潜在的病因治疗有效。纠正低血压(➜休克:评估, p. 349),给予 O_2 纠正低氧。如果肝动脉或腹腔干阻塞,预后差,这取决于肝坏死程度。通常年龄和疾病程度影响进行抢救手术。与专家们讨论病情。如果存在严重(急性)肝衰竭的征象,指导意见参考 ➜ 急性肝衰竭:处理, p. 293。大多数患者并不适合行肝移植。

阻塞性黄疸

见 ➜ 胆管梗阻, p. 284。

胆石病

胆石病影响 10%~20% 人群。结石可以是胆固醇性结石(胆固醇 >80%),色素性结石(胆固醇 <25%;多样、不规则、易碎)或混合性结石(棱形、含钙)。绝大多数无症状,偶尔被诊断。危险

因素包括男性、年龄(超过 40 岁)、妊娠、肥胖或体重快速下降。

胆结石的并发症

- 胆绞痛。
- 梗阻性黄疸。
- 胆囊炎 ± 胆囊积脓和坏疽。
- 胆管炎性败血症或肝脓肿。
- 急性胰腺炎(➔ 急性胰腺炎:评估,p. 301)。
- 穿孔和腹膜炎。
- 胆囊瘘,胆石性肠梗阻。

胆绞痛

临床表现

右上腹痛放射到中上腹、背部或肩部,伴有恶心和呕吐。常在油腻饮食后发作,可自行缓解。鉴别诊断包括急性心肌梗死,动脉瘤破裂,消化性溃疡,小肠梗阻或缺血,胰腺炎,肾绞痛和肺炎。

检查

超声检查可发现结石和胆囊的肿大。尿液镜检、CXR 和 ECG 可帮助排除其他疾病。

处理

- 缓解疼痛:常可用 NSAIDs(一线)± 阿片类缓解疼痛。
- 病程更长的可以考虑腹腔镜胆囊切除术。如果患者没有手术指征,可以尝试用熊去氧胆酸(ursodeoxycholic acid, UDCA)(每天 10~14mg/kg,睡前)药物溶解结石。

急性胆囊炎

临床表现

突发严重的右上腹痛和症状,类似胆绞痛,伴有发热和持续症状。持续呕吐提示胆管结石。体征包括发热、心动过速、大汗、右上腹压痛和假性腹膜炎,特别在吸气时(墨菲征),±可触及胆囊(罕见)。黄疸(约33%)提示胆总管(common bile duct,CBD)的梗阻。无结石性胆囊炎见于 ITU 中的老年人、有伴发疾病或创伤患者,以及进行 TPN 的患者。死亡率可能较高。

检查

- 血液检查
  WCC 升高常见。肝功能可表现为胆红素升高和胆汁淤积性肝功能;± 淀粉酶升高。
- 超声检查
  证实胆结石或胆泥 ± 胆囊壁增厚 ± 胆囊周围积液。
- AXR
  胆囊结石可见于约10%患者。局部腹膜炎可引起"前哨袢"。
- 肝胆亚氨基二乙酸(hepatobiliary iminodiacetic acid,HIDA)扫描
  用 ^{99}Tc 标记,常是诊断性的。

处理

- 禁食和静脉输液;如果有严重的呕吐,则留置鼻胃管。
- 抗生素应覆盖肠道微生物和肠球菌(如头孢呋辛 750mg,静脉注射,每天 3 次 + 甲硝唑 500mg,静脉注射,每天 3 次)。
- 早期住院腹腔镜胆囊切除术是可选的治疗方法。
- 并发症包括穿孔、胆石性肠梗阻或胆瘘。

胆管梗阻

胆管梗阻或明显的胆管梗阻可与扩张或不扩张的胆管系统相关,并且患者可能是感染的或未感染的。伴有机械性胆管梗阻的患者并不一直有明显的胆管扩张超声表现。胆管梗阻的病因见框 3.15。

框 3.15　胆管梗阻的病因

机械性阻塞
- 胆结石
- 恶性肿瘤(胰腺癌,结节, 继发性沉积,胆管癌)
- 手术后狭窄
- 门静脉海绵样变
- 寄生虫感染(如蛔虫)

肝内胆汁淤积
- PSC
- PBC
- 胆汁淤积性药物反应

临床表现

- 黄疸 ± 波动。
- 右上腹痛(可能是无痛的)。
- 发热(提示感染或胆囊炎)。
- 瘙痒。
- 尿色加深 ± 灰白色便(在临床中不是非常有用)。
- 感染性休克。

检查

- 血液检查

  WCC 升高提示感染。肾功能和电解质可提示肾衰竭或肾前性尿毒症。肝功能表现为胆红素升高,伴 ALP 和 GGT 明显升高;合并胰腺炎时有淀粉酶的升高;排石时可出现一过性 ALT、AST 升高,在胆管炎时 ALT、AST 持续升高(通常升高 ≤400U/L;更高则提示肝炎)。必须进行血培养和检测 CRP。

- 超声检查

  必须进行,如果可能的话应该在 12 小时内进行以证实存在扩张的胆管 ± 胆结石。胆囊切除术后 CBD 轻度扩张(约 0.8cm)是正常的。

- AXR

  胆管积气提示产气微生物感染或者近期胆管进行侵袭性操

作。可能有局部肠梗阻。

- ERCP

  可发现 CBD 的结石并可以进行胃肠道和壶腹部的检查以排除其他病变。如果计划进行干预治疗,需给予广谱抗菌药物。

- MRCP

  核磁共振胆胰管显像是一种非常精确的无创检查。

- CT

  有用,特别是如果怀疑恶性肿瘤。如果存在恶性肿瘤,进行全分期 CT。

预后不佳的指标(取决于病因)

- 老年(>65 岁)。
- 休克。
- 肾衰竭。
- 胆管炎伴肝硬化、肝脓肿,或恶性肿瘤引起的胆管高位狭窄。
- 经皮经肝胆管造影引起的胆管炎。
- 急性胰腺炎。

处理

(见图 3.1)

- 止痛,禁食,静脉输液。
- 如果有感染,给予抗生素(如头孢噻肟或环丙沙星 + 阿莫西林)。
- 通过下列措施行胆管系统的急诊减压:
  - ERCP。
  - 经皮引流。
  - 手术减压。
- 随访肝功能、CRP 和体温。
- 如果怀疑漏掉的结石或进一步的解剖结构异常,当情况好转后再次进行 MRCP ± ERCP。
- 再次进行超声检查或肝脏 CT 扫描以明确肝脓肿。

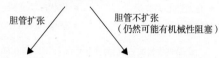

阻塞性黄疸
ALP>4 × 正常值
γ-GT>10 × 正常值
AST/ALT<400U/L
肝脏超声检查
?? 胆管扩张

胆管扩张　　　　　　　　胆管不扩张
　　　　　　　　　　（仍然可能有机械性阻塞）

- 如果有感染，给予抗生素
- 急诊ERCP或
- 经皮胆管造影
- 与外科医生讨论（减压术前）

- 如果有感染，给予抗生素
  （更可能是PSC）
- 自身抗体（AMA，pANCA）
- 稳定后，考虑：
  - MRCP
  - 肝活检

图 3.1　胆管梗阻的处理方案。
注：在肝硬化中，可能存在胆管阻塞，但是没有胆管扩张。

腹水

临床表现

　　患者出现的症状可能是腹水引起（腹胀，体重增加，腹痛），也可能是基础疾病的病因引起（黄疸，呕血，发热或盗汗，蛋白尿引起的泡沫尿），或是腹水的并发症引起（呼吸困难，厌食，反流性食管炎，疝，胸腔积液，阴囊或腿部水肿，腹膜炎）。病史需特别询问饮酒，慢性肝病、消化道出血（门静脉高压）的危险因素，既往胰腺炎，TB 的危险因素，心脏病史，活动的耐力和月经史（是否有卵巢的恶性肿瘤）（见框 3.16）。

鉴别诊断

- 卵巢囊肿。
- 肥胖（单纯性或代谢性）。
- 妊娠。
- 腹部包块。

框 3.16　腹水的病因

- 肝硬化和门静脉高压。
- 癌性腹水。
- 充血性心力衰竭。
- 胰源性腹水。
- 肝静脉阻塞。
- 肾病综合征。
- 甲状腺功能减退。
- 感染（如 TB）。

注：腹水不会发生在门静脉血栓、先天性肝纤维化或其他病因引起的非肝硬化性门静脉高压，除了在出现严重后果如消化道出血时。

检查

- **血液检查**　肾功能和电解质，血糖，血常规，PT，肝功能，血培养，淀粉酶。
- **腹水穿刺**　所有患者都应该抽腹水进行化验，除非明确诊断为恶性肿瘤引起的腹水。抽取腹水接种到血培养瓶，并用无菌瓶送腹水进行显微镜检查和 WBC 化验（➋ 排放腹水，p. 880）。
- **影像学检查**　腹部平片呈现为磨玻璃状表现，伴有腰肌阴影消失。超声能发现 30mL 以上的腹水。注意肝脏和脾脏的大小和质地；检测肝静脉的通畅程度（通过多普勒超声）。可能需要 CT 扫描。
- **尿液检查**　检测尿 Na^+（肝硬化性腹水），24 小时尿蛋白。

处理

有症状的腹水患者需要住院治疗。治疗潜在的病因。

- 肝硬化性腹水：限制盐的摄入为 80~120mmol/d（即盐量为 4.6~6.9g/d）。如果可能，避免输注生理盐水。
- 穿刺：如果张力性或中等量腹水，尽可能快地引流所有的腹水（最大量为 5 小时内 25L），同时每抽 1L 腹水给予 8g 白蛋白（癌性腹水或渗出性腹水不需要）。如果患者有自发性细菌性腹膜炎（spontaneous bacterial peritonitis，SBP），不要过多放腹水,因为这将诱发 HRS。

- 利尿:在肾衰竭、低钠血症或血 K^+ 浓度异常时,开始利尿需谨慎。螺内酯开始剂量为 100mg/d,增加到 400mg/d(每周增加 100mg)。如果效果不佳,增加呋塞米 40mg/d。如果出现严重的低钠血症(<120mmol/L)、进行性肾衰竭、逐渐加重的肝性脑病或失去活动功能的肌肉痉挛,停用所有的利尿剂。在低血容量的患者,不要给予利尿剂。

- 如果有肾损伤(肌酐>140mmol/L),考虑给予额外的胶体和晶体进行容量负荷试验(如 500mL Gelofusine® 1 小时以上输注,随后 1L 生理盐水 4 小时以上输注)。

- 癌性腹水:对症治疗,可以穿刺放腹水(包括长期置管)使得患者更舒适。对于恶性肿瘤的未来管理需咨询专家的意见。引流非肝硬化性的癌性腹水时没有证据支持需要给予白蛋白。

- 胰源性腹水:常与胰腺假性囊肿有关,应该咨询外科医生进行处理。腹水中淀粉酶升高。如果持续存在胸腔积液,需在胸腔积液中检测淀粉酶,因为可能存在胰腺 - 胸腔瘘。

- SBP:见于高达 15% 的肝硬化腹水的住院患者,常是无症状的。伴随腹水白蛋白降低(<15g/L),SBP 的风险增加。在非肝硬化性腹水,SBP 罕见。

- 诊断:腹水 WCC>250 中性粒细胞(polymorphonuclear neutrophils,PMNs)/mm³ 提示 SBP。在床旁将腹水接种到血培养瓶是重要的。如果培养是阳性的,但是腹水 WBC 低(称为细菌性腹水),再次穿刺抽腹水进行显微镜检查,如果 WBC>250PMNs/mm³ 则进行治疗。

- 治疗:给予针对肠道微生物和革兰氏阳性球菌的广谱抗生素(如头孢噻肟)。如果出现细菌性腹水并有感染的全身体征,用抗生素治疗。考虑到微生物学的建议,在 SBP 患者预防性应用抗生素。如果腹水的细胞主要是淋巴细胞,怀疑结核性腹水。对于 SBP 患者,在诊断感染的同时给予静脉注射白蛋白(1.5g/kg),并在抗菌治疗第 3 天再次给予 1.0g/kg 白蛋白,可以降低肾损伤发生率和死亡率。

实践要点

- 限盐, 4.6~6.9g /d——等同于不加盐饮食, 并避免腌制的食物。

- 在 SBP 被治疗前, 不要大量放腹水——如果腹水非常多, 可以少量抽腹水以改善呼吸。

- 如果在非肝硬化患者中引流癌性(渗出性)腹水, 不需要给予白蛋白。

- 严重低钠血症(Na^+<120mmol/L)时停用所有的利尿剂。

- 严重低钾血症(K^+<3.0mmol/L)时停用呋塞米。

- 严重高钾血症(K^+>6.0mmol/L)时停用醛固酮拮抗剂。

- 没有水肿的患者, 服用利尿剂后最大体重下降应该为 0.5kg/d, 而伴有水肿的患者, 为 1kg/d。

- 伴有利尿剂引起并发症的患者中, 利尿剂应该长期停用。

- 由于 ACEIs 对肾功能的影响, 其在肝硬化患者中禁用。

急性肝衰竭:评估和检查

　　急性肝衰竭(暴发性肝衰竭)定义为一种潜在可逆的严重肝损伤, 既往无肝病, 在首发症状出现的 8 周内发生肝性脑病。新近的分类为:超急性肝衰竭——黄疸出现的 7 天内发生脑病;急性肝衰竭——黄疸出现的 8~28 天内发生脑病;亚急性肝衰竭——黄疸出现的 29~84 天内发生脑病。

临床表现

- 病史可提示病因(见框 3.17)。询问近期病毒感染、服用对乙酰氨基酚、饮酒和服药史(包括中草药、OTC 药物和娱乐性药物以及合成代谢糖皮质激素)。一般情况下不存在慢性肝病的体征, 包括脾肿大(除非增加急性肝衰竭)。如果存在, 考虑肝豆状核变性、自身免疫性慢性活动性肝炎或淋巴瘤的急性表现。这些临床表现的特征经常是肝衰竭的并发症。

对乙酰氨基酚过量患者可以表现严重的腹痛和干呕。

- 脑病:见于所有患者,传统上分为 4 级(见框 3.18)。出现高血压和眼部活动共轭失调预示脑水肿;视乳头水肿少见。除非进行治疗,否则会进展到去大脑姿势(背部、手臂和腿部强直,手掌屈曲,角弓反张)和脑干疝。转诊到专业的肝脏中心。
- 代谢紊乱:低血糖和低钠血症常见。其他异常包括 K^+ 降低、呼吸性碱中毒和严重的低磷血症。乳酸性酸中毒导致预后不佳。
- 心血管异常:出现收缩期高血压反映脑水肿。当疾病进展伴有血管舒张的高动力性循环(SVR 下降,心输出量增加)时 DBP 下降。

框 3.17   在英国急性肝衰竭的病因

- 药物诱导的肝炎(58%)(➔ 药物诱导的肝炎,p. 280);对乙酰氨基酚过量(➔ 对乙酰氨基酚:评估,p. 814)。少见的包括氟烷,异烟肼,磺胺类药物,NSAIDs,苯妥英钠,丙戊酸钠,青霉素,单胺氧化酶抑制剂,迷幻药,柳氮磺吡啶,双硫仑和酮康唑。
- 病毒性肝炎(36%)(➔ 病毒性肝炎,p. 274);甲型、乙型,在 HBsAg 阳性携带者中丁型肝炎共感染,非甲型/非乙型(non-A/ non-B,nAnB)(在英国不是 HCV),戊型;少见的为 CMV,EBV 和 HSV。
- 毒物:毒伞蕈(在英国这些蘑菇可以找到),草药制剂,四氯化碳(carbon tetrachloride,CCl₄)。
- 恶性肿瘤:淋巴瘤,恶性肿瘤浸润。
- 血管:巴德 - 基亚里综合征,血管阻塞性疾病,缺血性损伤(休克和低血压)。
- 其他:肝豆状核变性(不限于急性的,许多已有肝硬化,但是在所有临床方面是相似的),自身免疫性肝炎,恶性高热(包括迷幻药),妊娠脂肪肝,PET/HELLP 综合征,瑞氏综合征。

- 呼吸衰竭:低氧血症相对常见,可因局部感染、吸入性肺炎或肺不张加重。非心源性肺水肿可见于约 10% 患者。
- 肾衰竭:提示保守治疗预后较差,可能是由于 HRS(➋ 肝肾综合征,p. 327)或急性肾小管坏死(acute tubular necrosis,ATN)(对乙酰氨基酚)。
- 出血问题:PT 延长,反映疾病进展。低级别 DIC 可发生,伴胃肠道任何部位的出血。在对乙酰氨基酚引起的肝衰竭中结膜下血肿常见。
- 感染:由于中性粒细胞功能受损,细菌和真菌感染[败血症,肺炎,腹膜炎,尿路感染(urinary tract infections,UTIs)]更常见。

框 3.18　肝性脑病分级

- 1 级:嗜睡但是条理清楚;情绪改变。
- 2 级:嗜睡,有时迷糊,行为不当。
- 3 级:非常嗜睡和昏厥但可唤醒;或者,坐立不安,尖叫。
- 4 级:昏迷,几乎不能唤醒。

检查

- 血液检查(每天):肾功能和电解质,血糖(和 2 小时血糖检测),血常规,PT,肝功能(入院时白蛋白通常是正常的,除非是慢加急性肝衰竭),PO_4^{3-},ABGs。入院时检查血型和交叉配血。
- 血液检查(为了诊断):病毒学检查(HAV IgM,HBsAg,HBcAb IgM,在 HBsAg 阳性者中检查丁型肝炎,EBV,CMV,HSV),药物筛查(特别是对乙酰氨基酚——但到出现症状时可能是正常的),血浆铜蓝蛋白(如果 <50 岁,± 24 小时尿铜)。
- 细菌学检查:每天一次血培养,尿、痰 ± 腹水(如果有腹水)的镜检培养 + 药敏(包括真菌培养)。咽喉和阴道拭子。
- 超声(肝脏):评价肝静脉、门静脉的通畅情况、大小(如果可能),脾脏大小和结节(淋巴瘤)。
- 心电图 / 胸片:每天复查胸片(感染 /ARDS)。

- 脑电图(electroencephalogram,EEG):虽然没有广泛使用,但是在评估肝性脑病时可能有帮助。
- 肝活检:很少需要,但是当诊断存在疑问时,可以除外潜在的恶性肿瘤浸润或肝硬化。可选经颈静脉途径进行肝活检,因为引起出血的风险较低(➔ 经皮穿刺肝活检,p. 885)。

急性肝衰竭:处理

治疗的主要手段是支持治疗直到急性损伤缓解。如果在入院时或住院期间患者符合肝移植的标准(见框 3.19),他们应该被转诊到可以行肝移植的中心。

即使患者不符合标准(见框 3.20),也应该与当地的肝移植中心讨论所有严重肝损伤的病例,这是至关重要的,因为急诊

框 3.19　肝移植指征(King's College criteria)

- 对乙酰氨基酚过量,动脉血 pH<7.3(入院时)。
- 3 或 4 级脑病,PT>100s。

或没有上述指征,但是符合下述标准:

下列所有 3 项指标:

- PT>100s。
- 肌酐 >300mmol/L。
- 3~4 级脑病。

或下列的任何 3 项:

- PT>50s。
- 出现黄疸到发生脑病的时间 >7 天。
- 年龄 <10 岁或 >40 岁。
- 胆红素 >300mmol/L。
- 不利的病因(如非对乙酰氨基酚,非甲型肝炎,非乙型肝炎)。

Reprinted from *Gastroenterology*,97(2),O'Grady JG,*et al*. 'Early indicators of prognosis in fulminant hepatitis failure',439-45, Copyright(1989),with permission from Elsevier. ©1989 by the American Gastroenterological Association.

框 3.20 急性肝衰竭处理要点

- 和当地肝移植中心讨论所有病例。

- 卧床护理,给患者提供一个安静的环境。

- 纠正低血容量(输注胶体或输血)和电解质紊乱(如低钾血症,低磷血症)。避免液体超负荷。持续低血压可能对输注去甲肾上腺素或甘氨酰加压素有反应。

- 脑病:乳果糖 10~15mL 每天 3 次。磷酸盐灌肠。

- 脑水肿:如果出现脑水肿征象(如高血压),给予甘露醇(20% 甘露醇 100mL)。

- 凝血障碍:监测 PT。给予维生素 K(10mg,仅静脉注射一次)。避免输注 FFP,除非出血或进行手术。如果血小板减少和出血,输注血小板。

- 低血糖:每 2 小时监测血糖,给予 10% 或 50% 的葡萄糖以维持血糖 >3.5mmol/L。

- HRS:特利加压素和静脉输注白蛋白(➔ 肝肾综合征,p. 327)。

- 感染:预防性给予抗生素 / 抗真菌药物(如头孢噻肟和氟康唑)。

- 治疗基础病因:如对乙酰氨基酚过量,给予乙酰半胱氨酸;停用可疑药物。

- 监测:在 HDU 或 ITU 密切监测脉率、BP、氧饱和度、CVP、尿量 / 液体平衡、脑病分级和肾功能。

- 疼痛的处理:对乙酰氨基酚(轻度肝硬化,2~4g/d;避免在严重肝硬化或急性肝损伤服用);避免 NSAIDs(有出血、肾衰竭和利尿剂抵抗性腹水的风险);阿片类药物(谨慎使用;减量)。

获得移植肝一般最多需要 48 小时,而延迟转诊可能导致不能获得合适的移植肝。所有这些中心在处理这种严重的疾病方面经验丰富。没有任何一种已知病因的急性肝衰竭对于药物治疗有很好的反应。在淋巴瘤或自身免疫性肝炎的患者中激

素可能有用,但是绝大多数患者出现症状时已经太迟了。所有的患者应该收入 HDU 或 ITU。

- 对乙酰氨基酚过量:给予乙酰半胱氨酸(⊃ 对乙酰氨基酚:评估,p. 814)。乙酰半胱氨酸的明显作用直到 48 小时或可能更长的时间才显示出来。

- 一般措施:仰卧位护理(不是 45°,正如常说的那样)。保持一个安静的环境。动脉通路和 CVP 插管以便监测,并且如果可能,植入 PA 导管(Swan-Ganz)以优化血流动力学状态。

- 凝血障碍:PT 是肝功能最佳指标。避免给予 FFP,除非有出血或进行手术或插管。凝血因子凝集物可诱发 DIC。PT 可暴升和暴跌,如果病情恶化,应该每天检测两次。仅静脉给予维生素 K 10mg 一次。如果血小板减少并出血,给予血小板支持。

- 脑病:⊃ 肝性脑病,p. 291。

- 脑水肿:见于 75%~80% 的 4 级脑病患者。在一些中心,进行 ICP 监测。如果没有镇静和插管,避免插鼻胃管。给予甘露醇(0.5~1.0g/kg);如果存在肾衰竭,警惕液体超负荷。过度通气由于减少脑血流而降低了 ICP——仅在即将发生脑疝时考虑。依前列醇和乙酰半胱氨酸可降低 ICP。正如已经描述的,高血压几乎一直继发于升高的 ICP,应该用甘露醇治疗;降压药物可诱发脑干疝。没有证据证明给予乳果糖或新霉素影响预后或防止 3~4 级脑病。有报道称氟马西尼可改善脑病但不影响结局。癫痫应该用常规的治疗方法处理(⊃ 癫痫持续状态(强直阵挛),p. 437)。

- 血流动力学支持:用胶体或血液纠正低血容量,但是避免液体超负荷。持续低血压可能对输注去甲肾上腺素或甘氨酰加压素有反应。

- 代谢的改变:每 2 小时监测一次血糖,给予 10% 或 50% 的葡萄糖以维持血糖 >3.5mmol/L。监测血 PO_4^{3-}(经常很低),如果 <0.4mmol/L,静脉输注补充(9~18mmol/24h)。营养:常存在肠梗阻,但是滴注肠内营养(10~20mL/h)可以保护肠道。

- 肾衰竭(⊃ 肝肾综合征,p. 327):监测肾功能(肾衰竭见于约

70% 的患者)。通过血液滤过治疗,而不是血液透析。

- 呼吸支持:持续监测氧饱和度,如果 $SaO_2 < 90\%$,面罩吸氧。当出现 3 或 4 级昏迷时,气管插管进行通气[避免 ETT 系带,它将压迫颈内静脉(internal jugular veins, IJVs)]。
- 感染:开始预防性给予抗生素和抗真菌药物(如头孢噻肟和氟康唑)。
- 肝豆状核变性:考虑给予青霉胺和静脉输注维生素 E。

慢加急性肝衰竭

慢性肝病甚至肝硬化患者由于许多原因(见框 3.21)可以出现急性失代偿的表现。

框 3.21　慢性肝病急性失代偿的原因

- 并发感染:
  - SBP。
  - 肺炎。
  - 皮肤感染。
- 急性消化道出血。
- TIPS。
- 其他肝毒性损伤:
  - 酗酒。
  - 急性病毒性肝炎。
  - 肝毒性药物。

- 药物:
  - 镇静药 / 麻醉品。
  - 利尿剂。
- 代谢紊乱
  - 低血糖。
  - 电解质紊乱。
- 大手术。
- 便秘。
- 疾病进展。
- 出现肝细胞癌。

临床特点

- 特别询问既往肝炎、黄疸、饮酒史以及既往药物服用史(包括草药和 OTC)。体重减轻可能提示恶性肿瘤。年轻女性出现瘙痒、色素沉着和黄色瘤可能是由于 PBC。

- 体检寻找长期肝脏功能障碍的证据：指甲发白、肝掌、杵状指、蜘蛛痣、男性乳房发育和睾丸缩小。脾肿大和腹壁静脉曲张提示门静脉高压。
- 体检特别注意肝脏失代偿的特征：脑病（意识混乱、扑翼样震颤）、腹水、水肿、黄疸或发热。

检查

除非失代偿的原因和既往肝病的诊断已经明确，否则患者需要全面检查（➔ 黄疸：评估，p. 272）。

处理

对于急性肝衰竭的患者，最重要的是支持治疗。患者的处理紧急到什么程度（如收入 ICU，有创监测等）取决于既往的诊断和急性损伤的可逆因素以及患者是否适合肝移植。患者几乎没有肝细胞再生的能力，需要机械通气和血流动力学支持的患者，不进行肝移植的预后非常差。

感染

如果发热或 WCC 升高，开始经验性治疗（如头孢噻肟），然后根据培养结果调整（如第三代头孢菌素；细菌性腹膜炎，➔腹水，p. 287）。静脉加用氟康唑进行抗真菌治疗。

肝性脑病

肝性脑病是发生于慢加急性肝病患者、影响认知功能的一种神经精神障碍（➔ 慢加急性肝衰竭，p. 296）。

临床上，常有意识水平改变，扑翼样震颤，EEG 异常，心理测试受损和血氨浓度升高（在监测治疗上有帮助，但是在诊断肝性脑病没有帮助）。患者可以出现帕金森特征。然而，在慢性肝病患者，它可能是亚临床的，伴有意识或注意力持续时间的轻微变化。分级见框 3.18。由于颅内出血可以出现意识水平的下降,故可考虑头颅 CT 检查。

治疗

治疗的目的是改善病情。

- 除外引起意识障碍的其他原因(➔ 意识障碍和谵妄:评估,p. 461)。
- 识别并纠正诱因(见框 3.22)。
- 给予乳果糖——这种半合成的双糖很少吸收。它在结肠内消化,并且进行发酵,从而改变了粪便 pH 值和肠道菌群氮的利用。如果患者不能口服或通过鼻胃管摄入乳果糖,可以用乳果糖灌肠。
- 乳糖醇有与乳果糖相似的作用,但是副作用更少。调整剂量以每天排便 2~3 次。
- 磷酸盐灌肠帮助清洁结肠。在急性食物负荷(如消化道出血)时有最大的用处。
- 饮食限制存在争论,在营养不良患者中可能有害。应保证足够热量摄入。

框 3.22　肝性脑病常见的诱因

- 感染(包括 SBP——可能无症状)。
- 低血容量(包括大量放腹水)。
- 电解质紊乱(如低钾血症)。
- 代谢性碱中毒。
- 消化道出血。
- 便秘。
- 低氧血症。
- 低血糖。
- 药物(如镇静剂,酒精或安定类)。
- HCC(少见)。
- 肝静脉或门静脉血栓。
- 门体分流(如 TIPS)。

肝脓肿

临床表现

- 常表现为发热、盗汗、恶心、呕吐、体重下降，或有右上腹痛或肋间痛。
- 潜在的病因（如阑尾炎）可能是隐匿性的或很少被注意。询问是否有近期腹痛，排便习惯改变，腹泻，胆绞痛，便血或IBD。
- 询问旅游史，职业（务农是棘球蚴感染的危险因素），或接触结核病（TB）感染者。
- 放置宫内节育器是放线菌感染的危险因素，可表现为肝脓肿。
- 查体观察是否有黄疸，肝肿大，胸腔积液（常是右侧），肋间压痛（阿米巴脓肿的特点），腹部包块（肿瘤或炎性包块）以及淋巴结病。进行直肠和阴道指检排除盆腔肿瘤。
- 严重感染可引起脓毒性休克（➲ 脓毒综合征和脓毒性休克，p. 356）。

病因

- 化脓性细菌感染（阑尾炎，憩室炎，癌，胆管感染）。
- 阿米巴脓肿（溶组织内阿米巴）。
- 棘球蚴囊（细粒棘球蚴）。
- TB（非常少见）。

检查

- 尿素氮和电解质：感染时可出现肾损伤。
- 肝功能：非特异性的，可能表现为胆汁淤积性的；阿米巴脓肿时可以正常，白蛋白降低。
- CRP升高，红细胞沉降率升高。
- PT：多个脓肿时可延长。

- 血常规:白细胞增多,嗜酸性粒细胞增多,非特异性贫血。
- 微生物检查:血和尿培养,以及超声检查或 CT 扫描引导下获得的任何穿刺物(如果怀疑棘球蚴病,禁行穿刺抽液)的培养和革兰氏染色。阿米巴和棘球蚴的血清学检查必须送检。粪便可含有阿米巴的包囊或滋养体。
- 影像学:
  - 胸部 X 线(显示积液或肺部 TB)。
  - 进行肝脏、胆管系统和腹部(特别是髂窝)的超声检查,CT 增强扫描检查肿块。化脓性脓肿和阿米巴脓肿基本都是厚壁的脓肿;棘球蚴的包囊是薄壁的,可能有子囊。实体性肿瘤高回声密度,但是可有坏死的低密度中央区。
  - 正电子发射计算机断层成像(position emission tomography, PET)扫描将显示肝脏和其他任何部位(如末端回肠)化脓的病变;阿米巴脓肿不摄取示踪剂。

处理

- 化脓性脓肿:在 US 或 CT 引导下对任何大的脓肿穿刺抽液。手术或 ERCP 引流也是可选的,这取决于脓肿的位置。尝试和引流多个脓肿没有意义。如果持续存在腹腔内感染源,那么不去除或不处理感染源(如阑尾炎)是不可能彻底清除肝脓肿的。用广谱抗生素(如头孢噻肟和甲硝唑)。
- 阿米巴脓肿(➲ 阿米巴痢疾,p. 264):经皮抽吸术——如果脓肿有破裂的危险或如果病情加重或治疗效果不佳。用甲硝唑(或替硝唑)治疗,随后用二氯尼特治疗。高达 20% 的患者出现继发性细菌感染。
- 棘球蚴病:腹腔镜(或开腹)手术去除囊肿的顶壁是可选的治疗方法。阿苯达唑可帮助降低手术后复发的风险或适用于无法手术的患者。通过穿刺、抽液、注射和再抽液(puncture,aspiration,injection and re-aspiration,PAIR)的经皮治疗是可接受的替代治疗方法。单独经皮抽吸术无效,应该避免。
- TB 脓肿:抗结核治疗。

> **实践要点**
>
> - 仅根据影像学的表现不能区分化脓性脓肿和阿米巴性脓肿。
> - 务必要治疗肝脓肿的来源(如阑尾炎、胆管感染)。

急性胰腺炎:评估

急性胰腺炎越来越多由内科医生处理,尤其是当表现不典型时(如胸痛)。

临床表现

- 腹痛:上腹部或全腹,快速发作,但腹痛可以出现在任何部位(包括胸部);钝痛,持续性的,和钻心样痛。放射到背部或肩胛骨之间,身体前倾常可缓解(与主动脉瘤破裂鉴别诊断)。
- 恶心、呕吐、脱水 ± 黄疸。
- 腹膜炎,伴有上腹部压痛,局部反跳痛,或全腹腹肌紧张。腹部包块可能提示胰腺假性囊肿或脓肿。肠鸣音常常消失。
- 心动过速和低血压;严重的患者(特别是老年患者)可出现休克 / 昏倒和呼吸衰竭。
- 少见,胰腺出血的体征,Grey-Turner 征(在胁腹出现瘀斑)或 Cullen 征(脐周瘀斑),浅红色皮肤结节(由于皮下脂肪坏死)。
- 低钙血症性手足搐搦。

检查

- 淀粉酶 升高,但没有特异性(见框 3.23),特别是如果仅仅高至正常上限值 4 倍。淀粉酶持续升高(数日到数周)可能提示假性囊肿的发生。

- 血常规　　　　　血细胞比容和白细胞计数升高。
- 肾功能和电解质　伴低血容量时尿素氮可升高。
- 血糖　　　　　　可能升高。
- 肝功能　　　　　AST 和胆红素常升高,特别是胆结石引起的胰腺炎。不成比例的 GGT 升高可能提示酒精性病因。
- Ca^{2+}　　　　　　低钙血症(除非胰腺炎的诱因是 Ca^{2+} 升高)。
- C 反应蛋白　　　升高;用来监测疾病发作的进程。
- 动脉血气分析　　监测低氧血症 ± 代谢性酸中毒。
- 腹部 X 线　　　　广泛性肠梗阻或哨兵环(在胰腺区域肠管出现扩张的、充盈气体的环)。寻找胰腺钙化(慢性胰腺炎)或胆结石证据。
- 胸部 X 线　　　　可能提示胸腔积液,横膈抬高,或肺浸润。
- 超声检查　　　　可明确胆囊结石 ± 胆管阻塞,假性囊肿和脓肿的诊断。
- 腹部 CT　　　　　3~4 天后,动态增强 CT 可以可靠地识别胰腺坏死和严重程度分级。

框 3.23　腹痛和淀粉酶升高的原因

- 急性胰腺炎。
- 胃或小肠穿孔。
- 消化性溃疡穿孔。
- 肠系膜梗死。
- 急性肝衰竭。
- 急性胆囊炎或胆管炎。
- 肾衰竭(轻度升高)。
- 糖尿病酮症酸中毒。

严重程度评估

- 疾病的严重程度与血淀粉酶升高没有关系。几种预后指标已经发布,但需要 48 小时完整地评价疾病的严重程度(见框 3.24)。

- 急性胰腺炎的病死率约为 10%,在那些出现胰腺脓肿的患者病死率升到 40%。病死率在那些首次发作胰腺炎的患者中是最高的。表现为急性胰腺炎的患者约 15% 为复发。

- 没有一种评分系统是完美的,一些评分系统的完成需要 48 小时(如 Ranson,Glasgow)。

框 3.24 急性胰腺炎严重程度的指标

入院时

- 年龄 >55 岁。
- WBC>16 × 10⁹/L。
- 血糖 >10mmol/L(非糖尿病)。
- LDH>350IU/L。
- AST>250IU/L。

第一个 48 小时内

- 血细胞比容下降 >10%。
- 尿素氮升高 >10mmol/L。
- 血 Ca^{2+}<2.0mmol/L。
- 碱剩余 >4mmol/L。
- PaO_2<8kPa。
- 血白蛋白 <32g/L。
- 估计液体丢失量 >6L。

病死率:符合 0~2 个标准 = 2%;3~4 = 15%;5~6 = 40%;>7 = 100%。
注意:器官衰竭表现 ± 胰腺坏死定义为重症急性胰腺炎。

实践要点

严重急性腹痛几乎总是由于外科原因。

急性胰腺炎:处理

处理原则:

- 与外科医生联系。
- 支持措施:死亡率在 3~10 天内将下降。
- 仔细观察并发症的发生。
- 识别病因(见框 3.25)。

处理要点见框 3.26。

框 3.25　急性胰腺炎的病因

常见(80%)

- 胆结石(包括胆管内微小结石或胆泥)(60%)。
- 酒精(20%)。

少见(10%)

- 医源性(ERCP 或任何形式的腹部手术)。
- 创伤(即使是看起来很小的创伤,因为胰腺处于一个非常脆弱的位置,如"安全带征"或自行车把手损伤)。
- 感染:
  - 病毒:流行性腮腺炎,风疹,柯萨奇 B,EBV,CMV,甲型和乙型肝炎病毒。
  - 细菌:支原体。
  - 其他:蛔虫,吸虫(华支睾吸虫)
- 系统性血管炎(SLE,PAN 等)。
- 药物(如噻嗪类,呋塞米,NSAIDs,磺胺类,硫唑嘌呤,四环素类,以及丙戊酸钠;可能还有糖皮质激素)。
- 高甘油三酯血症(血淀粉酶假性降低)。
- 高钙血症或静脉 Ca^{2+} 注射。
- 体温过低。
- 胰腺癌(3% 出现急性胰腺炎)。
- 其他:解剖结构异常(胰腺分裂,十二指肠或壶腹周围憩室),蝎子咬伤,囊性纤维化。

未知(10%)

支持治疗

- 建立静脉输液通路。如果有休克、轻症进展至重症胰腺炎的标志、吸氧不容易纠正的低氧血症、或其他伴随疾病或老龄患者,则行 CVP 置管以帮助控制液体平衡。
- 患者常有严重的容量丢失——及时用晶体溶液进行液体替代。监测尿量,如果需要则留置导尿管。

- 如果呼吸空气时有低氧血症,则需要吸氧(在重症患者持续用脉搏血氧仪,在其余患者最初 48 小时每 6 小时测量一次,以监测呼吸衰竭)。
- 开始禁食。然而,近期指南推荐当患者表现逐步改善时给予少渣低脂肪软食[6]。相同的指南提倡留置鼻胃管进行喂食,而不是鼻空肠管,主要是由于鼻空肠管的留置是有创并昂贵的。
- 常规监测血糖,如果血糖高,则用胰岛素治疗。
- 缓解疼痛:NSAIDs ± 阿片类;哌替啶最少引起 Oddi 括约肌痉挛。
- 用头孢噻肟进行抗生素预防来减少继发性感染。
- 奥曲肽(生长抑素类似物):抑制胰酶分泌但是没有被证实有益。
- 腹腔灌洗:没有被证实有益。
- 没有显示 H_2 受体拮抗剂影响病死率。

框 3.26 急性胰腺炎处理要点

- 与外科医生联系。
- 维持禁食。
- 静脉输液。
- 镇痛(哌替啶最少引起 Oddi 括约肌痉挛)。
- 抗生素预防(如头孢噻肟)减少继发性感染。
- 如果呼吸空气时有低氧血症,则需要吸氧。
- 胆石性胰腺炎:ERCP——重症患者在发作后 72h 内进行,如果存在胆管感染则在 24h 内进行。
- 监测尿量,氧饱和度,血糖和 CVP(如果有休克或中至重度胰腺炎的指标)。
- 肠内营养(鼻胃 / 鼻空肠)。
- 仔细观察并发症的发生。

并发症

(见于约 20% 的患者)

局部

- 脓肿。
- 假性囊肿 ± 感染。
- 胆管阻塞。
- 腹水,胸腔积液。
- 瘘。
- 脾静脉,门静脉或肠系膜静脉阻塞。

全身性

- 电解质紊乱。
- Ca^{2+} 降低,Mg^{2+} 降低。
- 急性肾损伤。
- 休克。
- 呼吸衰竭。
- 感染。

感染并发症

感染是最常见的死亡原因。当出现持续发热,白细胞升高,疼痛/压痛,或临床情况恶化时应该怀疑感染。这些征象是进行多次血培养和腹部 CT 检查的指征。胰腺假性囊肿更常见于酒精性胰腺炎(15%,而胆石性胰腺炎为 3%),但是感染更多见于胆石性胰腺炎。

胆源性胰腺炎

急性胰腺炎并发胆管炎的患者需要在 24h 内进行急诊ERCP[6]。重症胆源性胰腺炎患者在发作后 72h 内进行 ERCP,可降低并发症发生率和病死率。在轻症患者,ERCP 的益处没有被证实。在不存在胆管炎和/或黄疸时,如果怀疑胆结石,在进行 ERCP 前应该进行 MRCP 或内镜下超声扫描(endoscopic ultrasound scan,EUS)。

手术指征

感染性胰腺坏死或胰腺脓肿。目前对于胰腺假性囊肿,更多采用影像学引导下的经皮穿刺引流,而不是手术。胆囊有结石的轻症胰腺炎患者,在出院前应该考虑胆囊切除[6]。

参考文献

6. Tenner S, Baillie J, DeWitt J, Swaroop Vege S. American College of Gastroenterology Guideline: management of acute pancreatitis. *Am J Gastroenterol* 2013;**108**:1400–15. ℛ http://gi.org/wp-content/uploads/2013/09/ACG_Guideline_AcutePancreatitis_September_2013.pdf.

(李锋　译,王吉耀　审校)

急性肾损伤 1

急性肾损伤(acute kidney injury, AKI),曾被称为急性肾衰竭(acute renal failure, ARF),是一种常见的临床危急重症。AKI的发病率在住院患者为13%~18%,在重症治疗室(ITU)患者为30%。尽管有多种因素会影响预后,AKI的住院总病死率为 25%~30%。在那些需要肾脏替代治疗(renal replacement therapy,RRT)的 AKI 和多器官功能衰竭(multiple organ failure,MOF)患者中,病死率高达 80%。它是一种临床综合征,其特征是肾排泄功能和肾小球滤过率(glomerular filtration rate,GFR)在数小时至数周内快速下降,导致对细胞外容量、电解质和酸碱平衡的调节受损。经典的 AKI 分为肾前性、肾性和肾后性。AKI 必须与慢性肾衰竭基础上的急性加重进行鉴别。后者通常伴有贫血、钙磷代谢异常和肾脏缩小的超声表现,有或没有肾脏病史。

定义

AKI 是指肾功能在短时间(48 小时)内突然下降,目前被定义为血清肌酐绝对值升高≥26μmol/ L;或者 1 周内血清肌酐较基线值升高 >50% 或少尿[尿量 <0.5mL/(kg·h^{-1}),持续时间 >6 小时]。血清肌酐和尿量是临床上 AKI 最常用的生物标志物。改善全球肾脏病预后组织(Kidney Disease Improving Global Outcomes,KDIGO)的成人 AKI 的分期标准见表 4.1。

表 4.1　成人 AKI 的 KDIGO 分期标准 *

分期	血清肌酐	尿量
1	基线的 1.5~1.9 倍 或 升高≥0.3mg/dL(≥26.5μmol/L)	<0.5mL/(kg·h)持续 6~12h
2	基线的 2.0~2.9 倍	<0.5mL/(kg·h)持续≥12h
3	基线的 3.0 倍 或 升高≥4.0mg/dL(≥353.6μmol/L) 或 开始肾脏替代治疗	<0.3mL/(kg·h)持续≥24h 或 无尿≥12h

* Reprinted from *Kidney International Supplements*, 2(1), 'Section 2: AKI Definition', 19-36, Copyright (2012), with permission from Elsevier.

临床表现

● 可以无症状。

- 生化常规中血清肌酐升高。
- 护理人员发现少尿。
- 乏力、意识模糊、抽搐或昏迷。
- 恶心、食欲缺乏或呕吐。
- 少尿或尿色异常。
- 血尿（淡红色而不是明显的血液）。
- 药物过量（如，对乙酰氨基酚）。
- 全身症状（关节痛、鼻炎、呼吸道症状）。
- 脓毒症。
- 血管炎疹。
- MOF。

AKI 的病因诊断

在大多数情况下，可以通过适当地补充血容量、治疗脓毒症和停用肾毒性药物来减轻肾脏损伤。AKI 的病因有很多，急性肾小管损伤是由肾前性 AKI 导致的肾实质疾病中最常见病因。然而，重要的是确定是否存在其他潜在可能引起肾脏损伤的基础病因。因此，专科医师的早期参与及及时诊治中很重要（见框 4.1）。

初始治疗包括：

- 容量评估和补液试验（除非体液超负荷）以确保足够的血管内容量。在评估患者的容量状态后，给予适当的静脉输液处方。
- 回顾用药史。根据肾功能情况，应停用肾毒性药物，并减少其他药物的剂量。
- 注意阿片类药物，因为其会随着 GFR 下降而累积。
- 患者是否有脓毒症（发热、高 C 反应蛋白、白细胞增多）？
- 病史。是否有高血压、糖尿病、前列腺炎、血尿或血管疾病史？
- 急诊超声扫描（ultrasound scan，USS），明确是否存在梗阻，观察肾血流量、肾脏大小、对称性和有无囊肿。英国国家卫生与保健卓越研究所（National Institute for Health and Clinical

框 4.1 AKI 的病因

肾前性

- 低血容量
- 休克
- 低血压（➔ 休克，p. 349）：
  - 心力衰竭
  - 脓毒症
- 肾动脉栓塞
- 肾动脉狭窄 + ACEI
- 肝肾综合征

肾后性（梗阻性）

- 肾静脉血栓形成
- 腹内压升高
- 管腔内：
  - 结石
  - 肾乳头坏死
- 输尿管：
  - 结石
  - 腹膜后纤维化/肿瘤
- 膀胱出口梗阻：
  - 前列腺肥大
  - 神经源性膀胱

肾性（实质性）

- 血管炎[ANCA 相关性血管炎（AAV）、冷球蛋白血症、抗肾小球基底膜（GBM）病]
- 肾小球肾炎（系统性红斑狼疮、AAV、IgA 肾病）
- 急性肾小管损伤：
  - 缺血（如低血压）
  - 败血病
  - 毒素[肌红蛋白、本周（BJ）蛋白]
  - 药物（如庆大霉素）或造影剂
  - 长时间肾前性少尿
  - 疟疾
- 血栓性微血管病：
  - 急剧的高血压
  - 溶血尿毒综合征（HUS）/血栓性血小板减少性紫癜（TTP）/弥漫性血管内凝血（➔ 血栓性血小板减少性紫癜和溶血尿毒综合征，p. 676）
- 硬皮病危象
- 间质性肾炎：
  - 药物（NSAIDs、抗生素、质子泵抑制剂）
  - 感染（链球菌、葡萄球菌、钩端螺旋体、布鲁菌、革兰氏阴性菌脓毒症、军团菌、人类免疫缺陷病毒（HIV）、乙型和丙型肝炎）
- 钙、尿酸盐、草酸盐超负荷：
  - 肿瘤溶解综合征（➔ 肿瘤溶解综合征，p. 699）

Excellence, NICE)指南建议,如果怀疑感染和梗阻,6 小时内行 USS;对不明原因 AKI 或有梗阻风险的患者,24 小时内行USS。

- 尿液分析和显微镜检查红细胞或白细胞管型、肌红蛋白尿和血尿。

病史中的注意事项

- 液体丢失史[腹泻和呕吐(diarrhoea and vomiting, D&V)、利尿剂、出血、发热]。腹泻可能提示低血容量,或血性腹泻可能提示 HUS。
- 脓毒症病史(如泌尿道感染、发热或低体温、细菌性心内膜炎;老年人可能无特异性症状)。
- 用药史:NSAIDs,ACEIs,血管紧张素受体阻滞剂(angiotensin receptor blockers, ARBs),利尿剂,抗生素(特别是氨基糖苷类和两性霉素),艾滋病药物。
- 非特异性症状:肌痛,关节痛,神经系统体征,眼科并发症,鼻窦炎,咯血,皮疹可能提示血管炎。
- 既往有高血压、糖尿病、肾血管疾病、肝脏疾病或心力衰竭史。
- 泌尿系统梗阻的病史或症状。
- 糖尿病或骨髓瘤患者使用造影剂引起肾损伤的风险更高(避免容量不足)。
- 腰痛可能提示肾盂 - 输尿管梗阻,也要考虑主动脉瘤或腹膜后纤维化。
- 胆固醇栓塞(动脉瘤、脉搏消失、皮疹、近期血管介入史如血管造影)。
- 产后(HELLP 综合征、HUS、脂肪肝、先兆子痫)。
- 肾移植患者。

尿液外观可能有助于诊断(见框 4.9)。

急性肾损伤 2

严重程度评估

- 液体超负荷(肺水肿所致呼吸困难、高颈静脉压或中心静脉压、周围性水肿、奔马律体征)。
- 低血容量或脱水(体位性低血压,组织肿胀)。
- 低血压是 AKI 的常见原因,应予以纠正。
- 尿量:无尿发生在完全梗阻(通常是低位,例如前列腺)和急进性肾小球肾炎中。
- 高钾血症可能危及生命。观察心电图是否有相应表现,并测定血清 K^+。
- 酸中毒导致过度通气和心功能不稳定。

发生 AKI 的危险因素包括

- 年龄 >75 岁
- 已知的慢性肾脏病
- 心力衰竭
- 周围血管疾病
- 糖尿病
- 脓毒症
- 肝脏疾病
- 肾毒性药物
- 过去 1 周内使用碘造影剂

预后不良特征包括

- 年龄 >50 岁
- 感染(尤其是脓毒症)
- 烧伤(>70% 体表面积)
- 尿素氮升高(>16mmol/24h)
- 少尿 >2 周

- MOF（>3 种器官）
- 黄疸

首要任务

- 患者复苏并纠正容量不足：早期干预和积极液体复苏。
- 停用肾毒性药物：回顾用药表，并在容量不足时停用 NSAIDs、ACEIs、ARBs 和利尿剂。停用二甲双胍。
- 明确患者是否有感染，并用抗生素治疗。
- 排除梗阻或血管损伤。
- 明确少数（约 5%）有肾实质疾病的患者，这些患者最好由专科中心管理。包括：
  - 骨髓瘤
  - 肾小球肾炎
  - 横纹肌溶解（高肌酸激酶）
  - 血管炎
  - 间质性肾炎

AKI 患者的评估

- 是否存在危及生命的高钾血症、肺水肿或代谢性酸中毒？
- 可能的原因是什么？
- 患者是否仍有排尿？
- 看起来正常吗？
- 呼吸频率和氧饱和度
- ECG
- 急查尿素氮和电解质 + 动脉血气分析
- 胸部 X 线检查（CXR）

肾前性（40%~80%）

- 检查体位性血压和心率
- 评估容量状态
- 感染筛查
- 用药情况

肾性(35%~40%)

- 尿液分析、管型和血液显微镜检查
- 血管炎、骨髓瘤和免疫学筛查
- 用药史
- 尿液中的肌酐磷酸激酶(creatinine phosphokinase,CPK)/肌红蛋白

肾后性(2%~10%)

- 可能出现无尿或尚未完全无尿
- 上尿路梗阻需要转诊给泌尿科医师
- 肾造瘘术/支架术在确诊后 12 小时内尽早进行

　　需要 RRT 的患者应在具有血液净化支持的普通重症监护室里稳定下来,直到安全转到肾脏病房。紧急转诊对肾脏病患者尤为重要。

急性肾损伤:检查

血液检查

- 肾功能/电解质　　肾前性肾衰竭、消化道出血、高分解代谢状态、糖皮质激素治疗均可导致尿素氮不成比例地明显升高,急性肝功能衰竭伴肾功能衰竭者血肌酐上升较尿素氮更多。

- Ca^{2+},PO_4^{3-}　　酸血症使游离 Ca^{2+} 增加。横纹肌溶解早期可能出现低钙,晚期可能出现高钙血症。高钙血症和 AKI:考虑骨髓瘤或结节病。

- 血常规　　　　　　贫血提示慢性或慢加急性肾脏病。血小板减少提示肝脏疾病、HELLP(HUS、肝酶升高、血小板减少)和脓毒症。血涂片

见碎片［HUS、骨髓瘤（左移）］。血小板增多提示炎症状态，例如血管炎。嗜酸性粒细胞增多：嗜酸性肉芽肿性多血管炎（eosinophilic granulomatosis with polyangiitis, EGPA）和部分间质性肾炎患者。

- 凝血指标　在 DIC、肝脏疾病、SLE、HELLP 综合征异常。HUS / 非典型 HUS 的凝血酶原时间（PT）和部分凝血活酶时间（PTT）正常。

- 肝功能试验　急性肝炎、对乙酰氨基酚过量、肝硬化。血管炎通常碱性磷酸酶（ALP）升高。

- 乳酸脱氢酶 / 羟丁酸脱氢酶　微血管病性溶血性贫血（microangiopathic hemolytic anemia, MAHA）会升高，例如 HUS/TTP / DIC。

- CK　横纹肌溶解时非常高。

- 血培养　怀疑脓毒症的 AKI 患者。

- 免疫指标　抗中性粒细胞胞浆抗体（ANCA），抗 GBM，Igs，C3 / C4，类风湿（Rh）因子，ANA，可提取核抗原（ENA），双链 DNA（dsDNA），冷球蛋白，抗心磷脂，狼疮抗凝物和抗 β_2- 糖蛋白 -1 的抗体（抗磷脂综合征）。

- 红细胞沉降率（ESR）/ CRP　血管炎 CRP 和 ESR 升高。SLE 中 CRP 可能正常。

- 蛋白电泳　用于副蛋白（骨髓瘤，轻链病）。游离轻链和尿本周蛋白。

- HIV，HBsAg，HCV 抗体　透析所需的血清学检测，HIV 以及肝炎相关性肾脏病是 AKI 的重要病因。

尿液检查

- 亲自观察尿液。联系当值肾脏科医师或微生物技术员安排紧急显微镜检查。如果血尿为主要症状，则保存尿液进行细胞学检查，尿液试纸检查亚硝酸盐，蛋白和隐血。

- 将标本送微生物学检测以进行显微镜检查和培养。
- 红细胞管型提示肾小球肾炎(紧急转给肾内科医师);色素管型提示肌红蛋白尿;白细胞管型提示急性肾盂肾炎。尿液中嗜酸性粒细胞过多提示间质性肾炎。
- 尿液本周蛋白,存于 75% 的骨髓瘤中。
- 尿液电解质和渗透压:可能有用,但不能代替仔细的临床查体,并且在给予利尿剂或出现 AKI 时不可靠。当存在亚临床肾功能不全时,其在老年人中的可靠性可能较差(见框 4.2)。

框 4.2　肾衰竭的尿电解质和渗透压

　　尿液电解质通常在临床实践中并非十分有用。高尿渗透压(>550mmol/L)和低尿 Na^+(<10mmol/L)表示低血容量。

其他检查

- USS:所有 AKI 的患者均应进行紧急肾脏超声检查,以排除梗阻并评估肾脏大小(慢加急性肾衰竭时较小或不对称)以及多普勒血流成像情况。怀疑肾脏感染和梗阻时,立即行泌尿系超声(6 小时内);不明病因 AKI 或有梗阻风险时,在 24 小时内行 USS。
- CXR:检查心脏大小(扩张、心包积液),肺血管(肺水肿、Kerley 线),肺野("蓬松"影:水肿、肺肾综合征如 AAV 的出血)。
- ECG:寻找高钾血症改变(T 波高尖,QRS 增宽)以及心肌缺血或心包炎的征象。

急性肾损伤:处理

高钾血症

一般而言,高钾对心脏传导组织的影响(T波高尖,QRS增宽,P波低平;见图4.1)比血钾的绝对值更重要。K^+值达6.5mmol/L时,心律失常的风险增加,需紧急治疗。欧洲复苏委员会指南(European Resuscitation Council Guideline)将高钾血症定义为中度(6.0~6.4mmol/L)或重度(≥6.5mmol/L)。如果高钾血症是意料之外的,且不伴高钾血症的ECG表现,则紧急复查血K^+。ECG变化可能无法预测,甚至直接出现猝死。

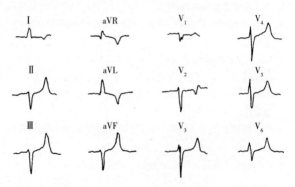

图 4.1 高钾血症患者出现高尖 T 波和 QT 间期缩短。随后 QRS 波增宽和室速(ventricular tachycardia,VT)或室颤(ventricular fibrillation,VF)。

如果心电图有变化或 K^+>6.5mmol/L(重度高钾血症),请联系肾脏科医师或重症监护小组。

- 记录 12 导联心电图;心电监护。
- 如果 ECG 有高钾血症表现,则给予 10mL 的 10% 葡萄糖酸钙静脉注射,每 5~10 分钟重复一次,直到心电图恢复正常(可能需要多达 50mL)。静脉注射钙不降低 K^+ 水平,但降低心脏兴奋性,持续时间为 30~60 分钟。

- 静脉输注胰岛素 - 葡萄糖用于治疗重度高钾血症 ($K^+ \geq 6.5mmol/L$),也可用于中度高钾血症 (6.0~6.4mmol/L)。15~30 分钟给予 50mL 的 50% 葡萄糖和 10U 胰岛素,并监测血糖,可使血钾下降数小时。

- 沙丁胺醇 10~20mg 雾化吸入,这能将 K^+ 转入细胞内,在重度高钾血症用于辅助治疗,这也可以用于治疗中度高钾血症 (对缺血性心脏病患者减量)。沙丁胺醇不应单独用于治疗高钾血症。

- 30 分钟通过中心静脉给予 50~100mL 的 8.4% 碳酸氢盐 (或 500mL 的 1.26% 碳酸氢盐通过外周给予)。尽管实践中常用,但英国肾脏病协会 2012 年指南提出,没有足够证据表明常规输注碳酸氢钠的合理性。

- 如果患者仍有排尿,呋塞米 250mg 持续静脉注射 (超过 1 小时)。

- 30g 聚苯乙烯磺酸盐树脂灌肠剂 (Calcium Resonium®) 促进肠道排 K^+。随后 15g 与乳果糖同服,每天 3 次。这需要 24 小时才能起效。目前,阳离子交换树脂在重度高钾血症的紧急治疗中没有作用。

- 经常监测血清 K^+,以评估治疗反应并监测任何反弹的高钾血症。

- 药物治疗无效的高钾血症是 RRT 的指征。

液体平衡

- 血流动力学不稳定的患者需要在加护室或重症治疗室治疗 (透析指征见框 4.3)。

- 测量体重、BP(仰卧和坐位或立位)和 HR。

- 评估水化情况 (腋下干燥、中心皮肤张力、黏膜和 JVP)。

- 检查液体、体重表和操作记录 (如适用)。

如果容量不足

- 如果患者容量不足 / 体位性低血压,请在 30 分钟内进行补液试验 (500mL 胶体或生理盐水)。监测尿量反应。

- 充分补液后,重新评估尿量。除非患者临床上过负荷,否则请勿给予呋塞米或袢利尿剂。当前的指南不推荐常规使用袢利尿剂治疗 AKI。当患者肾功能处于恢复期或正在等待 RRT 时,可考虑使用袢利尿剂治疗容量过负荷或水肿。一项对随机对照试验的荟萃分析显示,呋塞米在成人 AKI 的治疗中与任何显著的临床获益均不相关,且大剂量可能与耳毒性风险增加相关。当前的推荐还提出,多巴胺不应用于 AKI 治疗。

- 如果足量容量替代(即 CVP>10cm)后低血压仍持续存在[平均动脉压(MAP)<60mmHg],开始正性肌力支持(➔ 低血容量性休克,p. 355)。

框 4.3　血液透析或血液滤过指征

- 药物治疗无效的持续性高钾血症(K^+>6.5mmol / L)
- 容量过负荷(例如,难治性肺水肿)
- 尿毒症并发症,例如心包炎(预示心脏压塞风险;➔ 急性心包炎:评估,p. 163)
- 难治性酸中毒(动脉 pH<7.15,碳酸氢盐 <12mmol/L)
- 尿毒症脑病(震颤、认知障碍、昏迷、癫痫)

如果容量过多

- 给予氧气维持 SaO_2>95%。考虑持续气道正压(continuous positive airway pressure,CPAP)(➔ 持续气道正压,p. 867)。
- 开始静脉输注硝酸盐(例如,硝酸甘油 2~10mg/h 静脉注射)。
- 静脉注射呋塞米:120~500mg,然后 5~10mg/h 输注。
- 如果存在张力性腹水,则进行穿刺引流(➔ 完全排放腹水,p. 881)。
- 避免应用阿片类药物,尽管单剂量(例如 2.5mg 吗啡静脉注射)可能有助于缓解焦虑和呼吸困难。
- 如果没有反应,考虑紧急血液滤过、血液透析或最后可进行静脉切开放血术(250~500mL)(见框 4.3)。

急性肾损伤:进一步处理

优先治疗威胁生命的高钾血症,严重的容量过负荷或脱水(见框 4.4)(➔ 急性肾损伤:处理,p. 317)。

纠正其他异常

- 酸血症:通常呈叹气样呼吸(库斯莫尔呼吸),并可能导致低血压(心脏功能受损)。
  - 如果 pH 值小于 7.2,则 30 分钟内通过中心静脉给予 8.4% 碳酸氢盐 100mL(或外周给予 1.26% 碳酸氢盐 500mL)。安排紧急透析。
  - 纠酸可能导致症状性低钙血症。
- 低钠血症:通常为稀释性(水相对过多)。处理见 ➔ 低钠血症:处理,p. 601。
- 高磷血症更多是慢性肾脏病的问题,与饮食中 PO_4^{3-} 的摄入有关。随餐口服磷结合剂以降低 PO_4^{3-}。透析或血液滤过可清除 PO_4^{3-}。
- 营养:无须蛋白质限制,早期建立肠内或肠外营养。在糖尿病患者中,胰岛素需求随肾功能损害而下降。
- 脓毒症:AKI 的常见诱因 / 并发症。血、尿和其他可能感染部位标本培养。始终警惕感染性心内膜炎。适当的抗生素治疗,切记根据肾功能不全调整剂量(脓毒症休克见 ➔ 脓毒症综合征和脓毒症休克,p. 356)。

进一步措施

框 4.1 中列出了 AKI 的病因。大多数病例是多因素的,包括容量不足或低血压、脓毒症、药物(例如不恰当地使用 ACEIs 和 NSAIDs)、泌尿系统梗阻和 / 或患有慢性肾脏病。明确可治疗的病因至关重要。未经治疗的肾前性因素将导致急性肾小管坏死(acute tubular necrosis, ATN)。

采用临床评估,在重症监护室中测量的充盈压(CVP)和肾

框 4.4 AKI 处理要点

- 治疗高钾血症(如果 ECG 改变或 K+>6.5mmol/L):
  - 10% 葡萄糖酸钙 10mL 静脉注射。
  - 50% 葡萄糖 50mL+ 可溶性胰岛素 10U 静脉应用大于 15 分钟。
  - 沙丁胺醇雾化吸入。
  - 如需要,请联系肾脏团队协调安排透析。
- 治疗代谢性酸中毒(如果 pH<7.2):
  - 通过中心静脉 15~30 分钟给予 8.4% 碳酸氢盐 50~100mL,或外周静脉给予 1.26% 碳酸氢钠。
- 治疗肺水肿:
  - 低氧血症,考虑使用 CPAP。
  - 静脉注射硝酸甘油 2~10mg/h。
  - 静脉注射呋塞米:250mg 持续 1 小时,然后输液(5~10mg/h)。
  - 静脉注射吗啡(单次剂量 2.5mg)缓解焦虑和呼吸困难。
  - 血液滤过或透析。
- 评估水化和液体平衡:HR、卧位和立位血压、JVP、皮肤张力、胸部听诊、外周水肿、CVP、液体和体重图表。
- 静脉补液(如果容量不足):30 分钟给予 500mL 胶体或 0.9% 盐水;评估反应(即尿量 / CVP);继续输液直至 CVP 约为 5~10cm。如果 CVP>10cm,低血压仍持续,则用正性肌力药。
- 抗感染治疗:切记调整肾功能不全者的抗生素剂量。
- 停用肾毒性药物(例如 ACEIs 和 NSAIDs)和非必需药物。
- 尿液试纸检测,明确肾脏基础疾病,并请肾脏专科会诊。
- 解除梗阻,例如导尿管、肾结石。
- 优化营养支持。
- 识别并治疗出血倾向:预防性使用 PPIs 或 H₂ 受体拮抗剂;必要时输血(注意 K+),避免使用阿司匹林。

超声扫描将患者分为肾前性,肾性和肾后性 AKI。尽管脓毒症被列为肾性病因,但如果采取适当的措施,许多早期有害影响(例如低血压)可能是可逆的。进一步处理的原则是:

- 优化液体平衡:细致的体格检查是不可替代的。根据精确的液体平衡表和每日体重来指导容量控制。将入量控制在总出量加上 500mL/d。血管内容量不足的最佳体征是体位性低血压。

- 肾实质性损伤:少尿可通过恢复循环血量或血压来逆转,但需要长达 8 小时才能完全反应。优化液体平衡(CVP 为 5~10cm,MAP>75mmHg)非常重要。如果临床上容量过负荷的患者使用利尿剂后尿量无明显增多,则说明可能已存在急性肾小管损伤,这一部分患者可能需要肾脏支持治疗。

- 严重门静脉高压和腹水的患者:由于肾血管的强烈收缩和 Na$^+$ 的大量重吸收,会出现少尿(尿量约为 250mL/d),且浓缩的尿液几乎不含 Na$^+$(尿 Na$^+$<10mmol/L)。这些患者可以维持正常血肌酐水平,保留肾小管功能,但往往存在利尿剂抵抗,仅在容量充盈时有短暂反应。须警惕过度利尿导致电解质紊乱或肾功能不全。

- RRT,要点:由于 RRT 改变了肾脏血流动力学和清除率,药物剂量的调整是必要的。由于存在营养不良的风险,需要 RRT 的 AKI 患者应咨询营养师。微量元素和水溶性维生素在 RRT 过程中会丢失,应根据需要补充(见英国肾脏病协会 AKI 指南)。

- 血管通路:所有临时透析管应由有经验或有指导的工作人员在超声引导下置入。对于可能需要长期肾脏替代治疗的患者,应避免采用锁骨下血管作为临时通路,因为留置导管所致血管狭窄的风险可能影响患者未来的血管通路。导管的留置时长可依据当地指南推荐。临时通路存在出口部位感染以及导管相关菌血症的风险。

- AKI 中 RRT 的时机:AKI 患者 RRT 启动时间的决定因素复杂,最佳时间尚不清楚,早期和晚期启动的试验数据也存在矛盾。之前的两项前瞻性试验未能证明强化 RRT 的获益。对于因 AKI 导致的重度高钾血症(难治性、K$^+$>6.5mmol/L)、明显的代谢性酸中毒(pH<7.15)、氮质血症和液体超负荷的

患者,RRT 的益处显而易见。MOF 患者通常比不伴其他器官衰竭的单纯性 AKI 患者更早开始 RRT。

无尿

无尿是指没有尿液排出。

病因

- 泌尿道梗阻——双侧输尿管或膀胱流出道。
- 肾梗死——栓塞、肾动脉损伤(夹层、血栓)。
- 急进性肾小球肾炎。
- 休克。
- 其他引起 AKI 的原因很少会引起无尿。ATN 通常引起少尿。

评估

与 AKI 评估相似。但是还包括:

- 具体询问下尿路症状或血尿(肿瘤)以及腰背痛(结石、动脉瘤)等症状。
- 近期的肾脏血管造影或血管成形术(胆固醇栓塞、肾梗死)。
- 提示肾小球肾炎的全身症状。
- 患者是否曾失去了一个肾脏?
- 患者是否进行了肾移植?
- 检查可触及的膀胱、前列腺肥大或其他盆腔肿块。插入导尿管以排除尿潴留。膀胱扫描也可显示尿潴留。

处理

(见 ● 急性肾损伤:处理,p. 317。)

如果患者无尿:

- 常规措施例如仔细评估液体平衡和适当的液体复苏。如果怀疑泌尿系统梗阻、感染,应用抗生素。如果容量过负荷 / 难治性高钾血症,则需要 RRT。

- 如果膀胱是空的,则需要急诊超声检查来确认肾脏灌注并排除泌尿道梗阻［或者孤立的功能系统的梗阻(例如人造膀胱——译者注)］。顺行造影可以确定梗阻水平,但需要咨询泌尿科医师和放射科医师。
- 没有肾盂积水并不能排除梗阻。
- 肾血管多普勒超声。如果 USS 正常仍怀疑有血管夹层,则安排 CT 平扫和增强。CT 平扫可显示结石梗阻。
- 如果无梗阻证据(USS 不能排除急性梗阻),同位素肾图将提供肾灌注的进一步信息。核医学成像也能明确是否存在非梗阻性肾盂积水。
- 请泌尿科医师对梗阻进一步处理。

间质性肾炎

　　肾间质被炎性细胞浸润,通常由药物(NSAIDs、青霉素、头孢菌素类、磺胺类、别嘌呤醇、利福平、美沙拉秦、干扰素、PPIs),自身免疫状况(结节病、SLE、IgG4 相关性疾病)和某些感染(例如军团菌、钩端螺旋体病、病毒)导致。其他病因包括糖尿病、镰状细胞病、反流性肾病和肾移植排斥反应。最常见的病因是药物,且不表现为剂量依赖性。

临床表现

　　非少尿性 AKI。发热、皮疹、嗜酸性粒细胞增多(三联征不常见)和尿嗜酸性粒细胞。诱因通常早于肾功能损害数天到 2 周(变化很大)。通常为轻度蛋白尿。

诊断

　　肾活检。

治疗

　　停用致病药物。在这种情况下是否使用激素仍存在争议,目前没有 RCT 证据,已发表的研究表明其获益不一。然而,临床上不少医生会选择使用激素,吗替麦考酚酯也被用于糖皮质激素治疗可能失败的患者。

横纹肌溶解

大量肌肉损伤以及由此导致的肌肉细胞死亡和肌红蛋白释放可导致 AKI。横纹肌溶解所致 AKI 约占所有 AKI 的 7%。病因见框 4.5。

框 4.5 横纹肌溶解的病因

- 挤压伤。
- 剧烈运动,中暑。
- 长时间抽搐。
- 长时间不动。
- 多发性肌炎或病毒性肌炎。
- 恶性高热。
- 急性酒精中毒。
- 药物,例如他汀类。
- McArdle 综合征。
- 低钾血症。
- 一氧化碳中毒(➔ 一氧化碳,p. 796)。
- 烧伤。
- 糖尿病酮症酸中毒(diabetic ketoacidosis,DKA)(➔ 糖尿病酮症酸中毒:评估,p. 577)。
- 药物滥用(➔ 消遣性药物:兴奋剂,p. 808)。
- 蛇咬伤。
- 电击。
- 神经阻滞剂恶性综合征(➔ 神经阻滞剂恶性综合征,p. 644)。

临床表现

- 大多数发生在肌肉损伤(例如挤压综合征)或剧烈体力劳动(例如马拉松赛或军事训练)后。

- 长时间不动(例如在药物过量和昏迷后)可能会导致肌肉压力性坏死。

- 恶性高热或神经阻滞剂恶性综合征。

- 药物(例如他汀类)和感染。

- 症状包括肌肉肿胀疼痛、暗红棕色尿液(像可口可乐®与尿液混合后的颜色)和/或少尿。

- 肌红蛋白以亚铁(Fe^{2+})肌红蛋白形式存在于肌肉中,肌红蛋白以三价铁(Fe^{3+})肌红蛋白形式在肾脏沉积。氢过氧化物对肌红蛋白的进一步氧化产生强氧化物高价铁(Fe^{4+})肌红蛋白,从而导致肾损伤。肾小管也发生阻塞。碱化作用是通过稳定高价铁肌红蛋白并降低其活性。

实验室检查

- U&Es:通常血清 K^+ 显著升高,肌酐/尿素氮比值升高。

- Ca^{2+}:早期 Ca^{2+} 转移到骨骼沉积,相当比例的患者会出现低钙血症,后期则会出现高钙血症。

- PO_4^{3-}:在肌肉细胞死亡期间释放的 PO_4^{3-} 升高。

- 尿酸盐:通常,随着组织坏死和排泄减少而升高。

- LFTs:AST 很高(来源于骨骼肌)。

- CK:非常高(高达 $1 \times 10^6 U/L$)。

- LDH:升高。

- ABG:代谢性酸中毒,如合并急性肺损伤(创伤)或感染会出现缺氧。

- 尿液:尿液呈红棕色。尿液分析隐血阳性(肌红蛋白测试呈阳性),但在显微镜下看不到红细胞。尿肌红蛋白阳性可诊断。

- 其他:FBC、葡萄糖、血培养、ESR、CRP、血清毒理学 ± 病毒学、血浆肌红蛋白、ECG。血清外观清澈(相较溶血),因为肌红蛋白不与触珠蛋白结合,且被肾小球滤过和排泄。

处理

患者会出现发热、容量不足、肌肉疼痛和其他不适。首要事项是:

- 高钾血症需紧急治疗(➔ 急性肾损伤:处理,p. 317)。
- 容量补充:为预防横纹肌溶解引起 AKI,需要积极的液体管理,通常在最初数小时内补充几升液体。为防止液体过负荷,尤其在少尿患者中,需定期评估液体平衡并记录尿量。
- 碱化尿液,外周输注 1.26% 碳酸氢钠或中心静脉应用 8.4% 碳酸氢钠(➔ 阿司匹林,p. 790):碱化作用可稳定肌红蛋白的氧化形式。通常在前 8 小时内有效。定期用 pH 试纸测试尿液,以保持尿 pH>6.5,并定期监测血清中的 Ca^{2+} 和碳酸氢盐水平。
- 镇痛:避免使用 NSAIDs——必要时使用阿片类镇痛。
- 筋膜室综合征的证据:寻求外科意见。筋膜室综合征可能需要筋膜切开术或坏死组织清创术。
- 避免输注 Ca^{2+} 来治疗低钙血症:它可能在受损的肌肉中引起转移性钙化,并进一步导致组织坏死。但是,静脉注射 Ca^{2+} 适用于重度高钾血症患者。
- 处理基础病因(见框 4.5)。
- 短期内可能需要透析或血液滤过,但肾功能有完全恢复的可能。

肝肾综合征

肝肾综合征(hepatorenal syndrome, HRS)定义为在无肾脏病理的情况下,严重肝病患者出现肾衰竭或 AKI。它可发生在肝硬化或急性肝衰竭的患者中,以低尿 Na^+ (<10mmol/L) 为特征,但这并非诊断标准。1 型 HRS 表现为肾功能突然恶化,通常在 2 周内发生。2 型 HRS 为缓慢、隐匿进展的肾功能减退,

多见于难治性腹水患者。肾血管收缩是为了维持肾脏灌注和GFR。

临床表现

- 血清肌酐升高通常是在腹水(肝硬化)或黄疸(尤其是酒精性肝炎)患者进行生化检查时偶然发现的。明显的血尿和蛋白尿不是其特征。

- 肝硬化患者肾功能衰竭的其他原因应在诊断 HRS 前排除，包括低血容量、休克、肾脏基础疾病以及同时使用肾毒性药物。

- 晚期肝病患者最常见的 HRS 诱因是脓毒症；30% 自发性细菌性腹膜炎患者出现 HRS。胃肠道出血是另一诱因。

    肾衰竭和肝脏疾病的许多病因与 HRS 不同，应积极排除。这些包括：

- 低血容量：由出血、过度利尿或腹穿后循环功能障碍导致。
- 脓毒症。
- 给予肝病患者肾毒性药物(例如庆大霉素)。
- 慢性病毒性肝炎(HBV 或 HCV)合并肾小球肾炎。
- IgA 肾病。
- 钩端螺旋体病(明显的高胆红素血症，肝酶基本正常)。
- 对乙酰氨基酚过量。
- 横纹肌溶解可引起与肝病和 HRS 相似的 DIC(高 PT)和高门冬氨酸氨基转移酶(AST)(肌肉损伤)。

检查

见 ➋ 急性肾损伤：检查，p. 314。

处理

- 排除肝脏疾病中的其他原因引起的肾衰竭(见上文的"临床表现")。
- 监测尿量，可留置导尿管。
- 补液试验；停用利尿剂；20% 白蛋白静脉输注。

- 理想情况下应监测 CVP,以管理液体平衡,特别是防止容量过负荷。

- 广谱抗生素:根据现有证据,特利加压素应被视为 1 型 HRS 患者的一线治疗药物。缺血性心脏病和周围血管疾病患者禁用。大多数研究应用特利加压素(起始每 4 小时 0.5~1mg),配合白蛋白疗法(第一天 1g/kg,随后每天 40g)。特利加压素和白蛋白治疗使约 40%1 型 HRS 患者逆转,但对 3 个月生存率没有明显获益。如特利加压素不可用,或患者需要重症监护,可使用去甲肾上腺素(noradrenaline,NA)(1~10μg/min)。

- 如果存在张力性腹水,完全排放腹水将降低肾静脉压并增加肾血流量(➡完全排放腹水,p. 842-3),但尚无对预后影响的数据。

- 对于 2 型 HRS 患者,经静脉肝内门体分流术(TIPS)可改善腹水和肾功能。

- 血液滤过或透析:患者对血液滤过的耐受性高于血液透析。

- 对 HRS 伴原因可逆的肝功能衰竭患者,或等待肝移植的患者,应给予 RRT 治疗。

- 对病因不可逆的肝衰竭或不适合肝移植的患者,应避免 RRT。

- HRS 患者应与肝脏移植中心讨论。肝移植可以逆转 HRS,但该组中肝移植的预后较差。

- 高钾血症和酸中毒少见。

  有关处理,见框 4.6。

框 4.6　HRS 处理要点

- 静脉补液(1L 哈特曼液 2 小时以上输注 ± 白蛋白)。
- 停用所有利尿剂。
- 培养后应用抗生素(例如头孢噻肟 + 甲硝唑)。
- 特利加压素(每 4~6 小时静脉注射 0.5~1.0mg)和白蛋白(1g/kg,以后每天 40g),如果 MAP<75mmHg,则用 NA (1~10μg/min),通过尿量评估反应。

框 4.6 HRS 处理要点(续)

- 血液滤过或透析(如果适用)。
- 腹腔穿刺引流治疗张力性腹水(尚无疗效数据)。
- 监测尿量 / 液体平衡。
- 高钾血症和酸中毒少见。
- 与肝脏移植中心讨论。

急性上尿路感染

上尿路感染可导致急性肾盂肾炎、肾脓肿、肾盂积脓或肾周脓肿(见图 4.2)。除非梗阻得到缓解,否则感染伴梗阻会迅速破坏组织。这是泌尿外科急症。

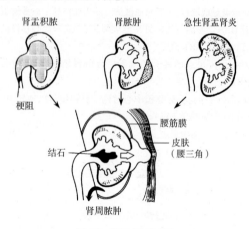

图 4.2 肾脏感染模式图

诱发因素

- 上行性感染或血液播散。
- 病原体:大肠杆菌(60%),变形杆菌(20%),粪肠球菌(10%),

克雷伯菌(5%)。

- 女性(尿道短)。
- 肾结石。
- 导尿管。
- 慢性肝病。
- 泌尿道结构异常。
- 妊娠。
- 糖尿病。
- 静脉吸毒。
- 感染性心内膜炎(IE)。
- 肾移植。
- 免疫抑制。

临床表现

- 典型症状是腰痛、发热和寒战。
- 以非特异性症状为主要表现,例如恶心、呕吐、食欲缺乏、乏力、意识障碍或虚弱。
- 高达75%的患者有前驱下尿路刺激症状(尿频、尿急、排尿困难)。可能有相关的血尿。
- 双侧重度肾盂肾炎或慢加急性肾盂肾炎可导致AKI。
- 前驱间歇性腰痛病史可能提示间歇性梗阻伴肾盂积脓。肾脓肿发生于静脉吸毒、心内膜炎或皮肤感染。
- 具体询问所有诱发因素。
- 体征包括发热、腹部或腰部压痛、腰部可触及肿块,并伴有严重感染、脊柱侧弯、低血压和休克(败血病)。
- 症状和体征可能与肺炎或急腹症的其他原因(例如胆囊炎、憩室炎)难以区分。

检查

- 尿液分析多显示隐血和蛋白。尿亚硝酸盐常阳性。通常存在脓尿。在显微镜下可见白细胞管型。在局限于肾皮质的感染中,培养可阴性。

- 所有患者均应查 U&Es(肾功能不全、脱水和慢加急性肾衰竭)、葡萄糖、FBC(贫血、白细胞增多)和血培养。
- 腹部 X 线(AXR):结石、软组织肿块或患侧腰大肌影缺失。
- USS 排除梗阻并观察肾脏和肾周积液。CT 平扫将显示结构异常、结石和肾脓肿。

处理

(见框 4.7)

框 4.7　急性肾盂肾炎处理要点

- 镇痛。
- 静脉输液(若脱水),保持大量液体输入。
- 静脉应用抗生素:头孢呋辛或环丙沙星也可使用;给予庆大霉素作为初始治疗。根据培养/药敏结果调整抗生素。
- 监测血压、液体平衡和尿量。
- 如果怀疑肾盂积脓和肾/肾周脓肿,请联系泌尿科医师。
- 检查基础病因(肾脏、输尿管和膀胱 CT、膀胱镜检查、尿流动力学、二巯基丁二酸肾扫描)。

- 使患者稳定:根据 CVP 和 BP,静脉补液或加用正性肌力药物对重症患者进行复苏(见框 4.7)。
- 静脉给予抗生素。抗生素的选择可取决于前期培养结果以及当地指南。与微生物室讨论以寻求建议。连续应用抗生素 7~14 天。
- 感染和泌尿系统梗阻的组织引流。
- 液体平衡:保持较高的液体入量(例如 3L/24h)。在开始的 48~72 小时,仔细监测液体平衡和尿量。
- 镇痛:尝试阿片类。避免在 AKI 中使用 NSAIDs。
- 肾盂积脓、肾脏或肾周脓肿:联系泌尿外科医师寻求建议。留存标本进行镜检、培养和药敏试验(MC&S)。
- 患者症状改善后,进行病因筛查:软性膀胱镜、膀胱排空检查和影像学检查,例如肾脏、输尿管和膀胱(kidneys,ureters, and bladder,KUB)CT。二巯基丁二酸(dimercaptosuccinic acid,DMSA)肾扫描可显示瘢痕。

肾绞痛和肾结石

从腰部放射至腹股沟的痉挛性疼痛通常是由于结石或血块(见框4.8)。约2%~3%人群存在上尿路结石。疼痛也可由乳头脱落导致,继发于糖尿病、镰状细胞病或服用镇痛药。

框4.8 肾绞痛的病因

肾结石

通常分为:

- 不透射线的(90%):含 Ca^{2+} 或 Mg^{2+},例如草酸钙(高钙尿症、高钙血症、脱水、肾小管酸中毒、髓质海绵肾、高草酸尿症),磷酸钙(同前和尿道感染),磷酸铵镁(脲酶阳性菌尿道感染,例如变形杆菌)。胱氨酸结石由于含硫而呈半透明。

- 射线可透的:尿酸盐或黄嘌呤,或少见的 2,8-二羟基腺嘌呤。

茚地那韦晶体沉积(HIV 药物)

肾乳头坏死

- 糖尿病、镰状细胞病、镇痛剂肾病。当肾乳头"脱落"入输尿管时会发生疼痛。

血块

- 见于外伤、肿瘤(实质或尿路上皮)、出血倾向或多囊肾病。

临床表现

- 可无疼痛或全腹痛。

- 疼痛：疼痛的部位可能不同。肾盂结石导致腰部钝痛；输尿管结石产生剧烈的绞痛，常突然发作，从腰部向腹股沟放射；膀胱结石导致耻骨上和会阴或睾丸疼痛。
- 血尿（通常肉眼血尿）可能是唯一表现。
- 剧烈疼痛时，患者会躁动不安、出汗、面色苍白、恶心、非常痛苦。
- 既往是否有类似发作？询问尿路感染、既往结石、液体摄入、职业、在炎热气候的居住史、饮食摄入、高钙血症症状或结石家族史。短肠或胃旁路术后有草酸盐结石的风险。茚地那韦服用史。
- 查体时，应注意有无发热，腹部压痛（特别是腰部或肋下）或可触及的肾脏。不要忽略可能会产生类似症状的腹主动脉瘤（abdominal aortic aneurysm，AAA）。

检查

- 血液检查：U&Es（检查肾功能不全）、葡萄糖和 FBC（检查 Hb，WCC）。
- 尿液检查：尿液试纸分析检查尿隐血，显微镜检查尿结晶、脓尿和细菌。培养检查感染。
- AXR：>90% 的肾结石是不透射线的。大多数（但不是全部）结石可以在 AXR 平片上检测到。
- CT 平扫：显示结石及所有梗阻，为首选检查。
- US 可能会漏检一些结石，并且不如 CT 敏感。
- 要考虑的化验包括：血清 Ca^{2+}〔如果 Ca^{2+} 高，则查甲状旁腺激素（parathyroid hormone，PTH）〕和磷酸盐，以及 24 小时尿液的 pH、Ca^{2+}、PO_4^{3-}、草酸盐、尿酸和柠檬酸盐，以发现结石形成的代谢缺陷。

急性肾绞痛的处理

- 镇痛：可能需用阿片类。
- 大量液体摄入。
- 注意结石上方的感染和肾盂积脓（见图 4.2）。如果发热、菌尿或梗阻,经验性抗生素治疗(根据当地指南/微生物学建议)直到出来培养结果,同时要解除各种梗阻因素。

- 结石伴感染或梗阻需要泌尿外科治疗,例如输尿管镜取石或体外冲击波碎石术。回收结石应进行成分分析。

预后

约 60% 的结石会排出(取决于结石的位置和大小)(在 48 小时内占一半)。约 30% 的患者需要手术取石,10% 会复发。特发性结石复发的风险受饮食的影响轻微,而大量液体摄入可降低这种风险(>1.5L/d 的摄入量使风险降低为原来的 1/6)。重要的是控制高钙尿症(低钙饮食、噻嗪类利尿剂),治疗高钙血症(➡高钙血症, p. 608),碱化尿液(高尿酸血症、肾小管酸中毒、胱氨酸尿症),尿液酸化至 pH<5.5,别嘌呤醇(尿酸盐结石),或青霉胺(胱氨酸结石)。建议鹿角结石患者接受外科手术取出结石。

血尿

病史

血尿可以是肉眼可见的症状性血尿,也可以是无症状的镜下血尿。

- 血尿严重程度:淡红色,鲜血或血块?
- 血尿的时间:排尿开始或结束时出血提示膀胱颈,前列腺或尿道来源。血与尿流混合提示更上游泌尿道来源。
- 创伤史:即使看似轻微的创伤也会导致先天性尿路病变的出血。
- 单侧腰痛:考虑结石、肿瘤、囊性疾病或肾积水。无痛性血尿提示肿瘤。
- 排尿障碍:尿频、尿急、尿痛、排尿困难、排尿不畅和滴尿提示膀胱炎。排尿结束时出血和疼痛是膀胱结石的典型症状。
- 全身性症状:咽喉痛、关节痛、乏力和皮疹提示肾小球肾炎可能。房颤与肾栓塞有关。发热、排尿困难或腹痛提示感染可能。瘀青或其他部位出血提示出血倾向可能。

有关血尿的原因,见框 4.9。

框 4.9　血尿的病因

- 创伤　　　钝性和穿透性伤害、医源性[例如近期经尿道前列腺切除术(transurethral resection of the prostate,TURP)或肾活检],剧烈运动、异物。
- 结石　　　肾、输尿管或膀胱。
- 感染　　　肾盂肾炎、出血性膀胱炎、急性前列腺炎:细菌性、结核性或寄生虫感染(例如血吸虫病)。
- 肿瘤　　　尿路上皮、肾实质、前列腺肿瘤。
- 出血倾向　血友病、血小板减少症。
- 肾脏病理　肾小球肾炎、肾动脉栓塞、肾静脉血栓形成。
- 药物　　　抗凝剂、环磷酰胺、青霉胺。
- 先天性　　多囊性疾病、镰状细胞病(肾乳头坏死)、奥尔波特综合征、肾盂积水。

注意:尿液颜色改变也可能是由于甜菜根、卟啉病、利福平、co-danthramer 和植物色素引起。

体格检查

- 一般检查:高血压(慢性或急性肾脏病)、脉搏不齐或心脏杂音(栓子来源)、贫血、淤青或紫癜、水肿或胸腔积液。
- 泌尿道检查:腰部或腹部压痛、肾脏肿块、骨盆肿块、前列腺肥大、睾丸。尿液镜检。

检查

- 尿液分析　　　　　肌红蛋白尿(➔ 横纹肌溶解,p. 325)和血红蛋白尿可见阳性结果。蛋白尿提示需要行肾脏活检取病理结果。

- 显微镜检   RBC 管型或异形红细胞提示肾小球来源。WBC 管型提示肾盂肾炎。其他发现包括结晶(结石病),虫卵(血吸虫病)和恶性细胞。
- FBC   血小板减少和贫血(溶血、白细胞增多)可能提示感染。
- U&Es   用于肾功能。
- 凝血指标   用于凝血障碍。
- 革兰氏染色(G&S)   创伤后或严重时。
- 免疫筛查   如果怀疑肾小球肾炎。转诊给肾脏团队。
- 超声   可诊断出多囊性疾病、结石或肿瘤引起的输尿管梗阻或明显的肾脏异常。
- CT 扫描   可显示结石、肾盂积水、肾损伤或肿瘤、囊性疾病或尿路上皮肿瘤。
- 膀胱镜   排除下尿路的其他出血原因。有肉眼血尿或原因不明的镜下血尿的患者应进行。

处理

- 收治患者:
  - 创伤后血尿(转至泌尿科)。
  - 严重的无法解释的血尿(包括出血倾向),尤其是有血块潴留时。置入大号(22G)三腔导尿管,用液体(非葡萄糖溶液)进行连续膀胱冲洗排出血块。
  - 血尿、蛋白尿和肾功能不全提示肾小球肾炎。安排急诊肾脏转诊和活检。
  - 严重感染,例如肾盂肾炎。留取培养后开始使用抗生素。
- 止痛(哌替啶 25~50mg 静脉注射,外加止吐剂)。溴丙胺太林 15mg,每天 3 次,口服——可缓解出血性膀胱炎的膀胱痉挛疼痛和血块潴留(可能引起尿潴留)。
- 纠正出血因素(FFP 或维生素 K 用于华法林)。

肾血管疾病

肾动脉狭窄可能是动脉粥样硬化(常见于老年人和糖尿病患者)所致,往往因肾素-血管紧张素-醛固酮轴过度活化而出现高血压。还有 10% 是纤维肌发育不良所致,纤维肌发育不良发生于年轻患者,通常为女性,并可能累及其他血管床,例如外周血管、冠状动脉或脑血管。

所有以下疾病患者均应考虑肾动脉狭窄:

- 一过性肺水肿(突然、意外发作)。
- 周围血管疾病、主动脉夹层和 2 型糖尿病。
- 超声扫描显示双肾大小不等。
- ACEI 引起肾功能急剧恶化。
- 高血压 / 冠状动脉或颈动脉疾病。
- 孤立肾合并肾动脉闭塞,出现完全性无尿。
- 低钾血症患者。

检查

- 超声扫描:检查肾脏的大小和不对称性,以及肾动脉的多普勒血流。
- 同位素肾图。
- 磁共振血管成像(magnetic resonance angiography,MRA)CT 血管造影:有造影剂肾病风险。
- 在当地放射科医师的指导下进行。
- 有时使用数字减影血管造影。

处理

- 避免使用 NSAIDs。
- 应用他汀类药物进行降脂治疗。
- 肾病学家近来倾向于谨慎应用血管紧张素阻断剂治疗高血压,如果 GFR 显著下降,则应小剂量开始使用和停药。
- 出现水钠潴留时,应用利尿剂。

- 如存在狭窄 >70% 的难治性高血压(>5 种药物)和肾功能下降的一过性肺水肿,请咨询专门的介入放射科医师 / 血管 / 肾脏病小组。ASTRAL 试验表明,支架植入对改善血压控制无获益。CORAL 试验未显示出支架植入对预防心血管或肾脏事件的获益。但是,小部分高危患者可能获益。
- 有症状的纤维肌发育不良患者可通过血管成形术成功治疗。
- 支架植入术后的患者可能耐受使用血管紧张素阻断剂。
- 动脉粥样硬化性肾血管疾病的患者病死率升高,其中大部分死于相关的 IHD。

胆固醇栓塞

最常见于血管操作(如血管造影)后的动脉通路,之后出现 AKI。通常无临床表现。中小动脉部分栓塞,导致缺血性萎缩。更多样的表现包括:广泛性紫癜(网状青斑)、足背动脉搏动良好的周围性发绀、胃肠道出血 / 缺血、肌痛和 AKI。可以是自发的,或在肝素或华法林治疗后发生。

诊断

嗜酸性粒细胞增多,肾功能不全,低补体血症,ESR,ANCA阴性。尿沉渣通常无明显异常。可见轻度蛋白尿。肾活检显示胆固醇结晶。

处理

肾功能损害通常是不可逆的或仅部分可逆的[与 ATN 和造影剂肾病(contrast-induced nephropathy,CIN)相反]。禁用抗凝剂。支持治疗。

造影剂肾病

造影剂肾病(contrast-induced nephropathy, CIN)是指暴露于放射性造影剂后(3天内)发生的急性肾功能损伤,定义为血肌酐较基线升高 44.2μmol/L 或增加 25%。普通人群发病率为 2%~7%,已出现肾功能减退的患者发病率增至 25%。使用造影剂前可用生理盐水或碳酸氢钠预扩容。对于有 CIN 风险的患者,二氧化碳可作为血管造影的替代造影剂。冠状动脉造影发生 CIN 的风险比增强 CT 更高,动脉内给药发生 CIN 的风险比静脉给药更高。

危险因素

- 慢性肾脏病[eGFR<60mL/(min·1.73m^2)]。
- 肾血管疾病。
- 蛋白尿(风险增加 3 倍)。
- 糖尿病[风险取决于肾功能(慢性肾脏病合并糖尿病风险为 25%)]。
- 充血性心力衰竭。
- 近期心肌梗死。
- 多发性骨髓瘤。
- 脱水 / 低血容量。
- 脓毒症。
- 肾毒性药物(例如庆大霉素、NSAIDs、两性霉素、大剂量袢利尿剂)。
- 年龄(>75 岁)。

处理

没有具体的治疗方法。预防是最好的策略。
- 造影后 48~72 小时监测肾功能。
- 术前确保良好水化(术前给予高风险患者静脉补液)。
- 避免使用高渗造影剂。

- 尽量减少造影剂用量。
- 围术期停用肾毒性药物(尤其是 NSAIDs)。避免利尿剂。
- 造影前 48 小时停用二甲双胍[如果 GFR<60mL/(min·1.73m^2)]。
- 术后 12 小时持续静脉补液。
- 乙酰半胱氨酸不再被认为有效。在不同的试验和荟萃分析中结果矛盾。
- 造影剂所致 AKI 发生后不良预后风险增加。
- 目前尚无慢性肾脏病患者在造影剂后采用 RRT 预防造影剂肾病的证据。

尿液外观

典型的尿液为浅黄色至琥珀色。其他颜色不一定提示疾病:

- 红色:血尿、血红蛋白尿、甜菜根、利福平、番泻叶、卟啉尿。
- 棕色:血尿、血红蛋白尿、肌红蛋白尿、黄疸、氯喹、胡萝卜素。
- 黑色:血尿、血红蛋白尿、肌红蛋白尿、尿黑酸尿症(静置时为黑色)。
- 绿色:氨苯蝶啶、异丙酚。
- 静置时变暗:卟啉尿[紫外线(ultraviolet, UV)下呈荧光]、甲硝唑、亚胺培南或西司他丁。

肾-肺综合征

表现为急进性肾小球肾炎和肺泡出血。肾-肺综合征有几种基础病因,临床表现多样。患者可短时间内迅速恶化出现呼吸或肾功能衰竭,需要入住重症监护室接受治疗。早期诊断是及时治疗和恢复肾功能的关键。最常见的病因是 AAV 和抗 GBM 病。较少见的病因包括 SLE、冷球蛋白血症性血管炎、IgA 血管炎和硬皮病。

临床表现

- 可数天内急性发作。

- 可出现咯血、气急、缺氧和咳嗽。
- 少尿或无尿性 AKI。
- 可存在肾外表现：发热、皮疹、关节痛，取决于原发病因。
- 肉芽肿性多血管炎（granulomatosis with polyangiitis，GPA）的特征可为上呼吸道和耳鼻喉累及：鼻出血、鼻部症状。
- EGPA：可表现为哮喘、鼻息肉。

检查

- FBC：贫血，AAV 和抗 GBM 病可出现血小板升高，EGPA 可出现嗜酸性粒细胞增多。
- U+E：AKI。
- LFT：ALP 升高。
- CRP：升高。
- 尿液试纸：肾小球来源的血尿和蛋白尿。
- 免疫学检查：ANCA、抗 GBM、补体、冷球蛋白血症（考虑肝炎）、类风湿因子、ANA、dsDNA。
- 病毒学：肝炎、HIV。
- CXR：对肺出血敏感，但非特异。部分患者可能无肺泡阴影。
- 高分辨率 CT（High-resolution CT，HRCT）：可显示毛玻璃改变。
- 肺功能检查（pulmonary function tests，PFTs）：肺一氧化碳转运系数升高。

诊断

- 肾活检诊断肾小球肾炎。

治疗

- 可能需要 ITU 提供呼吸支持 / 肾脏支持。
- 免疫抑制治疗包括糖皮质激素（初始剂量为 60mg/d，6~9 个月逐渐减量）和环磷酰胺（通常静脉输注 3~6 个月）。环磷酰胺治疗结束后应用硫唑嘌呤维持治疗［检测硫嘌呤甲基转移酶（thiopurine methyltransferase，TPMT）水平］，也可用霉酚酸酯。

- 以利妥昔单抗为基础的治疗方案也用于诱导和维持治疗。
- 肺出血或严重肾小球肾炎的患者行血浆置换(PEXIVAS 试验待发表)。
- PCP 的预防(常用复方新诺明),胃和骨骼保护。

预后

- 肉芽肿性多血管炎比显微下多血管炎有较好的存活。
- 临时透析或长期透析。
- 表现为透析依赖性肾功能衰竭的抗 GBM 病患者,肾功能恢复率非常低,因此可能无须免疫抑制剂治疗。
- 应在专科中心对患者进行治疗。

肾病综合征

在成年人中,病因包括:

- 微小病变(minimal change disease, MCD)(15%)。
- 局灶节段性肾小球硬化(focal segmental glomerulosclerosis, FSGS)(35%)。
- 膜性肾病(35%)。
- 膜增生性肾小球肾炎(membranoproliferative glomerulonephritis, MPGN)(5%)。
- 其他(10%)。

　　肾病综合征包括大量蛋白尿(3g/24h)、低白蛋白、高胆固醇和水肿。患者易形成血栓,可伴 DVT / PE 或肾静脉血栓形成。

常规处理

- 根据 AKI 进行评估:要求全面的免疫学筛查、病毒学;副蛋白质检测。
- 重要的药物史:NSAIDs、锂剂、帕米膦酸盐、二乙酰吗啡。
- USS:肾脏活检评估。
- 对明显水肿的患者,需静脉应用呋塞米利尿,可给予输注(24

小时内 250~500mg)。

- 重度水肿,考虑加用美托拉宗(metolazone),起始剂量隔天 2.5mg。
- 限制液体入量和监测每日体重。
- 卧位和立位血压监测。
- 监测入量、尿量和 HR,注意避免过度利尿和血管收缩导致 AKI 进一步加重。
- 由于存在血栓形成风险,预防性肝素治疗(除非有禁忌证:在肾活检前 24 小时停止)。
- 他汀类。
- 如有高血压,ACEI 或 ARB 将具有额外的降蛋白尿作用。
- 肾功能快速下降,考虑肾静脉血栓形成。
- 肾活检准备。

微小病变

- 10%~30% 有镜下血尿。慢性肾脏病 / 终末期肾衰竭不多见。20%~25% 的患者发生 AKI,尤其是老年患者。
- 通常为特发性。
- 重要的用药史:NSAIDs、锂剂。

FSGS

　　婴儿和儿童时期发病的患者应当进行基因检测。病因可为原发性 / 特发性或继发性——突变(肌动蛋白),与病毒感染(HIV、人类细小病毒 B19)、药物(帕米膦酸盐、锂剂)、高滤过(肥胖、糖尿病)、恶性肿瘤(淋巴瘤)有关。既往肾小球肾炎导致瘢痕形成。

膜性肾病

　　60%~80% 的患者表现为肾病综合征,其中 50% 伴镜下血尿。超过 70% 的原发性膜性肾病患者抗磷脂酶 A2 受体抗体呈阳性。需考虑的多种继发病因包括:乙型肝炎、恶性肿瘤和 SLE。自发缓解率高达 30%。

MPGN

根据肾活检结果(是否存在 Ig 和／或补体染色)进行分类。检查副蛋白质血症、自身免疫性疾病和感染。针对基础病因进行治疗。

治疗

取决于基础病因。

- MCD:泼尼松龙 1mg/kg,至完全缓解,然后缓慢减量。超过 50% 的成年人复发,需要重复应用糖皮质激素。对于频繁复发或糖皮质激素依赖的患者,可加用钙调磷酸酶抑制剂(calcineurin inhibitor,CNI),例如他克莫司,也可应用环磷酰胺(8 周)。利妥昔单抗也可降低复发率。
- FSGS:大剂量泼尼松龙或 CNI。一部分患者可能对治疗无反应,最终进展至终末期肾衰竭。FSGS 患者肾移植后仍可能会复发。
- 膜性肾病:观察 6 个月,有一定比例的患者可进入自发缓解期。对于起病时已出现危及生命特征的肾病范围蛋白尿／肾病综合征患者应予以治疗。治疗包括糖皮质激素和烷化剂或 CNI。利妥昔单抗也已被应用。

透析患者的急症

这些患者在肾脏专科病房内进行治疗。

常规处理

- 谨慎补液:液体平衡的评估是一项挑战。
- 如果患者在等待肾移植,则避免非必要的输血,因为血制品输注可能致敏。
- 避免静脉输注含 K^+ 补液,K^+ 积聚可导致高钾血症。
- 自身免疫性疾病或移植患者处于免疫抑制状态,需要监测免疫抑制剂浓度,调整糖皮质激素剂量。

- 透析患者处于相对免疫抑制状态,易发生脓毒症,应用抗生素的阈值较低。

- 饮食限制:遵照肾病饮食要求。

- 避免使用某些药物:经肾脏排泄的阿片类药物会积聚并引起呼吸抑制,NSAIDs 有引起消化道出血的风险。

- 保护残余肾功能:残余肾功能对体液平衡有重要作用。对于部分仍保留残肾功能的患者应避免行增强 CT(除非不得不),禁用 NSAIDs,避免其他肾毒性药物(如庆大霉素)。

- 出现液体过负荷的透析患者需要紧急 RRT。RRT 可在肾科病房或 ITU 进行。缺氧/高需氧患者病情不稳定,需要转移至肾科病房,进行重症监护,直至病情稳定。

- 警惕心血管事件的高风险和死亡率。注意肌钙蛋白的变化趋势,这是有用的。

- 高钾血症:胰岛素-葡萄糖和葡萄糖酸钙都是临时措施,需要安排紧急透析。

- 尽早与肾科医生讨论,并在医疗安全的情况下转移到肾科。

血液透析

隧道式血透通路的血透患者发热

- 病史:询问咳嗽、背痛、发热、通路部位的疼痛/发红,以及透析中出现的发热。重要的是要明确患者是否有免疫抑制史(移植患者或患有自身免疫性疾病)。

- 体格检查:视诊通路部位;评估心内膜炎体征、脊柱压痛。评估是否有假性脑膜炎/胸部体征。

- 辅助检查:出口部位拭子,外周血培养,透析导管培养(由经验丰富的工作人员采样),血液检查,尿培养(如适用);如果怀疑膀胱积脓时考虑行膀胱超声检查。胸片、超声和 CT(视情况而定)。

- 进一步处理:按脓毒症处理导管败血症,直到确诊。根据当地指南使用抗生素,透析患者须调整剂量。若耐甲氧西林金黄色葡萄球菌(methicillin-resistant staphylococcus aureus,

MRSA)、金黄色葡萄球菌、真菌培养阳性,需拔除透析导管。隧道感染也需拔除导管。若拔除导管后 CRP 仍升高,仍感不适,考虑存在其他细菌性病灶,建议进一步完善超声、CT等检查。既往肾移植史、多囊肾或泌尿系统畸形的患者,应考虑泌尿系统感染。

- 谨慎静脉输液,因为易诱发肺水肿。如果患者低血压合并低血容量,可给予生理盐水 250mL,密切评估患者病情变化。脓毒症合并低血压的患者应转至 ITU 进行正性肌力治疗。

动静脉瘘感染

病史和查体同"隧道式血透通路的血透患者发热"。可行动静脉瘘(arteriovenous fistula,AVF)拭子,根据当地微生物学指南,开始使用抗生素。手术前检查。通过影像学检查评估标本采集。

糖皮质激素

许多患者由于以下原因需要长期使用糖皮质激素:①既往移植;②导致肾功能衰竭的基础疾病,如 SLE 和血管炎。这部分长期使用激素的患者可能需要增加激素剂量。如果不适,可静脉应用氢化可的松或增加泼尼松龙口服剂量。

腹膜透析:转至当地肾科病房

出口部位感染

- 出口部位拭子。腹透液送细胞计数和培养。
- 抗生素,根据出口部位感染的当地指南进行选择。

腹膜透析性腹膜炎

其特征为腹膜透析液混浊。如果病情严重,患者可能出现腹痛,查体与腹膜炎体征一致。

- 腹膜透析液中抗生素的使用和疗程依据当地指南,其中包括以庆大霉素或万古霉素为基础的治疗方案,需监测抗生素药物浓度。
- 对于 MRSA、金黄色葡萄球菌和真菌感染,应考虑拔除腹膜透析导管。对于复发感染或治疗无效的患者,也需要拔除导管。

指南

AKI

KDIGO. KDIGO clinical practice guideline for acute kidney injury. *Kidney Int Supplements* 2012;2:1-138 ✍ http://www.kdigo.org/clinical_practice_guidelines/pdf/KDIGO%20AKI%20Guideline.pdf

National Institute for Health and Care Excellence (2013). *Acute kidney injury:prevention,detection and management.* Clinical guideline [CG169]. ✍ https://www.nice.org.uk/guidance/cg169

高钾血症

UK Renal Association (2014). *Clinical practice guidelines:treatment of acute hyperkalaemia in adults.* ✍ https://renal.org/wp-content/uploads/2017/06/hyperkalaemia-guideline-1.pdf

肝肾综合征

Nadim MK,Kellum JA,Davenport A,et al.;The ADQI Workgroup. Hepatorenal syndrome:the 8th international consensus conference of the Acute Dialysis Quality Initiative (ADQI) Group. *Crit Care* 2012;16:R23.

造影剂诱导的 AKI 的预防

KDIGO. KDIGO clinical practice guideline for glomerulonephritis. *Kidney Int* 2012;2:139-259.

The Renal Association,British Cardiovascular Intervention Society,Royal College of Radiologists. *Prevention of contrast induced acute kidney injury (CI-AKI) in adult patients.* ✍ https://renal.org/wp-content/uploads/2017/06/Prevention_of_Contrast_Induced_Acute_Kidney_Injury_CI-AKI_In_Adult_Patients-1.pdf

（张沥文　译,丁小强　审校）

休　克

休克

　　休克是指重要器官灌注不足,但不一定同时伴有低血压。有症状的患者如伴有乳酸 >2mmol/L,提示可能存在灌注不足。血压下降往往最后被发现,尤其是在健康年轻的患者中,因此理想的复苏治疗应在出现低血压之前开始。

优先重要事项

● 如果血压测不出,呼叫心脏复苏小组。开始基本生命支持:胸部按压、连接除颤仪以及建立静脉通路。

● 如果血压(平均动脉压 <60mmHg)很低或下降,请寻求紧急支援和/或专科医师帮助,如重症监护室。

● 低血压的原因通常显而易见。如果不是,则应快速地临床评估可能的原因:

　　● 低血容量

- 心力衰竭
- 全身性血管扩张,如脓毒症、过敏反应、神经源性因素
- 梗阻(如肺栓塞、张力性气胸、心脏压塞)
- 混合性因素

休克的鉴别诊断

心脏泵衰竭

- 心肌梗死[➜ ST 段抬高心肌梗死(STEMI),p.14]
- 胸主动脉夹层(➜ 主动脉夹层:评估,p.154)
- 心律失常(➜ 心律失常:一般措施,p.61)
- 急性瓣膜衰竭或急性室间隔缺损(➜ 心肌梗死后室间隔缺损,p.37)
- 药物过量(心脏抑制剂;➜ 药物过量:一般措施,p.782)
- 心肌炎

低血容量

- 出血(消化道)(➜ 急性上消化道出血 1,p.240),主动脉夹层或腹主动脉瘤渗漏,外伤(骨折、肝或脾外伤、血胸或隐血)
- 液体丢失(腹泻、呕吐、多尿或烧伤)
- "第三间隙"液体丢失(急性胰腺炎;➜ 急性胰腺炎:评估,p.301)
- 肾上腺衰竭(➜ 艾迪生病危象:评估,p.615)

全身性血管扩张

- 脓毒症
- 肝衰竭(➜ 急性肝衰竭:评估和检查,p.290)
- 药物过量(钙通道阻滞剂或其他血管扩张剂,导致多器官衰竭的药物,如对乙酰氨基酚等)
- 肾上腺衰竭(可能同时合并低血容量和血管扩张)
- 神经源性休克(心动过缓、低血压以及自主神经功能衰竭)

全身性血管扩张:过敏反应

- 近期药物治疗
- 食物过敏(如花生)
- 昆虫叮咬

梗阻

- 心包压塞(➜ 心包压塞:临床表现,p. 169)
- 肺栓塞[➜ 肺栓塞(PE):评估,p. 134]
- 张力性气胸(➜ 张力性气胸,p. 226)

休克:评估

如果血压测不出,立即呼叫心肺复苏小组。开始基本生命支持(气道、呼吸、循环、肢体无力/神经病学、暴露/环境),重点是高质量的心肺复苏术,同时建立静脉通路。如果低血压的原因不明,则进行快速临床检查,具体检查以下内容:

- 检查气道是否通畅。通过面罩给予高流量吸氧(60%~100%)。如果气道未受保护或呼吸不充分,可以进行气管插管帮助氧合。喉罩(laryngeal mask airway,LMA)也可以改善氧合状态,但不能像气管插管一样保护气道。检查是否双肺均有通气(是否存在张力性气胸)。
- 注意呼吸频率(无论何种原发病因,呼吸频率在酸中毒、气胸、栓塞和心力衰竭时均增快)。
- 检查心脏节律,如有异常进行治疗[➜ 心率大于 120 次/min 的快速性心律失常,p. 62;➜ 快速性心律失常的治疗选择,p. 65;➜ 宽 QRS 波心动过速:诊断,p. 66;➜ 单形性室性心动过速(MVT),p. 68;➜ 多形性室性心动过速(PVT),p. 71;➜ 室性心动过速:药物,p. 73;➜ 窄 QRS 波快速性心律失常(SVT),p. 75;➜ 治疗 SVT 所选的抗心律失常药物剂量,p. 78;➜ 心房颤动:评估,p. 79;➜ 心房颤动:处理,p. 81;➜ 心房颤动:心率控制,p. 85;➜ 心房扑动,p. 86;➜ 多源性房性心动过速,p. 87;➜ 旁路心动过速(房室折返性心动过速),p. 88;➜ 房室结折返性心动过速,p. 89;➜ 缓慢性心律失常:一般措施,p. 90;➜ 窦性心动过缓或交界性心律,p. 92;➜ 室内传导障碍,p. 93;➜ 房室传导阻滞的类型,p. 94]。
- 颈静脉压是否升高(见框 5.1)?

- 双上肢血压是否一致(胸主动脉夹层)?

- 是否存在异常心脏杂音?(血管扩张患者常可听到急性瓣膜病变、血流杂音,以及 S_3)

- 患者皮肤是否湿冷?提示心力衰竭或低血容量。使用去甲肾上腺素的脓毒性休克患者外周血管可能收缩。检查是否发热(体温也可能低于正常值,尤其是老人和儿童)。

- 患者是否温暖且全身血管扩张(毛细血管充盈时间)?检查脉搏搏动。

- 患者是否脱水或低血容量表现(皮肤弹性、黏膜干燥程度、体位性低血压)?

- 是否有呕血(口周血迹)或黑便(直肠指检)的表现?

- 是否有过敏反应,如荨麻疹、喘息或软组织肿胀(如眼睑或嘴唇)?

- 腹部查体。是否有腹部饱满或搏动性包块(动脉瘤破裂)?是否有急腹症[动脉瘤(下肢花斑),胰腺炎,内脏穿孔]的表现?

- 意识水平是否受损[AVPU 量表(警觉、言语、疼痛、无反应)、格拉斯哥昏迷量表(Glasgow Coma Scale,GCS)]?

- 是否有外伤或骨折的证据?

框 5.1　合并中心静脉压升高的低血压原因

- 肺栓塞(➡ 肺栓塞(PE):评估,p. 134)。

- 心包压塞(➡ 心包压塞:临床表现,p. 169)。

- 心源性休克(➡ 心源性休克,p. 46)。

- 休克合并血管扩张患者的液体过负荷。

- 右心室梗死(➡ 右心室梗死,p. 31)。

- 张力性气胸(➡ 张力性气胸,p. 226)。

检查

心电图

- 非 ST 段抬高心肌梗死、ST 段抬高心肌梗死、Q 波、心律失常、肺栓塞(心动过速、右心受损、S₁、Q₃、T₃)、心包炎(广泛 ST 段抬高伴 PR 压低)。

胸片

- 气胸、肺栓塞(血量减少)、夹层(纵隔增宽)、心脏压塞(心影球形扩大)、胸腔积液(肋膈角变钝)。

血液检查

- 全血细胞计数(出血、肝病和脓毒血症时血小板降低)、尿素氮和电解质(肾损伤、肾上腺功能衰竭)、血糖、凝血筛查(肝病、DIC)、肝功能、肌钙蛋白、肌酶和交叉配血。

动脉血气

- 酸血症,肾性,乳酸性,酮症酸中毒。

脓毒症筛查

- 血、尿、痰培养和病毒拭子。

其他

- 超声心动图(怀疑心脏压塞、夹层、瓣膜功能障碍)、FAST 扫描、腰椎穿刺(lumbar puncture,LP)、超声扫描、腹部和头颅 CT。

休克:处理

一般措施

- 检查气道;面罩给氧(60%~100%),以提高氧饱和度。如果有意识障碍(GCS<8 分),或气道受损,或呼吸困难,应考虑气道辅助物(Guedel 型鼻咽通气道)和随后的插管(如果无法进行气管插管,可选择声门上装置,如喉罩)。
- 使患者平卧,抬高双腿以增加静脉回流——可证实存在低血容量因素。
- 置入双腔静脉导管,输注晶体液(乳酸林格液、哈特曼液、勃脉力;如果怀疑存在高钾血症或高钙血症,则选择 0.9% 生理盐水)。在进行更细致的评估同时,对于包括心源性在内的大多数休克,迅速给予 250mL 晶体液(大于 5~10 分钟输注)是安全和有益的。如果补液有效,可考虑给予更多补液。如果需要大量晶体液进行复苏,最好避免单独使用 0.9% 的生理盐水,因为可能导致高氯血症和代谢性酸中毒。如果是脓毒性休克,目标应给予晶体液 30mL/kg。

- 血液送检尿素氮和电解质、Mg^{2+}、骨代谢、血糖、C 反应蛋白、全血细胞计数、凝血功能、X 线片、血培养和血气(静脉和 / 或动脉)。

- 留置动脉导管,以便更准确地评估血压和留取动脉血。留置导尿管,以监测尿量。通过外周静脉给予间羟胺和麻黄碱,可以暂时改善血压。

- 根据可获取的、恰当的动态参数调整补液速度:如每搏输出量(变异 <10%)、中心静脉血氧饱和度(>75%)、静脉 - 动脉血 CO_2 差值(≤0.5mmHg)、心率、血压、外周组织灌注和尿量[>0.5ml/(kg·h)]。对于心脏泵衰竭患者给予过量液体会导致肺水肿。

- 如果已排除张力性气胸和肺栓塞且液体也足够,但患者仍有持续性低血压,此时可使用正性肌力药。留置中心静脉导管,给予正性肌力药。一线药物的选择在一定程度上有所不同,这取决于可能的诊断,但根据随机对照试验结果,去甲肾上腺素是合理的选择。

- 治疗基础疾病,尽早寻求专家帮助。

- 确保有人向亲属解释患者病情的严重程度以及随时可能的死亡。对人工复苏进行讨论沟通。

　　见框 5.2。

心源性休克(心脏泵衰竭)

- 处理心肌缺血、心律失常和电解质紊乱。

- 可能同时存在低血容量因素。可考虑进行谨慎的静脉补液试验(100~250mL 晶体液),而非单纯输液。根据患者体征变化和补液试验时心脏充盈压和每搏输出量的改变,优化液体管理。

- 如果血压允许(以收缩压 >100mmHg 为目标),开始硝酸盐输注(如硝酸甘油 1~10mg/h)。
- 如果血压很低,可静脉注射正性肌力药,如去甲肾上腺素。根据当地流程,可考虑添加左西孟旦或多巴酚丁胺。
- 米力农和 / 或西地那非可能对严重肺动脉高压有帮助,但需要根据专家的建议使用。
- 小剂量的二乙酰吗啡(如 2.5mg)由于能扩张血管、减少焦虑及降低代谢率,因此有助于治疗。
- 对严重心力衰竭患者可考虑进行无创(CPAP)或有创通气,减少呼吸功,并有利于降低左心室后负荷和前负荷。
- 对于有可逆因素的心源性休克,可以考虑主动脉内球囊反搏加肝素抗凝治疗。随机对照试验发现此项措施并不能提高患者的生存率(➲ 主动脉内球囊反搏 1, p. 862)。
- 经胸超声心动图有助于评估心功能和对液体 / 血管加压药的反应性。

框 5.2　休克的处理要点

- ABC,供氧(60%~100%);如果 GCS<8 考虑气管插管。
- 建立静脉通路并输液:根据血压、中心静脉压和尿量进行滴定。(5~10 分钟给予 250mL 晶体液并评估反应,这在大多数情况下是安全的。)
- 正性肌力药:用于充足液体治疗后仍有持续性低血压的情况。
- 开始应用正性肌力药后,应经常评估患者是否有药物耐受(可能需要药物剂量滴定)和其他血流动力学损害。
- 治疗基础疾病,如感染、心肌缺血或心律失常。
- 和家属交流病情。讨论人工复苏情况。

低血容量性休克

- 采用晶体液进行复苏治疗;胶体液不能提高生存率但能更快获得血流动力学反应。

- 输血,维持血红蛋白在 70~90g/L;对于急性冠脉综合征(ACS)或脓毒症维持血红蛋白在 90~100g/L。
- Na^+、K^+ 异常应予以处理。代谢性酸中毒一般进行液体复苏时就能获得改善。
- 如果给予充足的液体仍持续低血压,应考虑其他休克原因(脓毒症、心脏压塞、张力性气胸等)。再灌注损伤有时表现为低血压和循环血管扩张。如果补液充足、血压仍低,则给予正性肌力药——去甲肾上腺素。如果怀疑低心输出量,可联用左西孟旦或多巴酚丁胺治疗。
- 如果复苏治疗且液体过负荷后仍少尿,可给予呋塞米(0.5~1.0mg/kg 静脉推注,然后 1~10mg/h 静滴),以维持尿量,这可能使液体管理更容易。没有证据表明呋塞米改善预后。

实践要点

　　在脓毒症液体复苏中,与应用白蛋白[1]、明胶[2]或淀粉[3]相比,生理盐水治疗无显著的生存优势。

参考文献

1. Patel A, Laffan MA, Waheed U, Brett SJ. Randomised trials of human albumin for adults with sepsis: systematic review and meta-analysis with trial sequential analysis of all-cause mortality. *BMJ* 2014;349:g4561.
2. Patel A, Brett SJ. Gelatin solutions for critically unwell septic adults. *Br J Hosp Med (Lond)* 2013;74:657.
3. Patel A, Waheed U, Brett SJ. Randomised trials of 6 % tetrastarch (hydroxyethyl starch 130/0.4 or 0.42) for severe sepsis reporting mortality: systematic review and meta-analysis. *Intensive Care Med* 2013;39:811–22.

脓毒症综合征和脓毒性休克

定义

- 菌血症　　　　　　　　　血培养阳性。

- **全身炎症反应综合征**　全身炎症反应综合征(systemic infla-mmatory response syndrome, SIRS) 不仅仅是由感染引起。存在两个或以上指标:温度 >38.3℃或 <36℃,呼吸频率 >20 次/min 或 PaCO$_2$<32mmHg (4.3kPa),心率 >90 次/min,白细胞 >12 × 10^9/L 或 <4 × 10^9/L。
- **脓毒症**　有感染证据和存在全身炎症反应。
- **严重脓毒症**　脓毒症和器官功能障碍的证据:意识障碍、缺氧、少尿、代谢性酸中毒。
- **脓毒性休克**　严重脓毒症经充分的液体复苏,仍存在顽固性低血压,或乳酸酸中毒(乳酸 >4mmol/L)。

　　注:这些定义仍在不断修改,重点是强调危重患者的标准。

临床表现

一般症状

　　出汗、寒战或发冷;呼吸困难;头痛。10%~30% 患者会出现意识障碍,尤其是老年人。可能出现恶心、呕吐或腹泻。

体检

　　低血压(收缩压 <90mmHg 或比基线下降 40mmHg)和心动过速,伴有外周血管扩张(四肢温暖、外周血管搏动、前臂肌肉内血管搏动)是早期脓毒症的特征。但患者病情很快恶化,全身血管阻力降低,心输出量增加,而后可能发生严重的心肌抑制。其他表现包括发热 >38℃或体温低于 35.6℃ (免疫功能低下或老年患者可能无发热反应)、呼吸急促、低氧血症、代谢性酸中毒和少尿。局部体征可能有助于确定感染部位。

检查

- **血液检查**　血培养、尿素氮和电解质、血糖、全血细胞计数、凝血功能、肝功能、C反应蛋白、乳酸、动脉血气、淀粉酶、肌酸激酶和其他血清学检查。降钙素

　　　　　　　　　　原对细菌性脓毒症更具特异性。

- 培养　　　　血液、痰、尿、导管管体及尖端、伤口拭子、咽拭
　　　　　　　　子、引流液、粪便、鼻咽吸取物病毒 PCR 检测、
　　　　　　　　MRSA 拭子、脑脊液(如有提示)、血涂片(如果最
　　　　　　　　近有旅行史)。

- 影像学　　　对脑、胸部、腹部和骨盆进行 X 线、超声或 CT 检
　　　　　　　　查。如怀疑有心内膜炎,应做超声心动图检查。

ICU/HDU 持续评估

　　患者应送入 ICU 或 HDU 进行监护。应插入动脉导管进行连续血压监测和间歇采血。在处理这种危重病人时,不可忽视病人的需求。在 ICU 很容易出现只看病历而忽视检查病人的现象。每天应该至少检查患者两次,并确定临床参数是否与 ICU 病历上的参数相符合。

每天问自己两次

- 气体交换是否满意? 注意是否出现 ARDS(● 成人呼吸窘迫综合征 1,p. 214)或呼吸机相关性肺炎。每天检查胸部体征有无恶化,这些恶化可能被机械通气调整后的血气分析结果所掩盖,必要时做胸部 X 线检查。

- 循环是否适当? 记录血压(和平均动脉压)、充盈压和心输出量;检查肢端(冰冷或湿润);尿量是否满意;动脉波形是否有波动——提示低血容量;是否有代谢性酸中毒或乳酸升高——表明可能组织灌注不足。

- 液体的需求。(什么是液体平衡? 患者是干燥的、正常的还是水肿的?)

- 患者是否接受了足够的营养(全肠外营养或肠内营养)? 如有可能,给予肠内营养,即使 10mL/h 也有利于肠黏膜功能。如果肠道功能不充分而进行全肠外营养,要确保定期给予一些不被吸收的物质的摄入。

- 检测结果如何? [尿素氮和电解质、肝功能、Ca^{2+}、PO_4^{3-}、Mg^{2+}、C 反应蛋白、培养结果(血、尿、痰、导管管体和尖端等)]

- 有脓毒症的征象吗? 有新的感染部位吗?

预后

菌血症的发病率是住院人数的 7‰。其中,20% 发生脓毒性休克,并发脓毒性休克患者约有 50% 死亡(见表 5.1;另见框 5.3)。

表 5.1 脓毒症病死率

类型	病死率 /%
菌血症	15~30
菌血症合并脓毒性休克	30~50
脓毒性休克合并 ARDS	50~70

框 5.3 脓毒症综合征的不良预后特征

- 年龄 >60 岁。
- 多器官衰竭(>3 个器官)。
- 肾衰竭。
- 呼吸衰竭(ARDS)。
- 肝衰竭。
- 低体温。
- 白细胞减少或中性粒细胞减少。
- 医院获得性感染。
- DIC。
- 血小板减少。
- 基础疾病(如免疫功能低下、营养不良、恶性肿瘤)。

脓毒性休克:处理

确诊休克的患者需要适当的血流动力学监测和辅助设备。

检查气道是否通畅。如有顽固性低氧,给予高流量氧疗、气管插管及机械通气。外周静脉置入粗管开始液体复苏。置入中心静脉导管和动脉导管。

更新后的《拯救脓毒症运动指南(2012)》[4]中关于严重脓毒症和脓毒性休克处理的主要建议总结如下:

- 早期目标导向的液体复苏:识别休克(低血压或血清乳酸>4mmol/L 的患者),最初 6 小时内的目标导向液体复苏是目前临床实施的方案,但尚未获得多个随机对照试验的支持。
- 复苏目标包括:
  - MAP≥65mmHg。
  - 中心静脉血氧饱和度≥70%。
  - 尿量≥0.5mL/(kg·h)。
- 感染源识别:
  - 在就诊的最初 6 小时内。
  - 在抗生素治疗前留取血培养。
  - 按临床提示对所有可能感染部位进行微生物培养。
  - 及时进行影像学检查以明确潜在的感染源。
- 广谱抗生素:
  - 在诊断为严重脓毒症 / 脓毒性休克的 1 小时内应用(接诊医生自行决定给予第一剂抗生素)。
  - 每天根据微生物证据和临床数据重新评估抗菌治疗。
  - 根据临床反应指导抗生素治疗;通常 7~10 天,但如果临床改善缓慢或有不可引流的感染灶或存在免疫缺陷,则需更长的抗生素治疗时间。
- 感染源控制:脓肿引流,组织清创,或在初次复苏成功后尽快移除可能感染的静脉通路装置(例外:感染性胰腺坏死,最好推迟手术治疗)。
- 静脉输液:
  - 晶体液补液冲击治疗(如 30 分钟输注 1L 晶体液)以恢复循环量;目标为 30mL/kg(译者注:在开始的 3 小时内输入)。
  - 如果心脏充盈压增加而血流动力学没有同时改善,则应降低补液速度。

- 血管升压药物：
  - 去甲肾上腺素或多巴酚丁胺(中心静脉输注)是一线用药。
  - 血管加压素输注(或长效特利加压素推注)可与去甲肾上腺素联用。
- 正性肌力药物治疗：液体复苏和血管升压药治疗后心输出量仍然较低时，应考虑多巴酚丁胺治疗。
- 类固醇：氢化可的松(50mg，每6小时一次)，在适当的液体复苏后，可考虑用于难治性休克，但不能提高存活率。
- 血制品：
  - 目标血红蛋白浓度为 70~90g/dL。当存在组织灌注不足、冠状动脉疾病、脑内病变或急性出血时，应将此目标提高。
  - 除非存在出血或有侵入性操作计划，否则不要使用新鲜冷冻血浆纠正实验室凝血异常。
  - 当血小板计数 $<20 \times 10^9$/L 且有出血高风险时，及时输注血小板。
  - 当怀疑有 DIC，请血液科会诊。
- 通气：
  - 采用小潮气量、低驱动压和低吸气平台压的策略预防ARDS。
  - 机械通气时加上呼气末正压(positive end-expiratory pressure，PEEP)。
  - 如无禁忌，抬高机械通气患者的床头。
- 血糖控制：静脉注射胰岛素控制高血糖，最初稳态控制目标血糖 <10mmol/L。
- 肾脏替代治疗：持续血液滤过是首选方法。
- DVT预防：在排除禁忌之后，使用低剂量普通肝素(有肾损害时)或低分子量肝素；以及下肢抗栓装置(如 Flowtron®)。
- 预防应激性溃疡：H_2 受体阻滞剂或质子泵抑制剂。
- 对支持程度进行限制的考虑(酌情)：与患者和家属讨论进一步的监护计划。告知可能的结果并设定现实的预期目标。

参考文献

4. Dellinger RP, Levy MM, Rhodes A, *et al*. (2012). Surviving Sepsis Campaign: international guidelines for management of severe sepsis and septic shock. *Intensive Care Med* **39**:165–228.

脓毒症综合征 / 脓毒性休克:抗生素

抗生素的选择取决于疑似的感染部位、可能的微生物、宿主因素(如年龄、免疫抑制、住院和局部抗生素耐药模式)和当地细菌的药物敏感性。根据脓毒症的来源提出建议的经验性方案:

- 社区获得性肺炎:复方阿莫西林 - 克拉维酸 + 克拉霉素或阿奇霉素或多西环素。
- 医院获得性肺炎:哌拉西林 / 他唑巴坦 + 庆大霉素或阿米卡星。注:如果怀疑金黄色葡萄球菌,则添加替考拉宁或万古霉素(如果是 MRSA)或氟氯西林(如果是 MSSA)。
- 腹腔内脓毒症:哌拉西林 / 他唑巴坦 + 甲硝唑 + 庆大霉素或阿米卡星。
- 胆道:哌拉西林 / 他唑巴坦 + 庆大霉素或阿米卡星。
- 社区获得性泌尿系统感染:复方阿莫西林 - 克拉维酸或环丙沙星或磷霉素。
- 医院获得性泌尿系统感染:哌拉西林 / 他唑巴坦或庆大霉素或阿米卡星或环丙沙星。
- 皮肤和软组织感染:复方阿莫西林 - 克拉维酸 + 氟氯西林和克林霉素。
- 喉咙痛:青霉素 G。
- 多种微生物(厌氧菌、大肠杆菌、链球菌):美罗培南 + 万古霉素或替考拉宁 + 庆大霉素或阿米卡星 + 甲硝唑。
- 脑膜炎:头孢曲松和阿莫西林;如果对青霉素、头孢菌素过敏,可选用万古霉素或利福平或氯霉素。

注:有关当地抗生素政策,请咨询微生物学家。

清除感染病灶

必须确定和引流病灶部位,如梗阻的尿路或胆管,引流脓肿,并切除坏死组织。

治疗失败的原因

- 耐药或不常见病原体感染。
- 未引流的脓肿是持续性脓毒症的来源。
- 尽管有合适的抗菌治疗,但炎症反应(C 反应蛋白升高,白细胞升高)可能持续存在。
- 疾病晚期。
- 持续免疫抑制/中性粒细胞减少。
- 诊断不正确。

中毒性休克综合征

- 产毒素的革兰氏阳性细菌引起的一种独特的临床疾病,通常是葡萄球菌或链球菌。
- 感染通常是局限性的,疾病主要是毒素(例如超抗原)所致。
- 85% 的病例是女性。
- 与产后妇女使用卫生棉条或鼻腔填塞(任何性别)有关。
- 发生在产毒素细菌引起的任何局部感染,包括术后伤口感染。

临床表现

- 发热:>38.9℃。
- 皮疹:弥漫性斑疹(多见,≥95%),黏膜受累常见。1~2 周后,手掌和脚掌脱皮(非特异性,需与药物反应相鉴别)。
- 低血压:收缩压 <90mmHg,或体位性低血压;通常对液体治疗无反应。
- 腹泻和呕吐较常见。
- 非甾体抗炎药可掩盖症状。

- DIC 和出血疹。
- 可能很快发生多器官衰竭。

实验室检查

- 正细胞性贫血(50%)和白细胞增多(>80%)。
- 肾 / 肝衰竭(20%~30%)。
- 肌痛和肌酸激酶升高常见。
- DIC。
- 脓尿。
- 脑脊液以多形细胞增多为主(无菌)。
- 血培养很少呈阳性。
- 阴道拭子、咽拭子及伤口拭子检查。
- 98% 的经期相关病例中有产毒素金黄色葡萄球菌检出。
- 有时抗链球菌溶血素 O(antistreptolysin O, ASO)滴度或抗葡萄球菌抗体呈阳性。

治疗

- 限制毒素的产生 / 释放。
- 引流脓性分泌物并清除异物。
- 应用针对葡萄球菌的抗生素(静脉大剂量用氟氯西林、替考拉宁或克林霉素)。
- 对休克患者加强支持护理。

过敏反应

　　过敏反应是一种严重危及生命的全身性反应,其特征是迅速发展的、危及生命的气道和 / 或呼吸和 / 或循环障碍,通常与皮肤和黏膜改变有关。英国过敏反应的发生率正在增加。

　　有特异性反应的个体风险尤其大,但也可能发生在没有既往过敏史的情况下。荨麻疹也可能出现过敏反应。

诱因包括:

- 昆虫叮咬(尤其是黄蜂和蜜蜂蜇咬)。
- 食品和食品添加剂(如花生、鱼、鸡蛋)。
- 药物和静脉注射物[血制品、静脉用免疫球蛋白、疫苗、抗生素、阿司匹林和其他非甾体抗炎药、铁注射液、肝素、单克隆抗体(如利妥昔单抗)]。

表现

皮肤表现包括皮肤发红、瘙痒、荨麻疹、结膜充血、血管性水肿和鼻炎。更严重的表现包括喉梗阻(窒息感、咳嗽、喘鸣)、支气管痉挛、心动过速、低血压和休克。

处理

(见图 5.1)

- 去除可疑过敏原。
- 保持呼吸道通畅:如果气道阻塞,应进行插管和机械通气。如果无法插管,可使用 14G 针进行紧急环甲膜穿刺术(➜经皮环甲膜穿刺术, p. 871),100% 氧气吸入。
- 给予纯氧:如存在难治性低氧血症,应行气管插管和机械通气。
- 患者如有低血压,使其平躺,腿抬高,头向下倾斜。
- 肌内注射肾上腺素 0.5~1mg(1:1 000 肾上腺素 0.5~1mL),根据血压和脉搏每 10min 重复给药。
- 如果有静脉通路,可使用小剂量肾上腺素(0.1~0.2mg)静脉注射,然后观察反应。由于吸收量不确定,对于过敏性休克,不应皮下注射肾上腺素。
- 建立静脉通路给予晶体液(如 500mL,30 分钟以上)。持续性低血压需要持续输注肾上腺素,滴定至血压上升。
- 静脉注射 200mg 氢化可的松和 10mg 扑尔敏。
- 如果荨麻疹和皮肤瘙痒持续存在,继续给予 H_1 受体拮抗剂(如每 4~6 小时服用 4mg 扑尔敏)24~48 小时。
- 如果支气管痉挛没有解除,按照重症哮喘治疗(包括沙丁胺醇、雾化或气道内给予肾上腺素、氨茶碱)。
- 一旦病情稳定,定期测定胰蛋白酶、IgE 以及补体水平。

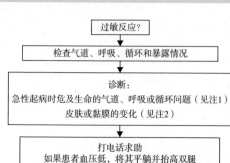

注 1. 急性起病

● 气道：肿胀、声音嘶哑、喘鸣。

● 呼吸：喘息、呼吸急促、呼吸停止。

● 循环：苍白、湿冷、心动过速、休克、心脏停搏。

注 2. 皮肤或黏膜的变化　轻重程度不等，可出现在身体的任何地方，可能是红斑，也可能是荨麻疹。通常有痒感，可能是苍白、粉红色或红色，或看起来像荨麻刺。它们可以有不同的形状和大小，通常被一个红色的花环包绕。

图5.1　过敏反应的治疗流程

血管神经性水肿（C1 酯酶抑制剂缺乏）

见 ● C1 酯酶抑制剂缺乏（血管神经性水肿），p. 732。

乳酸酸中毒

乳酸酸中毒是乳酸生成过多或代谢减少所致的一种代谢性酸中毒。它可分为两型：A 型(组织低灌注型)和 B 型(非缺氧型)。

临床表现

病人通常病情危重。临床特点包括：

- 休克(通常血压 <80/40mmHg)。
- Kussmaul 呼吸。
- 呼吸急促。
- 意识水平下降。
- 多器官衰竭，包括肝、心、肾衰竭。
- 组织灌注不良的临床表现(四肢冰冷、末梢发绀)。

检查

- 动脉血气($pH<7.34$，严重时 $pH<7.2$)。
- 如果不能检测乳酸盐，可检测碳酸氢盐和氯化物计算阴离子间隙。阴离子间隙增高 >16mmol/L［阴离子间隙 =(Na^++K^+)－(碳酸氢盐 + 氯化物)］。
- 全血细胞计数(贫血，中性粒细胞增多)。
- 血糖。
- 血乳酸水平 >4mmol/L(使用血气分析仪检测)。
- 脓毒症筛查(血培养、CRP、中段尿培养等)。
- 如果原因不明，可立即留尿(50mL)进行药物筛查。
- 胸片寻找实变影或 ARDS 的迹象。

病情严重程度评估

病情的严重程度可通过血乳酸浓度和酸血症的程度来判断。合并急性肾损伤时结果有可能会受影响。早期动脉血 pH 可能正常，甚至升高，因为中枢神经系统乳酸水平升高会导致过度通气,并伴有代偿性呼吸性碱中毒。预测生存率最好的指标是动脉血 pH。乳酸 >5mmol/L 和 pH<7.35 的患者病死率超过 50%。

处理

原则是针对病因的诊断和治疗(见框 5.4)。所有的病人都应在监护下进行治疗。

- 脓毒症:给予广谱抗生素(如头孢噻肟 + 甲硝唑)。
- 糖尿病性乳酸酸中毒:根据需要给予胰岛素和液体治疗(➔ 糖尿病酮症酸中毒:评估,p. 577)。
- 休克:考虑有创性血流动力学监测(➔ 休克:处理,p. 353)。
- 肾功能衰竭:进行持续性血液滤过。这些病人通常血流动力学很不稳定,不能耐受血液透析。

框 5.4　乳酸酸中毒的原因

A 型:组织低灌注

- 脓毒性休克(组织低灌注)。
- 休克。
- 严重贫血。
- 严重低氧血症。
- 儿茶酚胺过量(如嗜铬细胞瘤或外源性)。
- 剧烈运动。

B 型:代谢异常

- 脓毒症(线粒体功能受损)。
- 肾衰竭。
- 肝衰竭。
- 未受控制的糖尿病。
- 恶性肿瘤(白血病、淋巴瘤)。
- 急性胰腺炎。
- 硫胺素(维生素 B_1)缺乏。

药物引起

对乙酰氨基酚过量,二甲双胍,甲醇,乙醇,水杨酸,乙二醇和氰化物。

罕见原因

遗传性酶缺陷,如葡萄糖 -6- 磷酸酶和果糖 -1,6- 二磷酸酶缺乏。

- 甲醇:输入乙醇或甲吡唑(竞争代谢;➡有毒酯类,p. 821)。
- 酸血症:碳酸氢盐的作用有争议,因为可能会降低脑脊液的pH。碳酸氢盐并不优于等渗盐水。

(杜施霖 译,姚晨玲 审校)

第六章

神经系统疾病急症

昏迷:评估

表现

昏迷是一种"不能被唤醒的无反应状态"。

- 无觉醒证据:没有自发的睁眼、没有可被理解的语言活动或肢体的随意运动。
- 对外界刺激和周围环境无反应,尽管可以有一些姿势反应,比如可能睁眼,或因疼痛而发出咕噜声。
- 可能会有一些非随意运动,如痫性发作或肌阵挛性抽搐。
- GCS [➡ 格拉斯哥昏迷量表(GCS), p. 487]是一种评估和监测意识水平的有效方法。
- 脑组织移位的体征(➡ 脑干功能的检查 3, p. 492),也可能伴随意识水平下降。

病因

为实用起见,最好将其分为以下几类:

- 代谢性
- 中毒性
- 感染性
- 结构病变

伴或者不伴有:

- 局灶性脑干受累的体征
- 偏侧受损的体征
- 脑膜刺激征

一般来说,中毒和代谢原因通常不会产生局灶性体征(罕见的低血糖或肝肾功能衰竭除外),然而,感染和结构病变则不然。脑膜刺激征可以为昏迷原因提供非常有用的线索(见下文 ➲ 伴脑膜刺激征的昏迷,p. 373)。

不伴有局灶性或偏侧神经系统体征的昏迷

- 缺氧/低灌注。
- 代谢性,如低血糖/高血糖、酸中毒/碱中毒、低或高钠血症,高钙血症,肝肾功能衰竭。
- 药物中毒,例如酒精、阿片类药物、苯二氮䓬类药物、三环类药物、镇静剂、锂盐、巴比妥酸盐、一氧化碳。
- 内分泌:甲状腺功能减退。
- 体温过低或过高。
- 癫痫。
- 高血压脑病。

伴有局灶性或偏侧神经系统体征的昏迷(脑干或双侧大脑半球功能障碍)

- 血管性:脑出血或梗死(如大面积梗死或基底动脉血栓形成)。
- 幕上或幕下占位性病变(space-occupying lesion, SOL):肿瘤、血肿、脓肿。这些病变在脑干内或者由于脑组织移位压迫脑干,从而导致昏迷(➲ 脑干功能的检查 3, p. 492)。

伴脑膜刺激征的昏迷

- 脑膜炎,脑炎。
- 蛛网膜下腔出血(subarachnoid haemorrhage, SAH)。

严重程度的评估

- GCS [➲ 格拉斯哥昏迷量表(GCS), p. 487]
- 脑组织移位和/或脑干受压的体征(➲ 脑干功能的检查 3, p. 492)
- 继发的损害和损伤
- 昏迷的持续时间
- 合并症

昏迷:紧急处理

优先顺序

1. 维持患者的生命体征(气道、呼吸、循环),吸氧。

2. 可考虑使用维生素 B_1、葡萄糖、纳洛酮或氟马西尼。

3. 查体:有没有脑膜刺激征? 评估 GCS 评分。有没有脑干功能衰退的证据? 有没有局灶或者偏侧受累的证据?

4. 计划进一步检查。

5. 观察病情恶化的迹象,并处理。

可考虑的昏迷治疗方法见框 6.1。

框 6.1   昏迷患者需要考虑的治疗要点

- 复苏(ABC, O_2)。
- 静脉输液以纠正低血压(必要时使用正性肌力药)。
- 葡萄糖(50% 葡萄糖 50mL)用于低血糖症。
- 营养不良 / 酗酒的患者应该在予以葡萄糖之前静脉注射维生素 B_1 100~200mg(防止 WE)。
- 纳洛酮:当考虑昏迷原因可能为阿片类中毒(小瞳孔或 RR 降低)时使用。成人:每隔 2~3 分钟应给予 0.4~2.0mg 的静脉输注,最大剂量 10mg。
- 氟马西尼:如果考虑苯二氮䓬中毒可以使用。成人:200µg 给药须超过 15 秒,每间隔 1 分钟可给予 100µg(重症监护以外的最大总剂量为 1mg)。
- 心脏停搏后应进行低温治疗,温度应介于 32℃ 至 34℃ 之间。

稳定患者的一般情况

- 让患者侧卧,开放气道。注意患者呼吸的模式(➡脑干功能的检查 2, p. 490)。如果有呼吸暂停，呼吸费力或呼吸中断，应考虑进行插管和机械通气。完善动脉血气分析。

- 循环支持。用液体和 / 或正性肌力药纠正低血压。如果需要延长治疗时间，则需要经常仔细地监测中心静脉压(CVP)和 / 或肺动脉楔压(PAWP)。筛查任何隐匿的出血来源，比如腹腔出血。

- 用常规药物控制痫性发作(➡ 癫痫持续状态(强直 - 阵挛性)1, p. 431)，但要注意避免过度镇静和低血压。

- 抽血，测血糖、尿素氮和电解质、钙离子、肝酶、白蛋白、凝血筛查、FBC 和毒理学(包括紧急检测扑热息痛和水杨酸盐水平)。应保存尿液用于毒物学筛查。

给予维生素 B₁、葡萄糖、纳洛酮或氟马西尼

- 测血糖。对于怀疑可能有低血糖的病人，可以立即给予 50% 的葡萄糖 50mL，这通常不会造成任何伤害。

- 唯一让人担心的是，葡萄糖可能会使营养不良的人诱发韦尼克脑病(Wernicke's encephalopathy, WE)。因此，有些临床医生建议可事予以静脉注射维生素 B₁ 100~200mg。

- 仅在可能发生阿片类中毒(小瞳孔)并且患者处于昏迷状态或呼吸频率明显降低的情况下，纳洛酮才应使用。成人可予以纳洛酮 0.8~2.0mg 静脉注射，每 2~3 分钟重复一次，最多使用 10mg。

- 仅在可能发生苯二氮䓬中毒的情况下才应使用氟马西尼，但是氟马西尼在长期服用苯二氮䓬类药物治疗癫痫的患者中是禁用的。对于成人，氟马西尼 200μg 注射时间应超过 15 秒，以后每间隔 1 分钟再注射 100μg(常用剂量为 300~600μg，除了重症监护室，建议最大剂量为 1mg)。

- 如果患者出现嗜睡现象，可以将纳洛酮和氟马西尼同时作为静脉注射药物，但建议进行重症监护。

昏迷:源于体格检查的线索

病史

如果能够提供病史的话,这通常是最有用的评估资料。即使不能够提供完整病史,目击者对于确定昏迷是突发的(提示血管事件)还是在数小时或数天内逐渐发生的意识水平下降,以及相关的病前病史(例如先前的全身性痫性发作,使用毒品等)也至关重要。某些患有特殊疾病的患者可能佩戴医疗预警手环(MedicAlert)或携带常用药物。我们可以通过快速而彻底的检查得到更多的信息。

一般检查

按照以下步骤进行[1,2]:

- 体温:发烧通常提示感染,但有时可能源于间脑损伤。体温过低也是一个昏迷的原因,经常被忽视;应考虑黏液水肿的可能性。理想情况下,预后的判断应基于正常体温状态。
- 心律和心率:心律失常有可能是脑灌注不良的原因。
- 血压:任何原因导致的长期低血压都会导致缺氧和缺血。除了心脏原因之外,还需要考虑隐匿性出血、败血病和药物中毒。
- 呼吸模式:浅而缓慢的呼吸可能提示药物中毒,如阿片类中毒。深而快的 Kussmaul 呼吸提示酸中毒。脑干受损可能导致独特的呼吸模式(见图 6.4)。
- 气味:酒精、酮、肝或尿毒症臭味?
- 皮肤:可能有头部受伤的迹象。如果头皮或乳突上有瘀伤以及鼻孔或外耳道中有血液,高度提示颅底骨折的可能性。皮疹提示有脑膜炎的可能。慢性肝病或尿毒症患者皮肤可能呈灰黄色。针孔提示吸毒。
- 心脏:细菌性心内膜炎或血管炎伴有心脏杂音的患者偶尔有昏迷的表现。

- 腹部:一些脏器的增大可能为昏迷的原因提供线索。重要的是,不要漏掉急腹症,比如内脏穿孔或主动脉瘤渗漏。
- 眼底:视盘水肿表明颅内压增高,但是没有视盘水肿并不排除这种可能性。眼底出血可能是蛛网膜下腔出血一个少见的体征。糖尿病性或高血压性视网膜病变提示继发于这些疾病的脑病的可能。

有脑膜刺激征吗?

只有在确定没有颈椎外伤的情况下,才能评估颈部是否有抵抗。颈部抵抗表明脑膜受到刺激,可能是由于感染,或是浸润性病变影响了脑膜,或是由于血液的刺激。脑膜刺激征高度提示脑膜炎、脑膜脑炎或者蛛网膜下腔出血(SAH)的可能性。如果怀疑脑膜炎,请立即开始使用抗生素。

格拉斯哥昏迷量表(GCS)评估

这可能提示脑干功能障碍或偏侧受损的征象。当测试运动反应时,去皮层或去脑强直反应可能成为损害定位诊断的证据(➔脑干功能的检查 1, p. 489)。如果这些体征发生变化,则可能表明脑组织移位(➔脑干功能的检查 3, p. 492)。

寻找脑干损伤的依据

有关详细信息,请参见 ➔脑干功能的检查 1, p. 489。
- 测试和观察:
  - 瞳孔反应
  - 角膜反射
  - 静息眼位
  - 眼球自发运动
  - 头眼反射 / 玩偶眼反射(在除外颈髓损伤的前提下)
  - 眼前庭反应 / 冷热水刺激试验
  - 吞咽
  - 如果已插管:咳嗽和堵管试验
  - 呼吸模式

- ● 如果已插管：呼吸机依赖性
- 脑干功能损害可能是由于结构性损伤（内部性病变或由脑组织移位导致的外在压迫；见 ➡ 脑干功能的检查 3，p. 492）或代谢性因素（如药物中毒造成的昏迷，伴弥漫性但可逆的功能障碍）。
- 如果有局灶脑干功能障碍的依据，那么病因往往是结构性或者脑干本身的病变。
- 如果脑干体征从上（中脑）向下（延髓）进行性加重，需要考虑脑疝综合征（见 ➡ 脑干功能的检查 3，p. 492）。
- 如果存在弥漫性脑干功能障碍，可能不容易区分结构性和代谢性病因。最重要的一点是，在代谢性昏迷中，无论瞳孔大小如何，瞳孔反射都应该存在，除了极少数例外情况（阿托品、东莨菪碱或格罗米特中毒会抑制脑干功能并导致瞳孔的异常）。

是否存在偏侧受累的体征？

脑干反射检查、GCS 分数评估以及一般检查可能会提示面部不对称和两侧肢体肌力、肌张力、腱反射和跖反射的不同。所有这些特点都提示存在结构性病变，虽然有时候代谢性因素所致的昏迷也可能与局灶性神经系统体征有关。

参考文献

1. Posner JB, Saper CB, Schiff ND, Plum F (2007). *Plum and Posner's Diagnosis of Stupor and Coma* (Contemporary Neurology Series), 4th edn. Oxford University Press, New York, NY.
2. Bates D. The management of medical coma. *J Neurol Neurosurg Psychiat.* 1993;56:589–98.

昏迷：处理

进一步检查的计划

病史、体格检查和／或实验室检查可能会对诊断有所帮助。但是，在通常情况下我们无法迅速地得出诊断。在实际操作中,往往根据以下流程对患者分类。

脑干功能完整

紧急 CT 检查,将提示以下几种情况:

- 可手术的病变(例如硬脑膜下、蛛网膜下腔或脑内出血):适时转诊到神经外科。
- 不能手术的病变:支持性治疗。
- CT 结果正常:应进行腰椎穿刺(lumbar puncture,LP,简称腰穿)检查,测压,脑脊液(CSF)分析可能提示感染性疾病(如脑膜炎、脑炎)(➔ 急性细菌性脑膜炎:评估,p. 397)。如果脑脊液正常,最有可能的诊断是代谢性昏迷。

脑干功能不全

- 考虑是否有脑组织移位的迹象(➔ 脑干功能的检查 3,p. 492)。
- 如果脑疝综合征迅速进展,应给予甘露醇,开始过度通气,并紧急联系神经外科医生(➔ 颅内压增高,p. 417)。
- 如果进展没有那么快,可给予甘露醇,并急查 CT 扫描。
- 即便脑干体征看起来不是进行性加重的,也应该安排 CT扫描,以排除可手术的颅后窝肿块或出血(例如小脑出血)可能。
- 如果 CT 正常,应进行 LP 以排除感染。如果结果仍是正常的,那么诊断可能是 CT 阴性的脑干本身的疾病,如代谢性昏迷,副肿瘤,感染后相关疾病(如播散性脑脊髓炎等)以及可能的感染性疾病,如白细胞不升高的脑炎。
- MRI 对于脑干本身的病变更敏感,但液体衰减反转恢复(fluid attenuated inversion recovery,FLAIR)序列对脑干病变的敏感性有限。此外,标准的 5mm 层厚对于某些散发性病变来说可能太厚。
- 如果患者的病情没有改善,第二天应该再次进行 LP,并且予以支持治疗。

监测进展情况

- 定期观察生命体征和神经系统体征（以及 GCS 评分）。
- 脑部结构性病变恶化的一个重要原因是脑组织移位导致的脑疝综合征（➔ 脑干功能的检查 3，p. 492）。后面讨论了颅内压增高的紧急处理（➔ 颅内压增高：进一步处理，p. 421）。
- 其他导致病情恶化的原因包括电解质或代谢紊乱、低血容量或液体超负荷，这些都需要定期监测。

预后

在颅脑损伤所致的昏迷中，预后明显与 GCS 评分相关，8分或以下的患者预后较差。在非创伤性昏迷中，仅 GCS 评分一项并不能很好地预测预后。药物中毒患者入院时得分可能较低，但总体上结局是良好的。非创伤性昏迷的预后是通过简单的查体来评估的（例如，如果在发病 24 小时后瞳孔反应、角膜反射和眼前庭反应仍然消失，存活的可能性极小）[3]。缺氧缺血性脑损伤后出现早期肌阵挛（24 小时内）是一个预后较差的标志。如果治疗性降低体温或患者处于低温昏迷状态，那么至少需要在复温后 3 天评估预后。

参考文献

3. Levy DE, Bates D, Caronna JJ, et al. Prognosis in nontraumatic coma. Arch Int Med. 1981;94: 293–301.

肢体乏力：评估

病史

有如下情况应该确定病史：

- 突发发作或逐渐进展。
- 乏力或不协调。
- 上肢或面部乏力。

- 不对称或对称的乏力。
- 相关的感觉症状，例如感觉异常或麻木。
- 吞咽、说话、排尿或排便困难。
- 背部或颈部疼痛。
- 莱尔米特征（屈颈后出现放射到肢体的感觉症状）提示颈髓炎症、放射性脊髓病或维生素 B_{12} 缺乏性亚急性脊髓变性。
- 全身症状，例如萎靡不振、发热、腹泻、呕吐、关节痛。
- 近期的外伤。
- 既往病史，例如高血压、缺血性心脏病、卒中、糖尿病、结缔组织疾病、免疫抑制。
- 用药史，例如苯妥英钠、异烟肼、长春新碱、甲硝唑。
- 个人史，如吸烟者（脊髓梗死）、素食者（维生素 B_{12} 缺乏）、旅行史（传染性疾病如结核病、寄生虫病）、性交史（如艾滋病毒）。

体格检查

- 乏力的模式是什么？一些常见的模式以及相关的特征在后面提及（➜肢体乏力：定位诊断，p. 383）。这些应该有助于神经系统损伤的定位。
- 是上运动神经元（upper motor neuron，UMN）或下运动神经元（lower motor neuron，LMN）损伤导致的乏力还是两者都有？
- 如果是 UMN，是锥体束损害吗？若是，则表现为上肢伸肌较屈肌肌力减退更明显，下肢屈肌较伸肌更明显。
- 是否有重复用力后疲劳性肌力下降？像重症肌无力一样。
- 有没有不自主的动作？也许可以看到震颤[如多发性硬化症（MS）]、肌阵挛或痉挛（如静脉窦血栓形成）。
- 步态是什么样的？如果可以的话，步态检查是很重要的，可以提示是偏瘫步态、共济失调（小脑或感觉）、蹒跚步态（肌病）、跨阈步态（提示 LMN 损伤）或帕金森病患者的慌张步态。
- 有没有感觉缺失？在哪里？有没有"感觉平面"？感觉的变化往往是最难发现的。不要忘记检查所有的感觉模式，也不要忘记检查腿的后部以及肛门括约肌的感觉。

● 是哪种模式的感觉障碍？后索受损会导致两点辨别觉、关节位置和振动觉缺失以及感觉性共济失调。背侧丘脑束受损通常会导致对侧疼痛和温度觉的感觉下降。

　　病史和查体应有助于定位诊断，结合患者的年龄，提示可能涉及的病理过程[4]。

检查

　　最初的检查选择取决于可能的诊断。框 6.2 列出了要考虑的检查。

框 6.2　需要考虑做的检查

● 血检：FBC、尿素氮和电解质、肝功能检查、红细胞沉降率、CRP、肌酸激酶、葡萄糖、PSA、维生素 B_{12}/ 叶酸、蛋白电泳、梅毒血清学、HIV、抗神经节苷脂抗体。
● CT 扫描。
● MRI：大脑 ± 脊柱。
● 脑脊液分析：蛋白、细胞、镜检、培养、药敏、葡萄糖、寡克隆条带。
● 视觉诱发电位。
● 神经传导速度（nerve conduction studies, NCS）和肌电图（electromyography, EMG）。
● 腾喜龙试验或冰块试验。
● 肌肉 / 神经活检。

不可遗漏的诊断
● 脊髓压迫（→ 脊髓压迫：评估，p. 476）。
● 吉兰 - 巴雷综合征（→ 吉兰 - 巴雷综合征，p. 480）。
● 硬膜下血肿（→ 硬膜下血肿，p. 430）。
● 卒中（→ 卒中：概述，p. 442）。
需要考虑的诊断
● 脱髓鞘（多发性硬化症、神经脊髓炎、感染后等）。

- 恶性肿瘤(恶性脑膜炎、颅内占位)。
- 脊髓空洞症。
- 运动神经元病。
- 维生素缺乏(亚急性联合变性——维生素 B_{12})。
- 周围神经病变(中毒性、糖尿病、自身免疫性、淀粉样变等)。
- 结核病、梅毒。

实践要点

若患者可以很容易地骑自行车,但只能走几步,通常说明其患有腰椎管狭窄症或帕金森综合征。

参考文献

4. Adapted from Lindsay KW, Bone I, Fuller G (2010). General approach to history and examination: In: Lindsay KW, Bone I, Callender R. *Neurology and Neurosurgery Illustrated*, 5th edn, pp. 1–2. Churchill Livingstone, London.

肢体乏力:定位诊断

肢体乏力的模式见表6.1。

表6.1 肢体乏力的模式

单瘫	病变部位	其他特点
上肢 ± 面部	对侧皮层(如卒中、肿瘤或者炎症)	• 视野缺损 • 言语障碍(优势半球病变) • 皮层感觉丧失(JPS 和两点辨别觉缺失)
只有下肢	对侧皮层(如大脑前动脉供血区)	• 同侧感觉缺失
	同侧的脊髓损伤(如炎症、外伤或者肿瘤)	• 对侧的痛温觉缺失 • 同侧的 JPS 缺失

续表

偏瘫	病变部位	其他特点
面部 + 上肢 + 下肢	对侧半球(如卒中、肿瘤或者炎症)	• CN Ⅶ UMN 受累 • 意识障碍 • 视野缺损 • 言语障碍(优势半球病变)
	对侧内囊	• CN Ⅶ UMN 受累 • 警觉正常 • 没有言语障碍(即便是优势半球病变)
	对侧中脑病变(如卒中、炎症或者肿瘤)	• 对侧 CN Ⅲ 麻痹 • 凝视受损
上肢(± 面部)或者单独的下肢	对侧皮层	• CN Ⅶ未受累 • 视野缺损 • 言语障碍(优势半球病变) • 皮层感觉缺失(JPS 和两点辨别觉减退)
	对侧延髓	• 同侧痛温觉缺失 • 对侧 Horner 征 • 对侧腭舌乏力
	同侧脊髓病变	• 对侧下肢痛温觉缺失 • 同侧 JPS 缺失 • 同侧 Horner 征
上肢,下肢,以及对侧面部	对侧脑桥	• 乏力侧肢体对侧的 LMN 面瘫 • 凝视偏瘫侧
上肢和对侧下肢	延髓损伤	• 无力肢体同侧的腭肌、舌肌乏力

续表

截瘫	病变部位	其他特点
	靠近中线的皮层损伤	• 皮层感觉缺失(JPS 和两点辨别) • "额叶性"大小便失禁 • 痛温觉正常
	胸椎	• "感觉平面" • 急性尿潴留或排尿迟缓

四肢瘫	病变部位	其他特点
四肢以及面部均受累	脑桥损伤	• "闭锁"综合征:只有垂直性眼球运动是可能存在的
面部豁免	颈髓损伤	• 没有脑神经损伤 • 高颈段($C_1 \sim C_3$)损伤需要机械通气 • C_4 的病灶有良好的胸式呼吸
	延髓病灶	• 腭部或舌部的运动障碍或语言障碍,但面部运动正常

UMN 和 LMN 均受损		
		• LMN 体征提示损伤的水平 • 两种病变(如颈椎病和腰椎病)可能会在肢体出现混合体征

LMN 乏力(单侧或双侧)		
		• 神经根分布? • 神经丛病变(一侧相邻神经根受累)? • 外周神经分布(单、多周围神经病) • 反射和感觉正常提示肌病(参见"周围神经病") • 病态疲劳提示神经肌肉接头疾病

注:CN,脑神经;JPS,关节位置觉;LMN,下运动神经元;UMN,上运动神经元。

急性头晕：评估

病史

确定以下情况：

- 是否为真性眩晕，即患者自身或其周围环境在旋转的感觉。我们需要鉴别这种表现与"虚脱样头晕"，后者更可能与晕厥前期有关。

- 症状急性发作且进行性加重还是短暂性（"椎基底动脉 TIA"相关内容见 ➡ 短暂性脑缺血发作，p. 459）。前庭神经炎通常发病时间在几个小时内，在第一天达到高峰，然后在几天内好转。脑梗死会导致前庭综合征，通常会突然发作。短暂性脑缺血发作通常持续时间小于 30 分钟。改变头位后突然发作数秒的眩晕是良性阵发性位置性眩晕的特征[5]。

- 某些姿势改变加重症状：良性位置性眩晕的患者在某些头位眩晕更严重，部分病例还伴有中枢性眼球震颤（见框 6.3）。体位性低血压经常是药物引起，也可能是急性失血引起，比较少见的原因是自主神经障碍。

- 伴耳鸣（如梅尼埃病）。

- 听力下降出现在梅尼埃病、桥小脑角病变，例如听神经瘤（第五、七、八对脑神经受损＋共济失调）。

- 中耳疾病可能会导致耳朵的分泌物。

- 伴有局灶性神经系统症状，例如单侧乏力、行动笨拙、感觉异常或麻木。

- 头痛：突发的考虑脑出血，进行性加重伴有颅内压增高考虑颅内占位（如听神经瘤）。有偏头痛病史（提示偏头痛性眩晕）。

- 最近有没有头部受伤？

- 全身症状，例如贫血时的乏力和昏昏欲睡。

- 既往病史／精神病史，例如高血压、缺血性心脏病、糖尿病、卒中或短暂性脑缺血发作的危险因素（见 ➡ 短暂性脑缺血发作，p. 459），神经功能障碍的发作、惊恐发作和焦虑。

- 药物史可以出现真性眩晕(如苯妥英、庆大霉素、呋塞米)和头晕(如抗高血压药、抗抑郁药、抗帕金森病药物、低血糖)。

框 6.3 眼球震颤的分类

- 前庭性眼球震颤是由于迷路或前庭神经功能障碍。慢相朝向患侧,快相偏离患侧。可能有旋转性眼球震颤。
- 中枢性眼球震颤是由于脑干功能障碍(前庭核团或其联系纤维),可能没有与这种形式的眼球震颤相关的眩晕。眼球震颤可以是水平的、垂直的或旋转的,有时可能只有单眼出现。快相阶段由凝视的方向决定,它是多方向的。
- 良性位置性眩晕可能会出现位置性眼球震颤,但经过反复检查后会适应的。位置性眼球震颤也可能发生于颅后窝病变,例如小脑病变(快相指向病变侧),在这些病变中没有适应性。

体格检查

- 耳:有分泌物吗? 鼓膜正常吗?
- 神经系统检查:应寻找是否有脑干或小脑疾病引起的局灶性体征(见 ➲ 脑干功能的检查 1, p. 489)。不连续的脑干病变可能是由于斑片状脱髓鞘。别忘了评估角膜反射,角膜反射缺失是同侧听神经瘤最早的征象之一。如果可能的话,要观察步态:可能是共济失调性的。检查眼球运动,有没有核性眼肌麻痹(血管性/脱髓鞘性脑干疾病),仔细检查眼球震颤(见框 6.3)。Hallpike 手法包括将病人的头放在床的一侧,并观察眼球震颤。良性位置性眩晕:短暂延迟后会出现眼球震颤,反复操作后会疲劳和适应。中枢性眼球震颤:无初始延迟、疲劳性或适应性。头脉冲试验要求检查者用双手扶住患者的头部,嘱患者的眼睛盯着检查者的鼻子,然后将患者的头部快速、微小地左右旋转,如前庭功能正常,患者的眼球会一直停留在检查者的鼻子上,如果如眼球不能紧跟头部高速转动保持注视靶点，从而产生"补偿性"扫视，可以考虑在头部偏转的一侧出现了前庭功能障碍。检眼镜检查可能显示视盘水肿（提示颅内占位性病变）或视神经萎缩（可以出现在有脱髓鞘发作病史的多发性硬化患者中）。

- 全身检查：卧位、站立 3 分钟和 5 分钟分别测量血压和脉搏，体位性低血压是头晕的常见原因。

参考文献

5. Hotson JR, Baloh RW. Acute vestibular syndrome. *N Engl J Med.* 1998;339:680–5.

急性头晕：处理

检查

所做的检查取决于可能的诊断。

- 对于桥小脑角病变如听神经瘤，可完善 CT 增强扫描，但总的来说，MRI 能更好地评价颅后窝和脑干病变。
- 纯音测听是一个检测感觉神经性耳聋的敏感方法。
- 如果需要的话，测量血糖和血常规。

　　关于处理，请参见表 6.2 和表 6.3。

表 6.2　真性眩晕的处理

眩晕的类型	处理
急性前庭神经炎	卧床休息，前庭康复
	可以使用赛克利嗪或丙氯拉嗪（避免长时间使用）
良性位置性眩晕	避免诱发位置
	Epley 或者 Sermont 手法复位
梅尼埃病（感觉神经性耳聋和耳鸣）	卧床休息
	可以使用赛克利嗪或丙氯拉嗪
	纯音测听
	转诊到 ENT

续表

眩晕的类型	处理
中耳疾病	转诊到 ENT
脑干 / 小脑疾病 (卒中,见 ➡ 卒中;概论,p. 442;脱髓鞘;椎基底动脉供血不足;偏头痛;血管炎)	考虑完善 CT/MRI
桥小脑角病变 (如听神经瘤)	纯音测听 内耳道 MRI 扫描

表 6.3 头晕但不是真性眩晕

头晕的类型	处理
低血压	体位性、心源性、容量丢失或自主神经功能障碍
贫血	血常规、血涂片检查,必要时进行其他检查
低血糖	使用降糖或者胰岛素治疗的糖尿病患者,胰岛素瘤
过度通气	试图再现症状,解释
超敏颈动脉窦	见 ➡ 窦性心动过缓或交界性心律,p. 92

急性视力下降

病史

确定以下情况:

- 视力丧失是单眼或双眼、完全或不完全的,例如偏盲、中心性或外周性丧失、视物模糊或全盲。
- 视力丧失是否即刻发生("就像拉窗帘一样"),如一过性黑矇。
- 持续的时间。
- 是否伴有其他相关的视觉症状,例如偏头痛会出现闪光("闪烁的灯光和形状")。
- 是否眼睛疼痛伴有发红。
- 是否伴有头痛或面部疼痛:单侧或双侧;偏头痛特征。

- 相关的局灶性神经系统症状,例如单侧无力、行动笨拙、感觉异常或麻木。
- 最近有没有外伤?
- 全身症状,如疲乏、疼痛。
- 既往病史,例如高血压、缺血性心脏病、糖尿病、卒中或短暂性脑缺血发作的其他危险因素(见 ➋ 短暂性脑缺血发作,p. 459)、偏头痛、结缔组织疾病。

体检

- 眼睛外观:是红色的吗(见 ➋ 痛性红眼:评估,p. 393)? 有角膜混浊吗?
- 视力:应该用斯内伦视力表测量每只眼睛的视力。应检查近视(如有必要,可用报纸)。如果这些都不能配合完成,则应注意患者数指或感知手部运动或光线的敏锐度。配戴眼镜/接触镜进行矫正或针孔矫正。理想情况下,颜色觉也应该用石原板进行检查。
- 绘制视野图:在通常情况下,仔细的床边查体已足够;眼科提供的视野检查更敏感,应该用来记录缺损和恢复情况。失明可能是不完全的。
- 是否存在瞳孔对光反射传入缺损? (可以用手电筒试验)
- 检眼镜检查:可能显示视网膜栓子、视网膜中央/分支动脉阻塞的改变、肿胀或苍白的视神经乳头、视盘水肿或高血压性改变。
- 颞动脉有触痛吗? 颞动脉炎触诊时不一定都有压痛。
- 完整的神经系统检查对于发现是否有任何其他相关体征(痉挛状态)是非常必要的。
- 听诊颈动脉杂音:尽管有些有症状的颈动脉狭窄患者可能不会出现杂音。
- 评估心律(包括心电图)和心血管系统:寻找可能的心源性栓子。
- 测量卧位的血压,然后在站立 3 分钟和 5 分钟后再次测量血压(包括脉搏),测血糖,动脉硬化患者发生低血压可导致枕叶缺血。高血压和糖尿病是短暂性脑缺血发作的危险因素。

检查

见 ➜ 卒中：其他的检查，p. 448。

注意：对于年龄 >50 岁的单眼失明和单侧头痛的患者，应进行红细胞沉降率和 C 反应蛋白检查，对于颞动脉炎的患者，这些检查罕见正常。如果红细胞沉降率升高，且表现与颞动脉炎相符合，则应考虑大剂量糖皮质激素治疗（最初为 60mg/d 口服），因为另一侧眼睛也有前部缺血性视神经病变的风险。

急性 / 亚急性视力下降的处理路径

单眼一过性视力丧失，无明显偏侧头痛

● 一过性黑矇（见 ➜ 短暂性脑缺血发作，p. 459）：对于老年人，这可能是由于栓塞。在一些较年轻的患者中，可能是由于血管痉挛（排除诊断）。

● 高黏滞综合征（如红细胞增多症、骨髓瘤、镰状细胞性贫血）、高凝状态、血管炎：完善血涂片、蛋白电泳、自身免疫筛查以及根据需要进行其他血液学检查（见 ➜ 高黏滞综合征，p. 697）。

● 体位性低血压（可能加重椎基底动脉供血不足）：停止任何加重症状的药物。排除自主神经病变。

单眼一过性视力丧失，明显头痛

● 偏头痛（通常有恶心、感觉过敏、运动加重头痛以及如眼前闪光的先兆症状）：观察，给予止痛药 / 麦角衍生物，安排神经科会诊。

● 巨细胞性动脉炎［颞动脉触痛、非搏动性、下颌关节功能紊乱、发热、风湿性多肌痛（polymyalgia rheumatica，PMR）样症状、红细胞沉降率升高］。开始使用糖皮质激素并进行紧急

活检。

单眼持续性视力丧失,伴红眼

- 急性青光眼(瞳孔散大和角膜混浊):紧急眼科转诊。
- 急性葡萄膜炎(虹膜和睫状体发炎,伴瞳孔缩小)、角膜炎(角膜浸润)、眼内炎(累及玻璃体、葡萄膜和视网膜,前房有细胞碎片/前房积脓)、眼外伤:紧急眼科转诊。

单眼持续性视力丧失,不伴红眼

伴有相对性传入性瞳孔障碍的中心暗点

- 视神经炎(眼球运动加重眼眶疼痛,视力和色觉下降,除外眶后病变的视盘炎症):最常见的原因是脱髓鞘,但也需要考虑到肿块病变压迫视神经的可能性(考虑完善诱发电位,轴位眼眶 MRI)。如果考虑为睫状后动脉粥样硬化或颞动脉炎(颞动脉触痛、非搏动性、下颌关节功能紊乱、发热、风湿性多肌痛样症状、红细胞沉降率升高)所致的前部缺血性视神经病变(严重损害视盘):使用糖皮质激素,并建议紧急活检。

不伴相对性传入性瞳孔障碍的中心暗点

- 玻璃体积血。
- 黄斑病变:黄斑变性、出血或渗出。
- 视网膜分支或中央静脉/动脉阻塞(见图 6.1,文末彩图)。

周边视野丧失

- 视网膜脱离。
- 脉络膜视网膜炎。
- 眼内肿瘤。
- 视网膜血管阻塞。

双眼持续性视力丧失

- 视野缺失,例如象限盲(卒中、肿瘤、炎症)、偏盲、双颞侧盲(垂体病变):立即 CT 扫描。
- 低血压(例如心力衰竭)。
- 基底动脉血栓形成:心律失常或椎基底动脉供血不足可能导

致短暂的双眼视力丧失。完善 CT 扫描。

- 伴有头痛、意识模糊、痫性发作和视力丧失的可逆性后部白质脑综合征(posterior reversible encephalopathy syndrome, PRES):由高血压、肾功能衰竭、子痫和免疫抑制剂等引发,一般几天或几周后就会好转,完善头颅 MRI 检查。

- 中毒性视神经疾病(如烟草、酒精、甲醇)。

- 遗传性(例如莱伯遗传性视神经病变)。

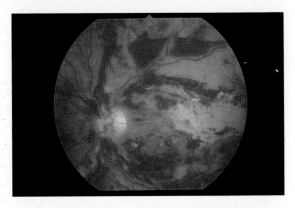

图 6.1 视网膜中央静脉阻塞,伴黄斑上方动脉循环各种各样的闭合(见 ➲ 急性/亚急性视力下降的处理路径,p. 391)。

Reproduced from Easty D, *et al. Oxford Textbook of Ophthalmology*, 1999, with permission from Oxford University Press.

痛性红眼:评估

有关"红眼"的鉴别诊断,见表 6.4。

病史

确定眼睛是否有以下症状:

- 眼外伤或眼中异物(包括接触镜)。

表 6.4 "红眼"的鉴别诊断 *

	结膜	虹膜	瞳孔	角膜	前房	眼内压	表现
急性青光眼	睫状和结膜血管充血。整个眼睛是红色的	充血	扩大,固定,椭圆形	潮湿的,浑浊的	很浅	很高	
虹膜炎	角膜周围红色最明显。压力下不会变白	充血	小,固定	正常	肿胀	正常	
结膜炎	结膜的血管充血,朝着穹隆,压力下变白,随着巩膜活动	正常	正常	正常	正常	正常	
结膜下出血	在角膜周围的白色边缘可以看到鲜红色的巩膜	正常	正常	正常	正常	正常	

*Reproduced with permission from Judge RD *et al.* (1989). *Clinical Diagnosis*, 5th edn.

- 突然或逐渐出现症状,以及疼痛的性质和位置:结膜炎可能会出现刺激、酸痛或沙粒感觉,但急性青光眼的疼痛会很严重。
- 视力下降程度:角膜(视力下降是可变的)、虹膜(轻度下降)和青光眼(视敏度严重下降)。
- 眼部分泌物(不仅仅是流泪):可能是细菌性或衣原体结膜炎引起的脓性黏液,也可能是变态反应或眼睛干燥导致黏液状和丝状分泌物。
- 头痛或面部疼痛:眼眶蜂窝织炎很常见。它可能是海绵窦血栓形成的早期症状(第三、四、五(第 1、2 分支)和六对脑神经)或眼部带状疱疹的症状。
- 畏光:提示角膜受累或虹膜炎。
- 全身症状,如疲乏 / 发热,出现眼眶蜂窝织炎和海绵窦血栓形成;呕吐是急性青光眼的特征,关节痛 + 尿道分泌物提示莱特尔综合征或衣原体感染。
- 既往史:反复出现红眼病可能有巩膜炎,虹膜炎和单纯疱疹性角膜溃疡。具体询问血压,心脏病,糖尿病,结缔组织疾病和特应性疾病。

体检

- 什么是红眼? 结膜、虹膜、巩膜或上巩膜(位于结膜下方、巩膜旁)、眼睑、眶周皮肤是否累及? 是否有明显的结膜下或前房出血(前房积血)? 在结膜炎中,存在"充血"或已有的淡红色斑点血管,各个分支清晰可见,这些血管可以随着结膜在巩膜上移动。睫状体或角膜周围充血是指蓝红色变色,在角膜缘(角膜 - 巩膜边界)最明显,发生在前葡萄膜炎或虹膜炎和角膜炎(角膜浸润)中。葡萄膜炎中也可能发生混合充血(结膜 + 睫状体)。
- 有眼球凸出吗? 提示眶后 / 眶内肿块或海绵窦血栓形成,可能为双侧。
- 是搏动性的吗? 如颈动脉海绵窦瘘,有可闻的杂音。
- 有眼肌麻痹吗? (占位性病变或海绵窦血栓形成)
- 视力下降吗? 应使用斯内伦视力表并进行近视测试(如有必

要,可使用报纸)。急性青光眼时,视力明显下降;急性虹膜炎或角膜炎时,视力仅轻度下降;结膜炎时,视力是正常的。眼眶尖部病变(海绵窦前的)的表现可能与海绵窦病变相似,并伴有其他的视力下降。

- 瞳孔的大小是多少? 急性青光眼时固定和扩张;虹膜炎时对光反应减弱;结膜炎时正常。
- 红光反射正常吗? 如果正常,角膜看起来正常吗? 红光反射可能因角膜炎,中央性角膜溃疡或水肿,前房积血(钝性损伤后前房积血),前葡萄膜炎,青光眼或眼内炎(玻璃体、葡萄膜和视网膜受累,伴有前房细胞碎片/前房积脓)而受损。像急性青光眼的角膜混浊一样,可能无法进行检眼镜检查。
- 前房是否有异常? 在急性前葡萄膜炎中,前房有渗出液。
- 面部,鼻子或眼睑是否有皮疹或水疱? 带状疱疹可导致结膜炎,虹膜炎,角膜溃疡和继发性青光眼。

痛性红眼:处理

通过详细的病史和体格检查,有可能明确诊断。除非你对诊断有绝对的把握,否则就建议病人去眼科就诊。

非外伤性眼睛发红伴有疼痛的诊断

有明显的眼分泌物

- 病毒性/细菌性结膜炎(水样/黏液脓性分泌物,红光反射正常,瞳孔正常)。
- 细菌性/真菌性角膜炎(黏液脓性分泌物,红光反射受损伴不透明角膜,瞳孔正常或轻微缩小)。
- 干燥性角结膜炎或特应性反应(干眼症、黏液嵌塞)。

不伴有明显的分泌物,红光反射正常

角膜正常

- 巩膜外层炎、巩膜炎或结膜下出血。

- 眼眶蜂窝织炎(眼眶周围皮肤发红、触痛)。
- 颈动脉海绵窦瘘(结膜血管、额部静脉和脉络膜血管因"动脉化"而扩张,因视神经缺血而视力减退,搏动性眼球突出和杂音)。
- 海绵窦血栓形成[发热、急性发作、痛性眼肌麻痹、结膜水肿和充血、眼球突出、视盘水肿(导静脉),可能进展为脑膜炎]。

角膜异常

- 角膜上皮擦伤或溃疡(注意单纯疱疹和带状疱疹)。

不伴有明显的分泌物,红光反射受损

- 急性青光眼(疼痛剧烈,视力明显下降,角膜混浊,角膜缘紫色充血,瞳孔散大,眼球坚硬)。
- 急性前葡萄膜炎(不适,角膜透明,角膜缘蓝红色充血,前房渗出,虹膜混浊伴充血,瞳孔缩小,对光的反应迟钝)。
- 眼内炎(视力下降、眼睑肿胀、结膜充血、前房细胞碎片、玻璃体混浊、视网膜出血)。
- 角膜炎(角膜缘充血,瞳孔正常或缩小,角膜混浊)。
- 中央角膜溃疡。

急性细菌性脑膜炎:评估

临床表现

- 头痛、发热、颈部僵硬(有些患者没有)[6],畏光(通常持续数小时到数天)。
- 皮疹:脑膜炎球菌性脑膜炎常伴有斑疹,进展为瘀点或紫癜(见 ➜ 脑膜炎球菌感染:评估,p. 514),但其他微生物也可能引起皮疹。
- 意识障碍、精神错乱(如躁狂症)或意识水平改变:在老年人(特别是患有糖尿病或心肺疾病的人)和免疫功能低下或中性粒细胞减少者中除了意识障碍,几乎没有其他症状。

- 局灶性神经体征:至少有 15% 的病例出现局灶性体征后使病情复杂化。这些体征可能提示脑实质损伤(例如静脉梗死或动脉炎后的偏瘫)或通过基底渗出和炎症提示脑神经和脑干受累(例如在单核细胞性李斯特菌脑膜炎中)。它们还可以提示颅内压增高后继发的脑组织移位(见 ➜ 脑干功能的检查 3, p. 492)。如果局部体征或癫痫突出,考虑脑脓肿或脑炎的可能性。视盘水肿并不常见(<1%),如出现应考虑其他诊断可能。
- 癫痫:高达 30% 的患者表现为癫痫。

诱发因素

通常没有,但急性中耳炎、乳突炎、肺炎、头部外伤、镰状细胞病、酒精中毒、发病前的流感感染和免疫功能低下均与疾病相关。

成人的病因

常见
- 脑膜炎奈瑟菌。
- 肺炎链球菌。

罕见
- 革兰氏阴性杆菌(老年人)。
- 李斯特菌(老年人)。

严重程度评估

随着意识水平的下降,死亡率增高(成人昏迷大约为 55% 的死亡率)。即便非常警惕,脑膜炎也可能以惊人的速度发展。

处理

1. 稳定患者的一般情况(气道、呼吸、循环);给氧。
2. 开始使用抗生素。没有必要等待脑脊液分析。
3. 在腰穿之前进行 CT 扫描(这是最安全的选择)。
4. 完善腰穿,给出明确诊断。
5. 脑脊液分析后重新考虑抗生素方案。可以考虑辅助性糖皮质激素治疗。
6. 安排接触者(包括医疗 / 护理人员)采取预防措施。通知公共卫生服务部门。

7. 观察并发症,必要时进行治疗。

参考文献

6. Brouwer MC, Thwaites GE, Tunkel AR, van de Beek D. Dilemmas in the diagnosis of acute community-acquired bacterial meningitis. *Lancet* 2012;380:1684–92.

急性细菌性脑膜炎:紧急处理

关于急性细菌性脑膜炎的处理,见框 6.4。

抗生素治疗:如果可以的话,遵循您的医院的指南

- 18~50 岁的成年人应该接受头孢噻肟 2g 每天一次或头孢曲松 2g 每 12 小时一次。对于 55 岁以上没有皮疹的成年人,可以考虑在上述头孢噻肟或头孢曲松治疗的情况下,每 6 小时使用 2g 氨苄西林(以覆盖李斯特菌)。如果患者来自世界上青霉素和头孢菌素耐药肺炎球菌常见的地区(例如地中海国家),则每 6 小时静脉注射万古霉素 500mg(±利福平)。如果患者对青霉素过敏,考虑静脉滴注氯霉素 25mg/kg,每 6 小时一次,加万古霉素 500mg,每 6 小时一次。50 岁以上的患者应额外服用复方新诺明。应该与微生物学家讨论这个病例。

- 应该完善血培养,但在血培养或腰穿之前不使用静脉注射抗生素是危险的。大多数病原体可以通过血液培养进行诊断。

- 脑膜炎球菌感染见后面相关讨论(➔ 脑膜炎球菌感染:评估,p. 514)。

CT 扫描

我们要求所有患者在腰穿前都要做 CT 检查。但也有学者建议,只有在出现意识水平下降、局灶性体征、视盘水肿或提示脑疝即将出现的相关体征时,才需要进行这项检查(见 ➔ 脑干功能的检查 3,p. 492)。你应该和你的上级医师讨论这个病人。

框 6.4　细菌性脑膜炎的处理要点

- 全科医生在紧急转院前应给予青霉素或第三代头孢菌素（头孢噻肟或头孢曲松）。如果有青霉素或头孢菌素过敏史，请给予氯霉素。

- 初始经验性治疗：第三代头孢菌素（头孢噻肟 2g 每天一次或头孢曲松 2g 每天两次）。

- 脑膜炎球菌：青霉素或第三代头孢菌素，至少 5 天（如果对这些药物有过敏史，使用氯霉素）。接受青霉素或氯霉素治疗的患者给予服用利福平 2 天（以消除鼻咽来源的感染）。

- 肺炎球菌：第三代头孢菌素或青霉素（如果对青霉素敏感）10~14 天。如果肺炎球菌对青霉素和头孢菌素耐药：加万古霉素（如有必要，加用利福平）。

- 流感嗜血杆菌：使用第三代头孢菌素至少 10 天（如果有青霉素或头孢菌素过敏史或如果该病原体对这些药物有抗药性，则使用氯霉素）。

- 李斯特菌：阿莫西林 ± 庆大霉素。

- 疑似肺炎球菌或流感嗜血杆菌脑膜炎时辅助性使用地塞米松。避免在感染性休克、脑膜炎球菌病、免疫功能低下的患者或手术后的脑膜炎患者中使用。

- 通知公共卫生服务，并在对密切接触者进行化学预防和疫苗接种方面，咨询传染病控制专家：
  - 成人脑膜炎奈瑟菌（用于清除咽部细菌扩散）：利福平（600mg 口服，每 12 小时一次，共 4 剂）或环丙沙星（500mg 口服一次）或头孢曲松（250mg 肌内注射一次）。
  - H 型流感：利福平（成人 600mg 每天一次，连续 4 天）。

腰椎穿刺

- 测量脑脊液开放压力：脑膜炎患者的脑脊液压力通常升高（>20cmH_2O），仅有少数病例报告腰穿后脑疝形成。如果压力升高,必须每隔至少 15 分钟密切观察患者。需要进行 CT 扫描以排除脑膜炎的并发症或颅内占位,例如脑脓肿。

- 脑脊液分析(见表 6.5):
  - 脑脊液白细胞计数(white cell count, WCC):细菌性脑膜炎的特征性表现是 WCC 增高(通常 >1 000 × 10⁶/L),以中性粒细胞为主。若脑脊液 WCC 低(0~20 × 10⁶/L)伴有革兰氏染色细菌计数高,提示预后不良。
  - 脑脊液糖:通常降低(70% 的病人脑脊液糖与血糖比值 <0.3),但也有可能正常。
  - 脑脊液蛋白:通常升高(>1.0g/L)。
  - 革兰氏染色:60%~90% 呈阳性,但如果开始使用抗生素和腰穿之间存在延迟,则阳性率可能不高。脑脊液培养的阳性率也由 70%~85% 降至 <50%。

表 6.5 脑膜炎的脑脊液成分分析

成分	细菌性	病毒性	结核性
外观	浑浊	清亮	清亮
细胞数 /(× 10⁶·L⁻¹)	5~2 000	5~500	5~1 000
主要的细胞类型	中性粒细胞	淋巴细胞	淋巴细胞
葡萄糖 /(mmol·L⁻¹)	很低	正常	低
蛋白 /(g·L⁻¹)	通常 >1.0	0.5~0.9	通常 >1.0
其他化验	革兰氏染色 细菌抗原	PCR	抗酸染色 免疫荧光试验 PCR

注:脑脊液分析结果的参考范围见 ➲ 腰椎穿刺 2, p. 899。

这种 CSF 的特征也可能在病毒性和结核性脑膜炎的早期出现,但随访 CSF 分析会显示出转为淋巴细胞优势。脑脊液表现为细菌性脑膜炎特征的患者,在证明不是细菌性脑膜炎之前,应该按照细菌性脑膜炎进行治疗。

急性细菌性脑膜炎：后续治疗

重新考虑抗生素？糖皮质激素辅助治疗？

- 脑脊液淋巴细胞增多：如果脑脊液细胞增多以淋巴细胞为主，诊断不太可能是细菌性脑膜炎。进一步的讨论见后面章节 ➜ 脑脊液淋巴细胞增多性脑膜炎，p. 404。

- 脑脊液多核细胞数 >50 000 × 10⁶/L：提示可能有脑脓肿。应该做脑部 CT 扫描。

- 脑脊液革兰氏染色：如果可见革兰氏阴性的双球菌，继续每 4 小时注射 2.4g 青霉素或每 4 小时注射 2g 氨苄西林。并与微生物学家讨论这个病例。如果可见革兰氏阳性的双球菌，每 6 小时给予 2g 头孢噻肟静脉注射，并考虑加入万古霉素 500mg 每 6 小时静脉注射一次。如果可见革兰氏阳性杆菌提示单核细胞增多性李斯特菌，则给予氨苄西林 2g 每 4 小时静脉注射和庆大霉素 5mg/kg 作为单日剂量一次静脉注射或者分剂量每 8 小时一次。

- 糖皮质激素辅助治疗：已被证明可以减少成人和儿童的神经系统后遗症发生率，特别是在肺炎球菌性脑膜炎[8]，现在许多神经科医生都赞成使用它来减少炎症。对于颅内压增高、昏迷或精神障碍的患者，给予地塞米松负荷量 10mg 静脉注射，随后每天给予 4~6mg 口服。

接触者应立即采取预防措施

- 任何细菌性脑膜炎病例都应通知公共卫生服务机构。他们将能够就当前的预防性治疗和疫苗接种（可能是某些脑膜炎球菌菌株）提供建议；他们还将协助追踪接触者。脑膜炎球菌患者是具有传染性的，可以传播给其他人。应与当地的微生物学家联系。

- 一旦疑似细菌性脑膜炎，应立即采取预防措施。在英国，成人接触者建议服用利福平 600mg 每天 2 次，持续 2 天。成人接触者的替代方案是单次服用环丙沙星 750mg(1 岁以上儿童:10mg/kg 每天 2 次,持续 2 天;3 个月 ~1 岁儿童:5mg/kg 每天 2 次,持续 2 天)。

参考文献

8. Brouwer MC, Thwaites GE, Tunkel AR, van de Beek D. Dilemmas in the diagnosis of acute community-acquired bacterial meningitis. *Lancet* 2012;380:1684–92.

急性细菌性脑膜炎:并发症及其治疗

- 糖皮质激素治疗可能对升高的颅内压有效,如前所述,一些神经科医师常规给予这种药物以减少炎症反应。在急性情况下,如果有临床证据表明脑组织移位或即将发生小脑幕切迹疝(见 ➋ 脑干功能的检查 3, p. 492),应在 10~15 分钟内给予甘露醇 1g/kg(成人一般用 20% 的溶液 250ml 左右),床头抬高 30°(见 ➋ 降低颅内压的措施, p. 420)。3% 的高渗盐水被用来维持 Na^+ >145mmol/L 或血浆渗透压 >290mmol/L。

- 脑积水(通过 CT 诊断)可能需要进行脑室内分流,应与神经外科医生紧急讨论。它可能是由于脑膜增厚而阻塞脑脊液的流动,或者是由于炎症分泌物的粘连而阻塞 Sylvius 管道或第四脑室的流出道,这种情况下视盘水肿可能不存在。

- 痫性发作的处理应与其他任何病因导致的痫性发作相同[见 ➋ 癫痫持续状态(强直 - 阵挛型)1, p. 437]。

- 持续性发热说明可能存在隐源性感染。应仔细检查患者(包括口腔和耳朵)。

- 局灶性神经系统症状一般是动脉炎或静脉梗死或 SOL(例如硬脑膜下积脓)所致。基底脑膜炎可能导致脑神经麻痹。如果尚未安排 CT 扫描,则应进行。

- 硬膜下积脓是一种罕见的并发症。局灶性症状,痫性发作和视盘水肿可以提示诊断。需要紧急外科引流。

- DIC 是一个预后不良的征兆。可能需要血小板和 FFP。肝素的使用应与血液科医生和神经科医生讨论。

- 可能会出现抗利尿激素分泌异常综合征（syndrome of inappropriate antidiuretic hormone secretion, SIADH）。需要定期监测水电解质平衡。

脑脊液淋巴细胞增多性脑膜炎

临床表现

- 病毒性脑膜炎在临床上可能与急性早期细菌性脑膜炎难以区分，但通常是自限性的。
- 结核性脑膜炎通常在出现脑膜特征之前有数天至数周的不适和全身疾病病史。然而，它可能进展快。结核性脑膜炎可能与基底蛛网膜炎、血管炎和脑梗死有关，导致局灶性神经体征，如脑神经麻痹、梗阻性脑积水和视盘水肿。
- 免疫低下患者中的隐球菌性或梅毒性脑膜炎，其特征与结核性脑膜炎无法区分。
- 恶性脑膜炎（包括脑膜转移和淋巴瘤）可能具有一些特定体征。诊断需要大量的脑脊液细胞学检查，并经常需要重复取样。

病因

病毒性的

- 柯萨奇病毒
- 肠道病毒
- 腮腺炎病毒
- 单纯疱疹病毒 1 型
- 水痘 - 带状疱疹病毒
- 人类免疫缺陷病毒
- 淋巴细胞性脉络丛脑膜炎病毒

非病毒性的

- 结核
- 隐球菌
- 钩端螺旋体
- 莱姆病
- 梅毒
- 布鲁菌病
- 脑膜旁感染并有脑脊液异常

脑脊液结果

脑脊液通常表现为淋巴细胞增多。但病毒性脑膜炎的脑脊液最初可能以中性粒细胞为主。如果脑脊液葡萄糖正常，不要排除结核性脑膜炎的可能性，结核菌素试验最初也可能是阴性的，这一点值得注意。在大约 40% 的结核性脑膜炎患者的初始脑脊液中发现了结核分枝杆菌。送脑脊液进行病毒和结核 PCR（后者是特异的，但不够敏感，不足以排除临床上可能存在）。

治疗方案

- 病毒性脑膜炎：通常只进行支持性治疗。仅在有脑病特征（例如意识障碍，痫性发作）时才使用阿昔洛韦治疗。

- 结核性脑膜炎：四联治疗为期 2 个月——利福平（体重 <50kg，每天 450mg；体重 >50kg，每天 600mg；许多临床医师予以该剂量的 2~3 倍），乙胺丁醇（15mg/kg/d），吡嗪酰胺（体重 <50kg，每天 1.5g；体重 >50kg，每天 2g），异烟肼 300mg/d（症状严重时剂量加倍）。然后单独继续服用利福平和异烟肼 7~10 个月。如果对口服药物有任何顾虑，则给予静脉治疗。每日服用维生素 B_6 10mg，以预防异烟肼导致的周围神经病。无论严重程度如何，泼尼松龙一开始即使用 [2.5mg/（kg·d）静脉注射，然后口服]，连续 4 周（然后是 4 周逐渐减量）。请咨询您当地的呼吸 / 免疫缺陷病专家以获得建议。检测 HIV。

- 隐球菌性脑膜炎：有几种治疗方案可选。两性霉素单药每天 0.7~1.0mg / kg（分为 4 次）。充分水化并监测肾功能。如果没有两性霉素，可以使用氟康唑（初始剂量为 1 200mg /d）。

拓展阅读

Thwaites GE, van Toorn R, Schoeman J. Tuberculous meningitis: more questions, still too few answers. *Lancet Neurol* 2013;**12**:999–1010.

急性病毒性脑炎

临床表现

- 性格改变。
- 意识障碍、精神错乱或意识水平改变。
- 头痛,发热,部分患者有颈部僵硬:通常不会出现脑膜受累,少数患者伴有脑膜炎。
- 局灶性神经系统体征:偏瘫或记忆力减退(通常表示颞叶受累)并不少见。
- 痫性发作:很常见;有些是复杂的局灶性发作。
- 颅内压增高和脑组织移位的迹象(见 ➡ 脑干功能的检查 3,p. 492)。
- 诱发因素:免疫功能低下的患者。

     对于自身免疫性和副肿瘤性脑炎,见框 6.5。

框 6.5   自身免疫性和副肿瘤性脑炎

- 泛指由针对细胞表面标志物的抗体或者针对细胞内神经元抗原产生的免疫反应而导致的一组疾病,亚急性起病(持续数周),可以有类似感染性脑炎的表现。
- 症状广泛,包括精神症状(精神病、畸张症)、癫痫、遗忘症、意识改变、自主神经障碍和运动障碍。
- 脑 MRI、脑脊液(可能有轻度淋巴细胞和蛋白质升高)。血清或脑脊液中的抗体(如抗 VGKC 或 NMDA 等)。
- 使用静脉注射免疫球蛋白或糖皮质激素治疗。病因可能是副肿瘤性的,所以寻找肿瘤并进行适当的治疗。

处理

     (见框 6.6)

框 6.6　病毒性脑炎的处理要点

- 抗病毒治疗：无须等待确诊。如果考虑单纯疱疹病毒感染，给予阿昔洛韦 10mg/kg 静脉滴注（60 分钟以上），每天三次（肾功能不全者减量），持续 10~14 天。如果考虑巨细胞病毒为可能的病原体（肾移植患者或艾滋病患者），则使用更昔洛韦。
- 抗生素：如果怀疑脑膜炎，应立即使用。不要因为检查（即 CT 和腰穿）而延误治疗。

---

1. 抗生素治疗

如果怀疑脑膜炎，应立即使用抗生素（见 ➋ 急性细菌性脑膜炎：紧急处理，p.399）。没有必要等待脑脊液分析。

2. 特异性抗病毒治疗

阿昔洛韦可以显著降低单纯疱疹病毒性脑炎的病死率和发病率。因此，大多数临床医生都会在疑似脑炎时使用它，而无须等待确认病原体是单纯疱疹病毒。

- 阿昔洛韦 10mg/kg 静脉输注（60 分钟以上），每 8 小时一次（肾功能不全者减量），共 10~14 天。
- 如果怀疑巨细胞病毒是可能的病原体（在肾脏移植患者或艾滋病患者中更常见），更昔洛韦 2.5~5.0mg/kg 静脉输注（60 分钟以上），每 8 小时注射一次。治疗时间通常为 14~28 天，视治疗反应而定。

3. CT 扫描：在腰穿前对所有患者进行扫描

对于有局灶性神经系统体征、局灶性癫痫或有脑组织移位征象的患者，必须紧急安排 CT 扫描。CT 可能不会显示任何异常。单纯疱疹病毒性脑炎可能有低密度区，特别是颞叶，周围有水肿。MRI 对这些变化更敏感。

4. 腰椎穿刺术

- 测量开放压。脑脊液压力可能升高（>20cmH₂O），在这种情况下，必须每隔 15 分钟密切观察患者。
- 脑脊液分析通常显示病毒性脑炎的淋巴细胞增多［通常为

$(5\sim500)\times10^{6}/L$],也有可能是完全正常的。红细胞计数通常会升高。脑脊液 PCR 是一种敏感且特异的检测方法。脑脊液蛋白仅轻度升高,而葡萄糖是正常的。

5. 进一步检查

- 血清学:保存血清用于检测病毒滴度(IgM 和 IgG)。如果怀疑为传染性单核细胞增多症(见图 6.2),应进行单滴测试。

- 脑电图:即使是那些没有痫性发作的人也应该安排检查。单纯疱疹病毒性脑炎可能出现广泛慢波,颞叶皮质可能会有周期性的高电压慢波复合波爆发。

并发症

应定期进行神经系统体征的观察。有两种并发症可能需要紧急治疗。

- 脑水肿引起的颅内压增高可能需要地塞米松治疗(见 ➡ 颅内占位性病变,p. 423)。在急性情况下,如果有脑组织移位的迹象,可以使用甘露醇(见 ➡ 降低 ICP 的措施,p. 421)。颅内压增高的另一个原因是坏死组织内出血。如果患者病情恶化,进行 CT 扫描,并与神经外科医生讨论。

- 痫性发作可能很难控制,但可以按照任何其他病因所致的痫性发作来处理。

英国的病原体

- 单纯疱疹病毒
- 水痘 - 带状疱疹病毒
- 柯萨奇病毒
- 巨细胞病毒(免疫功能受损)
- 腮腺炎病毒
- EB 病毒
- 埃克病毒

头部外伤:表现

有关头部外伤后的症状,见框 6.7。

框 6.7 头部外伤后的症状

与轻度头部外伤有关的症状

头痛,头晕,疲劳,注意力不集中,记忆力减退,易激惹,焦虑,失眠,听觉过敏,畏光,抑郁和一般信息处理缓慢。

与中度至重度头部外伤相关的症状

同轻度头部外伤,此外还包括:

- 行为紊乱,包括易激惹,冲动,以自我为中心,情绪不稳,判断力下降,急躁,焦虑,抑郁,性欲亢进或性欲低下,依赖性,欣快,攻击性,冷漠,幼稚和去抑制等。

- 认知障碍,包括记忆缺陷,抽象思维困难,一般的信息处理缓慢,注意力不集中,反应时间长,听觉理解能力受损,语言流畅性降低,命名障碍,计划或执行能力障碍。

- 症状从几秒钟的短暂"昏迷"到昏迷,不尽相同。

- 在急诊室就诊的患者中,有一小部分需要入院接受观察(框 6.12 列出了入院的适应证)。

对于清醒的患者,确定以下事项。

- 受伤时周围的情况。是内源性因素引起的吗,比如开车时失去知觉? 还是外源性因素,例如另一个司机? 有头颅外伤吗?

- 失去意识的时间。这与弥漫性脑损伤的严重程度有关。

- 创伤后遗忘的时间。创伤后永久性记忆丧失的时间也反映了损伤的程度。(注:创伤前事件的逆行遗忘或记忆力减退期的时间与脑损伤的严重程度无关。)

- 头痛/呕吐。颅脑损伤后常见,但如果持续,应考虑颅内压增高(见 ➜ 颅内压增高,p. 417)。

- GCS 评分。
- 有颅骨骨折吗?
- 神经体征。有没有局部神经体征?
- 颅外损伤。有隐匿性失血的证据吗?

对于嗜睡或意识不清的患者,需要以下内容:

- 急诊室资深专科医生和麻醉师的紧急帮助。
- 气道保护:意识水平恶化或昏迷的患者应插管,因为低碳酸血症和充足的氧合是迅速降低颅内压的有效手段。如果患者的神经系统症状稳定并保护了他们的气道,则可能不需要插管。在完成 X 线(所有七个颈椎)之前假设存在颈椎损伤。
- 过度通气:应注意呼吸模式(见 ➋ 脑干功能的检查 2, p. 490)。以降低过度通气患者的 CO_2 分压为目标的气管插管是有争议的——建议咨询专家。
- 循环支持:低血压应首先用胶体液治疗。如果持续或严重,排除心脏原因(ECG)和隐匿性出血(例如腹腔内出血)。
- 痫性发作的治疗:地西泮 5~10mg 静脉推注或经直肠给药,可重复,最多到 20mg。如果癫痫持续发作,考虑静脉注射苯妥英钠(见 ➋ 癫痫持续状态(强直 - 阵挛型)1, p. 437)。
- 快速检查胸部、腹部和四肢:寻找损伤节段或血 / 气胸、可能的腹腔内出血(如果有任何疑问,可能需要腹腔灌洗)、肢体撕裂伤和长骨骨折。
- 简要病史:应从救护车工作人员或亲属处获得。患者可能在受伤前由于蛛网膜下腔出血、痫性发作或低血糖等失去意识,应该确定神经功能恶化的速度。
- 关于进行头颅 X 线和头部 CT 扫描的指南:见 ➋ 头部外伤:评估, p. 411。

实践要点

- 头部外伤后的年轻患者通常会出现硬膜外出血,而硬膜下出血则在老年人中更为常见。

头部外伤：评估

体检

快速的神经系统评估只需几分钟

- 意识水平必须用 GCS 评分来记录 [见 ➡ 格拉斯哥昏迷量表 (GCS), p. 487]。
- 注意瞳孔的大小、形状和对光反射。
- 应观察静息眼位和自发眼球运动。如果无自发眼球运动且患者无反应，则测试头眼反射和 / 或眼前庭反射 (见 ➡ 头眼和眼前庭反射, p. 494)。
- 如果未排除颈椎损伤，则不应尝试玩偶眼的动作。
- 测试角膜反射 [脑神经 V (感觉) 和脑神经 VII (运动)]。
- 应评估运动功能 [见 ➡ 格拉斯哥昏迷量表 (GCS), p. 487]；应注意任何的不对称。
- 寻找脑组织移位和疝形成的征象 (见 ➡ 脑干功能的检查 3, p. 492)。

头部和脊柱评估

- 应检查颅骨是否骨折。广泛的眶周血肿、耳后淤血斑 (巴特尔征)、耳出血、脑脊液鼻漏 / 耳漏提示颅底骨折。寻找面部 (上颌和下颌) 骨折。
- 只有 1% 的患者会颅骨骨折。这极大地增加了发生颅内血肿的概率 (清醒患者从 1：1 000 增加到 1：30；意识障碍 / 昏迷患者从 1：100 增加到 1：4)。潜在致命的伤害并不总是与颅骨骨折相关。
- 考虑脊髓损伤的可能性。全面检查患者，检查背部棘突是否有压痛，有无脊柱旁肿胀或棘突间间隙。在神经系统检查过程中，可能发现四肢无力，且对疼痛无反应。可能会有无痛性尿潴留。

  有关颅骨 X 线检查的适应证，见框 6.8。

  在没有事先与神经科讨论的情况下，不要使用颅骨的普通 X 线来诊断严重的脑损伤。然而,在疑似非意外伤害的儿童中,它们作为骨骼检查的一部分是有用的。

框 6.8　颅骨 X 线的适应证

- 在没有事先与神经科医生讨论的情况下,不要使用颅骨 X 线平片来诊断严重的脑损伤。然而,在疑似非意外伤害的儿童中,它们作为骨骼检查的一部分是有用的。

有关 CT 扫描的适应证,见框 6.9。

框 6.9　CT 扫描的明确指征

- 局灶性神经功能缺损。
- 意识水平下降和 / 或神经功能障碍(包括痫性发作),急诊科初步评估 GCS 评分 <13 分,急诊科评估受伤后 2 小时 GCS 评分 <15 分。
- 疑似颅底骨折的任何迹象(血鼓室、"熊猫"眼、鼻或耳脑脊液渗漏、巴特尔征)。
- 疑似开放性或凹陷性颅骨骨折。
- 创伤后痫性发作。
- >1 次呕吐。

　　有关更多信息,请参阅 NICE 临床指南 CG176,2017 (🖱 https://www.nice.org.uk/guidance/cg176)[11]。

有关颈椎片的内容,见框 6.10。

框 6.10　在颈椎平片上要看的内容

- 检查所有 7 个颈椎椎骨和 C_7-T_1 交界处是否可见。

- 对齐情况:　　　　　　　• 椎体的前部和后部。
　　　　　　　　　　　　• 椎管后缘。
　　　　　　　　　　　　• 棘突。

框 6.10 在颈椎平片上要看的内容(续)

- 椎体移位 >25% 的提示小关节脱位。

- 检查轮廓：
  - 椎体轮廓。
  - 棘突轮廓。

- 寻找撕脱性骨折、楔形骨折(前后高度相差 >3mm)征象。

- 检查齿状突：
  - 张口位和侧位。

- C_1 前弓和齿状突之间的距离应小于 3mm
  - 椎间盘间隙。
  - C_3 前缘与咽后缘距离 >5mm 提示咽后肿物(例如 C_2 骨折引起的脓肿或血肿)。

- 检查软组织。

参考文献

11. National Institute for Health and Care Excellence (2014). *Head injury: assessment and early management*. Clinical guideline [CG176]. ⅋ https://www.nice.org.uk/guidance/cg176

头部外伤：紧急处理

- 复苏后，采血进行 FBC、G&S、U&Es 以及 ABG 的检查，如果受伤情况不清楚或怀疑药物中毒，则进行毒理学筛查。

- 关于入院适应证，见框 6.11。

- 后续处理取决于病情的进展速度和临床情况；超过 40% 的颅脑损伤昏迷患者有颅内血肿，仅凭临床检查无法明确区分这些患者和那些仅有弥漫性脑损伤和脑肿胀的患者。

- 紧急 CT 扫描：这是大多数意识水平下降或有局灶性体征的患者的下一步检查(见框 6.9)。需要安排的速度取决于神经功能恶化的速度[GCS 评分的相对变化；见 ➲ 格拉斯哥昏

框 6.11　头部外伤后的入院适应证

- 意识错乱。
- CT 扫描异常。
- 意识水平下降(<15/15)。
- 颅骨骨折的临床或放射学证据。
- 神经系统症状或严重头痛 + 呕吐。
- 评估困难(例如酒精、毒品、非常年轻 / 年长的人)。
- 并发疾病(例如凝血障碍、糖尿病)。
- 恶劣的社会环境 / 独居。

　　注:非常短暂的意识丧失或创伤后遗忘症不是入院的绝对指标,但必须根据每个患者自身情况进行评估。

迷量表(GCS), p. 487]和 / 或意识的绝对水平(GCS 评分 <8 分)。如果您的医院无法进行 CT 扫描,您必须与您所在地区的神经外科中心进行讨论。

- 颅内压增高的治疗见 ● 颅内压增高, p. 417;糖皮质激素没有确切的疗效。和神经外科中心讨论一下。在迅速恶化的情况下,可能有必要直接进行手术。在接受紧急 CT 扫描的同时,可以决定过度通气并给予甘露醇(1g/kg, 10~15 分钟内)的治疗。

- 硬膜外出血(见 ● 硬膜外出血, p. 426)、硬膜下血肿(见 ● 硬膜下血肿, p. 430),以及可能的一些脑出血(见 ● 脑出血, p. 427)和复杂的头部创伤,如复合性凹陷性颅骨骨折可能需要手术治疗。

  - 一般原则是,如果硬膜外血肿中线移位 5mm 或以上和 / 或血肿体积为 25mL,则需要紧急手术。

  - 外伤后 6 小时内 CT 扫描发现硬膜外出血量少不需要手术,那么无论患者的病情是否恶化,都应该在几小时后重复扫描。

- 非手术治疗:脑挫伤 CT 上可能表现为高或低密度区,但 CT 不是检查原发性弥漫性脑损伤的敏感方法。第三脑室和中脑环池的消失表明颅内压增高,但没有这些征象不能认为颅内压正常。因此,许多中心开始进行 ICP 监测(见 ➔ 颅内压监测,p. 876),尽管这是一个有争议的话题。

- 关于患者出院的要点,见框 6.12。

框 6.12　如果患者出院,应将他们送回家

- 在接下来的 24 小时内由一名负责任的成年人陪同。
- 用头部外伤卡片来描述延迟性神经功能障碍可能的体征和症状(如过度嗜睡、头痛、呕吐或头晕)。

头部外伤:进一步处理

后续治疗的目的是最大限度地减少颅内血肿以外的脑部继发性损伤(见框 6.13)。在神经外科中心可以更好地进行管理,如果已安排,则应遵循框 6.14 中的指南进行转运。

框 6.13　继发性脑损伤的原因

全身性	颅内
- 低氧血症	- 血肿(硬膜外,硬膜下或脑内)
- 低血压	- 脑肿胀 / 水肿
- 高碳酸血症	- ICP 升高
- 严重的低碳酸血症	- 脑血管痉挛
- 发热	- 癫痫
- 低钠血症	- 颅内感染
- 贫血	
- DIC	

Reproduced from *Journal of Neurology*, *Neurosurgery & Psychiatry*, 'Head injury', Miller JD, 56(5), 440- 7, copyright 1993, with permission from BMJ Publishing Group Ltd.

框 6.14 头部外伤后神经外科转诊的适应证(和 / 或进行紧急头部 CT 扫描的适应证)

- 最近一次 CT 上有颅内病变。
- 初次复苏后仍持续昏迷(<9/15)。
- 意识障碍持续超过 4 小时。
- 进行性局灶性神经系统体征。
- 痫性发作没有完全恢复。
- 凹陷性颅骨骨折。
- 确定或怀疑有穿通性头部外伤。
- 脑脊液漏或其他颅底骨折迹象。
- CT 显示情况紧急,但当地没有可用的设施。

Source:data from *Report of the Working Party on the Management of Patients with Head Injuries* (1999). Royal College of Surgeons of England,London.

处理的原则是:

- 定期观察神经系统症状:如果病情恶化,考虑是否存在导致脑损伤的继发因素(见框 6.13)。如果出现颅内压增高新征兆、意识水平下降或小脑幕裂孔疝的迹象(见 ➔ 脑干功能的检查 3,p. 492),患者需要插管和过度通气(如果尚未这样处理的话)。还可能需要开始使用甘露醇或重复给药(见 ➔ 降低 ICP 的措施,p. 420),并可能需要复查 CT。
- 定期监测血压、血气、肾功能、电解质和尿量:对这些指标的任何一项恶化,若给予预防性治疗可防止神经系统恶化。低血压通常是镇静剂和 / 或低血容量引起的。但补液治疗需要谨慎,因为大量补液可能会加剧 ICP 的升高。监控 CVP。
- 及时治疗癫痫[见 ➔ 癫痫持续状态(强直 - 阵挛型)1,p. 437]。
- 留置鼻胃管:给予营养和药物。
- 可以使用大便软化剂。

在转到神经外科之前

- 评估呼吸衰竭、休克和内伤。
- 进行胸片、动脉血气和颈椎 X 线检查。
- 适当的治疗可能是：
  - 插管（例如，如果气道阻塞或受到威胁）。
  - 机械通气（例如，发绀，$PaO_2<7.9kPa$，$PaCO_2>5.9kPa$）。
  - 谨慎静脉输液。
  - 使用甘露醇。先咨询一下神经外科医生。
  - 使用颈托或颈椎牵引。
- 患者应由能够插入 ETT、启动或维持通气、管理氧气和液体以及使用吸引器的人员陪同[12]。

参考文献

12. Mendelow AD, Teasdale G (1991). Decisions and guidelines for the early management of head injury patients in the UK. In: Swash M, Oxbury J, eds. *Clinical Neurology*. Churchill Livingstone, London; pp. 698–9.

颅内压增高

临床表现

　　正常成人静息时颅内压为 0~10mmHg。当颅内压超过 15mmHg 且大于 5 分钟时则需要治疗。提示颅内压增高的症状和体征包括：

- 头痛和呕吐：早晨明显，俯身加重。
- 局灶性神经系统体征：在存在占位性病变和某些代谢疾病（如肝功能衰竭）的情况下可能出现。但也有可能是假性定位体征，如第六对脑神经麻痹。
- 癫痫：占位性病变、中枢神经系统感染或代谢性脑病相关的颅内压增高可导致。
- 视盘水肿（见图 6.2，文末彩图）：仅在脑脊液梗阻时出现。

- 意识障碍:程度可从轻度意识障碍到昏迷。
- 脑移位的迹象[13]:可伴意识水平下降。在脑干功能检查章节讨论(见 ➔ 寻找脑干损伤的依据,p. 377;➔ 脑干功能的检查2,p. 490)。
- 晚期症状:心动过缓和高血压。

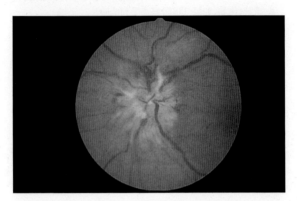

图6.2　急性视盘水肿(如糖尿病;➔第九章)

Reproduced from Easty D, *et al. Oxford Textbook of Ophthalmology*, 1999, with permission from Oxford University Press.

病因

- 头部外伤伴颅内血肿 / 脑肿胀 / 脑挫伤
- 脑卒中(脑出血、大面积脑梗死、静脉血栓形成)
- 代谢性(肝肾衰竭、糖尿病酮症酸中毒、低钠血症等)
- 中枢神经系统感染(脓肿、脑炎、脑膜炎、疟疾)
- 中枢神经系统肿瘤
- 癫痫持续状态
- 脑积水(任何原因的)
- 特发性颅内高压

评估严重程度

- GCS 评分[见 ➔ 格拉斯哥昏迷量表(GCS),p. 487]

- 脑移位和脑干损伤的体征(见 ➔ 脑干功能的检查3, p. 492)

处理

1. 维持患者生命体征平稳。
2. 采取积极措施降低颅内压。
3. 尽快明确病因。
4. 治疗可能加重颅内压增高的因素。
5. 观察病情恶化的迹象并努力恢复。
6. 考虑特异性治疗。

以下是针对急性出现颅内压增高的患者的处理方法,可能不适用于有长期进行性加重病史的患者[13]。

维持患者生命体征

- 患者侧卧以打开气道,吸氧,行血气分析。若呼吸受累,必要时行插管和机械通气。也可通过过度通气来降低患者的颅内压(➔ 降低颅内压的措施,p. 420),以保持 $PaCO_2$ 在 3.3~4.0kPa(25~30mmHg)之间。

- 纠正低血压。需要密切监测中心静脉压和/或肺动脉楔压,并使用胶体液或强心药扩充血容量。一般来说,颅内高压患者应限制液体摄入量,每日约 1.5-2.0L。因此若需要扩充血容量,补液量应在恢复血压的前提下保持最小量。

- 治疗痫性发作[见 ➔ 癫痫持续状态(强直-阵挛型)1, p. 437]。

- 立即检查有无头部外伤体征(见 ➔ 头部外伤:表现,p. 409)。若患者低血压,需仔细检查是否有隐匿的出血部位。若有皮疹,需考虑脑膜炎球菌性脑膜炎的可能;需行血培养并给予抗生素治疗(见 ➔ 急性细菌性脑膜炎:紧急处理, p. 399)。

- 测血糖(血糖可能在糖尿病酮症酸中毒或高渗性非酮症状态下升高;在肝功能衰竭时可能非常低),测尿素及电解质[这是评估脱水和肾功能的,K^+ 表示是否容易心律失常,不适当的抗利尿激素(ADH)引起低钠血症,或强烈利尿导致脱水引起高钠血症〕,肝功能检查,白蛋白,凝血功能和血氨(用于评估肝功能),全血细胞计数和血培养。

降低颅内压的措施

颅内压监测的价值一直有所争议。但无论是否监测患者颅内压,以下干预措施都需考虑。

- 床头抬高 30°(需除外颈椎损伤)以促进静脉回流。
- 过度通气,使 $PaCO_2$ 保持在 3.7~3.9kPa,以促进脑血管收缩,降低脑血容量——这需要插管和麻醉。这种措施也会降低血压,因此可能破坏脑循环。该方法不推荐肝功能衰竭的患者。治疗需与重症监护室共同讨论。
- 甘露醇:0.5~1g/kg 的甘露醇以 10~15 分钟输注(成人平均剂量为 20% 甘露醇 250mL),可在 20 分钟内降低颅内压,作用持续 2~6 小时。如有必要,继续小剂量甘露醇输注(每隔数小时输注 0.25~0.5g/kg)。应监测尿素、电解质和血浆渗透压,因为甘露醇有明显的利尿作用。血浆渗透压不应超过 320mmol/L。
- 糖皮质激素有助于减少占位性病变的周围水肿(见 ➋ 颅内占位性病变,p. 423),但对治疗脑卒中或头部外伤没有帮助。地塞米松按负荷剂量 10mg 给药,静脉滴注,随后可每 4 小时予 4~6mg 口服或鼻饲。
- 限制补液,每天 1.5~2.0L。须密切监测肾功能和电解质。
- 降温至 35℃可减少脑缺血。
- 避免发生高血糖或者治疗高血糖,因为它会加重脑缺血。

参考文献

13. Posner JB, Saper CB, Schiff ND, Plum F (2007). *Plum and Posner's Diagnosis of Stupor and Coma* (Contemporary Neurology Series), 4th edn. Oxford University Press, New York, NY.

颅内压增高:进一步处理

试图明确诊断

通常可根据病史来诊断,因为颅内压增高通常是继发的。如果没有病史,那么局灶性神经体征或局灶性癫性发作可能提示潜在的结构性脑损伤(尽管这种体征在肝衰竭或肾衰竭中亦可能发生)。脑膜刺激征增加了蛛网膜下腔出血或脑膜炎的可能性。

所有怀疑颅内压增高的患者在考虑腰穿之前都应行 CT 扫描。(应与高年资医生和 / 或神经科医师讨论是否腰穿。)

入院时送检血液学分析可能有助于筛查颅内压增高的代谢性病因。

纠正加重颅内压增高的因素

- 低氧 / 高碳酸血症:需定期监测血气分析。
- 镇痛、镇静和肌肉松弛不足,以及高血压。注意:高血压不应积极治疗。疼痛,比如为尿潴留所致,则可能是病因。快速降低血压可能导致"分水岭"/"边界区"脑梗死。
- 在瘫痪的患者中,癫性发作不易识别。
- 发热会增加脑代谢,从而导致脑血管舒张,加重脑水肿。应寻找发热原因,但同时应给予对乙酰氨基酚(经直肠给药)并积极降温。
- 低血容量。
- 低钠血症通常是体液过多的结果,但也可能是抗利尿激素分泌异常综合征所致。可每天静脉注射去氨加压素 1~4μg(见 ➔ 低钠血症:病因, p. 600) [14]。

特异性治疗

- 一旦确诊,可考虑手术治疗以降低颅内压,或脑室分流术来引流脑脊液。

- 颅内感染需给予最合适的抗生素治疗。
- 高血糖（酮症/非酮症）和肝肾衰竭有各自的治疗方法（见相关章节）。
- 然而，通常可能并没有适合干预的特定措施，例如头部外伤后的脑挫伤，只能是在等待患者病情恢复的同时给予对症治疗。

参考文献

14. Pickard JD, Czosnyka M. Management of raised intracranial pressure. *J Neurol Neurosurg Psychiat* 1993;56:845–58.

特发性颅内压增高

特发性颅内压增高（idiopathic intracranial hypertension, IIH）指的是在没有颅内占位性病变或脑积水的情况下以颅内压增高的为主要表现的临床综合征。虽然 IIH 很少危及生命，但可因视神经损伤造成永久性视力丧失。每 10 万人中有 1 人患有这种疾病，但在肥胖育龄妇女中，增加到每 5 万人有 1 人患病。女性发病多于男性（4∶1），发病年龄为 17~45 岁。

临床表现

- 经常性的且表现多样的头痛。
- 视觉障碍（包括复视、短暂性视物不清、暗点），恶心。
- IIH 不表现为局灶性神经系统症状，包括癫痫。
- 眼底检查几乎均显示视盘水肿。

相关因素

- 典型因素：肥胖或近期体重增加。
- 药物（四环素、异维 A 酸、阿维 A 酯、萘啶酸、呋喃妥因和锂剂）。
- 口服避孕药。

- 糖皮质激素撤药综合征。

检查

- 头颅 CT 或 MRI 静脉成像是排除静脉窦血栓的必要手段。
- 腰穿显示脑脊液压力升高（>30cmH₂O 为明显升高，20~ 30cmH₂O 为中等升高）。腰穿时确保侧卧位留取脑脊液（不要坐直，这会增加脑脊液压力）。

治疗（见处理建议）

- 减肥。
- 明确其他致病因素，如药物。
- 乙酰唑胺（维持剂量为 500mg，每天 2 次）。
- 外科分流手术（腰大池分流）。
- 反复腰穿不再是治疗的首选方法。

颅内占位性病变

临床表现

- 颅内压增高的症状：头痛、恶心和呕吐（见 ➔ 颅内压增高，p.417）。
- 视盘水肿：存在于少数病例。
- 局灶性神经系统症状和体征：这些症状和体征取决于病变的位置、范围和灶周水肿的范围，以及锥体束或脑神经是否受压。一些病变，特别是额叶的病变，相对来说是"无症状的"，可能不会出现任何体征，也许只是性格改变。
- 痫性发作。
- 意识受损水平：程度可从意识混乱到昏迷。
- 可伴脑移位（见 ➔ 脑干功能的检查 3，p.492）
- 发热：提示存在感染。近期可能有耳痛 / 耳分泌物、牙痛、国外旅行或免疫功能低下。

● 出现急性症状:提示可能有脑血管意外,脑梗死或瘤内出血。

有关颅内占位性病变的常见原因,见框 6.15。

框 6.15 颅内占位性病变的常见原因

● 脑肿瘤(原发性/继发性)　　● 硬膜外血肿

● 硬膜下血肿　　　　　　　　● 硬膜下脓肿

● 脑出血　　　　　　　　　　● 弓形虫病

● 结核球　　　　　　　　　　　　(免疫缺陷)

● 脑脓肿

处理

这取决于诊断,见框 6.16。在昏迷且存在已知不能手术的脑转移的患者,通常不适合干预。另一方面,如果患者首次出现提示占位性病变的体征,则需要确诊。

● 评估严重程度;

　● 若处于昏迷状态,应保护气道并按相关内容处理(**➜** 昏迷:紧急处理, p. 374)。

　● 如果有脑移位的迹象,提示即将发生小脑幕裂孔疝(见 **➜** 脑干功能的检查 3, p. 492),给予地塞米松[10mg 静注(负荷剂量),之后 4~6mg 口服或鼻饲,每 6 小时一次]和/或甘露醇[0.5~1g/kg, 10~15 分钟静滴(成人平均剂量为 20% 甘露醇 100~250mL)],并通过过度通气以保证 $PaCO_2$ 为 3.7~3.9kPa。之后,可以每隔几小时给予小剂量甘露醇(见 **➜** 降低颅内压的处理, p. 420)。

　● 如果患者病情稳定,最好行 CT 扫描,期间定期观察神经系统症状和体征。

● 如果患者发热或有感染史,应送血、痰和尿培养,并立即行 CT 扫描;脑脊液分析是必要的,但需在 CT 扫描后或与神经内科/神经外科医生讨论后再进行腰穿。

● 如果怀疑有脑血管事件,也应立即行 CT 扫描,因为有实施减压的可能。

- 应治疗痫性发作。如果反复发作,患者可能需要静脉注射苯妥英钠。许多神经外科医生预防性给予患者口服苯妥英钠(300mg/d;需至少 5 天,否则达不到治疗浓度)。

- 如果认为某些症状 / 体征是肿瘤相关性脑水肿引起,则应给予糖皮质激素治疗。地塞米松 10mg 静脉滴注(负荷剂量),之后 4~6mg 口服或鼻饲,每 6 小时一次。这是大剂量的糖皮质激素(注意:地塞米松 20mg/d 相当于泼尼松龙 130mg/d),应监测尿糖 / 血糖。治疗的时间应根据患者对糖皮质激素的反应和患者的一般情况而决定。

- 神经外科学治疗 / 放射治疗可能对某些患者有益——与神经外科中心讨论。

框 6.16　颅内占位性病变的处理要点

- 保护气道。

- 明确诊断(急查 CT,后行腰穿;若怀疑感染,送血、尿、痰培养)。

- 如果有脑移位的迹象,提示即将发生小脑幕裂孔疝(见 ➋ 脑干功能的检查 3, p. 492),给予甘露醇(成人平均剂量为 20% 甘露醇 100~250mL)(即便甘露醇不太可能改变总体结局),并通过过度通气(插管和麻醉)来保证 $PaCO_2$ 为 3.7~3.9kPa。

- 地塞米松(负荷剂量 10mg 静注,之后 4~6mg 口服 / 鼻饲,每天 4 次);减少占位性病变灶周水肿(监测血糖 / 尿糖)。

- 与神经内科 / 神经外科医生讨论手术或放射治疗的可能性。

- 治疗痫性发作。如果复发,静脉注射苯妥英钠。许多神经外科医生预防性地给予口服苯妥英钠(300mg/d)。

- 定期观察神经系统症状和体征。

> **实践要点**
>
> 涉及躯干的偏侧感觉丧失可能是由于病变累及丘脑或脑深部白质。功能性障碍患者可能出现完全的偏侧感觉丧失,这可以通过在前额两侧和胸骨两侧(间隔各为 1cm)放置音叉来区分。功能性疾病患者可能诉患侧无振动(但距离 1cm 的健侧出现振动),这在解剖学上是不可能的。

拓展阅读

Hawkes C. Smart handles and red flags in neurological diagnosis. *Hosp Med.* 2002;**63**:732–42.

硬膜外出血

临床表现

没有明确的诊断特征。任何有头部外伤史,但病情没有改善或继续加重的患者都需考虑该诊断。

- 头部外伤:几乎所有患者均存在。
- 颅骨骨折:90% 以上的成人患者都有颅骨骨折。
- 头痛和呕吐:可能发生。
- 意识受损:头部外伤后最初可能清醒,但外伤后持续昏迷的患者可能存在硬膜外血肿。不同寻常的是,如果病因是硬脑膜静脉窦撕裂(而不是脑膜动脉),清醒时间可延长至数天。
- 癫痫性发作。
- 可导致对侧轻偏瘫及跖反射。
- 脑移位的体征(见 ➔ 脑干功能的检查 3,p. 492)。

病因

常见

- 头部外伤致脑膜动脉撕裂(通常是脑膜中动脉)。

少见

- 头部外伤致硬脑膜窦撕裂
- 颅内感染(鼻窦、中耳、眼眶)
- 抗凝药物 / 血液恶液质

评估严重程度

双侧跖反射阳性或亢进、伸肌对疼痛刺激的反应、昏迷均提示严重硬膜外出血。

处理

取决于疾病进展。优先处理：

- 首先排除颈椎损伤，如果已经排除颈椎损伤。稳定生命体征：保护气道；吸氧，维持呼吸和循环。
- 治疗痫性发作（见 ➜ 癫痫持续状态（强直 - 阵挛型）1, p. 437）
- 立即行 CT 扫描：
  - CT 上血肿使中线偏移 >5mm 和 / 或血肿体积 >25mL，需要紧急清除血肿。
  - 如果受伤后 6 小时以内的 CT 扫描显示，硬膜外出血量太小，暂不需手术清除，那么几小时后无论患者病情是否恶化都应该重复行 CT 扫描。
- 密切监测神经系统症状和体征（包括 GCS 评分）：
  - 如果患者出现昏迷，小脑幕裂孔疝的体征（见 ➜ 脑干功能的检查 3, p. 492）进展迅速，则给予 20% 甘露醇 1g/kg 推注，并通知外科医生。
  - 若有脑移位的证据，与神经外科医生讨论：给予甘露醇（20% 甘露醇 0.5~1.0g/kg）降低颅内压和过度通气。
- 所有患者必须请神经外科医生会诊：如果早期治疗硬膜外血肿，神经功能损害可能是可逆的。

脑出血

临床表现

- 头痛、恶心、呕吐等突发症状常见。
- 局灶性神经功能缺损：其表现取决于出血位置。壳核出血

（30% 病例）或脑叶出血（30% 病例）可导致对侧偏瘫和感觉丧失、视野障碍、言语障碍（左半球）或空间忽略（更严重的右半球病变）。换句话说，可能出现像大脑中动脉（MCA）支配区域梗死的表现（见 ➔ 脑梗死综合征，p. 454），但意识水平上通常变化更大。丘脑出血（10% 病例）可导致眼部体征（向下凝视、上视麻痹或反向偏斜），以及对侧感觉丧失和偏瘫。小脑出血处理见 ➔ 小脑卒中，p. 457，脑干出血处理见 ➔ 脑干卒中，p. 455。

- 可能出现痫性发作。
- 伴有意识水平下降的全面性神经功能障碍，可进展至昏迷。可能会有脑移位的体征（见 ➔ 脑干功能的检查 3，p. 492）。
- 高血压。

常见的发病诱因

- 高血压（40%~50%）：较常见于深部脑出血。
- 脑淀粉样血管病：较多为浅表脑叶出血。
- 抗凝药物。
- 脑转移瘤：病灶内可出血。
- 药物滥用（酒精、可卡因、伪麻黄碱、苯丙胺）。

评估严重程度

GCS 评分较低（<9 分）、血肿体积大、最初 CT 上显示脑室内出血，这些提示死亡率较高。

处理

优先事项如下（见框 6.17）：

1. 稳定生命体征：保护气道；需要时予吸氧；必要时维持循环；如有必要，开始对昏迷患者进行一般治疗（见 ➔ 昏迷：紧急处理，p. 374）。如果有颅内压增高的证据，应降低颅内压。

2. 纠正出血倾向或抗凝药物的作用。

3. 急查 CT 以明确诊断。尽早与当地神经外科中心联系，

框 6.17 脑出血的处理要点

- 保护气道,吸氧,必要时给予循环支持,并在重症监护室监测。

- 急查 CT 以明确诊断。

- 请神经外科医生会诊,讨论对出血进行减压手术是否可行,例如颅后窝的出血。

- 如果有颅内压增高的证据,应降低颅内压:

  - 20% 甘露醇:起始推注 1g/kg,后按照 0.25~0.5g/kg 的剂量每天 4 次滴注。目标是在保证足够血容量的同时,达到血浆高渗(300~310mmol/L)。

  - 过度通气:需要插管和麻醉;请与重症监护室医生进行讨论。

- 纠正出血倾向 / 异常凝血或抗凝药物的作用(例如:给予维生素 K、凝血酶原复合物、纤维蛋白原复合物、血小板输注)。

- 给予静脉抗惊厥药物治疗痫性发作。

- 高血压:如果收缩压 >170mmHg,考虑静脉滴注拉贝洛尔、尼卡地平。目标血压为 160/90mmHg。收缩压降至140mmHg 可能是安全的(如果初始为 150~220mmHg)。

因为手术干预可能获益。应尽早决定是否积极干预。

4. 如果昏睡或昏迷患者没有立即转移到神经外科中心,则需要转至重症监护室 / 加护室进行护理。

5. 通常对于颅后窝(见 ➲ 小脑卒中,p. 457)、壳核或丘脑可手术清除的脑出血,手术减压可能是有益的。

6. 对于在脑出血发病时即有痫性发作的患者,应静脉给予抗惊厥药物。

7. 血压控制:严重高血压可能会由于持续的压力而加重脑出血,并可引起高血压脑病。如果收缩压超过 200mmHg,可给予拉贝洛尔或尼卡地平持续静脉滴注。如果收缩压超过180mmHg,持续或间歇使用。目标血压应在 160/90mmHg 或稍低。血压应避免显著降低(避免将收缩压降至 <140mmHg,因

为这可能导致缺血)。应密切监测患者是否出现血压下降导致的脑灌注不足迹象。

拓展阅读

Keep RF, Hua Y, Xi G. Intracerebral haemorrhage: mechanisms of injury and therapeutic targets. *Lancet Neurol* 2012;11:720–31.

硬膜下血肿

临床表现

- 有两种表现方式:急性或慢性。两者通常都是桥静脉(在大脑皮质表面和静脉窦之间)破裂的结果。
- 颅脑损伤后急性硬膜下出血与硬膜外出血(见 ➡ 硬膜外出血,p. 426)在临床上无法区分。
- 慢性血肿大多数情况下都是头部外伤引起的,但是通常外伤很轻微以至患者都无法记起。
- 这两类患者可能表现为:
  - 颅骨骨折(多见于急性病例)。
  - 头痛。
  - 意识受损和意识水平波动,程度可从轻微的意识错乱到认知下降(如记忆受损),再到昏迷。任何患者,特别是老年人,如果最近出现智力衰退或"痴呆",都应考虑此诊断。
  - 局灶性神经系统体征(轻偏瘫、言语障碍、偏盲等)。
  - 痫性发作只发生在少数患者中。
  - 脑组织移位的体征[见 ➡ 癫痫持续状态(强直 - 阵挛型)1,p. 439]或视盘水肿。

常见的诱发因素

- 年轻人或老年人发生头部外伤
- 老年人的大脑皮质萎缩牵拉桥静脉
- 长期酗酒

- 应用抗凝药物

评估严重程度

以下是评估硬膜下出血严重程度的因素：

- 双侧跖反射阳性或亢进
- 伸肌对疼痛刺激的反应
- 昏迷

处理

取决于疾病进展的速度。

- 在疑似慢性病例中，除非是神经功能症状急性加重，否则 CT 扫描不十分急迫。慢性血肿和脑实质呈等密度，因此有时难以区分；MRI 可能更好。
- 在急性病例中，优先事项（见框 6.18）为：
  - 保护气道，吸氧，必要时予呼吸和循环支持。
  - 尽早与神经外科联系。
  - 密切监测神经系统症状和体征（GCS 评分）。
  - 如果颅内压增高，考虑降低颅内压；如果患者出现昏迷，小脑幕裂孔疝症状进展迅速（见 ➊ 脑干功能的检查 3，p. 493），则给予 20% 甘露醇 1g/kg 推注，通知外科值班医生，紧急 CT 检查。
  - 治疗痫性发作［见 ➊ 癫痫持续状态（强直 - 阵挛型）1，p. 437 ］。

框 6.18　硬膜下血肿的处理要点

- 保护气道，吸氧。
- 尽早与神经外科团队联系。
- 密切监测神经系统症状和体征（GCS 评分）。
- 若患者病情恶化（昏迷和小脑幕裂孔疝体征迅速进展）：给予 20% 甘露醇 1g/kg 推注，通知外科值班医生，并急查 CT。
- 治疗痫性发作。

蛛网膜下腔出血:评估

临床表现

- 头痛:典型症状为突发剧烈头痛("霹雳样"),放射至后枕部,伴颈项强直。通常,从发病到头痛高峰只有几秒钟,但不那么急剧的表现可能更为常见。在任何剧烈的头痛患者,尤其是过去没有头痛史,且年龄 >40 岁,均需考虑此诊断。许多动脉瘤性出血发生在性交时或性交后,但大多数性交性头痛不是蛛网膜下腔出血;10% 的蛛网膜下腔出血患者症状出现在弯腰或举重物时。

- 恶心、呕吐、头晕:可能是短暂或持续的。

- 意识障碍程度:最初可能出现短暂意识丧失,随后继发不同程度的意识障碍。患者可出现昏迷。

- 早期局灶性神经系统体征:可发生,特别是伴脑出血时。如出现第三对脑神经麻痹,则增加了后交通动脉瘤的可能性。

- 痫性发作:不常见,但已知有癫痫的患者出现蛛网膜下腔出血则提示潜在的动静脉畸形。

- 前哨出血:20%~50% 的蛛网膜下腔出血患者诉在出血前几天或几周出现过明显的、异常严重的头痛[16]。这些经常被误诊为简单的头痛或偏头痛,需要高度关注。

- 患者可能表现为跌倒后继发的头部外伤。CT 扫描看到的出血可能是外伤所致。

病因

常见

- 动脉瘤(70%)
- 动静脉畸形(5%)
- 未知原因高达 20%

少见

- 凝血障碍 / 抗凝药物
- 肿瘤
- 血管炎
- 合并多囊肾病(颅内囊状动脉瘤)

评估严重程度（预后因素）

- 用 Hunt 和 Hess 量表进行即时评分和之后评分：
  - 1 级：无症状或轻微头痛 + 轻微颈项强直
  - 2 级：中度或重度头痛伴颈项强直，除了脑神经麻痹外无神经功能缺损
  - 3 级：昏睡伴意识混乱或轻度局灶性神经功能缺损
  - 4 级：木僵伴中至重度轻偏瘫或轻度去大脑强直
  - 5 级：深昏迷伴严重的去大脑强直
- 1 级预后最好（病死率 <5%），5 级预后最差（病死率为 50%~70%），其余介于两者之间。
- 患者发病后再出现神经功能恶化则预后更差。应根据 Hunt 和 Hess 量表重新评分。

实践要点

- 无头痛史的患者首次出现头痛，以及出现剧烈的头痛，应该考虑蛛网膜下腔出血。
- 霹雳样头痛可能是由于颅内动脉瘤破裂[17]。
- 反复发作的霹雳样头痛可能预示着可逆性血管收缩综合征（需完善 CT 或 MRA）。
- 常在同一时间出现单侧眼眶处剧烈疼痛的患者，如果持续时间不到几个小时，通常需考虑丛集性头痛。大多为中年男性发病[17]。

参考文献

16. Edlow JA, Caplan LR. Avoiding pitfalls in the diagnosis of subarachnoid hemorrhage. *N Engl J Med* 2000;342:29–35.
17. Hawkes C. Smart handles and red flags in neurological diagnosis. *Hosp Med* 2002;63:732–42.

蛛网膜下腔出血：紧急处理

明确诊断

- 急行 HRCT 扫描。24 小时内行该项检查的患者有 95% 可得到明确诊断。此外，它还对于动脉瘤可能的位置提供有价值的信息，甚至可能提示动静脉畸形。它同时也能显示脑内和 / 或脑室内出血。

- 通常不需要腰穿，除非 CT 扫描正常而病史高度怀疑的情况下。在这些情况下，检查脑脊液中是否有血非常重要；若有则提示"出血"。脑脊液中有血也可能是穿刺伤造成的。如果是后者，在连续的脑脊液标本中，红细胞的数量可能会减少（尽管这并不总是可靠的）。如有血且超过 6h，脑脊液离心后上清液应为黄色。

- 一旦确诊，请神经外科医生会诊。

- 尽快转诊 1 级和 2 级患者。手术将防止再出血，尽管手术的最佳时间仍有争议（出血后 2 天 vs 出血后 7~10 天），但早期转科可能改善预后。

- 对预后差的患者进行手术治疗无获益；通常行保守治疗。然而，若患者病情好转，则需要重新评估是否适合手术。

稳定生命体征

（见框 6.19）

- 将昏睡的病人置于复苏体位以保护气道。吸氧。

- 如果有迹象显示颅内压增高，需采取措施降低颅内压（见 ➔ 颅内压增高，p. 417），但要避免脱水和低血压。

- 用常规药物治疗痫性发作（见 ➔ 癫痫持续状态（强直 - 阵挛型）1，p. 437）。但要避免过度镇静和低血压。

- 如有必要，可使用胶体液或血管收缩药纠正低血压。

- 为避免高血压，患者应被安置在安静环境中；镇静剂可能是需要的，并予通便药以避免用力。一旦确诊，通常给予尼莫地平以减少血管痉挛；它也有助于降低血压。

- 心电图监测,当心律失常影响血压或可能导致血栓时需治疗。蛛网膜下腔出血很少与(神经源性)肺水肿相关。
- 抽血行凝血检查(如怀疑出血性质)和尿素氮及电解质(脱水的生化评估、K^+ 对心律失常的影响、不适当的抗利尿激素造成的低钠血症或严重利尿造成的脱水)。

框 6.19 蛛网膜下腔出血的处理要点

- 保护气道(将患者置于复苏体位)。吸氧。
- 纠正低血压(和电解质紊乱)。
- 给予常规药物治疗痫性发作(但要避免过度镇静和低血压)。
- 确诊后与神经外科医生联系(急查 CT;若 CT 正常但病史高度提示蛛网膜下腔出血需要腰穿,若出血已超过 6h 则腰穿示黄变)。
- 尼莫地平 60mg 口服,每 4 小时 1 次,持续 21 天。
- 给予清醒患者适当的镇痛(磷酸可待因)和镇吐药。
- 定期观察神经系统体征以发现有无病情加重(有无继发性脑缺血、再出血或急性脑积水):若加重应行 CT 扫描。

拓展阅读

Burrows AM, Korumilli R, Lanzino G. How we do it: acute management of subarachnoid hemorrhage. *Neurol Res* 2013;35:111–16.

蛛网膜下腔出血:进一步处理

特异性治疗

- 尼莫地平是一种钙通道阻滞剂,优先作用于脑血管,可减少血管痉挛(以及随之而来的脑缺血)[18]。它已被证明可以降低蛛网膜下腔出血发生后的病残率和病死率。每 4 小时给予尼莫地平 60mg 口服(或在昏迷患者中);静脉治疗费用昂贵,需要中心静脉通路。

- 抗纤溶药物被用来防止血栓溶解和再出血。但它们与血栓并发症有关,目前不建议使用。

- 清醒患者予适当的镇静(磷酸可待因 30~60mg,每 4~6 小时一次)和镇吐药[19]。

观察病情加重情况;尝试逆转

定期行神经系统症状体格检查,若病情恶化,如意识水平降低,应行 CT 扫描。有几种恶化的可能机制:

- 脑缺血通常是隐匿性的和多灶性的,它可能会导致局灶性或全面性神经功能恶化。有学者尝试使用胶体液来扩充血容量,或使用血管收缩药以诱发高血压,但这些方法尚未得到适当研究。

- 再出血可能立即致命或导致呼吸暂停。据报道,1 小时的辅助通气对于呼吸暂停患者恢复自主呼吸可能是必要的[20]。再次出血的患者有较高的进一步出血风险,应考虑紧急动脉瘤夹闭。

- 急性脑积水可通过脑室引流治疗,这能使患者病情显著改善。

参考权威治疗方案

除非患者预后不良(Hunt 和 Hess 评分见 ➋ 蛛网膜下腔出血:评估,p. 432),否则均应在神经外科治疗。这里所列的并发症应由有经验的临床医生处理。

参考文献

18. Pickard JD, Murray GD, Illingworth R, et al. (1989). Effect of oral nimodipine on cerebral infarction and outcome after subarachnoid haemorrhage: British aneurysm nimodipine trial. BMJ 1989;298:636–42.

19. Kirkpatrick PJ. Subarachnoid haemorrhage and intracranial aneurysms: what neurologists need to know. J Neurol Neurosurg Psychiat 2002;73(Suppl 1):i28–33.

20. van Gijn J. Subarachnoid haemorrhage. Lancet 1992;339:653–5.

癫痫持续状态(强直 - 阵挛型) 1

临床表现

全身性强直 - 阵挛性癫痫持续状态[21]是一种持续性强直 - 阵挛性惊厥(持续 30 分钟或更长时间,但治疗通常应在达到此时间之前即开始),或频繁地抽搐,前次发作终止前又开始新的发作。

病因

- 脑肿瘤(原发性 / 继发性)
- 颅内感染
- 低血糖
- 头部外伤
- 电解质紊乱(低钠、低钙或低镁)
- 药物过量(如三环类药物)
- 药物戒断(如酒精)
- 低氧(如心脏停搏后)
- 卒中后遗症
- 对抗癫痫药物依从性差 / 停药

注意:大多数发作不会发生在已知的癫痫患者中,因此,大多数患者一旦在稳定和安全的状态时就需要进行脑部成像。

治疗

(见框 6.20)

优先顺序

1. 维持患者生命体征,吸氧。
2. 抗癫痫药物治疗。
3. 尝试明确病因。
4. 识别并治疗医源性并发症。
5. 如果合适的话,开始长期的维持治疗。

稳定患者的生命体征

- 将患者侧卧于半俯卧位以打开气道,使头部略低以防止误吸。通常打开口腔气道即可,很少需要进行气管内插管。
- 吸氧。
- 必要时给予胶体液纠正低血压。若患者血压较低,需行心电图检查。必要时中心静脉压监测。

- 抽血检测尿素氮、电解质、血糖、钙、镁、肝酶、全血细胞计数，如果考虑中毒相关，还应做血液毒理学检验(是否药物过量或滥用)及抗惊厥药物浓度。

- 如果出现酒精中毒或其他营养不良状态，应给予维生素 B_1 250mg 静脉注射。

- 若怀疑低血糖，应给予 50% 葡萄糖 50mL 静脉注射。由于葡萄糖会增加维生素 B_1 缺乏性脑病的风险，因此任何怀疑酗酒的患者都应事先静脉注射维生素 B_1 1~2mg/kg。

框 6.20　癫痫持续状态的处理要点

- 打开气道(患者侧卧，取半俯卧位，头部稍低，防止误吸；如有必要可使用口咽通气管)。吸氧。

- 纠正低血糖(50% 葡萄糖 50mL；如有酒精中毒或营养不良的可能，需在葡萄糖前静脉输注维生素 B_1 250mg)和低血压。

- 劳拉西泮(4mg 静脉推注，10 分钟后可重复一次)或地西泮 10~20mg 静脉注射或经直肠给药(15min 后可重复一次)。

- 除了劳拉西泮外，可使用苯妥英钠 15mg/kg，起始速度为 50mg/min(例如，1g 药物须输注超过 20 分钟)，同时行心电图监测。

- 难治性癫痫持续状态(首次治疗后癫痫仍持续 60~90 分钟):使用丙泊酚或硫喷妥钠进行全麻，同时行心电图监测。上述药物维持至最后一次临床或电生理发作后 12~24 小时；然后应逐渐减量。

- 尝试明确病因:抽血查尿素氮、电解质、血糖、钙、镁、肝酶、全血计数(包括血小板)、抗癫痫药物浓度，如考虑与中毒相关应筛查毒理学(如怀疑药物过量或滥用时)。是否存在感染(如呼吸道或泌尿道感染)？建立药物的依从性，是否服用了新的药物或调整了剂量？

抗癫痫药物治疗

- 可以使用很多药物[22]：
  - 苯二氮草类(地西泮,劳拉西泮)
  - 苯妥英钠
  - 磷苯妥英钠
  - 其他(全身麻醉)

- 劳拉西泮 0.07mg/kg 静脉注射(通常为 4mg 推注,10 分钟后可以重复一次)。因为劳拉西泮不会在脂肪中积聚,与脑组织具有较强的结合力以及作用时间长,所以在早期癫痫持续状态中较地西泮具有明显的优势。

- 或者给予地西泮 10~20mg 静脉注射或经直肠给药,如有必要可 15 分钟后重复一次。静脉注射速度不应超过 2~5mg/min。地西泮分布迅速,因此作用时间较短。但是随着重复给药,外周脂肪组织已饱和,再分配减少,血液中地西泮水平则上升。可出现中枢神经和呼吸抑制,甚至出现心肺衰竭的风险。

- 可与苯二氮草类药物合用,苯妥英钠 15~18mg/kg,起始输注速度为 50mg/min(例如,1g 药物需输注超过 20min)。注意 5% 葡萄糖与苯妥英钠不能配伍。患者应行心电图监测,因为苯妥英钠可诱发心律失常;同时监测脉搏、血压和呼吸。静脉注射苯妥英钠在已知心脏病患者中是相对禁忌的,特别是那些有传导异常的患者。

- 另外一种选择是苯妥英前体药:磷苯妥英钠(150mg 相当于苯妥英钠 100mg),负荷剂量为 15mg 苯妥英当量 /kg,静注速率为 100mg 苯妥英当量 /min(例如,成人平均剂量为 1 000mg 苯妥英当量,输注超过 10 分钟)。

- 难治性状态(首次治疗后癫痫仍持续 60~90 分钟)的患者应转入重症监护室。
  - 用丙泊酚或硫喷妥钠进行全身麻醉。
  - 治疗颅内压增高(➜ 颅内压增高,p. 417)。
  - 如可行,应开始进行脑电图监测。

● 麻醉剂应维持到最后一次临床发作或电生理发作后的
12~24 小时;剂量应逐渐减少。

若癫痫未控制,则需考虑以下情况

● 初始药物剂量是否充足。

● 治疗维持时间是否充分。

● 癫痫持续状态的根本病因是否确定。

● 并发症是否得到充分治疗(见 ➔ 癫痫持续状态(强直 - 阵挛
型)2,p. 440;见框 6.20)。

● 确认是否同时存在其他病症(如肝衰竭)。

● 癫痫患者是否在服用常规药物。

● 是否误诊:这是"假性癫痫持续状态"吗?

参考文献

21. Hocker S, Wijdicks EF, Rabinstein AA. Refractory status epilepticus: new insights in presentation, treatment, and outcome. *Neurol Res* 2013;35:163–8.
22. Shorvon SD. The management of status epilepticus. *J Neurol Neurosurg Psychiat* 2001;70 (Suppl 2):ii22–7.

癫痫持续状态(强直 - 阵挛型)2

尝试明确病因

● 既往抗惊厥药物使用史、药物滥用 / 戒断史(包括酒精)、糖
尿病、外伤或近期手术史(如甲状腺或甲状旁腺手术后导致
的低钙血症):以上病史采集非常有帮助。

● 检查患者有无以下体征:头部外伤、脑膜炎、局灶性神经功能
缺损(痫性发作也可能有局灶性表现)、针刺痕迹或胰岛素注
射部位。

● 若考虑头部外伤是发病因素则需立即行 CT 扫描;若考虑颅
内感染则需完善腰椎穿刺。

● 应及时纠正低血糖和低钙血症,低钠血症则应谨慎纠正,以
避免可能出现的脑桥髓鞘溶解。

有关处理要点,见框 6.20。

识别及治疗癫痫持续状态的并发症

需要治疗的有:

- 低氧血症
- 乳酸性酸中毒
- 低血糖
- 心律失常
- 电解质紊乱(特别是低钠血症、低钾血症、高钾血症)
- 横纹肌溶解
- 低血压、高血压
- 颅内压增高
- 高热
- 肺水肿
- DIC

这些并发症的处理方式与其他情况相同。

启动长期治疗(若条件允许)

一些疾病,例如使用胰岛素的糖尿病患者中的低血糖,无需长期的抗癫痫治疗,而是要纠正根本问题。其他情况可能需要短时间的抗癫痫治疗,如酒精戒断、可逆性后部白质脑综合征,或不确定的,如多发性梗死患者中反复发作的癫痫持续状态。

- 丙戊酸钠是合理的首选治疗方法,但应避免在育龄妇女中使用[23]。丙戊酸钠起始剂量为 400~600mg/d,分次口服(也可静脉注射)。后每隔 3~6 天加量 200mg/d;维持剂量为每日 20~30mg/kg(通常成人剂量为每日 1~2g)。替代性单药治疗包括拉莫三嗪和卡马西平。左乙拉西坦也越来越多地被用于单药治疗,因为它可以快速滴定,与其他药物的相互作用小,无须监测血药浓度。苯妥英钠静脉注射后可继续使用,每日剂量为 5mg/kg(一般成人约 300mg),可以口服,也可以鼻饲或者静脉滴注。剂量应以苯妥英钠药物浓度测定为依据,最佳血清浓度为 10~20mg/L(40~80μmol/L)。苯妥英钠的劣势是需要监测药物浓度以及会带来副作用。
- 处理建议(见框 6.21)。

框 6.21　处理建议

在英国,患者应告知英国交通管理局(斯旺西)。患者驾驶执照会被吊销,直到患者 1 年内未发作癫痫(无论有无治疗)。大型货车或载客车辆司机通常会被永久吊销执照。

目前健康驾驶的医疗标准,可参考 http://www.dvla.gov.uk/at_a_glance/content.htm

---

参考文献

23. Smith D, Chadwick D. The management of epilepsy. *J Neurol Neurosurg Psychiat* 2001;**70**(Suppl 2):ii15–21.

卒中:概述

临床表现

- 突发局灶性脑功能缺损为最常见的临床表现。
- 其他表现包括明显的意识障碍(例如言语障碍或视空间障碍)、痫性发作、意识水平下降或全脑功能丧失、昏迷。
- 如果症状持续超过 24 小时(或导致死亡)且除了血管因素无其他明确病因,那么诊断最有可能就是脑卒中。如果症状持续小于 24 小时,且经过充分检查,推测为血栓形成或栓塞,则诊断为短暂性脑缺血发作。

然而短暂性脑缺血发作的持续时间往往是数分钟至 1~2 小时。

病因

- 血栓形成或栓塞导致脑梗死(80%)
- 原发性脑出血(15%)
- 蛛网膜下腔出血(5%)
- 静脉窦血栓形成(1%)

危险因素

（见框 6.22）

```
框 6.22  卒中的危险因素

总体                          心源性
● 年龄增大                     ● 房颤
● 高血压                       ● 心肌梗死
● 糖尿病                       ● 左心室壁瘤
● 家族史                       ● 缺血性心脏病
● 高脂血症                     ● 先天性心脏病
● 高同型半胱氨酸血症           ● 卵圆孔未闭
生活方式                       ● 感染性心内膜炎
● 药物滥用（可卡因）           外周血管
● 吸烟                         ● 颈动脉狭窄
● 口服避孕药                   ● 肺动静脉畸形
● 激素替代治疗                 ● 埃勒斯 - 当洛综合征（全
● 潜水（凯松病）                 身弹力纤维发育异常症）
● 颈部外伤 / 按摩              ● Ⅳ型（颈动脉夹层）
脑源性                         血液疾病
● 脑血管病                     ● 高凝状态
● 颅内囊状动脉瘤               ● 红细胞增多症
● 脑淀粉样变                   ● 镰状细胞病
● 脑动静脉畸形                 ● 华法林（出血）
                               ● 溶栓治疗
```

鉴别诊断

许多情况都可能假似脑卒中：

● 脑肿瘤（原发性或继发性）   ● 硬膜下血肿
● 脑脓肿   ● Todd 轻瘫（痫性发作后）

- 脱髓鞘
- 偏头痛
- 功能性(心因性)
- 低血糖发作
- 脑炎

以下情况更需考虑脑卒中以外的其他诊断：

- 患者年龄低于 45 岁
- 痫性发作
- 视盘水肿
- 缺乏危险因素
- 意识水平波动
- 发热(起病时)
- 持续和 / 或不连续的症状演变

　　一般来说,脑卒中为突发,症状在 24 小时内达高峰。如果症状的演变时间较长,或在数天至数周以断续的方式进展,则需考虑占位性病变。如果有不同程度的意识障碍,则应考虑硬膜下血肿的诊断,若出现发热则需警惕脑脓肿的可能。

　　5%~10% 的脑卒中以痫性发作形式起病,然而癫痫也是常见的脑卒中后遗症。视盘水肿在动脉缺血性卒中中极为罕见,但在静脉窦血栓形成中可能发生,特别是在可能有脱水诱因的患者以及出现头痛和痫性发作,伴或不伴局灶性症状和体征的年轻女性(特别是产褥期)中,尤其需考虑该诊断。

　　颈内动脉或椎动脉夹层不应被漏掉,特别是有颈部外伤史的年轻患者,然而发病之前常没有明确的外伤史。颈动脉夹层可伴有霍纳综合征;椎动脉夹层可表现为脑干卒中。

实践要点

　　涉及躯体的偏侧感觉丧失可能是丘脑或脑深部白质损害所致。完全的偏侧感觉丧失常在功能性疾病中出现,可以通过在前额和胸骨的两侧(相隔 1cm)检查音叉振动觉来区分。功能性疾病的患者可能会示意患侧没有振动觉(距健侧 1cm 距离),这是不符合解剖结构的。

卒中：出血或梗死？

脑出血可以急性卒中形式起病，伴头痛、颈强、呕吐、意识丧失。意识水平降低可超过 24 小时；可有双侧跖反射阳性，血压更有可能在入院后 24 小时升高。虽然这些已被纳入评分系统，但单从临床角度仍无法区别是缺血性卒中还是出血性卒中。CT 扫描是必要的。

何时行 CT 扫描？

所有怀疑卒中的患者都应尽快完成，至少在发病 24 小时内行头颅 CT 扫描。若在几小时内发病，应紧急完善检查。在大多数病例中，CT 是首选，因其相较于 MRI 扫描能够更好地在早期辨别出血，以便行溶栓治疗，而且 CT 也是更容易获得的的一种成像方式。在发病 24 小时之后，若怀疑卒中累及脑干或小脑，那么 MRI 是首选。即使 CT 扫描正常，弥散加权 MRI 能发现脑缺血或脑梗死的区域。

存在以下情况时应紧急 CT 扫描：

- 意识水平下降
- 抗凝药物应用史或已知的凝血功能异常
- 没有病史提供
- 疾病特征提示了其他需立即处理的疾病，特别是：
  - 蛛网膜下腔出血（剧烈头痛、意识水平下降、颈强）
  - 硬膜下出血（头痛、轻微外伤史、进展或波动的症状和体征）
  - 占位性病变（意识水平下降、症状进展、视盘水肿）
  - 颅内感染（头痛、发热、颈强、脑神经麻痹）
- 溶栓或早期抗凝的适应证（见框 6.23）

在启动抗凝治疗前应先行脑影像学检查。

卒中:溶栓/取栓

(见框 6.23 和框 6.24)

框 6.23　急性缺血性脑卒中的溶栓治疗

- 英国一些地区的几个主要中心(高级卒中单元)已确定可提供溶栓治疗。
- 急性缺血性脑卒中的溶栓治疗需要急诊、神经内科卒中组、重症监护室和放射科的协调。
- 早期识别可以从溶栓中获益的患者是至关重要的。患者应存在神经系统缺损症状和体征,这对于溶栓风险的警示是非常重要的。
- 急查 CT 或 MRI 以排除脑出血。
- 静脉输注阿替普酶可用于明确发病 4.5 小时以内的急性缺血性脑卒中(大脑中动脉或基底动脉闭塞)。
- 溶栓前血压需低于 185/110mmHg。但是,应避免过度降压以免加重脑缺血。
- 入选标准:
  - 有急性缺血性脑卒中的临床诊断,出现神经功能缺损症状和体征,且发病至溶栓的时间应在 4.5 小时以内。
- 排除标准:
  - 病史:
    —近 3 个月内有心肌梗死、脑卒中、脑外伤史
    —近 7 天内有腰穿或不易压迫部位的动脉穿刺
    —近 14 天内有大型外科手术
    —近 21 天内有胃肠道或泌尿生殖道出血
    —既往脑出血史
    —活动性出血或急性创伤/骨折
    —迅速恢复的卒中症状

框 6.23　急性缺血性脑卒中的溶栓治疗(续)

  —痫性发作后出现的神经功能损害

  —可疑蛛网膜下腔出血史

  —妊娠或哺乳

- 检查:

  —仅轻微且孤立的神经症状

  —持续收缩压 >185mmHg、舒张压 >110mmHg,或需积极治疗以控制血压

- 血液学检查:

  —血小板 <100 × 10^9/L

  —血糖 <2.8mmol/L 或 >22.2mmol/L

  —口服华法林且 INR>1.7,使用肝素且 APTT 增高

- 头部 CT:有出血证据或可见早期大面积梗死征象,例如,受累半球弥漫性肿胀,脑实质低密度区域或梗死面积大于大脑中动脉供血区域 1/3

- 急性缺血性卒中后 3~4.5 小时的溶栓标准与 3 小时内标准类似,附加以下排除标准:

  - 年龄 >80 岁

  - 口服抗凝药,无论 INR 水平

  - 美国国立卫生院卒中量表(National Institutes of Health Stroke Scale,NIHSS)评分 >25 分

  - 既往卒中史和糖尿病史

Source:data from Report of the Quality Standards Subcommitee of the American Academy of Neurology (1996). 'Practice advisory: thrombolytic therapy for acute ischemic stroke - summary statement.' *Neurology* 47:835-9;and Adams HP,*et al.* (2003). 'Guidelines for the early management of patients with ischemic stroke:A scientific statement from the Stroke Council of the American Stroke Association.' *Stroke* 34:1056-83.

框 6.24　急性缺血性卒中的取栓治疗

- 是急性缺血性脑卒中治疗的重大进展。
- 目前在英国,取栓治疗的实用性有限,但正在一些地区的几个主要中心进行验证。
- 入选标准包括:
  - NIHSS>5 分或功能致残性卒中(如失语)
  - 前循环的大血管闭塞(颈动脉、大脑中动脉 M1 段)
  - 缺乏广泛的早期缺血改变[如 Alberta 卒中项目早期 CT 评分(ASPECTS)>5 分——明确受益]
  - 卒中前功能状态良好(年龄 >80 岁不是禁忌证)
  - 卒中发病 6 小时内(但灌注不匹配成像可能允许时间窗延长)
  - 此前可行溶栓

卒中:其他的检查

除了 CT 扫描,大部分怀疑卒中的患者还应完善一些基本检查:

- 全血细胞计数:用于检测红细胞增多症、血小板增多症或血小板减少症。
- 红细胞沉降率和 C 反应蛋白:用于筛查血管炎、心内膜炎、血黏度过高。
- 电解质和血钙:神经系统缺损可能是非血管源性,可能是低钠血症、高钙血症或肾衰竭引起。
- 血糖:除外低血糖和非酮症高血糖(可模拟卒中)、糖尿病(危险因素)。
- 胆固醇。
- 凝血酶原时间 / 国际标准化比值:正在服用华法林的患者应检测。
- 心电图:以检测心律和除外急性心肌梗死。

- 颈动脉多普勒超声:除外重度狭窄(>70%)或夹层,适合行颈动脉内膜剥脱术或血管成形术的患者应行此检查。不应有杂音!

- 超声心动图:可检测出瓣膜病或心脏内血栓,或发现一些少见的病因,如心房黏液瘤或卵圆孔未闭。在未选择的缺血性脑卒中患者,经胸超声心动图有临床意义的异常发生率很低。

　　年轻患者或没有常见危险因素(见框6.22)的卒中患者应行进一步检查。可完善的检查包括:

- 血清蛋白、电泳、血黏度:在高黏滞综合征中,红细胞沉降率通常升高,但不一定总是升高。

- 自身抗体筛查:尤其是系统性红斑狼疮。

- 凝血功能筛查:对于出血性卒中但明显不是继发于高血压的患者,应检测凝血酶原时间、活化部分凝血活酶时间、出血时间、纤维蛋白降解产物。对于脑梗患者,应检测蛋白S和蛋白C、抗凝血酶Ⅲ和抗心磷脂抗体。抗心磷脂抗体综合征中APTT可能延长。黑人患者需考虑行镰状细胞检查。凝血因子Ⅴ Leiden突变可能是静脉血栓形成的重要危险因素。

- 毒理学筛查:怀疑药物滥用(如可卡因、伪麻黄碱或安非他明)时应检测。

- 尿液检查:可检出高半胱氨酸血症(无其他临床表现时)或卟啉症。如果血压不稳定,需考虑嗜铬细胞瘤并检测尿儿茶酚胺含量。

- 脑脊液分析:若脑卒中诊断不明确,例如CT扫描正常且没有危险因素,那么脑脊液分析可能是必要的。

- 脑血管造影:在诊断不明确的病例,以及怀疑颅内血管炎或血管畸形的患者应完善。

- MRI:在发现小梗死灶、脑静脉血栓形成和颅后窝病变方面更为敏感。对于专家而言,对比增强磁共振血管成像可与传统的血管造影术相媲美。

卒中：处理

（见框 6.25）

框 6.25　急性缺血性脑卒中的评估和处理要点

评估

- 排除低血糖。
- 应尽快进行脑影像学检查，至少在发病 24 小时内。
- 以下患者应紧急处理：
  - 已知有出血倾向或正在使用抗凝药物的患者
  - 意识水平下降
  - 不明原因的进行性症状加重或波动性症状
  - 视盘水肿、颈强或发热
  - 发病伴严重头痛
  - 有溶栓指征
- 是否可溶栓（发病 <4.5 小时）（见框 6.23）。
- 入院时在口服食物、液体或口服药物前评估吞咽功能，如果吞咽功能受损则在入院后 24~72 小时内进行专业评估。
- 筛查营养不良。

急性干预

- 进入急性脑卒中专科病房接受专业监测及治疗。
- 排除原发性脑出血后，尽快予阿司匹林（300mg）口服或经直肠给药。
- 控制出入水量、体温、血压，维持血氧饱和度（>95%）和血糖（4~11mmol/L）。
- 若需去骨瓣减压手术则立即联系外科＊。
- 保证充足的营养（若患者无法摄取足够营养和液体，可静脉输注或鼻饲管鼻饲）。
- 鼓励患者尽早活动。

框 6.25　急性缺血性脑卒中的评估和处理要点(续)

二级预防

- 在生活方式方面给予合适的建议。
- 持续超过 2 周的高血压应予治疗(目标:<140/85mmHg,糖尿病患者:<130/80mmHg)。使用噻嗪类利尿剂(如苄氟噻嗪或吲达帕胺)或 ACEI 类药物(如培哚普利或雷米普利),或在无禁忌证的情况下两者合用。
- 未抗凝治疗的患者在大剂量阿司匹林 2 周之后应每日服用硫酸氢氯吡格雷 75mg。
- 除非有禁忌证,房颤(持续性或阵发性)患者应抗凝治疗。
- 若未经脑影像学检查排除脑出血,以及缺血性脑卒中发病未满 14 天,则不应启动抗凝治疗。
- 除非有禁忌,总胆固醇 >3.5mmol/L 时应予胆固醇合成酶抑制剂(如 40mg 辛伐他汀)治疗。
- 任何颈动脉范围卒中及颈动脉狭窄 70%~99% 的患者,若无严重残疾,均应考虑行颈动脉内膜剥脱术。

　　* 去骨瓣减压手术适应证:大脑中动脉区域梗死且 NIHSS 评分 >15 分,在 NIHSS 的 1a 项中意识水平下降分数 ≥1 分,脑部 CT 显示梗死面积为至少 50% 的大脑中动脉区域,或 MRI 的弥散加权成像显示梗死体积 >143cm^2。最新的实验数据表明,60 岁以上患者和 60 岁以下患者同样受益。

卒中:并发症

脑部并发症

神经系统症状进一步加重可能是以下原因引起:

- 小脑幕裂孔疝(见 ➲ 脑干功能的检查 3,p. 492)是发病 1 周内死亡最常见的原因,死亡率高达 80%,主要是脑水肿导致颅内压增高(见 ➲ 颅内压增高,p. 417)引起,或在脑梗死

中，最常见的是继发于大面积大脑中动脉区域梗死。激素
无效；甘露醇和增强通气可能是有用的临时措施（见 ➜ 颅内
压增高，p. 417）；大面积出血可能需要手术减压，特别是小脑
出血。

- 30% 的脑梗死会发生出血转化（心源性栓塞中此概率高达
70%），常发生在梗死后 12 小时至 4 天。神经系统症状加重
通常是由于占位效应。

- 水肿或出血可导致中脑导水管受压，从而引起急性脑积水。
脑室分流可能有益。

- 10% 脑梗死会出现痫性发作，在大面积脑梗死、脑出血、皮层
梗死中更为常见。此种癫痫通常单药治疗有效（例如苯妥
英钠）。

- 抗利尿激素分泌异常综合征（SIADH）发生在 10%~15% 的
脑卒中中，它可能引发或加重脑水肿，可通过限制入液量来
治疗。

- 50% 患者出现抑郁，若症状持续可能需要治疗[24]。

全身并发症

- 误吸是常见的并发症。至少一半脑卒中会出现吞咽困难；脑
干受累或既往发生过脑血管病者发病率较高。通常在床旁
不易被发现，可引起窒息。仅评估咽反射是不够的，必须观
察吞咽情况，如怀疑误吸需行 X 线透视检查。患者一般应
直立进食[25]。

- 感染是卒中后常见的死亡原因。肺炎（包括误吸）和尿路感
染是常见原因。

- 发热通常由感染或深静脉血栓导致，有时脑损伤也可直接引
起发热。

- 静脉血栓栓塞症：脑卒中后静脉血栓的发生率与髋关节或膝
关节置换后相当。肺栓塞占脑卒中早期死亡病因的 25%。
预防性抗凝药物的应用可减少静脉血栓栓塞的发生率，但
这与出血转化的风险相关，此风险可能超过获益。尽管皇家
医师学会（Royal College of Physicians，RCP）指南仅推荐弹力

袜,但许多医生会预防性使用低分子量肝素。在没有脑出血的情况下,亚临床的或明显的近端深静脉血栓应采用标准治疗。膝以下的深静脉血栓形成应使用弹力袜,并密切超声监测以发现向近端延伸的血栓。

- 如果患者不经常翻身,压疮也很容易发生。

参考文献

24. Oppenheimer S, Hachinski V. Complications of acute stroke. *Lancet* 1992;**339**:721–4.
25. Perry L, Love CP. Screening for dysphagia and aspiration in acute stroke: a systematic review. *Dysphagia* 2001 Winter;**16**:7–18.

卒中:二级预防

- 尝试干预危险因素(见框 6.22):目标血压应低于 140/85mmHg(糖尿病患者应更低),可以选择不同类别的降压药物,它们都可以降低未来卒中事件的风险。考虑应用胆固醇合成酶抑制剂,尤其是对于合并缺血性心脏病的患者[26]。

- 抗血小板药物:阿司匹林可以减少卒中复发率及其他原因导致的死亡率。在没有绝对禁忌证的情况下,阿司匹林(起始剂量 300mg 并持续 2 周,之后服用硫酸氢氯吡格雷 75mg,每天 1 次)应在出现脑卒中症状后经排除出血立即给予。患者应每日口服硫酸氢氯吡格雷 75mg 进行长期治疗。

- 抗凝药物:在瓣膜性、非瓣膜性心脏病和阵发性房颤的患者中,华法林在预防缺血性卒中复发方面优于阿司匹林,但它与严重出血风险相关。这种利弊平衡可能取决于患者,但通常倾向于选择华法林,特别是在瓣膜性房颤患者中。在没有禁忌证且可以定期监测 INR 的前提下,口服华法林患者的目标 INR 是 2~3。目前的临床经验是脑梗死后延迟 2 周给予华法林,在有大面积脑梗死或临床怀疑存在出血转化的情况下复查影像。无须使用普通肝素或低分子量肝素。此外在这种情况下,最好是同上级医师共同讨论后决定治疗策略。确诊的脑静脉血栓形成患者应立即开始静脉肝素化治疗(不管 CT 上是否有出血改变),许多神经内科医生也会对颈动脉/椎动脉夹层给予同样的治疗。

- 颈动脉内膜剥脱术:对于病灶侧颈动脉狭窄 >70% 的患者都应考虑此治疗。该手术有一定的病残风险(包括继发卒中)和病死率,但似乎能够改善有适应证患者的总体预后。在有经验的中心,颈动脉血管成形术可能是一种替代方法,尤其对于剥脱术效果不佳的患者。

- 卵圆孔未闭:有些医生主张使用血管内装置进行闭合,但其有效性尚无定论。目前的前瞻性研究证据表明,与对照组相比,仅使用阿司匹林或华法林治疗的卵圆孔未闭的卒中患者并不出现卒中复发风险或病死风险增加[27]。

- 激素替代疗法和口服避孕药:联合激素替代治疗会增加缺血性卒中的风险,应予停止。联合口服避孕药,不只是使用孕激素,可能与卒中风险增加相关。应改为仅用孕激素制剂或其他避孕方式。

参考文献

26. Marshall RS, Mohr JP. Current management of ischaemic stroke. *J Neurol Neurosurg Psychiat* 1993;56:6–16.
27. Homma S, Sacco RL, Di Tullio MR, et al.; PFO in Cryptogenic Stroke Study (PICSS) Investigators. Effect of medical treatment in stroke patients with patent foramen ovale: patent foramen ovale in Cryptogenic Stroke Study. *Circulation* 2002;105:2625–31.

脑梗死综合征

前循环(颈动脉支配区)

大脑中动脉闭塞综合征

- 大脑中动脉完全闭塞(通常为栓塞)导致对侧轻偏瘫、偏侧感觉丧失、同侧偏盲以及头部和眼球向病灶侧凝视。

- 左侧病灶导致完全性失语;右侧病灶更易导致对侧空间忽略。

- 大脑中动脉分支闭塞更为常见,可引起不完全症状,如上干闭塞导致 Broca 失语("非流畅性失语"或运动性失语)和对侧面瘫、上肢无力,而下干闭塞可能导致 Wernicke 失语("流畅性失语"或感觉性失语)。

大脑前动脉闭塞综合征

该动脉阻塞(通常为栓塞)可导致对侧下肢瘫、肌强直、精神障碍、异肢综合征、对侧强握反射和尿失禁。

后循环

大脑后动脉闭塞综合征

血栓形成或栓塞可导致对侧同向性偏盲 / 上象限盲、轻度对侧偏瘫和 / 或偏侧感觉丧失、阅读障碍和记忆障碍。

腔隙性脑梗死

小穿支动脉闭塞通常是高血压引起,可导致多种综合征:纯运动性卒中或纯感觉性卒中、感觉运动性卒中、共济失调性偏瘫(同侧锥体束征合并小脑症状)和构音障碍手笨拙综合征。

预测的意义

仅根据这些条件进行预测不再作为常规操作。

脑干卒中

临床表现

突发起病:

- 头痛、恶心、呕吐、眩晕。
- 无力:双侧或单侧。
- 感觉症状(如感觉异常):可能局限于面部,如为单侧则为对侧感觉减弱。
- 眼肌麻痹、凝视或共轭不良:在单侧脑桥病变中,向病灶对侧凝视,如果有偏瘫,则向偏瘫侧凝视,与额叶皮层卒中相反。
- 霍纳综合征。

- 上睑下垂:由中脑梗死导致,伴随第三对脑神经麻痹或是霍纳综合征,累及双侧是因为支配上睑提肌的第三组脑神经亚核位于中线处。
- 眼震。
- 听力丧失:第八对脑神经核或神经束损伤引起。
- 构音障碍、吞咽困难。
- 共济失调:由小脑连接功能障碍导致,可为单侧或双侧。
- 意识障碍:程度可从短暂性意识丧失至昏迷。
- 呼吸改变。

　　脑干功能障碍的相关体征在以下章节描述:➜脑干功能的检查 1,p. 489. ➜脑干功能的检查 2,p. 490. ➜脑干功能的检查 3,p. 492。出现这些体征的原因是脑干核团(包括脑神经核)、脑神经、穿过和/或交叉于脑干内的长束受损。"交叉症状"可能发生在脑干梗死,如延髓外侧/瓦伦贝格综合征的症状包括对侧躯干和肢体痛温觉丧失(脊髓丘脑束交叉后)、同侧面部感觉缺失(三叉神经脊束未交叉)。还有许多其他被命名的综合征与脑干特定区域的损伤有关。记住这些综合征并不一定有价值,最好是专注于脑干的解剖[26]。

病因

　　血栓形成、栓塞、出血或椎动脉夹层(特别是在颈部外伤后)。

评估严重程度

- 意识水平下降及昏迷者预后较差。
- 脑干功能障碍的程度可以通过脑干功能的系统检查得到评估(见 ➜脑干功能的检查 1,p. 489;➜脑干功能的检查 2,p. 490;➜脑干功能的检查 3,p. 492)。
- 基底动脉闭塞者预后很差(病死率为 80%)。

处理

　　咨询神经内科医生。首选的脑影像学检查是 MRI,应立即

安排以排除其他诊断。如果患者能迅速送医,一些中心可考虑对基底动脉闭塞患者进行动脉内溶栓治疗。需要紧急干预的是:

- 代谢性昏迷伴脑干抑制,如阿片类药物(见 ➜ 阿片类药物, p. 811)
- 小脑幕裂孔疝导致进行性脑干受压(见 ➜ 脑干功能的检查 3, p. 492)
- 颅后窝肿物伴小脑扁桃体疝导致脑干受压
- 小脑出血伴或不伴脑干受压(见 ➜ 脑干功能的检查 3, p. 492)

参考文献

26. Rowland L (1991). Clinical syndrome of the spinal cord and brainstem. In: Kandel ER, Schwartz JH, Jessell TM, eds. *Principles of Neural Science*, 3rd edn. Appleton & Lange, Norwalk, CT; pp. 711–30.

小脑卒中

临床表现

头痛、恶心/呕吐和共济失调这三联征是小脑卒中的典型症状,但只有不到 50% 的病例会出现这种情况,且这些症状的出现也常见于许多其他疾病。患者出现这些症状体征,通常归因于脑干或迷路[27,28]。作为一种严重的疾病诊断,通常需要考虑到小脑卒中的可能性,如果有颅后窝的占位效应可行减压手术以挽救生命。若考虑小脑卒中可能,需立即行 CT 扫描,或最好是行 MRI。

- 头痛、恶心/呕吐:突发或持续数小时至数天,头痛部位可有很大差异。
- 头晕或真性眩晕:出现于 30% 的病例。
- 视觉障碍:复视、视力模糊或幻视。
- 步态或肢体共济失调:大多提示患者有小脑卒中可能。
- 眼震或凝视麻痹。

- 言语障碍:构音障碍或发声困难出现于 50% 患者中。
- 意识丧失:可能是短暂的,但多表现为昏迷。
- 高血压。

诱因

- 高血压(>50%)
- 栓塞性梗死在小脑梗死中所占比例较大
- 抗凝药物:服用华法林的患者发生小脑出血的风险更高(与大脑出血相比)
- 脑转移瘤

评估严重程度

　　出现昏迷或随后发展为昏迷的患者,除非行手术治疗,否则将死亡。关于清醒患者的预后仍存在争议。

处理

　　紧急行 CT 扫描以明确诊断(有出血 / 梗死吗? 是否有第四脑室和导水管变形伴侧脑室扩张?)。尽早联系神经外科。

优先顺序

　　1. 稳定生命体征并保护气道(见 ➋ 昏迷:评估,p. 372)。

　　2. 纠正出血倾向或抗凝剂的作用。

　　3. 如果患者没有立即转移到神经外科,则需要在重症监护室 / 加护室进行观察。

　　4. 必要时行减压手术。

参考文献

27. Dunne JW, Chakera T, Kermode S. Cerebellar haemorrhage—diagnosis and treatment: a study of 75 consecutive cases. Q J Med 1987;64:739–54.
28. [No authors listed]. Cerebellar stroke. Lancet 1988;1:1031–2.

短暂性脑缺血发作

临床表现

短暂性脑缺血发作（transient ischaemic attacks, TIA）表现为突然发作的局灶性脑功能缺损或单眼失明，在 24 小时内缓解，一般持续数分钟至 2 小时。症状在数秒内出现，如果身体的不同部分受累（例如脸、手臂、腿），它们应同时受到影响，没有任何加重或进展性。

- 颈动脉 TIA 的症状：偏瘫、言语障碍或短暂性单眼失明（一过性黑矇）（➡脑梗死综合征，p. 454）。
- 后循环 / 椎基底动脉 TIA 的症状：双侧或双侧交替性偏瘫或感觉症状，交叉性运动 / 感觉症状（同侧脸，对侧手臂、躯干或下肢功能缺陷），四肢瘫痪。突然的双眼失明。以下症状可能同时发生：眩晕，复视，吞咽困难，共济失调和跌倒发作。
- 不确定的动脉区域起源的症状：仅偏盲或构音障碍。
- 极不可能的 TIA 症状：晕厥，意识丧失或混乱，抽搐，尿便失禁，头晕，局灶性症状伴有偏头痛，闪烁性暗影。

病因

血栓形成或栓塞（有关危险因素，见框 6.22）。

鉴别诊断

最初可能被误诊为是 TIA 的病症，例如：
- 脑肿瘤（原发性或继发性）。
- 脑脓肿。
- 脱髓鞘。
- 偏头痛。
- 硬膜下血肿。
- Todd 轻瘫（痫性发作后）。

- 低血糖发作。
- 脑炎。

检查

在疑似 TIA 的患者中,由于其血管区域或病理状况不确定,应进行弥散加权 MRI 扫描。如果有行 MRI 的禁忌(如:起搏器,弹片,一些脑动脉瘤弹簧夹和心脏瓣膜,眼睛中的金属碎片或严重的幽闭恐惧症),应进行 CT 扫描。

处理

目的是防止复发或发生完全性卒中。脑卒中发生的风险,必须使用经过验证的评分系统例如 ABCD^2 进行评估。有关 TIA 的管理,见框 6.26。

框 6.26　TIA 处理要点

- 排除低血糖症。
- 如果病史与 TIA 相符:开始使用阿司匹林 300mg。
- 如果 ABCD^2≥4 分或是对于进展性 TIA(1 周内发生 TIA≥2 次)或使用华法林的患者,在发病后 24 小时内应该进行专家评估和检查,对于 ABCD^2<4 分的患者,专家评估和调查可以在 1 周内进行。
- 最佳药物治疗:控制血压,抗血小板药(大剂量阿司匹林 300mg/d,然后继续小剂量 75mg 阿司匹林或硫酸氢氯吡格雷),通过饮食和药物(胆固醇合成酶抑制剂)降低胆固醇,戒烟。
- 如果血管区域或病理机制不确定:症状发作后 1 周内行弥散加权 MRI 检查(如果 MRI 禁忌,则行 CT 检查)。
- 如果患者适合进行颈动脉介入治疗,在症状发作的 1 周内行颈动脉成像检查。
- 如果有症状的颈动脉狭窄水平为 70%~99%:应在两周内进行颈动脉内膜切除术。

ABCD^{2}是一种对 TIA 发生后卒中高危人群进行识别的预后评分,它是根据以下公式计算的:

- A:年龄(≥60 岁,1 分)。
- B:现在的血压(≥140/90mmHg,1 分)。
- C:临床特征(单侧无力,2 分;仅有语言障碍不伴肢体乏力,1 分)。
- D:症状持续时间(≥60 分钟,2 分;10~59 分钟,1 分)。

ABCD^{2}的计算还包括糖尿病(1 分)。分数范围从 0 分(低风险)到 7 分(高风险)。

拓展阅读

Johnstone JC, Rothwell PM, Nguyen-Huynh MN, et al. Validation and refinement of scores to predict very early stroke risk after transient ischaemic attack. Lancet 2007;369:283–92.

意识障碍和谵妄:评估

多达 10% 的急诊入院患者伴有急性意识障碍或谵妄。急性意识障碍状态的标志有时间和空间定向障碍,短期记忆受损,意识水平受损。通常情况下,患者表现为昏昏欲睡,注意力不集中,思维迟钝。此外,谵妄的患者中还存在诸如以下的知觉障碍:妄想或幻觉(对看到的或听到的事物感知错误),这些可能会导致静坐不能,情绪激动和动作过多。

首先需要查明任何可治愈的或威胁生命的病因和状况。只有一小部分(<10%)患者有原发性神经系统疾病,一般情况下意识障碍和谵妄可能由多种原因造成,这些患者可能预后良好。

评估

- 评估精神状态:用简易智能测试(见框 6.27)来检查定向紊乱和记忆力障碍。焦虑状态通常可以与患者交谈来区分。有幻觉且没有精神病史者建议戒酒。
- 查看患者的笔记,并尝试从患者朋友/亲属得到患者以前

的精神状态或意识障碍发作的病史。痴呆患者易并发意识
障碍。

- 查看药物清单:苯二氮䓬类药物和麻醉剂可能引起老年人急
  性意识障碍。其他可能导致意识障碍的药物包括糖皮质激
  素,非甾体抗炎药,β-受体拮抗剂和精神药物。

- 评估患者的急性疾病:排除大小便潴留的影响。相关检查项
  目见表6.6。

- 检查是否有局灶性神经系统体征(瞳孔、肢体肌力、腱反射和
  跖反射)。

- 在有高浓度酒精摄入史的患者中,检查是否有肝脏疾病,
  扑翼样震颤以及可能的WE(眼球震颤,共济失调,眼肌
  麻痹)。

框6.27   老年人简易智能测试

1. 年龄。

2. 时间(最近的时间)。

3. 西大街42号:作为测试结束时的回忆地址(检查患
者能否重复地址)。

4. 年份。

5. 地方(医院名称)。

6. 识别两个人(医生、护士等)。

7. 出生日期(日和月)。

8. 第一次世界大战的时间(或第二次世界大战)。

9. 目前的国家领导人。

10. 从20倒数到1。

每个正确答案得分为1分。健康的老年人得分为8分。

Hodkinson, HM; Evaluation of a mental test score for assessment of mental impairment in the elderly, *Age and Ageing* 2012;41 (suppl_ 3): iii35- iii40, doi.org/ 10.1093/ ageing/ afs148. Reprinted by permission of Oxford University Press on behalf of the British Geriatrics Society.

表 6.6 鉴别诊断和检测

鉴别诊断	检测
全身性疾病	检查尿液,血培养,白细胞,CRP,
• 脓毒症	CXR,U&E,葡萄糖,LFT,Ca^{2+},
• 戒酒	ABG,pH,ECG,心肌酶谱
• 代谢紊乱:	考虑 Mg^{2+},淀粉酶,卟啉,
• 高血糖或低血糖,高 Na^+/低 Na^+,高 Ca^{2+}/低 Ca^{2+}	维生素 B_1,维生素 B_{12},叶酸,促甲状腺激素(TSH),游离 T_4
• 维生素缺乏症	
• 内分泌疾病(甲状腺,肾上腺皮质)	
• 心肌缺血	
• 器官衰竭(肾脏,呼吸系统,肝脏,心脏)	
药物中毒	检测处方药,血清酒精/药物检测
CNS 疾病	考虑使用 CT 增强扫描,腰穿,脑电图,血培养,CRP,梅毒血清学和莱姆病血清学检测
• 痴呆	
• 脑血管意外(CVA)(尤其是非优势顶叶)	
• 颅内出血(SAH,硬膜下)	
• 感染(脑炎,脑膜炎)	
• 创伤	
• 恶性肿瘤(原发性或继发性)	
• 痫性发作后;非惊厥状态	
• 脑血管炎(SLE,PAN)	
恶性肿瘤	进行胸部 X 线 ± CT 扫描,Ca^{2+},头部 CT 扫描

意识障碍和谵妄:处理

处理

(见框 6.28)

框 6.28　急性意识障碍的处理要点

- 在光线充足的房间内进行护理,并确保其感觉安全。看看是否有家庭成员可以陪伴患者。
- 对于易激惹和攻击性强的患者,可以予以镇静,例如使用劳拉西泮(0.5~1mg 口服或肌内注射)或氟哌啶醇(每次 0.5~1mg 每天 2 次口服或 2.5mg 肌内注射),但这会使路易体痴呆患者病情恶化。观察 15~20 分钟,如果必要可重复。

识别并治疗潜在病因

- 低氧:保持呼吸道通畅;吸氧。
- 低血糖:50% 葡萄糖 50mL(记住如果有营养不良/酒精中毒可能,则在服用葡萄糖之前要静脉注射维生素 B_1)。
- 血管性因素(脑出血,梗死形成或硬膜下血肿):见 ➋ 颅内占位性病变,p. 423;➋ 硬膜外出血,p. 426;➋ 脑出血,p. 427;➋ 硬膜下血肿,p. 430;➋ 蛛网膜下腔出血:评估,p. 432。
- 感染(颅内:脑膜炎/脑炎;颅外,例如肺炎或泌尿道感染,尤其是老年人):使用抗生素/抗病毒药。
- 创伤:见 ➋ 头部外伤:表现,p. 409。
- 肿瘤(和其他 SOL):地塞米松;与神经外科医生保持联系。
- 中毒(例如酒精中毒/戒断或药物过量)或代谢性原因(例如电解质紊乱,肾衰竭,肝衰竭,维生素缺乏症或内分泌病):纠正根本原因;与相关专家团队保持联系。
- 炎症(脑血管炎):与神经科、风湿科医生保持联系。
- 痫性发作后状态。

- 病因治疗。在光线充足的房间里对患者进行护理,并确保其感觉安全和情绪稳定。看看家人是否可以陪伴患者。
- 避免镇静,除非是以下情况:①进行必要的检查和治疗;②患者会给自己或他人带来危险;③使明显激动或有幻觉的患者减轻痛苦。

- 使用劳拉西泮 0.5~1mg 口服 / 肌内注射或氟哌啶醇每次 0.5~1mg 每天 2 次口服(或 2.5mg 肌内注射)。用药后观察 15~20 分钟,必要时可以重复。在心脏或呼吸衰竭的患者中, 纠正缺氧可能会使患者平静。氯美噻唑可用于酒精戒断导 致的意识障碍(➔ 急性酒精戒断,p. 465)。

急性酒精戒断

如果只是轻微症状,可由家庭医生或社区毒品和酒精相 关团队在家处理;但在严重或复杂的情况下,需要住院治疗。 急性酒精戒断也可能发生在住院患者中(酒精摄入史可能一开 始被遗漏),其通常出现在入院后 12~48 小时,或作为急诊的合 并症,例如胃肠道出血,跌倒。酒精戒断的入院指征可见于第 十三章相关内容(➔ 急性酒精戒断,p. 762)。

临床表现

- 最初的症状包括焦虑和震颤,动作过多,出汗,恶心和干呕, 心动过速,高血压和低热。这些症状在戒断后 12~30 小时达 到高峰,并在 48 小时后消退。
- 在此期间也可能发生全面强直 - 阵挛性痫性发作,但癫痫持 续状态并不常见。一般情况下,脑电图不表现癫痫样特征, 但可被闪烁的灯光或其他光刺激诱发。
- 震颤性谵妄(delirium tremens, DT)发生在 <5% 的个体中,通 常发生在戒酒 3~4 天后。未经治疗的情况下,病死率可达 15%。相关特征包括:
  - 剧烈的震颤,躁动,意识障碍,妄想和幻觉。
  - 发热(偶尔严重),出汗,心动过速。
  - 乳酸性酸中毒或酮症酸中毒比较罕见。
  - 需查看是否合并低血糖症,韦尼克 - 科尔萨科夫综合征, 硬膜下血肿和肝性脑病。

处理

一般措施

- 在光线充足的房间里进行护理,防止定向障碍的产生。补水(如有必要,可静脉补液;已知患有慢性肝病的患者避免使用盐溶液)。监测尿量。

- 维生素补充剂:对于不复杂的酒精戒断病例,为预防戒酒过程中韦尼克脑病(WE)的发生,可使用维生素 B_1 肌内注射 / 静脉注射(例如 Pabrinex® 每日一对安瓿,缓慢静脉注射——注意过敏反应,给药 3~5 天)。对于疑似 WE 的病例,治疗请参见 ◯ 韦尼克 - 科尔萨科夫综合征, p. 466。

- 监测血糖,发现是否存在低血糖症,并在必要时进行治疗。

- 严重的低磷血症可能会增加酒精戒断过程中的并发症,因此在血清 PO_4^{3-}<0.6mmol / L 时,静脉注射 PO_4^{3-}(多聚磷酸盐)(◯ 低磷血症, p. 612)。

- 排除并发的感染(肺炎,皮肤感染,尿路感染)。

酒精戒断药物辅助措施

- 长效苯二氮䓬类药物,例如氯氮䓬或地西泮;劳拉西泮不经过肝脏代谢,如合并肝脏疾病可使用。

- 卡马西平与苯二氮䓬类药物一样有效,但副作用限制了它的使用。

- 对于震颤性谵妄,口服劳拉西泮作为一线用药,如果需要胃肠外给药,可以使用劳拉西泮,但奥氮平和氟哌啶醇也可被考虑(增加痫性发作和心脏毒性的风险),尽管后两者为“超适应证使用”。

韦尼克 - 科尔萨科夫综合征

- 韦尼克脑病以眼肌麻痹(眼球震颤,第六对脑神经麻痹),共济失调(小脑性)和意识障碍三联征为主要表现。科尔萨科夫综合征主要表现为精神错乱,常常有明显的精神病样症状、遗忘(顺行性和逆行性)和虚构。同时可合并戒断症状。

- 诊断:红细胞转酮酶活性降低(一般不用)。

- 肌内注射维生素 B_1(Pabrinex®),两对安瓿瓶,每天 3 次,持续

2 天;如果没有改善,则停止;如果有改善,则继续每天使用一对安瓿肌内注射,持续 5 天,或持续至无改善作用。胃肠外给药后改为持续口服维生素 B_1。

痫性发作

- 痫性发作通常是自限性的;必要时,可使用地西泮(Diazemuls®)10mg,静脉注射 5 分钟[➜ 癫痫持续状态(强直 - 阵挛型)1,p. 437]。

- 首要的问题是避免痫性发作。这主要依赖于适当的酒精戒断方案,通常选择氯氮䓬或地西泮(见框 6.29 和表 6.7)。为防止进一步发作可考虑联合劳拉西泮。

- 如果在戒断期间发生痫性发作,请检查戒断方案,确定其是否最佳或戒断速度太快。

- 卡马西平可用于酒精戒断治疗,但有证据表明在预防痫性发作中,卡马西平并不优于苯二氮䓬类,联合使用二者没有额外的好处。

- 不再建议使用苯妥英钠治疗酒精戒断过程中的痫性发作。

框 6.29 急性酒精戒断的处理要点

- 在光线充足的房间里护理,以防发生定向障碍。

- 补充水分(必要时使用静脉输液;对于已知合并慢性肝病的患者,避免使用盐水)。

- 纠正电解质紊乱(低钾血症,低镁血症和严重的低磷血症)。

- 预防韦尼克脑病:肌内注射 / 静脉注射 Pabrinex® 每天一对安瓿,持续 3~5 天。

- 剂量递减地使用氯氮䓬或地西泮(对于肝病患者可减少剂量或使用劳拉西泮)。或者可使用卡马西平(剂量递减):起初 800mg/d,分剂量服用,5 天内缓慢减少到 200mg/d;常规治疗时间为 7~10 天。

- 治疗并发的感染(例如肺炎,皮肤感染,尿路感染)。

- 监测生命体征、尿量,监测血糖以防发生低血糖症。

表 6.7　治疗酒精戒断氯氮䓬的滴定方案

近期典型日常酒精消耗	15~25 单位		30~49 单位		50~60 单位
酒精依赖严重程度	中度 SADQ* 评分 15~25		严重 SADQ 评分 30~40		非常严重 SADQ 评分 40~60
氯氮䓬的起始剂量 /mg	15~25 q.i.d.		30~40 q.i.d.		50 q.i.d.
第 1 天（起始剂量 /mg)	15 q.i.d.	25 q.i.d.	30 q.i.d.	40 q.i.d.**	50 q.i.d.**
第 2 天	10 q.i.d.	20 q.i.d.	25 q.i.d.	35 q.i.d.	45 q.i.d.
第 3 天	10 t.i.d.	15 q.i.d.	20 q.i.d.	30 q.i.d.	40 q.i.d.
第 4 天	5 t.i.d.	10 q.i.d.	15 q.i.d.	25 q.i.d.	35 q.i.d.
第 5 天	5 b.i.d.	10 t.i.d.	10 q.i.d.	20 q.i.d.	30 q.i.d.
第 6 天	5 q.n.	5 t.i.d.	10 t.i.d.	15 q.i.d.	25 q.i.d.
第 7 天		5 b.i.d.	5 t.i.d.	10 q.i.d.	20 q.i.d.
第 8 天		5 q.n.	5 b.i.d.	10 t.i.d.	10 q.i.d.
第 9 天			5 q.n.	5 t.i.d.	10 q.i.d.
第 10 天				5 b.i.d.	10 t.i.d.
第 11 天				5 q.n.	5 t.i.d.
第 12 天					5 b.i.d.
第 13 天					5 q.n.

* SADQ：酒精依赖严重程度问卷（Severity of Alcohol Dependence Questionnaire）。

** 仅在预期出现严重戒断症状的情况下，才应予以超过 30mg 氯氮䓬，每日 4 次，此时需要密切关注患者对治疗的反应。仅当有明确证据显示非常严重的酒精依赖时，才应予以超过 40mg 氯氮䓬，每日 4 次。在女性患者中很少予以这样的剂量，对于老年人或有严重肝功能不全的患者不能予以这样的剂量。

Alcohol- Use Disorders：The NICE guideline on Diagnosis，Assessment and Management of Harmful Drinking and Dependence. National Clinical Practice Guideline 115. National Collaborating Centre for Mental Health.

Reproduced from *The Blue Book*（2015），17th Edition，Editor Dr Niruj Agrawal，South West London and St. Georges Mental Health NHS Trust.

随访

安排转入酒精依赖诊所进行随访。

神经肌肉性呼吸衰竭:评估

临床表现

许多累及周围神经、神经肌肉接头或肌肉的疾病可能引起高碳酸血症型(2 型)呼吸衰竭或前期状态。这些疾病之间有很多差异,但如果出现以下表现需考虑是否存在可导致呼吸功能障碍的神经肌肉疾病:

- 肢体无力:持续数小时或数天,合并反射减弱或消失,但没有上运动神经元受累表现。
- 颈部屈曲 / 伸肌无力:常见于多种原因。经常有延髓功能障碍表现。
- 肌肉压痛或疼痛:可能是某些疾病的特征(例如 GBS 患者的背痛,神经根炎 / 神经丛或血管性神经病变的四肢疼痛,炎性肌病的肌肉疼痛)。
- 面肌无力。
- 上睑下垂(肌无力,肉毒中毒,兰伯特 - 伊顿肌无力综合征,肌病)。
- 延髓功能不全:是一个预后不良的征兆,因为它可能导致分泌物清除障碍和误吸。
- 腹部矛盾运动:如果膈肌瘫痪,吸气运动时胸腔扩大,因而胸膜腔内压下降,使膈肌被动进入胸腔。所以,吸气时前腹壁向内移动(而不是向外)。
- 卧位时出现呼吸困难或不适:如果膈肌瘫痪,平躺时患者腹部内容物向胸腔移动更明显,这是因为重力不再抵消这种被动运动。因此卧位时吸入的空气量减少。这是端坐呼吸罕见但重要的原因之一。
- 感觉障碍:可能是手套样或非手套样感觉丧失。

- 自主神经不稳定：可以是 GBS 的重要特征，可能导致心脏停搏。
- 肺炎：对于已知有神经肌肉疾病的患者。
- 呼吸停止：一个易犯的错误是忽视未有明显呼吸窘迫表现患者的严重程度。外周无力，合并无表情的"肌病"相，可能导致对患者情况误判，其实患者可能即将面临呼吸停止。

评估严重程度

- 用力肺活量（FVC）的测量是必要的（可以从麻醉护士或 ICU 处得到 Wright 呼吸计进行测量）。请注意，氧饱和度、峰值流速和第 1 秒用力呼气容积（FEV_1）与神经肌肉的损伤程度没有直接相关。
  - FVC<30mL/kg 导致分泌物清除能力受损。
  - FVC<15mL/kg 提示通气衰竭，无论其他呼吸功能参数如何，这是紧急气管插管和机械通气的指征。
- 动脉血气分析（ABG）：高碳酸血症发生的时间相对较晚。
- 胸片（CXR）：确定合并吸入性或感染性肺炎。轻微的肺不张通常是肺容量减少的直接结果。

神经肌肉性呼吸衰竭：检查和处理

发现和诊断神经肌肉性呼吸衰竭的方法，见框 6.30。

处理

- 评估严重程度并经常测量 FVC。
- 如果成人 FVC<1L 或 15mL/kg（或逐渐下降），需考虑插管和通气支持。不要使用琥珀胆碱作为肌肉松弛药。肌肉失神经支配可能导致突然的钾离子升高。
- 尽早与神经科医生联系。如果患者状况良好且 FVC>25mL/kg，考虑送至神经科病房。如果患者状况不良且 FVC<15mL/kg

或 FVC 从较高的水平急剧下降,可选择气管插管后转移至病房。所有病人均应由麻醉师陪同。

- 有关检查,请参见表 6.8。这其中大部分症状并不提示鉴别诊断,但建议采取病毒检测和自身免疫血液检查,并保存 20mL 血液,必要时进行回顾性分析。

- 如果怀疑是 GBS,需要进行心电图监护并经常观察血压和脉搏,因为自主神经功能障碍的发生率较高。

- 考虑特异性疗法(见表 6.8)以及:
  - GBS(➔ 吉兰 - 巴雷综合征,p. 480)。
  - 重症肌无力(➔ 肌无力危象,p. 473)。
  - 肉毒中毒(➔ 肉毒中毒,p. 483)。
  - 重金属中毒(➔ 药物过量和解毒药,p. 784)。
  - 有机磷暴露(➔ 药物过量和解毒药,p. 784)。
  - 卟啉症。
  - 横纹肌溶解(➔ 横纹肌溶解,p. 325)。

- 肝素预防 DVT。

- 应及早考虑肠内营养。

框 6.30 神经肌肉性呼吸衰竭的检查

- 全血细胞计数,尿素氮、肌酐、电解质,肌酶,红细胞沉降率,C 反应蛋白。
- 用力肺活量。
- 动脉血气分析。
- 胸部 X 线检查。
- 神经传导检查 / 肌电图。
- 抗乙酰胆碱受体(AChR)抗体 / 依酚氯铵试验 / 冰试验。
- CT / MRI 扫描以检查脑干 / 颈髓病变。
- 神经活检,肌肉活检。
- 尿液 / 血浆毒素筛查(见表 6.8)。

表 6.8 神经肌肉性呼吸衰竭

疾病	检查	特异性治疗
中枢神经系统性疾病		
脑干疾病	• MRI	• 降低 ICP • 脊髓减压
脊髓疾病	• MRI	• 脊髓减压
周围神经性疾病		
GBS(➡吉兰 - 巴雷综合征, p. 480)	神经传导检查	• 静脉注射免疫球蛋白 • 血浆置换
有机磷中毒	• 红细胞胆碱酯酶 • 血浆磷酰化胆碱酯酶活性	• 阿托品 • 解磷定
重金属中毒:铅,铊,金,砷	• 血液和尿液浓度	• 特殊的解毒剂(➡药物过量和解毒剂, p. 784)
药物(例如长春新碱)		• 停药
恶性疾病	• 神经活检	• 细胞毒性药物
血管炎(例如 SLE)	• 神经活检	• 免疫抑制剂
代谢性疾病(卟啉症)	尿卟啉检测	• 避免促进卟啉形成 • 静脉注射谷氨酸 / 高铁血红素
白喉	• 咽拭子	• 抗毒素
神经肌肉接头疾病		
重症肌无力	• 抗 AChR 抗体 • 依酚氯铵测试	• 糖皮质激素 • 静脉注射免疫球蛋白,血浆置换
抗胆碱能危象	• 依酚氯铵测试	• 停药
高镁血症	• 血浆镁离子浓度	• 静脉注射钙离子
肉毒中毒(➡肉毒中毒, p. 483)		• 抗毒素
肌肉疾病		
低钾血症	• 血钾	• 钾离子补充
低磷血症	• 血浆 PO_4^{3-} 浓度	• PO_4^{3-} 补充
多肌炎	• 肌电图 • 肌肉活检	• 糖皮质激素
急性横纹肌溶解(➡横纹肌溶解, p. 325)	• 肌电图 • 肌肉活检	• 静脉水化 • 尿液碱化

肌无力危象

临床表现

- 全身无力:通常近端较重,无疼痛,易疲劳。可能有上睑下垂和复视。反射和感觉正常。仅有眼肌型肌无力且病程 >2 年的患者通常不会发生全身无力。
- 呼吸困难:通常患者不会表现出痛苦。肌病面容,伴呼吸肌无力,可能会给人以患者情况良好的误判。
- 延髓功能障碍:是潜在的危险因素,因为它可能导致清除分泌物障碍和吸入性肺炎。
- 通气疲劳或衰竭:导致昏迷。
- 青霉胺的使用史:可能发生和特发性重症肌无力症状相同的综合征[29]。

常见的诱发因素

感染,手术和药物(见框 6.31)。注意:用糖皮质激素治疗肌无力时,最初可能导致严重的肌无力危象(因此应从低剂量开始缓慢增加)。

评估严重程度

- 肺活量是最有价值的指标。动脉血气分析检测高碳酸血症的敏感性不高。
- 延髓功能障碍。

胆碱能危象

在临床评估中,可能无法区分肌无力恶化和抗胆碱酯酶治疗过度(去极化障碍而导致无力)。仅在咨询神经科医生后才可考虑停止使用抗胆碱酯酶药物。注意,胆碱能危象较肌无力危象罕见。

框 6.31   加重肌无力的药物

抗生素

- 庆大霉素
- 四环素
- 链霉素
- 新霉素
- 妥布霉素
- 卡那霉素
- 黏菌素
- 克林霉素
- 林可霉素

心脏药物

- 奎尼丁
- 奎宁
- 普萘洛尔
- 普鲁卡因胺

局麻药物

- 利多卡因
- 普鲁卡因

抗惊厥药 / 精神药物

- 苯妥英
- 巴比妥类药物
- 锂
- 氯丙嗪

肌肉松弛剂

- 琥珀胆碱
- 箭毒

止痛药

- 哌替啶
- 吗啡

激素

- 糖皮质激素(使用初期)
- 左甲状腺素

其他

- 镁盐

处理

- 稳定患者:保护呼吸道;必要时气管插管和辅助通气。确保完全纠正电解质紊乱(低 K^+,低 Ca^{2+},高 Mg^{2+})以及没有使用加重肌无力的药物。
- 考虑使用腾喜龙®(依酚氯铵)测试[→ 腾喜龙®(依酚氯铵)

测试,p. 475]。如果胆碱能危象已经排除,抗胆碱酯酶治疗可能会有益处。如果腾喜龙®无效,请重新考虑诊断。停用所有抗胆碱酯酶药物 72 小时。腾喜龙®测试可以过一段时间重复一次。

- 免疫抑制治疗应在神经科医生的指导下进行:泼尼松龙 60~80mg/d,使用 10~12 天后可改善病情,但应谨慎使用(从低剂量开始,缓慢增加)。使用初期可能会加重肌无力。病情开始缓解时才可以使用高剂量糖皮质激素。硫唑嘌呤 (2.5mg/kg)也已被用于维持疗法,但要用药数月后才能起效。

- 血浆置换用于清除循环中的抗体。每天通常置换 50mL/kg,连续使用数日。大多数中心使用静脉注射免疫球蛋白来替代血浆置换。

- 常规抗胆碱酯酶抑制剂治疗应在神经科医生的指导下使用。治疗方案取决于治疗效果,一般初始方案是溴吡斯的明 60mg,每 4 小时一次。这可以由鼻胃管给药,必要时可以用肌内注射新斯的明来替代(1mg 新斯的明等于 60mg 溴吡斯的明)。

腾喜龙®(依酚氯铵)测试

1. 有哮喘或心律不齐的病史是相对的禁忌证。阿托品应在测试前准备好,以防依酚氯铵(乙酰胆碱酯酶抑制剂)产生严重的胆碱能反应,比如症状性心动过缓。

2. 准备并标记两个 1mL 注射器:一个是生理盐水,另一个是 10mg 依酚氯铵。

3. 选择要观察的肌肉进行测试,然后请同事评估测试前肌肉的肌力。

4. 分阶段注射其中一个注射器的内容物,同时使病人和同事对每个注射器的内容物保持双盲。请观察人员重新评估注射后患者的肌力。

5. 首先注射 2mg(0.2mL)依酚氯铵,应观察到不良的胆碱能作用。如果患者可以忍受,剩余的 0.8mL 可以在 1 分钟后注射。

6. 如果依酚氯铵使用后肌肉力量有改善,则表明该患者是肌无力危象而不是胆碱能危象。

冰试验

1. 该测试包括在眼睛上冰敷 2~3 分钟,确保冰被覆盖(例如装在袋子中)以防止冰灼伤。避免长时间暴露(冷灼伤和假阴性)。

2. 如果呈阳性,则患者的眼睑下垂程度会改善。

3. 取走冰袋之后,若患者的复视改善或睑裂抬高 2mm,则被认为是阳性的[30]。

参考文献

29. Thomas CE, Mayer AS, Gungor Y, et al. Myasthenia gravis: clinical feature, mortality, complications, and risk factors for prolonged intuition. *Neurology* 1997;48:1253–60.
30. Sethi KD, Rivner MH, Swift TR. Ice pack test for myasthenia gravis. *Neurology* 1987;37:1383–5.

脊髓压迫:评估

临床表现

- 背痛:通常是首发症状。在其他临床表现的数周之前开始,并逐渐进展,使患者整夜不眠。还可能出现胸部皮肤疼痛,致使误诊和漫长而无益地寻找胸痛或腹痛的原因。

- 感觉症状:可能会出现感觉异常,或是肢体沉重或拉扯的感觉。

- 感觉丧失:可能在感觉水平测试中表现明显。测试针刺觉(脊髓丘脑功能)和关节位置觉 / 振动觉(脊髓背侧功能)——脊髓前部或后部选择性地受压。"骶部保留"指保留(通常)S_3~S_5 皮支的感觉;这是髓内病变的一个相对可靠的征兆(见框 6.32),其最初保留了内侧髓丘脑束纤维,从而保留了骶骨的感觉。请注意,感觉水平仅表示病变可能的最低水平,病变有可能高出数个节段。

框 6.32　非创伤性脊髓受压的原因

- 肿瘤：
  - 原发性：硬膜内＋髓外——神经鞘瘤，脑膜瘤；硬膜内＋髓内——星形细胞瘤，室管膜瘤。
  - 转移性（通常为硬膜外）：乳腺、前列腺、肺、甲状腺、消化道肿瘤，淋巴瘤，骨髓瘤。
- 感染：葡萄球菌脓肿，结核球，皮肤感染。
- 椎间盘突出（中央）。
- 囊肿：蛛网膜囊肿，脊髓空洞症。
- 出血。
- 骨骼畸形：脊柱后凸侧弯，软骨发育不全，脊椎前移。

- 无力：通常首先被描述为活动不灵活，但很快会进展为无力。
- 自主神经功能障碍：如果涉及交感通路，尤其是在胸段脊髓或颈髓病变中，可能会发生低血压、心动过缓，有时甚至出现心脏停搏。这可能是被有害刺激所触发，例如由便秘或膀胱流出梗阻导致的疼痛、泌尿道感染或腹胀。
- 括约肌功能障碍：从排尿困难或尿急开始，并可能发展为无痛性尿潴留并尿失禁。便秘是脊髓受压的另一个后果。
- 发热：应注意感染可能。
- 呼吸衰竭：高位颈髓受压时发生，是急性神经肌肉性呼吸麻痹的原因之一（➡ 神经肌肉性呼吸衰竭：评估，p. 469）。
- 脊髓圆锥病变：压迫脊髓的骶髓部分，导致尿便障碍、勃起功能障碍、肛周感觉减退和肛门反射减弱较早发生。直肠和生殖器疼痛发生较晚。足底伸肌反射。
- 马尾神经损伤：第一腰椎椎体或其下方的损伤可能会压迫马尾神经，导致下运动神经元性不对称的轻截瘫。腰骶部疼痛发生较早；膀胱和肠道功能障碍出现较晚。感觉障碍表现为最高到 L_1 水平（对应于马尾中根部）。
- 圆锥和马尾混合病变：出现上运动神经元和下运动神经元的症状。

- 一般检查:请记住,常见原因是转移性疾病导致的恶性脊髓
  压迫。需进行包括乳房、睾丸和甲状腺的仔细检查。

评估严重程度

无力程度、感觉丧失和括约肌功能障碍是提示严重程度
的有用指标。

脊髓压迫:处理

这取决于患者的诊断和状况。如果诊断未知,则必须迅
速做出诊断,并与区域神经外科中心讨论该病例。如果已知患
者患有肿瘤疾病,并且很可能发生恶性压迫,在大多数(但
不是全部)病例中,紧急放疗是一线治疗手段。在某些弥散性
疾病患者中,除镇痛外,不宜进行任何干预。务必咨询肿瘤科
专家。

- 有时将脊柱 X 线用作初步检查,但不应延迟更明确的影像
  检查。这些可能显示椎体塌陷,溶解或硬化。进行胸部 X
  线检查以发现恶性肿瘤。
- MRI 是首选的检查方法,应该紧急安排。如果当地没有可用
  的设备,请与区域神经外科中心讨论。
- 糖皮质激素的使用是初始处理硬膜外脊髓压迫的重要组
  成部分。但是最佳剂量和时间仍不确定。一些专家建议,
  对于神经症状轻微的患者,静脉推注地塞米松 10mg,然后
  每天分次口服 16mg。一旦对因治疗进展顺利,剂量就会
  逐渐减少。对于轻截瘫/截瘫的患者,可以给予大剂量地
  塞米松(静脉注射 96mg,然后每次 24mg,每天 4 次,连续
  3 天服用),并且剂量可以在 10 天内逐渐减少(每 3 天量
  减半)。
- 应给予 PPI 进行胃部保护。
- 如果压迫可能是感染原因造成的(发热,中性粒细胞增多,
  CRP 升高,等),则应送血,痰液和尿液培养。

- 监测血流动力学并观察自主神经功能障碍。控制疼痛并预防便秘。
- 如果存在膀胱功能障碍，则可能需要导尿。如果不能活动，则开始预防性使用肝素（5 000U，每天 3 次）。
- 如果颈髓受压或通气功能受到影响，则应测量 FVC 和进行动脉血气分析。插管的适应证（如果适用）见 ➡ 神经肌肉性呼吸衰竭：评估，p. 409。
- 如果诊断不明确且没有立即行神经外科手术的指征，则应与放射科讨论，行 CT 引导下的活检。

关于脊髓压迫的处理要点，见框 6.33。

框 6.33　脊髓压迫的处理要点

- 明确诊断：
  - 紧急 MRI，CXR（怀疑恶性肿瘤）。
  - 如果表现为感染性原因（发热，中性粒细胞增多，CRP 升高）：请进行血液，痰液和尿液培养。
- 与区域神经外科中心讨论，咨询肿瘤科专家关于肿瘤性疾病和恶性压迫的紧急放疗的意见。
- 糖皮质激素：
  - 出现轻微神经系统症状的患者：静脉推注地塞米松 10mg，然后每天分次口服 16mg。
  - 轻截瘫 / 截瘫患者：静脉注射地塞米松 96mg，然后每次 24mg，每天 4 次，连续 3 天，剂量可以在 10 天内逐渐减少。应给予 PPI 进行胃部保护。
- 控制疼痛并预防便秘。
- 如果有膀胱功能障碍，请进行导尿。
- 预防性给予肝素（如果不能活动）。
- 高位颈髓受压时监测动脉血气和 FVC。
- 监测血流动力学，注意自主神经功能障碍。

吉兰 - 巴雷综合征

临床表现

- 多于一个肢体出现进行性肌无力:发病前可能经历过轻度呼吸道或胃肠道感染。近端无力和远端无力一样常见。它通常是对称的,但也可能是不对称的。
- 腱反射消失 / 减弱:为典型表现。
- 感觉症状:感觉异常通常先于肌肉无力。感觉减退通常并不严重,尽管可能存在手套和袜套样感觉障碍,包括两点分辨觉、关节位置觉和振动觉。如果有感觉平面,则应诊断为脊髓压迫(➜脊髓压迫:处理,p. 478),除非证实是其他诊断。
- 肢体或背部疼痛:在 30% 的患者中为主要症状。背痛可先于无力症状出现。
- 脑神经功能障碍:出现于 50% 的患者。延髓功能和咀嚼肌受到影响的患者比例为 30%;眼肌受累出现于 10% 的患者。
- 呼吸衰竭:见 ➜ 神经肌肉性呼吸衰竭:评估,p. 469。
- 自主神经功能障碍:常见,包括出汗,心动过速,血压突然波动,心律失常和心脏停搏。可以发生膀胱或肠道功能障碍,但如果从一开始就存在或持续存在,则应重新考虑诊断。
- Miller-Fisher 变异型:眼肌麻痹(导致复视),共济失调和反射消失,没有明显的无力或感觉障碍。与血清中的抗 GQ1b 抗体相关。

病因

GBS 可能是以免疫为介导的对周围神经的攻击。可能继发于之前发生的感染,包括 CMV,空肠弯曲菌,EBV,乙型肝炎,支原体和 HSV。

评估严重程度

提示预后不良的表现包括：

- 起病迅速。
- 需要通气(延髓受损,肺活量减少,呼吸衰竭)。
- 年龄 >40 岁。
- 复合肌肉动作电位的幅度降低(< 对照的 10%),远端肌肉广泛自发性纤颤,提示失神经支配(注意:GBS 早期的电生理检查可能是正常的)。
- 存在自主神经功能障碍。
- 变异的轴索型(通常伴有空肠弯曲菌感染)。

和患者病程进展有关的分级系统：

- 1 级:能够跑步。
- 2 级:能够行走 5m 但不能跑步。
- 3 级:能够在辅助下行走 5m。
- 4 级:不能离开椅子 / 床。
- 5 级:辅助通气。

实践要点

　　急性双侧面瘫通常是 GBS 引起的。长期存在的双侧面部无力通常是结节病,HIV,面部起病的感觉运动神经元病或莱姆病引起的[31]。

处理

　　重要的是要意识到 GBS 是一种排他性诊断,诊断具有很大的差异。需要排除其他诊断的速度取决于病史和临床发现。

　　尽管有一些重要的特异性措施,但 GBS 患者的治疗与其他任何神经肌肉麻痹的患者的治疗相似：

- 监测 FVC,每天两次。
- 自主神经不稳定是一个常见特征,因此建议进行 ECG 监测,对 BP 和脉搏的进行频繁评估,尤其是在延髓或呼吸系统受累的患者中(注意:气管内吸痰能导致心动过缓或心脏停搏)。

- 可能需要 CSF 分析。脑脊液蛋白最初可能是正常的,但在 4~6 周明显升高并达到高峰。如果是 CSF 淋巴细胞数量明显增多,可考虑 HIV。
- 糖皮质激素治疗在 GBS 中没有任何益处,会使病情恶化。
- 已证明血浆置换比单独的支持治疗更好。静脉注射免疫球蛋白(0.4g / kg,连续 5 天)与血浆置换同样有效,目前也是标准治疗方法。未与神经科医师事先讨论,不得开始治疗。
- 预防 DVT。

关于 GBS 的处理要点,见框 6.34。

框 6.34　吉兰 - 巴雷综合征的处理要点

- GBS 患者的处理与任何神经肌肉麻痹的患者相同。
- 至少每天两次监测 FVC。
- 自主神经功能不稳定是一个常见特征(监控 ECG,BP 和 HR)。
- 血浆置换。
- 静脉注射免疫球蛋白(0.4g / kg,持续 5 天)可能与血浆置换一样有效。
- 未与神经科医师事先讨论,不得开始治疗。
- 预防 DVT。

预后

大约 65% 的患者能够恢复体力活动,8% 的患者在急性期死亡(通常是由于自主神经功能障碍或肺栓塞),其余的则留有残障。病情较严重的患者预后较差。

参考文献

31. Winer JB. An update in Guillain-Barré syndrome. *Autoimmune Dis* 2014;**2014**:793024.

肉毒中毒

临床表现

肉毒中毒是肉毒梭菌分泌的外毒素所引起的疾患。肉毒中毒主要有三种感染形式:食源性、创伤性(街头滥用药物注射毒品的人较为常见)和婴儿肉毒中毒。由于后两种较为罕见,此处不再赘述。其中最常见的形式是食源性肉毒中毒,暴发通常归因于罐头食品。患者通常在摄入毒素后的 18 小时内出现症状见框 6.35:

- 咽喉痛,乏力,头晕,视物模糊。
- 恶心,呕吐,便秘。
- 快速进展性肌无力,通常始于眼外肌和 / 或咽喉肌,严重时呈双侧下行性肢体无力甚至出现呼吸衰竭(➜ 神经肌肉性呼吸衰竭:评估, p. 469;➜ 神经肌肉性呼吸衰竭:检查和处理, p. 470)。
- 可能会出现感觉异常,但通常不伴随感觉缺失。
- 副交感神经功能障碍会引起患者口干、肠梗阻、瞳孔散大、瞳孔反射消失。瞳孔的这种特征性表现有助于区分肉毒中毒和其他神经肌肉疾病。但是,在大多数情况下,瞳孔反射仍存在。

创伤性肉毒中毒的症状与食源性肉毒中毒类似,但无胃肠道症状。

框 6.35 肉毒中毒的病理生理机制

肉毒毒素是一种有效的突触前乙酰胆碱释放阻断剂,可在神经肌肉接头、节后副交感神经末梢和自主神经节抑制释放乙酰胆碱。有 6 种抗原性不同的毒素(A~F),但只有 A、B 和 E 与人类疾病相关。

评估严重程度

肢体无力和呼吸衰竭是病情严重的指标。此外,具有以下特征的患者预后较差:患者年龄 >20 岁;摄入 A 型肉毒毒素。

处理

- 评估严重性;监测 FVC,并尝试排除神经肌肉性衰竭的其他病因(➡神经肌肉性呼吸衰竭:评估,p. 469)。特别是应进行腾喜龙®测试,以排除重症肌无力(➡腾喜龙®测试, p. 475);检测神经传导功能,其神经传导应该是正常的,但是对排除 GBS 非常重要(➡吉兰 - 巴雷综合征,p. 480);肌电图检查,肉毒中毒检测结果通常是异常的[低频(每秒 3 次)重复刺激复合肌肉动作电位振幅减小;而高频(每秒 50 次)重复电刺激可能会导致运动反应的小幅增加]。血液检测毒素或粪便中检测肉毒梭菌是否阳性。

- 一般处理见相关内容(➡神经肌肉性呼吸衰竭:评估,p. 469;➡神经肌肉性呼吸衰竭:检查和处理,p. 470)。

- 特殊治疗:如果怀疑肉毒中毒,则立即给予三价(A,B,E)肉毒抗毒素 10 000U 静脉注射,每 4 小时一次。约 20% 的患者对此有轻微的过敏反应,需要使用抗过敏反应的糖皮质激素药物和抗组胺药。

- 盐酸胍(一种乙酰胆碱激动剂):对某些患者可能是有益的(每天 35~40mg /kg,分次口服)。

- 可酌情使用胃灌洗剂、催吐剂、通便剂和灌肠剂,以加速胃肠道排出毒素。如果存在延髓麻痹,胃灌洗剂和催吐剂则不能使用;不应使用含 Mg^{2+} 的导泻剂,因为 Mg^{2+} 可能增强毒素活性。

破伤风

临床表现

破伤风是由于破伤风梭菌孢子侵入人体组织后产生外毒素而致病。伤口可能很小,其中 20% 的患者没有外伤史,或者检查时未见伤口。孢子孵育可能需要数周时间,但大多数患者在 15 天内出现以下症状:

- 下颌疼痛和强直;
- 张嘴困难:牙关紧闭;
- 面部肌肉痉挛:苦笑面容;
- 全身肌肉痉挛:角弓反张;
- 反射性痉挛是受压力或噪音等刺激诱发的痛性痉挛。通常在最初症状出现的 1~3 天后发生。该症状可能非常危险,因为可能危及呼吸功能并加速心肺功能衰竭;
- 抽搐发作;
- 自主功能障碍,包括交感神经功能障碍(出汗,高血压,心动过速,心律失常,高热)和副交感神经功能障碍(心动过缓,心脏停搏)。

病因

外毒素阻断中枢神经系统内的抑制性神经递质释放。

评估严重程度

症状进展快和痉挛发作预示着病情恶化和预后不良。

处理

- 评估严重程度:严重痉挛/呼吸衰竭时,提供通气支持。此外,将患者安置在安静、黑暗的房间,给予密切观察和护理(以减少反射性痉挛)。必要时给予地西泮镇静,但要注意避免呼吸抑制。

- 一般处理：➔神经肌肉性呼吸衰竭：评估，p. 469。
- 特殊治疗：给予静脉或肌内注射人破伤风免疫球蛋白 3 000~10 000U 来尽快中和循环系统中的毒素。这不会改善现有症状，但会阻止毒素进一步结合到中枢神经系统。静脉滴注青霉素（1.2g，每天 4 次）或四环素（500mg，每天 4 次）来治疗破伤风梭菌。
- 适当进行伤口护理和清创术：应将拭子送去培养，但通常不会有阳性结果。
- 有伤口已接种患者的预防：如果过去 10 年未接受强化接种，则给予加强 1 剂的破伤风类毒素的疫苗接种。如果伤口看起来很脏并且感染，或者患者不曾接种疫苗 / 疫苗接种史不确定，除了类毒素外，还应提供人类抗毒素（250U 肌内注射）。

格拉斯哥昏迷量表（GCS）

以标准方式评估意识受损的深度和持续时间。总分为 15 分（见表 6.9）；最低分为 3 分（甚至可以与死亡相提并论）。GCS 评分由专家共识制定，具有较好的一致性，是监测意识水平的一种有用方法。

睁眼反应

- 自发睁眼：表明脑干唤醒机制可能是完整的，但并不意味着患者警觉周围情况。
- 呼叫时睁眼：不一定是对言语指令的回应睁开眼睛；任何言语方式，例如呼叫患者的姓名也可能会引出这种反应。
- 疼痛刺激时睁眼：最好通过四肢刺激来测试是否有反应。因为眶上或茎突压力刺激会导致闭眼时做鬼脸。

表6.9 格拉斯哥昏迷量表(GCS)

睁眼反应	
自发睁眼	4
呼之睁眼	3
疼痛刺激睁眼	2
刺激不睁眼	1
语言反应	
正常交谈	5
言语错乱	4
只能说出(不适当)单词	3
言语难辨,仅有声音	2
无发音	1
运动反应	
可依照指令动作	6
刺痛反应时能定位	5
对疼痛刺激有反应,肢体会回缩	4
疼痛刺激时肢体屈曲	3
疼痛刺激时肢体伸展	2
无任何反应	1

* Adapted from *The Lancet*, 304(7872), Graham Teasdale and Bryan Jennett, 'Assessment of coma and impaired consciousness: a practical scale', p. 81-4, Copyright (1974), with permission from Elsevier.

语言反应

- 定向力正常:患者知道他们自己是谁,在哪里以及为什么他们在那里;并且记得月份和年份。
- 可应答,但可能答非所问,答错的情况表明定向障碍的程度不同。
- 可说出单词,但无法进行对话;患者的言语是随机出现的单词,脱离语境,还可能包括大喊或咒骂。
- 言语令人费解,难以辨认,只有无意义的呻吟。

(非偏瘫侧)运动反应

(见图 6.3)

(a)疼痛刺激时肢体伸展反应

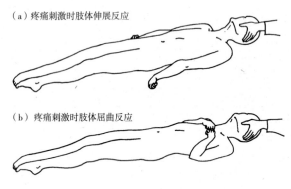

(b)疼痛刺激时肢体屈曲反应

图 6.3　昏迷姿势

- 可依指令动作,但注意不要与姿势调整或抓握反射混淆。
- 如果对指令无反应,可压指甲床来施加疼痛刺激,若引起肘部屈曲,则可以进一步对茎突、眶上和躯干施加压力,以查看是否能对疼痛刺激定位。
- 如果指甲床的疼痛可引起快速回缩反应,并且肘部屈曲、肩关节外展,得 4 分。
- 如果肘关节屈曲较慢,并伴有肩内收,则被认为是一种异常屈曲反应(有时称为去皮质强直)。
- 如果疼痛引起肘关节的伸展、内收和肩内旋,并伴有前臂旋前,则称为伸肌反应(有时称为去大脑强直)。

预后

　　GCS 是预测昏迷预后的一项有价值的工具,但它有局限性,不应成为评估预后的唯一因素。

　　GCS 评分为 3~8 分的患者通常比评分 >8 分的患者预后更差。但是,昏迷的原因也是一个重要的预测因素,例如不论

GCS 评分如何,代谢性昏迷(尤其是药物中毒原因)通常比其他原因具有更好的结局。

脑干功能的检查 1

脑干功能评估对昏迷(➔ 昏迷:评估, p. 372)、颅内压增高(➔ 颅内压增高, p. 417)、脑干卒中(➔ 脑干卒中, p. 455)和脑死亡(➔ 脑死亡, p. 496)的处理至关重要。不需要对脑干解剖有详细的了解。一些简单的观察即揭示了脑干不同层次的功能。

眼睛检查

● 瞳孔反应:应评估瞳孔大小及其对光反射。这测试了从视神经到上丘(中脑)的通路,它与附近的 E-W 核(也在中脑)的连接,以及动眼神经的副交感神经传出纤维是否正常。瞳孔对光反射具有双侧性效应,即当光照一侧眼时,光照眼和未受光照眼瞳孔都缩小。因此,对瞳孔反应的观察可以在中脑水平上评估脑干功能。

● 角膜反射:测试传入通路(三叉神经)到传出通路(面神经)的完整性。角膜反射也具有双侧性效应。这种反射能够在脑桥的水平上评估脑干功能。

● 静息眼位:可能为脑干不对称功能障碍提供有用线索。如果双眼共轭异常,则必定是动眼神经核、滑车神经核和展神经核,相关连接或这些神经本身出现了问题。注意动眼神经核和滑车神经核位于中脑,而展神经核位于脑桥。

● 自发眼球运动:如果水平和垂直自发地发生快速(扫视)共轭眼球运动,则位于脑干的完成眼球扫视的功能部位是完整的,无须测试头眼反射或眼前庭反射,因为:
  ● 完成水平扫视需保证以下结构的完整性:脑桥旁正中网状结构、动眼神经核、展神经核和连接这些核团的内侧纵束。

- 完成垂直扫视需保证背侧中脑完整性。
- 眼球运动共轭异常：表明单侧脑干眼外肌运动核团及其连接，或支配眼外肌的脑神经可能损伤。在这种情况下，静息眼位也可能共轭不良。
- 已经发现了许多眼球运动异常的症状与脑干功能障碍有关。虽没有一个是绝对特异的，但它们可能为病变部位提供有用的线索[32]。
- 头眼反射：只有在排除了颈椎损伤的情况下，才允许进行"玩偶眼反射"的操作（➔头眼和眼前庭反射，p. 494）。它和冷热刺激都可以用来评估眼前庭反射（vestibulo-ocular reflex，VOR）的完整性，VOR通路包括半规管、前庭核、动眼神经核和展神经核三个部分。
- 眼前庭反射：冷热刺激（➔头眼和眼前庭反射，p. 494）。

参考文献

32. Lewis SL, Topel JL (1992). Coma. In: Weiner WJ, ed. *Emergent and Urgent Neurology*. Lippincott, Philadelphia, PA; pp. 1–25.

脑干功能的检查 2

吞咽反射

这可以通过将注射器中10mL水注入患者的嘴中来进行测试。吞咽反射要求延髓网状结构中的吞咽中枢完好无损（非常靠近孤核）。不经常测试该反射。

呼吸模式

（见图 6.4）

- 有时在定位时是很有用的，但通常并非如此。
- 例如，中枢神经源性过度通气没有定位价值。它是指以25次/min的速度进行快速、规律、持续地深呼吸，这不是酸中毒或低氧血症引起的。它的意义在于，这种呼吸模式规律性的增加提示昏迷深度的增加和预后的恶化。

- 长吸式呼吸(吸气时间延长,紧接一段呼吸暂停期)意味着脑桥受损,丛集性呼吸也是如此(连续的呼吸后出现呼吸暂停)。共济失调性呼吸和间停呼吸(比奥呼吸)提示延髓呼吸中枢受损。前者的特点是呼吸模式不规则;后者主要表现为一次或多次强呼吸后持续时间不等的呼吸暂停。这两种情况通常很快就会导致呼吸停止。

- 浅而缓慢的呼吸可能是药物(如阿片类药物)引起的延髓抑制所致。潮式呼吸可能是双侧深半球和基底节损伤引起,但更多是非神经源性原因,如原发性心血管或呼吸功能障碍。

- 长束征:脑干的结构性损伤可能会产生长束征,其锥体束/锥体外系下降通路或感觉的上升通路受损。由于脑干内的通路交叉,可见交叉受损。

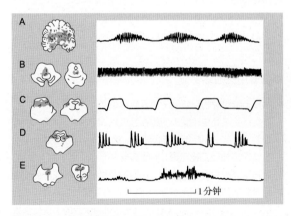

图6.4 与大脑不同层面的病理性病变(阴影区域)相关的异常呼吸模式

(A)潮式呼吸;(B)中枢神经源性过度通气;(C)长吸式呼吸;(D)丛集性呼吸;(E)共济失调性呼吸。

Republished with permission of Oxford University Press, from *The Diagnosis of Stupor and Coma*, 3rd edn, Plum F and Posner JB. Copyright © 1982; permission conveyed through Copyright Clearance Center, Inc.

脑干功能的检查 3

脑移位的迹象

颅内压增高可能会产生与脑移位相关的许多不同的进行性脑干综合征[33]：

1. 小脑幕中央疝综合征。
2. 外侧(钩回)疝综合征。
3. 假定位体征。
4. 小脑扁桃体疝。

评估涉及：

- 观察呼吸模式。
- 瞳孔反射。
- 头眼／眼前庭反射。
- 静息或疼痛时的运动反应[➔ 格拉斯哥昏迷量表(GCS)，p. 487]。

小脑幕中央疝综合征

- 是幕上组织肿物导致脑干的垂直移位。
- 首发症状不是定位脑干的特征性表现，而是间脑损伤。病人警觉性下降，可能会有潮式呼吸。瞳孔变小(可能是由于下丘脑交感神经功能障碍)，但瞳孔反射存在。由于幕上肿物，最初可能表现有单侧偏瘫。在间脑受损早期，特征性的表现是对侧肢体出现刺激诱发的抵抗(非自主抵抗)，并且双足底反射都变成伸肌反射。最终，出现疼痛刺激后的去皮质强直反应[➔ 格拉斯哥昏迷量表(GCS)，p. 487]。
- 出现体温波动，中枢神经源性过度通气，呼吸暂停或丛集性呼吸(➔ 脑干功能的检查 2，p. 490)，瞳孔处于中间位置且形状不规则，瞳孔反射消失，眼球垂直运动障碍(可通过玩偶眼反射来测试)，以及越来越难以诱发水平的头眼和眼前庭反射，并可能发展为眼球共轭运动异常(➔ 头眼和眼前庭反射,p. 494)——以上这些症状均提示中脑 - 上脑桥功能障碍。对疼痛刺激的反应,从去皮质强直(屈曲)进展为去大脑(前伸)强直[➡ 格拉斯哥昏迷评分表(GCS),p. 487]。

- 下脑桥 - 上延髓受损表现为共济失调性呼吸,瞳孔中位固定,以及不能引出头眼和眼前庭反射。患者自主运动减少;疼痛刺激可能不会引起任何运动反应,但下肢偶尔会出现屈曲反射。

- 延髓功能障碍为终末期。呼吸模式是共济失调性呼吸或比奥呼吸。脉搏频率可能降低,血压可能升高(库欣反应)。多次强呼吸后呼吸就会停止,瞳孔也会扩大和固定。

外侧(钩回)疝综合征

- 外侧中窝或颞叶病变将钩回内侧缘和海马旁回推至天幕游离外侧缘所致的外侧(钩回)疝综合征。

- 首发症状是单侧瞳孔扩大(由于小脑幕裂孔的动眼神经受到压迫),最初对光反射迟钝。随后可能会出现上睑下垂和动眼神经完全麻痹伴瞳孔扩大并固定。头眼和眼前庭反射最初仅表现为麻痹。

- 由钩回疝导致的中脑受压症状可能很快就会出现(中央疝的间脑期被绕过)。病人逐渐失去意识,陷入昏迷。不能诱发头眼和眼前庭反射。扩张的幕上病变引起同侧偏瘫(由于对侧的大脑脚在小脑幕边缘受到压迫),并很快进展为双侧足底伸肌反射。随着压迫继续进展,双侧瞳孔都固定在中间位置,随之出现中枢神经源性过度通气。

- 如前所述,合并中央疝,症状发生自上而下、嘴尾恶化,随之发生去大脑强直 / 伸肌反射。需要注意的是,由于绕过了间脑期,钩回疝中通常观察不到去皮质强直 / 对疼痛刺激的屈曲反应射。

假定位体征

当病变扩张时,小脑幕上病变可能会扭曲颅内结构,并产生似乎有助于病灶定位的体征,但实际上,这是由于"远距离"

的牵引。最常见的是第五至八对脑神经。

小脑扁桃体疝

　　小脑幕下扩张病变经枕骨大孔引起小脑扁桃体疝,直接压迫脑桥和中脑。通过小脑幕裂孔也可能发生一定程度的向上疝,导致中脑上部和间脑受压。这些症状可能很难与幕上病变的表现相区别。一个线索是,通常缺乏中央疝从上到下的特征性表现。

参考文献

33. Posner JB, Saper CB, Schiff ND, Plum F (2007). *Plum and Posner's Diagnosis of Stupor and Coma* (Contemporary Neurology Series), 4th edn. Oxford University Press, New York, NY.

头眼和眼前庭反射

背景

　　头部相对于躯干的被动旋转会刺激前庭和颈部感受器。在脑干功能保持完整的昏迷患者中,可保留反射性缓慢眼球共轭运动,方向与头部转动相反。颈部本体感受器(颈眼反射)的贡献很小;脑干中最重要的反射通路是从半规管延伸至动眼神经核的反射通路(VOR)。冰水刺激一侧半规管"改变"了其对这一通路的作用,并导致对侧半规管的无对抗功能。然后眼转向冷水冲洗过的半规管一侧。"玩偶眼反射"试验和冷热试验都检查 VOR 的完整性;后者更为敏感。

头眼反射 / 玩偶眼反射

- 如果有任何颈椎受伤的可能,不应该尝试玩偶眼反射检查。
- 先将患者头部从一侧向另一侧进行侧向旋转。垂直运动可由头部的屈曲和伸展完成。
- 如果头部转动引起双眼缓慢的共轭运动,与头部运动方向相反,提示阳性反应(见图 6.5)。

- 因为关于阳性或阴性的反应通常不够确切，所以最好简单地描述一下你所看到的。

眼前庭反射 / 冷热试验

- 当头眼反射异常或无法进行(例如脊柱骨折)时，应进行冷热试验。
- 将头部从仰卧位抬高 30°，用聚乙烯细导管将 100mL 冰水注入外耳道。
- 观察 1 分钟，患者双眼转向注水同侧，即为阳性反应(见图 6.5)。5 分钟后，测试另一只耳朵。

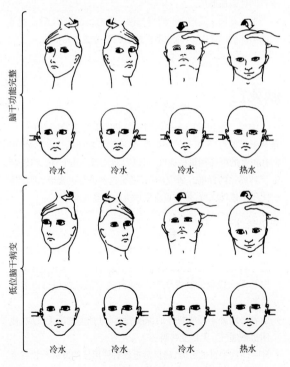

图 6.5　头眼反射

测试结果的意义

- 如果 VOR 是完整的,脑干损伤的可能性较小。
- 若水平 VOR 缺失,但垂直 VOR 存在,则病变可能位于脑桥。
- 如果两种反应都缺失,则提示存在脑干结构性病变(见图 6.5)或抑制脑干功能的代谢性障碍(如阿片类药物)。检查瞳孔大小和对光反射;双侧瞳孔对光反射存在提示代谢性昏迷。只有少数药物,如阿托品、东莨菪碱和格罗米特,会抑制脑干功能并产生瞳孔异常。
- 如果引起眼球运动异常,则可能存在脑干病变。检查是否有核间性眼肌麻痹。
- 当患者有快速旋转型的眼球扫视运动时,玩偶眼反射检查可能不能引出 VOR。前述动作提示脑干功能是完整的。

脑死亡

　　脑死亡指包括脑干在内的全脑功能不可逆转的丧失。但是对于严重的、不可逆的脑损伤,没有脑干功能的患者,如果他们有正常的循环和机械通气,可以存活几周或几个月。由此制定了脑死亡的标准。研究表明,满足这些条件的患者,即使他们使用了通气支持,最终也会发展为心血管衰竭。

先决条件

- 毫无疑问,病人有已经被明确诊断的不可修复的脑结构性损伤。这通常指的是头部外伤或脑出血,但是,当不能立即确定是无法挽救的脑损伤时,心脏停搏后的缺氧也可以纳入诊断。
- 患者必须处于呼吸暂停的深度昏迷(对有害刺激无反应,使用机械通气),无自发呼吸。
- 排除药物中毒的可能,确保最近没有使用任何麻痹药物或麻醉剂。此外应排除低温性昏迷的可能,核心温度(直肠或外耳道)应 >35℃。

- 排除明显的代谢、内分泌或电解质紊乱原因造成或促发昏迷的可能。

确认脑死亡的临床检查

所有脑干反射必须消失

- 瞳孔固定,对光反应消失(不需要散瞳)。在此评估中,排除使用扩瞳性滴眼液、眼部损伤及第二和第三对脑神经病变的可能。
- 角膜反射消失。
- 用 20mL 冰水依次冲洗每只耳朵,眼前庭反射消失。
- 对任何躯体部位(甲床、眶上和两侧跟腱)的刺激都不会引起相应脑神经分布区域(眼、脸、头)的运动反应。可保留单纯的脊髓反射,如腱反射。
- 触摸咽部(咽反射)和将抽吸导管伸入气管(咳嗽反射)时,反射均消失。

呼吸暂停

- 断开呼吸机时,无呼吸运动,$PaCO_2$ 达到 6.65kPa。(为避免操作过程中出现缺氧,患者应先进行 100% 氧气通气 10 分钟;断开时,通过气管导管给予 6L/min 100% O_2。如果在断开连接前,$PaCO_2 < 3.5$kPa,则通过呼吸机给予 5% 的 CO_2,直到达到这个水平,通常在 5 分钟内即可达到。)

　　测试必须由两名经验丰富的临床医生进行,并且根据临床情况,在间隔一段时间后重复上述所有测试。

(金莉蓉　译,钟春玖　审校)

旅行者发热 1

评估

- 首先,获得准确的病史非常重要,包括患者到访过哪些国家、这些国家的哪些地区以及患者在当地进行的活动(到访农村地区或仅城市旅行、露营或留宿高档酒店、接触过动物或身体不适的人、漂流 / 徒步 / 游泳 / 洞穴探险等),还有与其接触的患者的发病日期,曾服用过何种药物(如预防性抗疟药)及其他遗漏细节。

- 此外还需注意的是,尽管患者有旅行史,他们也可能感染肺炎或肾盂肾炎等常见疾病。有些感染的潜伏期很长,这意味着患者可能不是在最近一次旅行中被感染,因此过去 6~12 个月的旅行史都需要询问、记录。

初步检查

　　(见框 7.1)

处理

- 许多热带病原体的流行病学和耐药谱在不断变化,可以从当地医院感染科获得专家意见。

- 只有在没有严重细菌感染证据、无发热、外周血涂片未找到疟原虫的情况下,才可以允许患者离院。单次外周血涂片阴性不能排除疟疾。患者若再次发热,必须立即复查。

- 隔离。如果患者过去 21 天内曾到访有病毒性出血热(viral haemorrhagic fever, VHF)(➔ 病毒性出血热, p. 522)风险的地区(特别是尼日利亚、塞拉利昂、几内亚或利比里亚的农村地区),且患者出现发热,应立即予以隔离。有关部门应根据国家指南(链接见框 7.1)对患者进行评估。并与当地医院感染科医生讨论此病例。在讨论后,应对患者就地采集标本,进行外周血涂片(查找疟原虫)及其他相关的快速血液检测。

框 7.1 发热旅行者应做的检查

- **血常规**   查找患者有无贫血(疟疾、钩虫病、吸收不良、利什曼病)、白细胞增多(细菌感染、阿米巴肝脓肿)、白细胞减少(疟疾、伤寒、登革热、急性 HIV 血清转化)、嗜酸性粒细胞增多症(蠕虫感染)以及血小板减少(疟疾、伤寒、登革热)。

- **血涂片**   应该由血液科医生检查厚涂片和薄涂片中是否含有疟原虫。对血液进行疟疾抗原检测是目前已经商品化的、快速的方法,且操作简单。

- **尿素及电解质**   肾功能衰竭可见于恶性疟、病毒性出血热(➋ 病毒性出血热, p. 522)以及细菌性脓毒症。

- **肝功能**   黄疸和肝功能异常见于所有类型的病毒性肝炎、疟疾、钩端螺旋体病、黄热病、伤寒、肝脓肿等。

- **凝血功能**   凝血功能异常可见于病毒性出血热(➋ 病毒性出血热, p. 522)、恶性疟、细菌性脓毒症以及肝炎。

- **血培养**   所有发热患者都应予以检查。

- **尿常规**   应关注尿白细胞计数、尿亚硝酸盐、尿隐血以及尿蛋白结果,并留标本进行尿培养。

- **胸部 X 线检查**   肺炎患者应进行此项检查。另外,右半膈肌隆起见于阿米巴肝脓肿患者。

- **其他检查项目**   血清学检查(甲型、乙型、丙型和戊型肝炎),腹部超声,痰标本的镜检、培养与药敏检测。

注:若患者的临床表现提示存在病毒性出血热感染风险,医生应及时与实验室沟通,提醒其应采取适当防护措施。(详见英国公共卫生部的风险评估指南:➚ https://www.gov.uk/government/publications/viral-haemorrhagic- fever-algorithm-and-guidance-on-management-of-patients)

如果确诊为 VHF,必须将患者转移至更高等级的隔离病房。如果确诊为疟疾,须按照疟疾相关管理措施处理(➡ 疟疾:处理,p. 506)。所有患者在确诊前均应在专门的隔离病房接受护理。

- 在英国,狂犬病虽在临床上罕见,但对于来自狂犬病流行地区且患有严重脑炎的旅行者或对于英国境内外有蝙蝠咬伤史的旅行者,应考虑该诊断。更常见的情况是患者在狂犬病流行地区旅行时常被动物咬伤。咬伤后的预防措施几乎可以帮所有患者避免狂犬病的发生(➡ 其他哺乳动物咬伤,p. 527)。

- 在评估所有患者时,应考虑结核病。特别是在以下地区长大或长期居住,包括东欧、印度次大陆、东南亚以及非洲等国家。结核病是晚期艾滋病最常见的机会性感染,尤其在撒哈拉沙漠以南非洲的患者中,并且此类患者很可能患有肺外结核(例如结核性脑膜炎、粟粒性结核、腹部结核)。所有结核病患者都应接受艾滋病病毒检测。当遇到患者曾接受过抗结核药物治疗的情况(或在东欧监狱有服刑经历)须考虑到耐药结核病。

旅行者发热 2

(见表 7.1)

表 7.1 发热旅行者的特征表现

特征表现	考虑诊断
黄疸	疟疾,甲型、乙型、丙型、戊型肝炎,钩端螺旋体病,黄热病,伤寒,肝脓肿
脾大	疟疾,利什曼病
肝脾大	疟疾,血吸虫病,伤寒,布鲁菌病,利什曼病
腹泻和呕吐	大肠杆菌感染,沙门菌感染,志贺菌感染,弯曲菌感染,贾第虫病,溶组织内阿米巴感染,霍乱,副溶血性弧菌感染,病毒性胃肠炎

续表

特征表现	考虑诊断
皮损	结节性红斑(结核病,麻风,真菌感染,链球菌感染后)(见图 7.1,文末彩图) 皮肤隧道(疥疮) 痛性结节伴点状病灶(皮肤蝇蛆病,即蛆,需要进行切除治疗) 皮炎(盘尾丝虫病) 溃疡(梅毒,麻风,利什曼病) 结痂、焦痂(斑疹伤寒,炭疽) 慢性游走性红斑(莱姆病)
腹痛	伴腹泻(痢疾),肠穿孔(伤寒,痢疾),胆囊炎以及胆管炎。
血尿	病毒性出血热(⊃病毒性出血热,p. 522),血吸虫病,恶性疟(出现血红蛋白尿)
假性脑膜炎 / 意识错乱	细菌、病毒、真菌或寄生虫性脑膜炎或脑膜脑炎。
出血倾向	脑膜炎球菌性败血症,出血热,钩端螺旋体病。
右上腹疼痛,肋间隙压痛,伴 / 不伴右侧胸腔积液	阿米巴肝脓肿或肝棘球蚴囊
胸腔积液	结核病,肝脓肿,类肺炎性胸腔积液,脓胸。

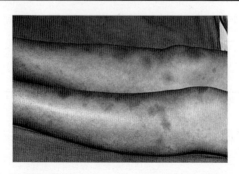

图 7.1　结节性红斑。皮损可以看上去很轻微,但触之较硬且有压痛
Reproduced from MacKie R. *Clinical Dermatology*, 2003, with permission from Oxford University Press.

疟疾:评估

英国每年有约 2 000 例疟疾患者,病死率为 1%。信息详见 2016 年英国国家指南官网:🖰 https://www.journalofinfection.com/article/S0163-4453(16)00047-5/pdf。

病原体

- 恶性疟原虫是导致病情最严重、最致命的病原体。
- 间日疟原虫和卵形疟原虫可引起慢性、复发性疾病,而且有新的证据表明间日疟原虫可引起较以往认知更严重的临床表现。三日疟原虫很少引起致命性疟疾,患者可以在门诊进行治疗。
- 不同种类的疟原虫可以通过血涂片中各异的形态来区分,这需要专家的鉴定。疟疾抗原检测能可靠地鉴别恶性疟原虫和间日疟原虫。患者可同时感染不同种类的疟原虫。若对疟原虫种类鉴定存在不确定性,医生应给予患者针对恶性疟原虫的治疗。

症状

- 恶性疟原虫的潜伏期为 6 天~3 个月(通常在 1 个月内),间日疟原虫和卵形疟原虫的潜伏期最长为 2 年,三日疟原虫的潜伏期最长为 20 年。
- 患者在出现高热、畏寒和寒战后出汗,可见隔日发热的情况,但许多病人没有表现出这一点。
- 头痛是一种非常常见的症状。如果伴随意识障碍、行为改变或癫痫发作,应考虑低血糖。脑型疟的定义为患者出现无法治愈的昏迷(GCS 评分≤9 分)。视网膜出血、嗜睡和其他神经症状提示大脑受累程度尚轻,但可能会在随后进展。
- 全身流感样症状、不适和肌痛。
- 腹部症状:厌食、疼痛、呕吐和腹泻(尤其是儿童)。

体格检查

- 无特殊体征。
- 大多数(但不是所有)患者出现发热,通常高达 40℃。
- 脾大。
- 贫血和黄疸。
- 严重程度的预测指标(见框 7.2)。

框 7.2 恶性疟的严重程度指标

- 意识受损或癫痫发作。
- 肾功能受损[少尿:尿量 <0.4mL/(kg·h)或肌酐 >265μmol/L]。
- 酸中毒(pH<7.3)。
- 低血糖(血糖 <2.2mmol/L)。
- 肺水肿或急性呼吸窘迫综合征(ARDS)。
- 血红蛋白 <80g/L。
- 自发性出血 /DIC。
- 休克(血压 <90/60mmHg)。
- 血红蛋白尿[不伴葡萄糖 -6- 磷酸脱氢酶(glucose-6-phosphate dehydrogenase,G6PD)缺乏症]。
- 严重寄生虫血症(>2%)*。

   * 译者注:为定量检测疟原虫对红细胞的杀伤作用,统计血薄涂片上 500~2 000 个红细胞中含寄生虫的红细胞数量,并以寄生虫血症百分比表示:寄生虫血症 %=(被寄生虫感染的红细胞数 /总红细胞数)× 100%。

疟疾:检查

所有患者都应检测血常规、尿素及电解质、肌酐、肝功能以及血糖。对于病情较重的患者,还应进行血气分析、血培养、乳酸含量和凝血功能检测。还可根据患者具体情况进行尿液试纸检测/标本的镜检、培养与药敏检测、粪便培养、胸片和腰穿。

- 血常规:贫血、非免疫性溶血、白细胞减少以及血小板减少均提示恶性疟原虫感染。

- 血涂片:若患者首次血涂片中未找到疟原虫且持续感到不适,应在连续数小时内多次获得血标本,并请有经验的医生进行涂片与阅片,至少须检阅三张血涂片(每次采样间隔至少为 12 小时)。同时,还应针对恶性疟原虫进行血标本的疟疾抗原试纸检测(对于恶性疟原虫,该方法与血涂片检查的敏感度一致,但对于间日疟原虫和卵形疟原虫,此方法敏感度较低)。如有疑问,请尽快咨询有关专家并将血涂片送至上级实验室,以获得明确的诊断意见。血薄涂片的制片过程更加简单,且可被用来计算疟原虫感染红细胞的比例。

- 严重寄生虫血症:被疟原虫感染的红细胞大于 2% 或在涂片中见到裂殖体。

- 检测 G6PD 水平:一些药物治疗可导致 G6PD 缺乏症患者发生溶血。

- 血糖:低血糖可见于恶性疟原虫感染或静脉使用奎宁的患者,尤其在患者怀孕期间。

- 尿素及电解质、肝功能:急性肾功能不全和血红蛋白尿可发生于严重的恶性疟感染患者。间接胆红素升高、门冬氨酸氨基转移酶以及乳酸脱氢酶可以反映溶血。

- 血培养:即使疟疾已确诊,其他感染如革兰氏阴性菌引起的败血病也可能同时存在(称为"寒冷型"疟疾)。

- 头部 CT 扫描及腰穿:在疑似脑型疟的患者中可用来排除其他病变。

- 动脉血气:代谢性酸中毒(pH<7.3)提示疟疾病情严重。

疟疾:处理

一般措施

(见框 7.3)

框 7.3 疟疾患者处理要点

- 重症及脑型疟患者需送至重症监护室治疗。
- 监测血糖、体温、心率、血压、尿量和体液平衡。
- 与感染科医生讨论,并与疟疾专家联系,获得疟原虫来源国家的最佳治疗方案。
  - 恶性疟原虫:青蒿琥酯(若病情严重,需静脉使用)/奎宁 + 多西环素(或克林霉素)/阿托伐醌 - 氯胍(马拉隆®)或者蒿甲醚(复方蒿甲醚®:中国研发,每片含蒿甲醚 0.02g,本芴醇 0.12g)。
  - 三日疟:氯喹。
  - 间日疟及卵形疟:氯喹 + 伯氨喹(服用伯氨喹前需检测 G6PD 水平)。
- 反复检测血涂片、每日血常规、尿素及电解质以及肝功能。
- 其他:低热患者可用打湿的海绵(译者注:物理降温)和对乙酰氨基酚进行对症治疗。用地西泮控制癫痫发作。病程中可能需要肾脏支持。血小板减少是常见并发症但很少需要干预,除非血小板计数 <20×10^9/L 或发生出血。

- 疟疾的治疗应咨询感染科专家。
- 所有恶性疟患者均应接受住院治疗。
- 对于低热患者,使用打湿的海绵(译者注:物理降温)和对乙酰氨基酚退烧。

- 对于重症疟疾或脑型疟患者,应转至重症治疗室/加护室救治。
- 癫痫发作可用地西泮控制。
- 对于病情严重的患者,可插入导尿管以监测尿量,同时由于此类患者易发生 ARDS,应开放患者中心静脉通路以便控制体液平衡。另外,还应为此类患者提供肾脏支持。
- 每 2 小时监测一次血糖。有规律地记录患者体温、脉搏、呼吸频率、血压和尿量。
- 静脉使用奎宁类药物时,需要获取患者治疗前心电图(奎宁可导致 QT 间期延长),但不要延迟治疗。
- 对于病情严重的患者,每天至少检测两次血涂片,直到寄生虫血症明显缓解,随后可每天检测一次血涂片。患者每日的尿素及电解质、血常规以及肝功能均需监测。
- 血小板减少较常见但很少需要对症处理,除非血小板 <20×10^9/L 或患者发生自发性出血。
- 尽早与感染科医生讨论任何严重或复杂的疟疾病例。从泰国边境及其邻国感染的恶性疟原虫可能具有抗药性,则需要使用不太常见的抗疟药进行治疗。

疟疾:抗疟药

疟疾的处理要点详见框 7.3。

恶性疟

无并发症、非重症的成人恶性疟患者

- 蒿甲醚 - 本芴醇:若患者体重 >35kg,应在首次服用 4 片后,于 8、24、36、48 和 60 小时后各服用 4 片。
- 阿托伐醌 - 氯胍:已被批准用于治疗非重症恶性疟患者。成人每次 4 片,每天一次,连续服用 3 天。

- 奎宁：每日 3 次，每次口服一粒(600mg)，如果患者出现严重的金鸡纳反应(恶心、耳鸣、耳聋)，则减量至每日 2 次。疗程为 5~7 天。至没有发热且血涂片阴性后，每日加服两次多西环素，每次 100mg，或每日加服 3 次克林霉素(口服)每次 450mg(特别是怀孕或 <12 岁)，疗程 7 天。
- 如果患者存在寄生虫血症 >2%，怀孕或无法吞咽片剂的情况，则应给予肠外治疗。

复杂或重症的成人恶性疟患者

- 尽早与感染科以及重症监护室医生进行病例讨论。
- 青蒿琥酯疗法：立即静脉注射 2.4mg/kg，并在 12 小时及 24 小时后重复给药，随后每日给药一次。当患者完成至少前 24 小时治疗(至多 5 天治疗)，且能耐受口服药物时，应嘱其完成以青蒿素为基础的联合治疗(artemisinin-based combination therapy，ACT)的完整疗程。
- 如果无法及时获取青蒿琥酯，可使用奎宁：用 5% 葡萄糖或葡萄糖盐溶液配制，20mg/kg 静脉滴注 4 小时(最大剂量为 1.4g)。8 小时后将奎宁剂量调整为 10mg/kg，静脉滴注 4 小时(最大剂量为 0.7g)，每 8 小时重复一次，共 48 小时。治疗时要注意奎宁的毒性(延长 QT 间期及发生低血糖)。48 小时后可改为口服奎宁 600mg，每日 3 次，以完成 5~7 天的治疗。
- 奎宁治疗应同时加服第二种药物(多西环素 100mg 每日两次；或克林霉素 450mg，每日 3 次)，疗程 7 天。
- 氯喹的耐药性较为普遍，一般不用于治疗恶性疟患者。

严重或复杂疟疾患者的重症监护管理

- 关注患者体液平衡，以期优化氧气的递送，减少酸中毒。
- 监测中心静脉压(CVP)以防止肺水肿和 ARDS 的发生。
- 定期监测血糖，以检测并预防低血糖。
- 若发现有休克或伴随细菌感染的迹象，应考虑使用广谱抗菌药物。

- 可以应用血液滤过治疗肾功能衰竭或控制酸中毒/电解质失衡。
- 考虑药物控制癫痫发作。
- 目前共识不推荐严重疟疾患者使用换血疗法。
- 不建议脑型疟患者使用类固醇。
- 每天重复血涂片检测,直到滋养体被清除(即无法检测到寄生虫血症)。

间日疟、卵形疟和三日疟

- 住院:若诊断明确且患者病情稳定,不一定需要住院治疗;但是,很多病人仍需短期住院观察。常规处理同前文,此处不赘述。
- 急性期治疗:氯喹仍然是首选药物,仅间日疟原虫(主要分布在巴布亚新几内亚、东帝汶和印度尼西亚)被报道存在有限的耐药性。氯喹剂量及用法:起始剂量 600mg,6小时后再次口服 300mg,随后连续两天每日口服 300mg氯喹。
- 预防复发:间日疟原虫和卵形疟原虫可存在持续的肝内滋养体,从而导致疟疾复发。此时在完成氯喹治疗后,嘱患者连续 14 天每日用 15mg 伯氨喹(根据专家建议,可能需要更高剂量如 30mg 的伯氨喹)。患者应在服用伯氨喹前检查G6PD 水平,因为在 G6PD 缺乏症患者中,该药物可引起严重溶血,对于此类患者应寻求专科建议。
- 建议患者:因为有脾破裂的风险,1 个月内应避免运动。

表现为发热与皮疹的感染病

(见表 7.2)

表 7.2　皮疹：儿童常见皮疹特征

感染	皮损形态	分布	潜伏期	传染性	其他相关症状	并发症
水痘	红斑(5~12mm)，表面有透明的水疱，进展为脓疱并破裂，结痂	皮损起于躯干，随后向外周播散。脑、皮疹、黏膜损伤常见	10~21天	皮疹出现前4天至最后一个皮损结痂后5天	发热1~2天，流感样前驱症状	细菌感染、水痘肺炎、脑炎、重演激活为带状疱疹
麻疹	斑丘疹	起于头、颈部，向外周播散	10~14天	皮疹出现前数日至皮疹出现后最多18天	鼻炎、结膜炎、咳嗽、淋巴结病、前驱症状后期的麻疹黏膜斑(又称Koplik斑*)	中耳炎、细菌性肺炎、麻疹病毒肺炎、脑炎(1:1000)、耳聋、亚急性硬化性全脑炎(subacute sclerosing panencephalitis, SSPE)
风疹(又被称作德国麻疹)	粉色斑疹	在躯干进展约2~4天，随后皮损变浅或褪去	14~21天	皮疹出现前1周至皮疹出现后4天	淋巴结病，尤其是枕下	成人可出现关节炎、脑炎少见
细小病毒感染(又被称作"面部似掌印红疹"，传染性红斑，"第五病")	儿童：面部出现红斑。斑疹或斑丘疹，麻疹样红斑或环状红斑；成人：身体广泛出现红斑	儿童：面部出现似被扇打后的皮疹("似掌印红疹")；成人：身体广泛出现红斑	5~10天	皮疹出现前约10天至皮疹出现	淋巴结病、关节痛	成人可出现关节炎、孕妇流产(胎儿水肿)、血红蛋白病患者可出现贫血、免疫缺陷患者可出现慢性感染

* 译者注：麻疹黏膜斑：发生在麻疹病毒感染后2~3天。出现在两颊近第一磨牙颊黏膜上，为0.5~1.0mm针尖大小的白点，周围有红晕，逐渐增多，互相融合，最初只有数个，在1~2天内迅速增多，有时融合扩大成片，似鹅口疮，2~3天后消失。

原发性水痘感染(水痘)

水痘是水痘 - 带状疱疹病毒(varicella-zoster virus,VZV)引起的一种急性传染病,通常见于 10 岁以下的儿童。既往感染的重新激活会导致带状疱疹。水痘具有高度传染性,90% 以上的接触者都会被感染。其潜伏期为 10~21 天。典型皮疹表现见表 7.1。非典型表现可能发生于免疫缺陷的宿主身上,可以是伴出血性水痘的暴发性皮肤受累,抑或是累及全身的微小皮疹。

并发症

全身性并发症在免疫功能正常的儿童中很少见,但在成人和免疫功能低下的儿童中较为常见。在英国,水痘每年在健康成年人中造成约 20 人死亡。

- 继发性细菌感染:为最常见的并发症,出现于 20%~50% 的住院成人患者,并造成了约 50% 的水痘相关死亡。主要是合并 A 群链球菌败血病(儿童中)的超级感染、葡萄球菌皮肤感染(包括脓毒症休克综合征)或细菌性肺炎。
- 病毒性肺炎:成人病例中的比例约为 1:400,病死率为 20%。更常见于吸烟者。其特征为咳嗽、呼吸困难、缺氧,胸部 X 线显示伴有弥漫性肺炎。
- 肝炎:除了免疫功能严重受损的患者,重型肝炎罕见。氨基转移酶常适度升高。
- 脑炎:成人发病率为 0.1%,病死率为 20%~30%。
- 小脑共济失调:儿童中发生率为 1:4 000,一般为自限性。
- 瑞氏综合征:流行病学表明与儿童时期服用阿司匹林有关。
- 先天性水痘综合征。

处理

抗病毒和抗菌治疗

- 免疫功能正常的儿童:不需要抗病毒治疗。若患儿病情不稳定需要住院,则其具有较高患细菌感染的风险。

- 免疫功能正常的成人中度不适:皮疹发生后的前 24 小时内,口服伐昔洛韦 1g(每日 3 次)或阿昔洛韦 800mg(每日 5 次),可减少发热的发生率和皮损数量。

- 具有肺炎证据的免疫功能正常的成人:静脉使用阿昔洛韦 10mg/kg(每日 3 次)以及抗葡萄球菌和抗链球菌抗生素(例如,若无过敏,可使用复方阿莫西林 - 克拉维酸)。

- 妊娠期:阿昔洛韦未获得妊娠期的使用批准,但似乎是安全且不会致畸的。孕妇有患严重疾病可能,若在皮疹发作后 24 小时内发生,应与相关专家讨论阿昔洛韦的使用。

- 免疫功能低下的成人或儿童:阿昔洛韦适用于该情况下的所有病例。如果病情较轻且免疫抑制较小,则嘱患者口服 800mg(每天 5 次)就足够了。在更严重的免疫抑制患者中(如移植后、出现任何播散证据时)每 8 小时静脉使用 10mg/kg(成人剂量)。

高危易感患者的预防措施

- 在暴露于病原体后 10 天内给予患者超免疫球蛋白[也称为水痘 - 带状疱疹病毒免疫球蛋白(varicella-zoster immune globulin,VZIG)],可有效预防感染或改善病情。暴露的定义是:与水痘患者或含裸露的带状疱疹皮损的患者(在皮疹发生前 2 天至所有皮损都结痂的时间内)在同一房间超过 15 分钟或进行过对话。对于所有可疑的(即既往无水痘史,且血清中水痘 - 带状疱疹病毒的 IgG 为阴性的人)免疫缺陷人群,在接触水痘或带状疱疹后应尽快注射 VZIG。VZIG 同样适用于水痘 - 带状疱疹病毒的 IgG 为阴性的孕妇接触者,对于新生儿出生前 7 天至出生后 7 天患有原发性水痘的母亲,其新生儿也应注射 VZIG。有关妊娠期水痘和其他病毒性皮疹见英国国家指南 ℘ https://assets.publishing.service. gov.uk/government/uploads/system/uploads/attachment_data/ file/322688/Viral_rash_in_pregnancy_guidance.pdf

- 预防性使用阿昔洛韦(暴露后第 7~14 天服用)对某些人群

也有效，但该方法尚未获得批准。

- 英国目前有两种可以使用的减毒活疫苗：Varilrix® 和 Varivax®，这些都不是常规儿童免疫计划的一部分。它们适用于易感的卫生医疗工作者(血清中水痘 - 带状疱疹病毒的 IgG 抗体阴性)、未打过疫苗的成人易感者和其他可能易感人群。

- VZIG 供应有限且受到严格管控，若需要接种该疫苗，首先应联系所在地区病毒学家或微生物学家。

感染控制

水痘从患者出疹前 48 小时到出疹后 5 天左右具有传染性。患者需由对水痘有免疫力的医务人员悉心照料，选择中压或负压病房，且病房中不可出现免疫缺陷患者。带状疱疹的传染性相对较低，除非出现在面部或身体其他裸露部分。

带状疱疹

带状疱疹是由感觉根神经节内潜伏病毒的再次激活所致。风险随年龄增加，且在免疫缺陷患者中较高。可见一群水疱性皮疹集中在皮损的一处或多处，也可在免疫缺陷患者中出现弥散性分布。在免疫功能正常的患者中至多可见 20 个水疱。若带状疱疹反复发作或导致严重的皮肤损伤，应怀疑患者有免疫功能缺陷。

并发症

在免疫功能低下的患者中更为常见：
- 细菌感染。
- 带状疱疹后神经痛。
- 眼部并发症：10% 的患者有角膜炎，同时累及三叉神经(眼带状疱疹)。少数患者会有视网膜坏死。
- 无菌性脑膜炎：脑脊液细胞增多且常无症状。

- 脑血管炎:导致对侧轻偏瘫。
- 横贯性脊髓炎:主要发生于免疫功能低下的患者。
- 皮肤播散:若在主要皮损处以外发现超过 20 个小水疱,提示全身性播散的风险。
- 全身性播散:可以发生于肺部、肝脏和大脑,主要发生在免疫功能低下的患者中。

处理

- 首先应通过检测排除艾滋病。
- 免疫功能正常的成人:相较于阿昔洛韦(每天 5 次,每次 800mg),优先使用伐昔洛韦(每天 3 次,每次 1g),若在发病 48 小时内给予伐昔洛韦,或可减少带状疱疹后神经痛的时长。
- 眼带状疱疹:通过荧光染色检测患者是否患有角膜炎;若患者视力受损或有任何眼部累及的证据,眼科医生的意见至关重要。如果患者存在角膜炎,应予以阿昔洛韦或曲氟尿苷软膏外用,同时静脉使用阿昔洛韦或口服伐昔洛韦/泛昔洛韦。
- 免疫功能低下患者的非复杂性带状疱疹:给予抗病毒药以预防感染播散。对于轻度免疫抑制的患者(例如长期使用激素治疗),予以口服阿昔洛韦,泛昔洛韦或伐昔洛韦;对于重度免疫抑制的患者,应静脉使用阿昔洛韦(每 8 小时一次,每次 10mg/kg)。
- 播散性带状疱疹:静脉使用阿昔洛韦(每 8 小时一次,每次 10mg/kg)。

脑膜炎球菌感染:评估

　　脑膜炎球菌引起的严重全身感染有脑膜炎球菌性脑膜炎和败血症。约有 10% 的人群在鼻子或喉咙中携带脑膜炎球菌,但仅少数发展成侵袭性疾病。该疾病常暴发于青少年、年轻人和拥挤的环境中。30% 的病例并没有发生脑膜炎。这是一种务必上报的感染病，即便是下班时间，也需要紧急致电通知公共卫生部门。

皮疹

紫癜是脑膜炎球菌性败血病的特征性表现，但不同于此的特征也可以单独或同时出现。此外，皮疹是晚期出现的症状，未出现皮疹不应影响医生对脑膜炎球菌感染的判断。

- 瘀点：最初为 1~2mm 的离散性皮下出血点，常累及躯干、下肢和结膜。瘀点随疾病的进展而增大，并与血小板减少和DIC 相关，这是预后不良的标志。
- 瘀斑：瘀点病变合并并扩大，形成广泛的紫癜和瘀斑，尤其是在肢体末端。
- 暴发性紫癜：在极少病例中发生，由于 DIC 和血管闭塞，四肢或身体的一部分出现紫癜和坏死。
- 斑丘疹：非紫癜性皮疹，且易被误诊为病毒性皮疹，可发生于某些患者的病程早期。形似跳蚤咬伤。

临床表现

- 以败血病为主：患者出现败血病、休克和呼吸窘迫的症状和体征。可能在出现症状的几个小时内便导致死亡。紫癜往往随着疾病进展出现，早期不一定出现。病人通常不表现出脑膜炎症状。在进行血培养后应立即使用抗生素并马上联系重症监护室。不要进行腰椎穿刺或 CT 检查。
- 以脑膜炎为主：以神经系统症状为主要表现，无休克或呼吸窘迫。皮疹可能出现，也可能不出现。
- 无脑膜炎或脓毒症的菌血症：非特异性流感样症状，伴或不伴皮疹。血培养阳性。很少出现皮疹。可能发展为局灶性扩散，如脓毒性关节炎和心包炎。
- 慢性脑膜炎球菌败血症：低热、紫癜和关节炎，常与淋球菌血症混淆。此类患者不会出现脓毒症和脑膜炎，除非能确认，否则疾病可以持续数周。

- 复发性脑膜炎球菌败血症：多发生于免疫功能低下的患者，特别是有补体缺陷的患者。

抗生素

静脉使用 2g 头孢噻肟或头孢曲松（➔ 脑膜炎球菌感染：处理，p. 517）。

检查

- 血液培养：立即进行。同时进行咽拭子检测、采集 EDTA 抗凝血进行 PCR 检测。另常规查：血常规、尿素及电解质、血糖、肝功能、凝血功能。
- 头部 CT 扫描：根据英国感染协会最新指南建议，对于单纯性脑膜炎患者（即无明显败血病、无局灶性神经病变征象、无意识水平下降的患者），在没有头部 CT 扫描的情况下，可以进行腰椎穿刺。所有意识低下的脑膜炎患者（即 GCS 评分 <12 分或得分波动、存在局灶性神经损伤、视乳头水肿、癫痫发作、心动过缓和高血压的患者）应在腰椎穿刺前进行头部 CT 检查。头部 CT 检查前应给予抗生素，不要延误治疗。除非患者生命体征平稳且病情相对安全，不要耽误心肺复苏或将病人转移到重症监护室进行腰椎穿刺。
- 腰椎穿刺：对于以败血病为主要症状的患者不要进行腰椎穿刺，因为一旦发生 DIC，患者将会非常危险。应在患者到达 30 分钟内完成经验性抗生素治疗（见框 7.4）。

紫癜及发热的鉴别诊断

- 淋球菌血症
- 伴有 DIC 的细菌性败血症
- 伴有脓毒症的血液系统恶性肿瘤
- 过敏性紫癜
- 旅行者应考虑：
  - 落基山斑点热（美国旅行史）
  - 病毒性出血热 ➔ 病毒性出血热，p. 522

框 7.4　脑膜炎球菌感染患者的脑脊液特征

- 脑脊液压力:往往升高。
- 脑脊液中白细胞:数量可翻倍,中位数为 $1\,200 \times 10^6/L$,主要由多形核白细胞构成,但若患者接受过治疗也可见混合种类的白细胞。
- 蛋白:上升了 90%。
- 葡萄糖:减少了 75%~80%。
- 革兰氏染色:可见典型的革兰氏阴性双球菌。
- 培养:在 50%~80% 的脑膜炎患者中可呈阳性。
- 抗原检测:在 50% 的患者中为阳性,与革兰氏染色结果一致。
- 脑膜炎球菌 PCR:阳性。

脑膜炎球菌感染:处理

抗菌疗法

(见框 7.5)

- 如果怀疑是以败血病为主的脑膜炎球菌感染,必须立即展开治疗。如果怀疑是以脑膜炎为主的感染,在没有禁忌证的情况下应开展腰椎穿刺检查,但给予抗生素的时间不要延迟 30 分钟。
- 如果接到来自家庭医生的电话,则应嘱家庭医生在将患者紧急送至医院之前,首先给予青霉素(1.2g 肌内注射 / 静脉注射)或第三代头孢菌素。

治疗

- 头孢噻肟每日 4 次,每次 2g;或头孢曲松每日 2 次,每次 2g。
- 如果患者对青霉素有明确的过敏反应或类似过敏的反应,则需要与微生物学或感染病学专家进行紧急讨论。替代药物推荐:氯霉素每日 4 次,每次 25mg/kg(最大剂量:每日 4 次,每次 1g),具体用药应征求专科医生意见。

- 如果存在患有肺炎球菌性脑膜炎的可能性,并且患者病情严重,则应在第一次使用抗生素或在此之前,开始静脉注射地塞米松 0.15mg/kg(每日最大剂量 10mg),每天 4 次,疗程 4 天,根据现有证据这可以显著降低肺炎球菌性脑膜炎的病残率。

预防

- 立即通知当地传染病控制顾问(Consultant in Communicable Disease Control,CCDC)。
- 传染病控制顾问将提供关于抗生素预防的建议。
- 预防措施仅限于密切接触者,即在最近的 7~10 日内的共同居住人、接吻接触者、亲近的家人、机构内接触者(如患者来自养老院)等。

框 7.5　脑膜炎患者处理要点

- 不要由于检查而延误患者治疗。
- 在安排患者紧急转诊至上级医院之前,指导家庭医生使用青霉素或第三代头孢菌素。
- 给予头孢噻肟,每日 4 次,每次 2g;或头孢曲松,每日 2 次,每次 2g(如果患者有明确的青霉素过敏史,可使用氯霉素代替)。
- 感染性休克时尽快补液治疗。
- 在重症监护室中密切监测休克患者或 GCS 评分降低的患者。
- 如果怀疑肺炎球菌性脑膜炎且 GCS 评分降低,应考虑静脉用地塞米松,每日 4 次,每次 0.15mg/kg(最大剂量 10mg),疗程 4 天,在第一次使用抗生素时或在这之前用药。
- 通知公共卫生部门(CCDC),筛查患者的密切接触者,并给予抗生素预防用药(所有年龄组:首选环丙沙星;利福平或头孢曲松作为备选药物)。

- 只有在参与心肺复苏、气管插管、吸痰时未戴口罩的医护人员才需接受预防治疗。
- 药物选择：单剂量 500mg 的环丙沙星是目前所有年龄组的首选预防药物；替代药物包括利福平（每日 2 次，每次 600mg，疗程 2 天）或肌内注射头孢曲松 250mg。

支持治疗

- 对于任何休克或意识严重受损的患者，给予重症监护至关重要。
- 如果患者发生休克，应尽快在侵入性监测设备的辅助下进行补液。关于感染性休克患者，其支持治疗的具体内容见其他章节（**◆** 脓毒症综合征和脓毒性休克，p. 356）。
- 发生 DIC 的患者应予以支持治疗。

预后

- 未发生休克的脑膜炎患者：病死率约为 10%，神经系统后遗症少见。昏迷是预后不良的标志。
- 暴发型脑膜炎球菌败血症：与器官衰竭相关的病死率为 20%~80%。

　　更多信息见 NICE 指南上的表格，**◆** https://www.nice.org.uk/guidance/cg102。

伤寒

　　伤寒和副伤寒是严重的全身性感染疾病，分别由伤寒沙门菌和副伤寒沙门菌（见框 7.6）造成。这类疾病通常是在英国境外摄入被污染的食物和水源后获得。

临床表现

- 不典型症状较常见，如厌食、肌痛、头痛、乏力、发热、寒战和出汗。患者体温在第一周逐渐升高至 40℃，呈张弛热，同时伴有相对脉缓。

- 腹痛(30%~40%)、腹泻和呕吐(40%~60%)或便秘(10%~50%)都可能出现。急腹症发生在病程晚期(肠穿孔)。另有40%~60%的患者存在脾大,20%~40%的患者存在肝大。

- 呼吸道症状较为常见,包括咽痛和咳嗽。

- 神经系统受累,包括脑病、昏迷、假性脑膜炎和/或癫痫发作(见于5%~10%的患者)。

- 玫瑰疹:直径2~4mm的红色斑丘疹,压之褪色,以大约十个一组的方式成簇出现于上腹部,只持续几个小时。仅在10%~30%的患者中出现特征性玫瑰疹,并容易被忽略。

- 约5%~10%的患者会出现暴发性毒血症,伴有心血管系统、肾脏、肝脏和神经系统功能的快速恶化。其他病人的发病可能相对隐匿。在感染后的前7~10天,发生菌血症并累及肠道的派尔集合淋巴结,导致溃疡的出现和坏死(持续2~3周)。

框7.6 伤寒的流行病学

- 伤寒沙门菌和副伤寒沙门菌(病情较轻)分布广泛,包括非洲、南美洲和印度次大陆。

- 潜伏期为7~21天,患者从流行地区返回后潜伏期大于1个月的情况罕见。

- 未经治疗的患者病死率为10%~15%;在英国,患者若及时治疗,病死率<1%。

- 复发率:1%~7%。

- 慢性携带者状态:在老年人、免疫功能低下者以及胆结石患者中的发生率较高。持续应用4周的氨苄西林、阿莫西林(每日4~6g,同时合用每日2g的丙磺舒)或环丙沙星(每日2次,每次750mg)可清除80%~90%的患者感染。对于胆结石患者,清除率则降至20%~50%。胆囊切除术可以根除伤寒携带状态,但鉴于携带者常无症状,通常未达手术指征。

检查

- 患病第 1 周：血红蛋白及白细胞数量正常，转氨酶或可升高。血培养阳性率为 40%~80%。因此，不应根据阴性培养结果就排除伤寒的诊断。
- 第 2~3 周：由于骨髓抑制导致的血红蛋白、白细胞和血小板数量均下降。血液培养转为阴性，尿液和粪便培养转呈阳性，骨髓培养呈阳性。如果患者出现腹痛，应进行腹部 X 线检查。
- 血清学：无法区分患者接触病原体后的活动性感染与疫苗接种后的血清学表现。

并发症

在及时诊治的前提下，并发症均不常见。

- 毒血症：出现包括高热、肝肾功能不全、骨髓抑制和心肌炎在内的急性并发症。
- 消化系统：由受累派尔集合淋巴结破溃导致的晚期并发症，包括消化道出血和穿孔。
- 病原体转移至其他器官：引起脑膜炎、心内膜炎、骨髓炎，还可累及肝脏与脾脏。
- 慢性携带病原体：1%~3% 的患者可携带病原体超过 1 年。

处理

- 支持治疗：如果患者出现毒血症，应转至重症监护室治疗。通过置入导尿管和开放中心静脉通路控制体液平衡。可能需要肾脏支持。
- 抗菌药物：目前已存在多重耐药性的问题，氨苄西林不再用于伤寒的经验性治疗。第三代头孢菌素（如静脉使用头孢曲松，每天 1 次，每次 2g）是药敏结果出来前首选的经验性治疗。如果药敏结果显示对喹诺酮类药物敏感，则可给予口服环丙沙星，每日 2 次，每次 750mg；或静脉用药，每日 2 次，每次 400mg，疗程均为 14 天。如果药敏结果显示对喹诺酮类药物耐药,则可使用阿奇霉素作为口服替代用药。
- 手术:对发生肠穿孔的患者很重要(同时加用甲硝唑)。
- 感染控制:将病例上报至公共卫生部门。伤寒的传播途径属于粪-口传播,在停用抗生素后粪便培养呈阴性之前,患者不应从事烹饪类工作。
- 可考虑接种疫苗。

病毒性出血热

病毒性出血热是由几种不同的病毒家族导致的一组疾病(见表 7.3)。其潜伏期为 3~21 天。这些病毒引起的临床疾病范围较广,但其中许多是危及生命的疾病,例如埃博拉病毒和马尔堡病毒。病毒性出血热在非洲、南美洲和亚洲的部分区域属于地方病,从流行地区返回的发热旅客应考虑该病。

表 7.3　部分病毒性出血热的特征

疾病	临床特征	结局 / 处理
登革热 (血清型 I~IV) 热带 / 亚热带地区、美洲、加勒比海地区、大洋洲、亚洲、非洲 传播:蚊子-人;大规模流行病 潜伏期:3~15 天(通常 4~7 天)	高热、头痛、关节痛、躯干斑丘疹、白细胞与血小板计数减少 15%~25% 的登革热患者发生失血性休克	无需隔离 未发生休克的患者病死率较低 支持性治疗 血清学诊断(急性和恢复期血清);PCR 检测仅在患病后前 5 天有效
黄热病 热带非洲、中美洲和南美洲 传播:蚊子-人 潜伏期:3~14 天	重症患者:头痛、肌痛、高热以及呕吐,持续 3~4 天;随后 1~2 天,开始出现黄疸、出血、肾衰竭、相对脉缓、白细胞减少症、DIC 以及肝功能异常	标准血液 / 体液隔离,建议相关医护工作者接种黄热病疫苗 患者病死率为 5%~20% 支持性治疗 PCR 及血清学检测

续表

疾病	临床特征	结局 / 处理
拉沙热 西非农村地区 传播：啮齿动物 - 人 - 人 潜伏期：3~21 天	发热、咽炎、胸骨后疼痛、蛋白尿、头痛、关节痛、腹痛、呕吐、皮肤斑丘疹 出血性表现常见于起病后 3~4 天	将可疑病例送至高度安全的隔离病房 患者病死率为 1%~2%，出血性患者的病死率上升至 15%~50%
埃博拉病毒 西非、中非和东非的农村地区。 传播：人 - 人；可能从蝙蝠聚集地传播 潜伏期：2~21 天	出血性并发症见于20%~30% 的住院患者	PCR 及血清学检测 将可疑病例送至高度安全的隔离病房 患者病死率为 50% 支持性治疗
马尔堡病毒 中非和南非的农村地区 传播：动物(最可能是蝙蝠)- 人 - 人 潜伏期：2~21 天		PCR 及血清学检测

克里米亚 - 刚果出血热(Congo-Crimean haemorrhagic fever，CCHF)
CCHF 是一种严重的蜱传病毒性疾病。它是一种人畜共患病(从动物身上获得的疾病)，感染一系列的家畜和野生动物。CCHF 病毒在东欧、中东、非洲和亚洲的许多国家或地区流行。最近的暴发在俄罗斯、土耳其、伊朗、哈萨克斯坦、毛里塔尼亚、科索沃、阿尔巴尼亚、巴基斯坦和南非等国家或地区都有记录。

汉坦病毒
汉坦病毒是一种啮齿动物传播的人畜共患病毒。它们在人类中引起两种严重感染："肾综合征出血热"(haemorrhagic fever with renal syndrome，HFRS)和"汉坦病毒肺综合征"(hantavirus pulmonary syndrome，HPS)。汉坦病毒有不同的种类；有的分布在欧洲和亚洲，有的分布在北美洲和南美洲。

　　尽管许多疑似病毒性出血热的患者最终被确诊为疟疾，但患者一旦被怀疑为病毒性出血热，其处理方法应该始终与感染病学专家讨论。

● 登革热在英国通常为输入病例(每年有 100~150 例)，患者常伴有发热、头痛和皮疹。其他出血热病例通常每几年才输入一次。

- 及时、准确地识别患者非常重要,因为拉沙病毒、埃博拉病毒、马尔堡病毒和克里米亚 - 刚果出血热病毒均可传播并感染相关医护人员(包括实验室工作人员)。尽快开展针对疑似病例的讨论,与感染病学相关专家和高安全级别的感染病中心沟通患者的下一步检查与转运事项。

- 疑似病例应包括离开流行地区后 21 天内出现发热的患者,特别是在疟疾血涂片呈阴性的情况下。

- 如果怀疑病毒性出血热,应限制血液相关检测,将采血量维持在最低水平(但始终应进行疟原虫检测)。

立克次体感染

- 立克次体感染主要表现为发热、头痛以及皮疹,该病应纳入发热旅行者的鉴别诊断。准确识别病原体是很重要的,因为立克次体感染的患者若不治疗,将会有面临较高的病死率。患者不需要隔离,该病的潜伏期为 5~14 天。

- 康氏立克次体和非洲立克次体可能是英国最常见的两种输入性立克次体,通常疫源来自非洲。但立克次体广泛分布于世界各地(见表 7.4)。

- 鉴于分子学检测和直接血清学诊断技术的应用并不广泛,我们有必要在临床怀疑阶段给予治疗。血清学检测结果最早要到发病的第 2 周才呈阳性,也可能需要 3~4 周才能呈阳性(且可由于治疗干预而改变结果)。

- 一线用药为多西环素,每天 2 次,每次 100mg 口服,疗程最长可达 7 天(也可使用其他四环素类药物、氯霉素或喹诺酮类药物)。

表 7.4 立克次体感染

疾病	临床特征
斑疹伤寒	
流行性斑疹伤寒:普氏立克次体	发热、剧烈头痛、由躯干向四周扩散的斑丘疹,并发症包括肺炎、脑炎和心肌炎
鼠型斑疹伤寒:地方性斑疹伤寒立克次体	地方性斑疹伤寒立克次体感染比普氏立克次氏体感染程度较轻
斑点热	
纽扣热:康氏立克次体康纳立亚种	发热、剧烈头痛、被蜱咬伤处出现焦痂(周围有红斑的黑痂),散在的红色丘疹
非洲蜱咬热:非洲立克次体(也有其他病原体)	
落基山斑点热(常见于北美洲):立氏立克次体	发热、头痛、意识错乱、颈部僵硬、关节疼痛、乏力。斑疹始发于手腕和脚踝,蔓延到躯干,可呈现为瘀点或紫癜。症状类似于脑膜炎球菌败血症。未经治疗的患者病死率为 30%
恙虫病	
东南亚:恙虫病立克次体	焦痂、局部淋巴结肿痛、发热、头痛、乏力,60% 的患者出现斑丘疹

Q 热

贝纳柯克斯体感染是一种发生在农村地区(寄生于绵羊和牛)的疾病,其通过吸入灰尘中的传染性微粒、接触已感染的动物尸体(例如在屠宰场)以及蜱虫叮咬传播。近年,在荷兰、澳大利亚、地中海和中东地区均有疫情暴发。

- 临床表现:非特异性症状、发热、肌痛、乏力、出汗;干咳与其他非典型病原体肺炎的特征表现;肝炎;不明原因发热以及脾大。

- 检查:胸部 X 线示斑片状阴影(常见于下叶),肺肉芽肿病。补体结合试验可识别针对第一阶段抗原的抗体[慢性感染阶段,如心内膜炎;➔ 感染性心内膜炎(IE),p. 107]和针对第二阶段抗原的抗体(急性感染阶段)。治疗:口服多西环素(以防止发生慢性感染)、复方磺胺甲噁唑、利福平或喹诺酮类药物。

人咬伤

- 浅表面咬伤:应清洁伤口,每日换药。
- 根据需要预防破伤风。检查患者乙肝标志物状态,必要时进行免疫接种(➔ 病毒性肝炎,p. 274)。另应进行艾滋病相关问诊和必要时的紧急暴露后预防(post-exposure prophylaxis, PEP)(➔ 暴露后预防,p. 573)。丙型肝炎病毒也可通过人咬伤传播,因此需要对此类患者进行适当随访(没有针对丙型肝炎的 PEP)。
- 此类患者入院诊治和静脉抗生素治疗的门槛较低:因为人类口腔中含有大量需氧和厌氧微生物,这些微生物可能导致侵袭性坏死性感染,尤其是累及手或脚的"非开放/封闭"区域。
- 抗菌药物治疗:所有穿透真皮的伤口都需要抗菌药物治疗。在使用抗菌药物治疗前应进行需氧菌和厌氧菌培养。推荐的治疗方案为复合阿莫西林 - 克拉维酸,每日 3 次,每次口服或静脉用药 500mg/125mg。另需向当地的微生物学家进行咨询。
- 面部咬伤:对容貌有重大影响的咬伤应交由整形外科医生处理。穿透性伤口应彻底清洁,并预防性使用抗菌药物治疗(如前所述)。
- 手部咬伤:应咨询整形外科团队;建议手术探查。应彻底清洁伤口,并给予首剂抗菌药物静脉用药,随后口服用药预防感染,除非患者存在消化道不适的症状。

其他哺乳动物咬伤

- 大致处理与人咬伤相同(➜ 人咬伤, p. 526)。应及时清洁伤口,用拭子涂抹伤口处以进行需氧菌和厌氧菌培养,根据实际需求进行破伤风疫苗接种和预防性抗菌药物使用(➜ 人咬伤, p. 526)。

- 狂犬病通过被感染者的唾液穿过皮肤或气溶胶的吸入(来自被感染的蝙蝠)传播。患者表现出病毒性前驱症状,随后出现感觉异常和肌束震颤,进而出现躁动、意识错乱、肌肉痉挛、局部瘫痪和脑干功能障碍的症状。一旦出现狂犬病症状,就无有效的治疗方案了。因此,狂犬病的预防至关重要。如果咬伤发生在英国境外,或是来自英国境内的蝙蝠或隔离机构中的动物,则都应考虑启用狂犬病预防措施(狂犬病疫苗以及狂犬病特异性免疫球蛋白)。此外,医生还应与当地病毒学或感染病学专家讨论。

- 对于有被感染动物咬伤风险的人(兽医、动物管理员、野外工作者、英国蝙蝠管理员)以及经常前往流行地区的旅行者,应预防性地接种狂犬病疫苗(在三角肌)。

- 一些旧大陆猴,特别是猕猴和食蟹猴,常被猴疱疹 B 病毒感染(在猴子身上引起的疾病与人类被单纯疱疹病毒感染相似)。它可以通过咬伤和唾液传播,并在人类中造成致命的播散性感染。如果咬伤来自一只没有清除病毒的猕猴,可以考虑启用伐昔洛韦(每天 3 次,每次 1g,持续 14 天),并等待进一步化验结果。

静脉吸毒者常见感染

皮肤和软组织感染在静脉吸毒者(intravenous drug users, IVDUs)中很常见,且可以很严重,例如梭状芽孢杆菌和炭疽杆菌感染。另还可能发生深静脉血栓和感染性血栓;金黄色葡萄球菌菌血症和右侧心内膜炎是严重的并发症。在英国，许多此类患者呈丙型肝炎病毒阳性，但少数患者呈 HIV 和乙型肝炎表面抗原阳性。金黄色葡萄球菌菌血症和败血病是常见的。体格检查发现心脏杂音的患者应进行超声心动图检查，以发现心内膜炎的可能性。多个圆形病灶的肺部浸润（伴或不伴溶解表现）是三尖瓣心内膜炎合并脓毒性栓塞的特征。

蜂窝织炎

- 蜂窝织炎是急诊中相对常见的一种疾病，患者表现为皮肤 / 软组织的红、热、肿和痛。该病通常会累及肢体，尤其是腿部，且蜂窝织炎几乎都是累及单侧肢体的。由静脉回流障碍或心力衰竭导致的双腿慢性肿胀，其外观常呈红色。因此，对于双腿呈红色的患者，必须仔细评估并和以下疾病进行鉴别诊断：皮炎、血管现象 / 静脉淤滞以及含铁血黄素沉积。

- 蜂窝织炎最常由金黄色葡萄球菌或 A 组链球菌致病（B、C、G 组链球菌及其他较不常见的病原体也可致病）。

- 通常没有明确的皮损或溃疡可以涂拭以进行微生物学检查，尽管所有蜂窝织炎患者都应进行抗甲氧西林金黄色葡萄球菌（methicillin resistant Staphylococcus aureus，MRSA）筛查，因为一旦确定存在 MRSA 定植，将改变抗菌治疗方案。

- 如果需要静脉给予抗菌药物，应遵守当地的抗菌药物使用规定。首选用药为氟氯西林，每次 2g，每日 4 次（除非患者有过敏、肾损害或药物相互作用的情况）。许多患者只需口服抗菌药物即可完成治疗，疗程为 10~14 天。当有证据表明病原体产生外毒素（起疱、脱屑）时，使用克林霉素可能有所帮助，尽管相关机制仍在研究中。

坏死性筋膜炎

- 坏死性筋膜炎是皮下组织沿筋膜层发展的罕见感染。它通常是 A 组链球菌引起的，但也可能是由于多种微生物混合感染。紧急手术清创是治疗的主要手段。患病处标本应尽快送检进行革兰氏染色涂片、培养和药敏检测。

- 患者通常极度不适。在所有皮肤/软组织感染的患者中，如果出现不成比例的病灶化脓或不成比例的疼痛，应考虑这一诊断。

- 病灶表现为红斑且细嫩，有时皮下可有捻发音。X 线检查可示皮下组织内含有气体。

- 主要治疗方法是由外科医生对所有坏死组织进行紧急清创手术。手术前的影像学检查只会延迟治疗，而不能为治疗提供进一步信息。

- 克林霉素是抗菌疗法的重要组成部分，其可抑制细菌产生外毒素。建议应咨询当地微生物学/感染病学专家。本书推荐的治疗方案为：环丙沙星（每日 2 次，每次 400mg 静脉用药），克林霉素（每日 4 次，每次 600~1 200mg 静脉用药），青霉素（每次 1.2~2.4g，每 4 小时一次）。对于患有坏死性筋膜炎的静脉吸毒者，需要更为复杂的治疗方案，具体方案应咨询微生物学/感染病学专家。

- 患者通常需要每天进行清创换药，随后进行修复手术。

严重急性呼吸综合征和中东呼吸综合征

- 严重急性呼吸综合征（severe acute respiratory syndrome，SARS）和中东呼吸综合征（Middle East respiratory syndrome，MERS）均为冠状病毒科病毒引起的严重呼吸道疾病。SARS 于 2002 年在我国首次被报道，随后在世界范围内传播，并最终于 2004 年消退，SARS 再次出现的可能性仍然存在。其他冠状病毒，如中东呼吸综合征冠状病毒（Middle East respiratory syndrome coronavirus，MERS-CoV)，是当前仍未解决的问题。

- 冠状病毒感染对密切的呼吸道接触者，特别是医护人员有很高的传播率，也可通过直接接触传播。有关疑似感染这些呼吸道病毒的患者风险评估指南，请参见：℀ https://www.gov.uk/government/publications/ mers-cov-risk-assessment

- 可引起发热、肌痛和各种肺部疾病，并可能迅速恶化。60 岁以上的患者死亡率较高。

- 对此类患者的严格隔离和感染控制至关重要。

- 治疗尚未有定论。大剂量激素治疗可能对重症患者有益。利巴韦林无明显治疗作用。

生物恐怖

- 可能的生物武器包括炭疽(炭疽杆菌)、肉毒中毒(肉毒梭菌)、布鲁菌病(与山羊有关的马耳他布鲁菌和与其他家畜有关的流产布鲁菌)、鼻疽 / 类鼻疽病(鼻疽伯克霍尔德菌 / 类鼻疽伯克霍尔德菌)、鼠疫(鼠疫耶尔森菌)、Q 热(贝纳柯克斯体)、天花、土拉菌病(土拉热弗朗西丝菌)和病毒性出血热。

- 近年，人们对蓄意释放有害生物和化学制剂的意识逐渐增强。鼠疫耶尔森菌、沙门菌和炭疽杆菌都曾被用作生物武器，神经毒气和生物毒素亦是如此。最近的大规模事件为 1995年的东京地铁沙林毒气事件(一种神经毒气)以及 2001 年在美国发生的"白色粉末"事件(存放在信封中的炭疽孢子)。

- 生物武器可能经空气传播或通过污染食物和水源被释放。

- 关于故意释放生物武器的线索可能是意外出现超出正常影响范围的感染(如城市中发生炭疽感染)、不太可能接触该疾病的患者出现感染或突然出现一群具有相同症状的患者。"白色粉末"事件至今仍引起关注。

- 若出现任何疑似释放生物武器的情况，应立即咨询微生物学家和公共卫生领域专家。

  (见表 7.5)

表 7.5 部分生物武器的特征

疾病	临床表现	是否存在人传人的风险	治疗	预防
天花	以斑疹起病,随后出现以外周为主的深水疱(水疱则表现为以躯干为主的浅水疱)	是	支持性治疗	疫苗接种(暴露于痘病原体后的疫苗接种仍有效)
鼠疫	可表现为肺炎,吸入性鼠疫可发生严重肤毒症	是	庆大霉素、链霉素、环丙沙星	环丙沙星、多西环素
土拉菌病	表现为流感样症状或肺炎,吸入性土拉菌病可发生肤毒症	可能性很低,但建议采取呼吸道预防措施	庆大霉素、环丙沙星	环丙沙星、多西环素
炭疽(吸入性)	脓毒症、出血性纵隔炎(影像学示纵隔增宽),也可仅出现轻症肺炎	几乎不存在	环丙沙星、多西环素	环丙沙星、多西环素、疫苗接种
炭疽(皮肤接触性)	坏死性溃疡伴明显的周围水肿	几乎不存在	环丙沙星、多西环素	环丙沙星、多西环素、疫苗接种
炭疽("白色粉末"事件)	坏死性溃疡伴明显的周围水肿	几乎不存在,若粉末中包含炭疽孢子则有极高传染性,应立即消毒处理	环丙沙星、多西环素	环丙沙星、多西环素、疫苗接种

续表

疾病	临床表现	是否存在人传人的风险	治疗	预防
类鼻疽	可表现为败血症,轻重不一		头孢他啶,美罗培南	
肉毒中毒	多个脑神经及其他神经麻痹,意识水平无改变	否	若临床怀疑可使用抗毒素	
病毒性出血热	出血性疾病伴发热	是	利巴韦林(拉沙热及克里米亚-刚果出血热)	利巴韦林(拉沙热及克里米亚-刚果出血热)
神经毒气	抗胆碱酯酶抑制剂,表现为流涎,支气管黏液溢,支气管痉挛,出汗,心动过缓,腹部绞痉,腹泻,瞳孔缩小,肌肉痉挛,乏力,呼吸麻痹,心动过速,高血压,情绪不稳定,意识错乱,共济失调,抽搐,昏迷,呼吸中枢抑制	若衣物污染(经皮吸入毒素),则存在	支持性治疗,阿托品,解磷定,地西泮	

结核病

结核分枝杆菌是一种广泛传播的细菌,根据目前估算该菌已定植到近三分之一的世界人口体内。在接触结核分枝杆菌后的前 5 年内,发病的风险为 5%,此后发病风险增加 5%。在英国,结核病的发病率正在上升,且症状模式的改变会使临床评估变得复杂。

临床表现

- 明确与结核病相关的所有危险因素,包括:来自流行地区的移民、流浪汉、酗酒者、糖尿病患者、免疫功能受抑制的患者(包括艾滋病患者或使用免疫抑制剂/激素的患者)。
- 肺结核:全世界 90% 的结核病患者患有肺结核(英国仅 50% 的结核病患者为肺结核)。典型症状为咳嗽咳痰,发热,盗汗,体重下降。虽然这些症状支持结核病诊断,但淋巴瘤和其他一些疾病也可能出现类似症状。
- 肺外结核:结核性胸膜炎与肺结核症状相似;淋巴结结核常伴有发热、出汗和体重减轻;胃肠道和泌尿生殖系统结核也可表现为上述非特异症状,或伴有腹痛、腰痛;骨结核最常累及脊柱,也可出现单关节炎(最常累及膝关节,但其他关节也可能受累);中枢神经系统结核可表现为头痛、意识错乱或 GCS 评分降低。较为少见的有结核所致结节性红斑、心包结核、瘰疬性皮肤结核。
- 免疫功能不全者或老年人可没有典型症状。

检查

- 影像学:肺结核胸片的典型改变为肺尖部实变,通常伴有气管旁淋巴结肿大。肺外结核可进行 CT 检查,但少有典型征象。
- 病原学:疑似肺结核患者应进行 3 次痰涂片检测,齐-内染色/金胺染色法可在 24 小时内提示该疾病,但染色涂片镜检的敏感性仅为 30%~40%。结核分枝杆菌培养通常在 10~14 天呈阳性，最长需要 6 周。对于不咳痰的患者，可以使用支气管肺泡灌洗或内镜进行检测；对于儿童，检测胃内容物或可有效。在肺外结核中，组织的结核分枝杆菌培养是诊断关键。在中枢神经系统结核病中，脑脊液通常表现为白细胞升高，白细胞计数为 $(10 \sim 1\,000) \times 10^6 /L$，葡萄糖降低，蛋白升高，但很少呈齐 - 内染色阳性。脑脊液培养最多需要 6 周，药敏检测结果另需 2 周。

- **核酸检测**：建议取呼吸道标本进行结核分枝杆菌 PCR 检测，其敏感度高于齐 - 内染色。该检测还可用于鉴别病原体是否对利福平耐药，NICE 推荐在患者存在耐多药结核病（multidrug- resistant tuberculosis，MDR-TB）的风险时尤其应使用核酸检测。对痰标本以外的组织进行 PCR 检测时，其敏感性相对较低。

- **γ 干扰素释放试验**：酶联免疫斑点（enzyme-linked immunospot，ELISpot）或 QuantiFERON® 检测可提示患者此前曾接触过结核分枝杆菌（即可检测出潜伏性结核感染），但不能提示活动性结核病。且在某些活动性结核病患者及免疫功能低下的患者中可呈假阴性结果。

处理

- **转诊**：在结核病患者尚处于待确诊状态时尽早咨询感染科 / 呼吸科医生，并在临床怀疑该病时提醒微生物实验室人员，以便对样本进行适当处理。

- **药物治疗**：推荐联合治疗，且需要在有治疗结核病经验的临床医生指导下开始治疗。结核病药物治疗的唯一紧急适应证是中枢神经系统结核病。标准治疗方案是 2 个月的四联疗法（见框 7.7），然后对肺结核患者再进行 4 个月的二联疗法，对某些肺外结核患者可延长疗程至 9~12 个月（总疗程）。

- **耐药性**：目前在英国，异烟肼单药耐药率约为 10%，耐多药结核病发生率约为 1%~2%，极少数病例出现广泛耐药。

- 激素治疗:仅在中枢神经系统结核和心包结核患者中可以使用。

框 7.7　结核病患者的一线用药

　　仅在有结核病治疗经验的医生指导下进行。治疗开始前先进行 MDR-TB 和 HIV 风险评估。

- 强化期治疗(2 个月):
  - 利福平 450mg(体重小于 50kg 的患者)或 600mg(体重大于 50kg 的患者),每日一次口服。
  - 异烟肼 300mg,每日一次口服。
  - 乙胺丁醇 15mg/kg,每日一次口服。
  - 吡嗪酰胺 1.5g(体重小于 50kg 的患者)或 2g(体重大于 50kg 的患者),每日一次口服。
- 巩固期治疗(肺结核患者为 4 个月;肺外结核患者为 7~10 个月):
  - 利福平 450mg(体重小于 50kg 的患者)或 600mg(体重大于 50kg 的患者),每日一次口服。
  - 异烟肼 300mg,每日一次口服。
- 激素治疗(需与专家讨论后用药,且仅可用于结核性脑膜炎与结核性心包炎患者)
  - 结核性脑膜炎:地塞米松 0.4mg/(kg·d) (若出现昏迷或局灶性症状)或 0.3mg/(kg·d) (若无昏迷或局灶性症状),通常分四次给药,并在接下来的 8 周内缓慢降低剂量。
  - 结核性心包炎:泼尼松龙 60mg/d 或等剂量的糖皮质激素。

公共卫生

- 隔离:对疑似肺结核患者采取呼吸道隔离措施。对耐药患者宜采用负压病房进行隔离。

- 传报：发现结核病后应及时上报。接诊医生应在做出确诊或怀疑结核病的诊断时及时告知当地公共卫生中心。
- 限制传播：对拒绝治疗的肺结核患者应进行强制治疗；对于依从性较差的患者，尽早让结核病专家参与诊治。

（张潞 译，张文宏 审校）

第八章

HIV 阳性患者的急症

HIV 感染的急症表现

感染人类免疫缺陷病毒(human immunodeficiency virus,

HIV）的患者可出现：

- 与 HIV 相关或与 HIV 不相关（译者注：指机会性感染、恶性肿瘤等）的问题。
- 与抗 HIV 治疗相关的药物毒性。
- HIV 急性感染（primary HIV infection，PHI）（此阶段又称为血清学转换期）。

识别和诊断以前尚未被确诊的 HIV 感染患者是很重要的，此外，识别曾暴露于 HIV 或需要治疗的患者也同样重要。

若当地有艾滋病管理方面的专业团队，建议向相关专家咨询以得到合理诊治、护理，尤其是在具体用药前。

一般性原则

- 联合抗逆转录病毒治疗是非常成功的治疗典范。目前艾滋病被认为是一种可控制的慢性疾病。成功的抗逆转录病毒治疗可显著增加 CD4 细胞数量并降低机会性感染发生的风险。在 95% 以上的患者中，高效抗逆转录病毒治疗（highly active antiretroviral therapy，HAART）将 HIV 的 RNA 载量降低到无法检测的水平（例如血浆中 HIV RNA 载量 <20 拷贝 /mL）。
- 应积极调查和处理确诊或疑似感染 HIV 的患者。
- 特殊机会性感染和恶性肿瘤是更为常见的并发症，可能同时或相继发生。
- 患者可因抗逆转录病毒治疗产生的毒性至急诊就诊。
- 抗逆转录病毒疗法的药物相互作用很常见。
- 普通疾病仍然会影响艾滋病患者，其可表现为不典型症状。
- 所有艾滋病患者都应该进行全面检查，包括是否患不典型的皮疹、皮损、淋巴结肿大，并且检查口腔。口腔检查可以提供大量有关免疫水平的信息 [例如：鹅口疮和毛状白斑提示免疫功能低下和严重的机会性感染风险；卡波西肉瘤（Kaposi's sarcoma，KS）提示有内脏 KS 的风险]。
- 提醒临床医生检测 HIV 的标志性疾病包括：结核病、念珠菌病、隐球菌病、隐孢子虫病、CMV 感染、KS 和弓形体病（见表 8.1）。

- 对于来自撒哈拉沙漠以南非洲的患者和有过同性性行为的男性患者应警惕其感染 HIV 的可能性。

　　急症医生可能是第一个考虑患者感染 HIV 诊断的人。(见框 8.1)

> **框 8.1　HIV 阳性患者的急症表现要点**
>
> - 普通疾病仍然会影响艾滋病患者但可表现为不典型症状。
> - 应联想到少见的机会性感染和恶性肿瘤疾病。
> - 应时刻警惕抗逆转录病毒药物的毒性。
> - 许多药物可与抗逆转录病毒药物产生相互作用。

HIV 的检测

　　大多数 HIV 检测是在泌尿生殖疾病 / 性传播疾病门诊中获得知情同意的情况下,作为初级保健或常规产前检查的一部分进行的。然而,当患者具有潜在 HIV 相关并发症的表现或有潜在接触艾滋病患者的风险而去急诊,医生提供了诊断 HIV 感染的机会。虽然大多数人选择在 HIV 指定检测机构的保密环境中进行 HIV 检测,但任何医院都应具备 HIV 检测的基础设备。对于所有具有艾滋病相关标志性疾病或表现的患者,HIV 检测不再是例外,而应在充分知情的条件下进行。

检测前讨论

　　只有在可能产生阳性结果的情况下,才有必要进行深入讨论,否则一个简单的"是 / 否"即可。如果患者拒绝检测或有更多的问题,那么医生应注意消除误解并详细说明检测的好处(特别是"早诊断早治疗,及时诊断有助于获得更好的预后""这种疾病虽然目前无法治愈,但有很好的预期寿命"等)。如果患者阳性结果的概率很高,则应在检测前提供更多有关检测的信息。"检测前讨论"应包括以下问题:

- HIV 检测的理由（见框 8.2）。
- 了解自身 HIV 状态的益处。
- 何时得到检测结果以及由谁给出检测结果。
- 感染的"窗口期"（即从接触病毒到 HIV 抗体检测呈阳性可能最多需 8 周）。
- 保密：HIV 检测及其结果（无论是阳性还是阴性）都不需要告知患者的全科医生。HIV 阳性结果在未经患者同意的情况下并非必须向第三方透露，但会对保险／贷款产生影响。

框 8.2　检测 HIV 的理由

- 25% 的艾滋病患者诊断延误。
- 诊断晚的患者预后差；及时诊断可改善预后。
- 20% 的艾滋病患者尚未被确诊，但这类患者被认为导致了将近 50% 的 HIV 传播。
- 对自身 HIV 阳性状态的了解与减少 HIV 传播率有关；因此 HIV 的及时检测和诊断可降低艾滋病的发病率。

检测后讨论

"检测后讨论"应遵循以下原则：
- 告知阳性结果时应遵循"坏消息告知"原则。
- 如果结果呈阳性，则应尽早将患者转诊至艾滋病专科临床医生。
- 如果结果呈阴性，应注意窗口期的情况（特别是在怀疑血清学转换的情况下；● HIV 急性感染，p. 542）。
- 如果结果呈阴性，则应告知患者如何降低未来感染的风险。

未经知情同意进行 HIV 检测的情况

未经同意，很少有必要进行 HIV 检测。但是在以下情况中是合理的：
- 器官移植供体的检测。

- 对无意识／意识错乱的艾滋病疑似患者，以及治疗方案可因其 HIV 状态而发生重大变化的患者可进行 HIV 检测。
- 有明显的针刺伤／飞溅伤的无意识的"供体"进行 HIV 检测。在这种情况下，如果该患者在 48 小时内不太可能恢复意识，且只对先前因其他目的采集的血液进行检测，则检测是合理的。
- 考虑到未经同意进行 HIV 检测可能引起的诉讼，建议寻求第三方意见（最好是艾滋病专科专家）以证明这种检测是合理的。

建议在下列情况下进行常规 HIV 检测

- 泌尿生殖疾病／性传播疾病门诊
- 产前检查
- 终止妊娠操作
- 药物依赖性研究
- 为结核病、乙型肝炎、丙型肝炎和淋巴瘤患者提供诊断的医疗保健机构
- 在患病率 >2‰ 的地区，常规筛查所有与家庭医生新签约的以及需要入院的患者

建议以下人员定期进行 HIV 检测

- 所有到访将 HIV 或 HIV 标志性疾病纳入鉴别诊断的医疗机构的患者（见表 8.1；➔ HIV 急性感染，p. 542）。
- 所有被诊断为性传播疾病的患者。
- 所有已知 HIV 阳性患者的性伴侣。
- 发生过同性性行为的男性。
- 与发生过同性性行为的男性有过性接触的女性。
- 有静脉吸毒史的患者。
- 来自 HIV 流行国家／地区的所有男女。
- 所有在境外发生性行为或在境内与来自 HIV 流行国家／地区的人发生过性接触的人。

更多详情见：🖰 https://www.bhiva.org/HIV-testing-guidelines

HIV 急性感染

PHI（又称为 HIV 血清学转换期）很容易被忽视。此时干预可有助于防止 HIV 的进一步传播（近期感染 HIV 的患者具有高度传染性，特别是在不知道自身状况的情况下）。

近期感染的风险

在过去 3 个月内接触过潜在的艾滋病患者（性接触、通过皮肤黏膜发生体液和 / 或血液接触），并结合任何下列所述特征，可进行 HIV 特异性诊断检测以确认是否处于 PHI 状态。

症状与体征

- 通常出现在接触病原体后 2~4 周内，至多 3 个月。
- 流感样症状（发热、肌痛、头痛、淋巴结肿大、眼眶后疼痛）。
- 斑丘疹（需与二期梅毒鉴别诊断）。
- 咽炎 / 口腔溃疡。
- 伴发其他性传播疾病（如一期 / 二期梅毒、淋病、生殖器溃疡性疾病）。

实验室检查结果

- HIV 抗体检测在血清转换期可呈阴性，此时需要进行 HIV RNA 载量检测以明确诊断。
- 可发现患者淋巴细胞减少、血小板减少以及 ALT/AST 升高。

急性免疫抑制的后果

- CD4 细胞数量可瞬间降至 200×10^6 /L 以下（因此存在机会感染的风险，尤其肺孢子菌肺炎）。
- 念珠菌病、病毒性疣、水痘 - 带状疱疹病毒感染。

处理

- PHI 的诊断能使患者伴侣及时获悉,能筛查其他性传播疾病,以及能减少 HIV 的进一步传播。

- 开展 HIV 治疗的时机需由在这方面有经验的临床医生来决定。越来越多的证据表明,早期治疗可以改善预后,减少人群感染及病毒传播。

- 新发感染者可能对一种或多种抗逆转录病毒药物产生耐药性。在开始抗逆转录病毒治疗之前,需要了解当地的耐药率和患者自身的耐药情况。

- 及时将患者转诊至 HIV 专科临床医生。如果艾滋病患者出现症状或正在住院诊治,最好在 24 小时内请 HIV 专科医生会诊,否则应在 2 周内完成专科咨询。

艾滋病并发症及机会性感染的表现

免疫抑制程度

- 正常的 CD4 细胞计数为 $500 \times 10^{12}/L \sim 1\,500 \times 10^{12}/L$,在 HIV 感染的病程中会逐渐减少。

- CD4 细胞计数可用于指导患者出现艾滋病并发症的易感性(见图 8.1)。例如,肺孢子菌肺炎在 CD4 细胞计数 $>200 \times 10^{6}/L$ 时并不多见。

　　了解自身艾滋病状况的患者通常熟悉上述内容及其近期检查结果。

不同并发症的风险和倾向

　　在英国,HIV 主要见于特定的患者群体,而艾滋病并发症的发病率在不同人群中有所不同。

- 发生同性性行为的男性患者卡波西肉瘤发病率比其他高加索人种更高。

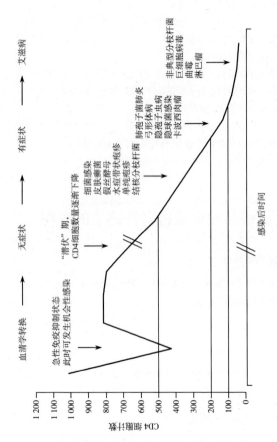

图 8.1 CD4 细胞计数可用于指导患者出现艾滋病并发症的易感性

- 静脉吸毒者更有可能同时感染丙型肝炎,并有可能出现与静脉注射相关的脓毒症。
- 非洲或亚洲血统的患者更有可能出现结核病(可能出现非典型症状和 / 或肺外结核表现)。
- 非洲血统的患者更易感染隐球菌。

旅行史

艾滋病患者的许多感染是其体内潜伏病原体的重新激活。既往旅行史有助于鉴别诊断,特别是对于发热患者。

- 组织胞浆菌病:美洲中部和美国东部旅行史。
- 球孢子菌病:美国西南部和南美洲部分地区旅行史。
- 马尔尼菲青霉病:东南亚和印度尼西亚旅行史。
- 类圆线虫过度感染:热带地区旅行史。
- 利什曼病:地中海、中东和热带地区旅行史。

抗逆转录病毒治疗

- 对于抗逆转录病毒治疗反应良好的艾滋病患者(即用药后 HIV RNA 载量低且 CD4 细胞数量显著增加),其发生机会性感染的风险显著降低。上述患者和那些虽未经治疗但 CD4 细胞计数高的艾滋病患者应得到与其他患者同等的医疗资源。
- 然而抗逆转录病毒疗法也存在不良反应,患者可能因此转至急诊救治(➲ 抗逆转录病毒药物毒性,p. 570)。
- 为患者开具其他药物处方时应谨慎。可查询来自利物浦大学的相关资料:🔍 https://www.hiv-druginteractions.org/

成人艾滋病的临床标志性疾病

(见表 8.1)

表 8.1　成人艾滋病的临床标志性疾病

强烈提示艾滋病的证据	其他提示艾滋病的证据
呼吸系统 ● 结核病 ● 肺孢子菌肺炎	细菌性肺炎 曲霉病
神经系统 ● 脑弓形体病 ● 原发性中枢神经系统淋巴瘤 ● 隐球菌性脑膜炎 ● 进行性多灶性白质脑病 　（progressive multifocal leuko- 　encephalopathy, PML）	无菌性脑膜炎 / 脑炎 脑脓肿 不明原因颅内占位 吉兰 - 巴雷综合征 横贯性脊髓炎 痴呆 周围神经病
皮肤表现 ● 卡波西肉瘤	重度银屑病 严重脂溢性皮炎 多发性皮肤带状疱疹
消化道系统 ● 持续性隐孢子虫病	口腔念珠菌病 口腔毛状白斑 慢性腹泻（原因不明） 体重减轻（原因不明） 乙型肝炎或丙型肝炎 沙门菌、志贺菌或弯曲菌
肿瘤 ● 非霍奇金淋巴瘤	霍奇金淋巴瘤 巨大淋巴结增生症（又称卡斯尔曼病） 肛管癌或肛管不典型增生 肺癌 精原细胞瘤 头颈癌
生殖系统 ● 宫颈癌	宫颈或阴道不典型增生
血液系统	任何无法解释的血液恶病质
眼科 ● 巨细胞病毒性视网膜炎（见 　图 8.2，文末彩图）	任何感染性视网膜炎（带状疱疹病 毒、弓形体）

续表

强烈提示艾滋病的证据	其他提示艾滋病的证据
耳鼻喉科	淋巴结病(原因不明)
其他	不明原因发热或性传播疾病,单核细胞增多症样综合征

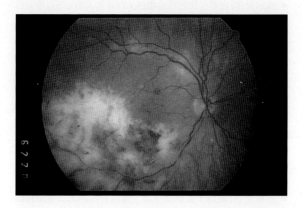

图 8.2 艾滋病患者巨细胞病毒性视网膜炎的典型表现。以伴有不规则颗粒边界的视网膜坏死、斑片状视网膜出血和视网膜血管炎性渗出鞘为特征

Reproduced from Easty D, *et al. Oxford Textbook of Ophthalmology*, 1999, with permission from Oxford University Press.

HIV 阳性患者的急性神经系统疾病: 评估

艾滋病患者机会性感染、恶性肿瘤、HIV 本身的直接影响以及抗逆转录病毒药物都可能导致出现中枢或外周神经系统疾病。不同疾病的表现往往是多样的和非特异性的,往往涉及相同的诊断方法。

关键的症状和体征

- 基本原则:寻找免疫抑制进展的证据(见图 8.1)。

- 意识丧失:对患者进行评估和处理的内容见 ➋ 昏迷:评估,p. 372。

- 癫痫发作:需要尽快行颅脑增强 CT(首选 MRI),用以检测患者是否存在占位性病变(space-occupying lesions,SOL),如果没有检测到,则可以进行诊断性腰椎穿刺。可以考虑使用抗癫痫药物治疗,但要注意与抗逆转录病毒和其他药物的相互作用(若患者正在使用蛋白酶抑制剂或非核苷逆转录酶抑制剂,通常建议予以丙戊酸钠控制癫痫)。在终止癫痫发作方面,劳拉西泮优于地西泮。

- 头痛:一些颅内压升高的症状提示患者可能存在 SOL,如恶心、晨起头痛和剧烈咳嗽。但要注意与牙齿、鼻窦或疱疹性神经痛(检查是否有疱疹性皮疹)引起的面部疼痛区别。

- 脑膜炎:可能由于炎症反应减少而减轻或消失。无菌性脑膜炎可发生在 PHI 阶段(血清学转换阶段,即窗口期)。随着免疫抑制的进展,病毒性、细菌性、结核性和真菌性(隐球菌性)脑膜炎更为常见,但可能不会表现出典型的脑膜炎症状。

- 瘫痪:考虑病毒性横贯性脊髓炎(HIV、CMV、VZV 或 HSV)或者由感染或恶性肿瘤导致的脊髓压迫。此时需要急诊行脊柱 MRI,随后若没有禁忌证,行腰椎穿刺检查。

- 认知障碍:个体差异很大。如果患者出现任何局灶性神经系统相关的症状,应考虑 SOL、PML、HIV 性痴呆和晚期梅毒。

- 精神障碍:常可发现器质性病因。可能是抗逆转录病毒药物本身不良反应或是其与抗精神病药物和兴奋剂类药物相互作用的结果。如果患者较激惹,应确保其无法接触到被污染的锐器。

- 周围神经病变:由某些抗逆转录病毒药物或 HIV 本身所致,患者通常起病缓慢。

- 肌病:齐多夫定(zidovudine,AZT)和整合酶抑制剂可导致肌病甚至横纹肌溶解(应及时检查肌酸激酶和肾功能),这是线粒体毒性引起的(➜ 抗逆转录病毒药物毒性,p. 570)。这也可能是由于同时使用降脂药物,因为一些抗逆转录病毒药物可提高胆固醇合成酶抑制剂的血药浓度。

- 视力迅速恶化:此时可考虑巨细胞病毒性视网膜炎(通常行检眼镜检查协助诊断)、弓形体葡萄膜炎、眼内炎、颅内病灶和梅毒。严重者可出现视网膜脱离,应立即请眼科医生会诊。

HIV 阳性患者的急性神经系统疾病:检查

外周血检测

- 基线检查(患者通常熟知自身基线检查结果):CD4 细胞计数(但要注意急性感染时该项结果会产生变动,避免产生误导),HIV RNA 载量,血清中弓形体 IgG 含量(90% 以上的脑弓形体病患者呈阳性,提示有再激活的风险),CMV IgG 含量,梅毒血清学试验。

- 常规检查:血常规(低淋巴细胞计数提示 CD4 细胞计数低)、肝功能、尿素及电解质。

- 急查:炎症标志物(C 反应蛋白和红细胞沉降率)、梅毒检测、乳酸脱氢酶(淋巴瘤患者中可升高)、血培养[细菌、分枝杆菌(4~6 周)]。如果 CD4 细胞计数 <200 × 10^6/L,需用 PCR 检测外周血中 CMV DNA 含量并检测血清中隐球菌抗原(CrAg)(在隐球菌性脑膜炎患者中阳性率 >80%)。

特异性检查

- 粪常规、尿常规以及咽喉培养:腰椎穿刺(见框 8.3)。

框 8.3 腰椎穿刺

- 在腰椎穿刺前应安排头部增强 CT 或 MRI,并确保无凝血功能异常。

- 每次腰椎穿刺都应测量脑脊液压力(隐球菌病患者的压力较高)。

- 收集 6~8mL 的脑脊液,分在 4 个无菌管和一个含氟试管进行葡萄糖检测(每次腰穿都应同步抽血进行葡萄糖和蛋白检测)。

- 1 号管和 4 号管送至细菌室检测:
  - 红细胞和白细胞计数
  - 细菌:涂片、培养及药敏检测
  - 分枝杆菌:齐-内染色镜检、分枝杆菌培养,并考虑 PCR 检测
  - 病毒:应用 PCR 检测 CMV、HSV、VZV、JC 病毒(PML)以及 EBV(淋巴瘤)
  - 其他:印度墨汁染色涂片和 CrAg 检测(对神经系统隐球菌病的敏感性和特异性接近 100%)、真菌培养和梅毒血清学检查

- 2 号管和含氟试管用于检测蛋白质和同步血糖。

- 3 号管用于细胞学(很少为诊断性)或免疫学检查。

- 升高的脑脊液细胞计数和蛋白质含量(高达 1g/L)可能是无症状 HIV 感染的表现;相反,HIV 感染患者的脑脊液少有炎症反应,例如隐球菌性脑膜炎。

- 胸部 X 线:不论 CD4 细胞计数如何,都应将结核病考虑在内。主动脉旁和肺门淋巴结病可能提示鸟-胞内分枝杆菌复合菌(Mycobacterium avian intracellulare,MAI)或者淋巴瘤。

- 头部增强 CT 或 MRI:
  - 有必要做增强 CT 或 MRI,但 MRI 比 CT 敏感度更高(CT 有无法提示脑干病变、弓形体包囊和 PML 的风险)。
  - 对比增强的 SOL 很可能是脑弓形体病(典型表现为多

发且伴环形增强的局部水肿,常发生在基底节或灰白质交界处)或脑淋巴瘤(典型表现为病灶数较少伴不规则强化的局部水肿,常发生在脑室周围)。若患者在弓形体病经验性治疗后疗效不佳,则提示淋巴瘤。不常见病因包括:细菌(如链球菌、诺卡菌)、分枝杆菌(如结核球)或真菌(如隐球菌病)。分枝杆菌发病率逐渐增加,尤其是在"高危"人群中,例如来自结核病流行地区的患者。

- 结核性、隐球菌性或梅毒性脑膜炎可出现脑膜强化和脑积水。
- PML:可出现非强化、多灶性、皮质下白质病变。无局部压迫表现。
- HIV 相关性痴呆:非强化、弥漫性、深部白质高信号且伴有显著脑萎缩。无局部压迫表现。
- 病毒性脑炎(常见 CMV、HSV、VZV)可表现出不同程度的融合强化改变,但通常是正常的。
- 脑活检:若患者对经验性治疗反应不佳且尚处于病程与预后较好的阶段,则可进行活检。
- 脑电图:有助于评估癫痫发作和患者对治疗的反应,但通常对 HIV 脑病和机会性感染没有特异性。
- 脊柱增强 MRI:是脊髓和神经根成像的最佳手段。
- 神经传导检查(nerve conduction study, NCS)/ 肌电图(electromyogram, EMG):用于少见或治疗无效的感觉或运动障碍。

HIV 阳性患者的急性神经系统疾病:处理

(见表 8.2)

表 8.2　HIV 阳性患者急性神经系统疾病的治疗

疾病	可能的临床表现	诊断性检查	治疗
艾滋病	脑炎或无菌性脑膜炎 痴呆 / 精神症状 癫痫发作	排除性诊断 脑部活检虽有诊断价值,但不可因此 行该操作	HAART
弓形体病	SOL 癫痫发作 意识错乱 脑病	90% 的患者抗弓形体抗体阳性,但不 是区分活动性疾病和非活动性疾病 CT:环状增强病灶 当患者对经验性治疗无反应时可采 取脑活检诊断,其为诊断金标准	磺胺嘧啶 1~2g(每天 4 次,静脉 / 口服)+ 乙胺嘧啶(第 1 天 口服 100mg,之后每天口服 75mg + 叶酸 15mg,每 天 1 次,持续 4~6 周) 克林霉素 1.2g(每天 4 次,静脉 / 口服)+ 乙胺嘧啶(第 1 天 口服 100mg,之后每天口服 75mg + 叶酸 15mg,每天 1 次) 阿托伐醌 750mg(每天 3 次,口服,疗程 3 周) (可使用地塞米松缓解脑水肿)
隐球菌病	头痛 ± 假性脑膜炎 SOL(隐球菌瘤) 癫痫发作 意识错乱	脑脊液:多形核细胞增多伴糖含量降 低,但 20%~30% 的患者脑脊液正常。 另可行印度墨汁沉染色涂片、培养和 CrAg 检测 95% 的患者血清学 CrAg 阳性	两性霉素 0.25~1mg/kg(每天 1 次,静脉用药,最多 6 周)± 氟胞嘧啶 100mg/kg(每天 4 次,静脉 / 口服,疗程 2 周) (若患心肾毒性,可用脂质体制剂) 氟康唑 400mg(每天 2 次),每天 / 定期腰椎穿刺以降低颅内 压,预折压需 ≤20cmH_2O

续表

疾病	可能的临床表现	诊断性检查	治疗
分枝杆菌感染	头痛 ± 假性脑膜炎	脑脊液：大多数患者出现多形核细胞增多伴含量降低;齐-内染色量仅在10%~20%的患者中呈阳性。脑脊液培养通常需要4-6周	应获取微生物学专家建议;起始治疗至少包括四种药物（最好包括可穿过血脑屏障的药物，即异烟肼＋吡嗪酰胺）。若出现癫痫发作或神经症状恶化，则可使用类固醇
诺卡菌感染	头痛 ± 假性脑膜炎 SOL(结核球) 癫痫发作 意识错乱	脑活检／培养 经常合并肺部疾病	至少包括以下药物中的两种：复方磺胺甲噁唑、阿米卡星、链霉素、亚胺培南（或美罗培南）和米诺环素
CMV 感染	脑炎 横贯性脊髓炎 多神经根炎	对脑脊液和神经组织进行病毒检测。PCR、培养或免疫组织化学染色	更昔洛韦 5mg/kg，每天2次，静脉用药，疗程3周; 缬更昔洛韦 900mg，每天2次，口服，疗程3周; 膦甲酸钠 90mg/kg，每天2次，静脉用药，疗程3周
VZV 感染	脑炎 横贯性脊髓炎 多神经根炎	对脑脊液和神经组织进行病毒检测。PCR、培养或免疫组织化学染色	阿昔洛韦 10mg/kg，每天3次，静脉用药，疗程10天 阿昔洛韦 800mg，每天5次，疗程5-10天 伐昔洛韦 1g，每天3次，口服，疗程1周
单纯疱疹	脑炎 多神经根炎 癫痫发作	对脑脊液和神经组织进行病毒检测。PCR、培养或免疫组织化学染色	阿昔洛韦 10mg/kg，每天3次，静脉用药，疗程2-3周

续表

疾病	可能的临床表现	诊断性检查	治疗
PML (JC 病毒)	运动功能障碍 脑神经麻痹 痴呆	脑脊液:抗 JC 病毒抗体、PCR 检测 脑活检 MRI/CT 上可见白质改变	HAART
淋巴瘤	SOL 恶性脑膜炎 孤立性神经或脊髓损伤	脑脊液细胞学 脑活检	HARRT + 化学药物治疗 (药物治疗或姑息疗法) + 颅内放疗

注:可浏览《英国国家处方集》查看禁忌证、注意事项、不良反应和药物相互作用。

HIV 阳性患者的呼吸系统急症：评估

注意：艾滋病患者若出现咳嗽，应高度怀疑结核分枝杆菌感染，且可能为耐多药结核分枝杆菌，这类病人应佩戴医用口罩并单独隔离。如果此类患者与有其他免疫功能低下患者共处同一病房，应使用负压隔离病房。

关键的症状和体征

- 全身情况：体格检查应包括口咽和淋巴系统，这些可能提供有用的线索。另需注意寻找晚期免疫抑制的证据和肺外与病因相关的线索（如皮肤卡波西肉瘤、隐球菌病引起的神经症状或 CMV 引起的视网膜炎）。需注意上述疾病可同时存在。

- 咳痰：脓性痰提示细菌或分枝杆菌（肺炎链球菌、流感嗜血杆菌和结核病的发病率比非艾滋病人群高 100 倍）。同时还需考虑到金黄色葡萄球菌（尤其是静脉吸毒者）和革兰氏阴性菌（如铜绿假单胞菌）。

- 干咳：在 CD4 细胞计数 $<200 \times 10^6$ /L 的患者中，主要警惕肺孢子菌肺炎（*Pneumocystis carinii* pneumonia, PCP），其通常表现为慢性渐进性病程，伴呼吸困难（见表 8.3）。PCP 可偶尔出现在处于 PHI 阶段（血清学转换期）的患者中，且在对复方磺胺甲噁唑预防疗法有良好依从性的患者中仍可发病。其他导致干咳的原因：病毒性上呼吸道感染（任何 CD4 细胞计数均有机会感染）、KS、淋巴瘤和罕见的淋巴细胞性间质性肺炎（任何 CD4 细胞计数均有机会感染，但 CD8 细胞计数升高的干燥综合征患者更加易感）。

- 咯血：提示分枝杆菌感染、真菌感染、肺栓塞或 KS。

- 呼吸困难：如果患者起病急，则考虑气胸（继发于 PCP）、肺水肿或肺栓塞。如果患者起病缓慢，需要排除 PCP。10% 的 PCP 患者可并发气胸。

- 胸痛：常见于细菌性感染、KS、气胸以及肺栓塞。艾滋病患者更容易患血栓栓塞疾病。气胸可使多达 10% 的 PCP 患者病情复杂化。

表 8.3 可鉴别肺孢子虫病和细菌性肺炎的临床表现、实验室检测以及胸部 X 线结果

临床表现	肺孢子虫病	细菌性肺炎
CD4 细胞计数	$<200 \times 10^6/L$	均可
症状	干咳	咳嗽伴咳痰（脓痰）
症状持续时间	数周	3~5 天
体征	偶有双侧细湿啰音（该特征较轻微）	局灶性肺部体征
实验室检测	白细胞计数可高可低	白细胞计数通常升高
肺部影像学特点		
分布	弥漫多于局灶	局灶多于弥漫
位置	累及双侧，常始发于肺门	累及单侧，节段性 / 大叶性
形态	弥漫性，间质浸润	大叶性或局灶实变
囊肿	10%~15%	5%~10%（克雷伯菌、葡萄球菌）
胸腔积液	罕见	25%~30%

实践要点

- 对胸部 X 线结果看起来正常的患者保持警惕，呼吸系统相关病史最为重要。
- 如果 CD4 细胞计数 $<200 \times 10^6/L$ 且病史相符，考虑 PCP 为最可能的呼吸道感染，可以开始经验性治疗。
- 应尽快完善诊断性检查。
- 结核病在英国艾滋病患者中仍然很常见。

HIV 阳性患者的呼吸系统急症：检查

非创伤性检查

注意：病毒和真菌感染可能出现的症状和体征很少。若怀疑此类感染，除了以下列出的检查外，还需行病毒 PCR 检测与真菌涂片镜检及培养。

- 基线检测（若患者已经做过，可以使用该结果）：CD4 细胞计数、HIV RNA 载量。
- 影像学：胸部 X 线（见表 8.4）。其他影像学检查可根据需求进行，如超声、CT 或高分辨率 CT。
- 血常规：白细胞减少提示细菌感染的预后不佳，若患者在发病前曾查过血常规，该结果可以指导经验治疗的选择。
- 尿素及电解质：肾功能受损或低钠均提示预后不佳。
- 肝功能：若异常则提示播散性疾病或其他病变。
- 血清学：可用于检测军团菌（但军团菌通常检测尿中抗原）、支原体和其他非典型病原体。
- 血清隐球菌抗原：对系统性隐球菌血症的检测敏感性 >90%，特异性 >95%。
- 动脉血气分析：低氧血症可发生在任何肺炎中，尤其是 PCP。
- 结核菌素皮肤试验：由于艾滋病患者免疫系统受抑制，无法针对结核菌素产生免疫反应（无活性），假阴性结果可能会误导诊断。仅在少数特定情况下使用。
- 运动时血氧饱和度：显著的运动氧饱和度降低提示弥漫性肺炎，如 PCP。适用于胸部 X 线表现正常且静息时血氧饱和度 >93% 的患者。
- 肺功能：其中每升肺泡容积的一氧化碳弥散量（KCO）与血减氧饱和度指数具有相同的意义。
- 血培养：肺炎链球菌感染时血培养常呈阳性。分枝杆菌的血培养也有帮助（4~6 周）。
- 痰培养：除痰培养外还需同时做显微镜涂片检查（包括分枝

杆菌)。

- 诱导痰:由专科护士或理疗师应用高渗盐水给予雾化。吸痰或肺泡灌洗液可送检进行银染色或免疫荧光染色,对 PCP 的敏感性为 90%。同时还可将标本送检进行细菌和分枝杆菌的涂片镜检和培养。不要在非隔离病房中操作。

表 8.4　HIV 相关疾病的胸部 X 线特征

影像学表现	疾病
正常	• PCP,病毒性肺炎(运动时出现缺氧症状)
局灶性浸润	• 细菌性(肺炎链球菌、流感嗜血杆菌)
	• 分枝杆菌(结核分枝杆菌、鸟 - 胞内分枝杆菌复合菌)
	• 真菌(隐球菌、荚膜组织胞浆菌、曲霉菌、念珠菌)
	• 病人可出现不典型症状,如结核病患者出现下叶实变 / 胸腔积液,而非上叶空洞)
	• 诺卡菌或马红球菌(少见)
	• 肺卡波西肉瘤或淋巴瘤
	• PCP(若用雾化喷他脒预防,则多累及肺尖)
空洞	• 细菌(葡萄球菌、链球菌、诺卡菌、厌氧菌)
	• 分枝杆菌
	• 真菌
	• PCP 可导致产生壁薄的囊肿(肺大疱)
气胸	• PCP:有时肺膨出破裂时会导致气胸
	• 结核菌
弥漫性浸润	• PCP,典型特征
	• 呼吸道病毒(呼吸道合胞病毒、腺病毒、副流感病毒)
	• CMV(往往难以判断是否有致病作用)
	• 粟粒型结核
	• 真菌
	• 弓形体
	• 淋巴细胞性间质性肺炎
胸腔积液	• 细菌性(以肺炎链球菌为主)
	• 分枝杆菌(以结核菌为主)
	• 淋巴瘤
	• 心力衰竭
	• 卡波西肉瘤
纵隔淋巴结病	• 不具有 HIV 相关淋巴结病的特征
	• 分枝杆菌、真菌感染
	• 淋巴瘤及卡波西肉瘤

创伤性检查

- 支气管镜检查:患者疗效不佳或怀疑出现第二次病理学改变时进行。操作时应仔细检查是否有 KS 病变(考虑到气胸和出血风险,支气管镜活检并非常规操作)。肺泡灌洗液应送至涂片镜检(包括针对肺孢子虫的染色)、培养(细菌、真菌和分枝杆菌)、病毒学检测及 PCR。
- 胸腔穿刺:标本用于细胞计数、蛋白质含量检测、涂片镜检及培养(细菌和分枝杆菌)、细胞学检查、乳酸脱氢酶检测、pH值检测。另外胸腔积液显著时可进行胸膜活检。
- 肺活检:可经支气管、经皮或开胸肺活检取标本。建议寻求专家建议。

HIV 阳性患者的呼吸系统急症:处理

一般措施

- 定期监测脉搏、血压和体温。
- 同时予以脉搏血氧饱和度监测与吸氧,以维持血氧饱和度在90% 以上。

辅助通气

艾滋病本身并非辅助通气或重症监护的禁忌证。事实上,许多急性呼吸道感染通过这样的支持治疗可以获得好效果。患者的疾病阶段和总体预后,以及患者与家属的意见,最终决定了是否适合使用辅助通气。

呼吸系统疾病的针对性治疗

(见表 8.5)

若不确定应联系当地微生物学或感染病学专家。

表 8.5　呼吸系统疾病的推荐治疗

疾病	治疗
社区获得性肺炎（CAP）（CD4 细胞计数 >200×10⁶/L）	静脉 / 口服复合阿莫西林 - 克拉维酸或静脉头孢曲松 2g（每天 1 次，疗程 5~7 天）
	静脉 / 口服加用阿奇霉素 500mg（每天 1 次，持续 3 天）
CAP（CD4 细胞计数 <200×10⁶/L）	治疗同 CD4 细胞计数 >200×10⁶/L 的 CAP 患者，但若有任何提示 PCP 的证据，则按照 PCP 治疗
PCP（若血氧分压 <9.3kPa，则加用口服泼尼松龙 40mg，每天 2 次，疗程 5 天；随后 40mg，每天 1 次，疗程 5 天；最后 20mg，每天 1 次，疗程 10 天）	● 一线用药： 复方磺胺甲噁唑 120mg/kg，分 4 次静脉用药 / 口服，疗程 21 天 （在开始服用复方磺胺甲噁唑之前，应检查患者葡萄糖 -6- 磷酸脱氢酶水平，但在等待化验结果期间不得延误治疗） ● 二线用药： 克林霉素（600~1 200mg，每天 4 次口服 / 静脉用药）+ 伯氨喹（15~30mg，每天 1 次口服），疗程 14~21 天（不适用于葡萄糖 -6- 磷酸脱氢酶缺乏症患者）或 喷他脒依西酸盐 4mg/kg，每天 1 次静脉用药，疗程 14~21 天（如果从一线改为二线，则需要 3 天的"药物交叉期"），或阿托伐醌 750mg，每天 2 次口服用药，疗程 21 天
医院获得性肺炎（HAP）	头孢他啶 2g，每天 3 次静脉用药，或环丙沙星 500mg，每天 2 次静脉 / 口服，疗程 5 天
中性粒细胞减少的患者（疗程需咨询微生物学专家）	如果有任何提示 PCP 的证据，则治疗同 PCP，另加用哌拉西林 - 他唑巴坦（4.5g，每天 3 次静脉用药，疗程 7~14 天）+ 阿奇霉素（500mg，每天 1 次静脉 / 口服）+ 庆大霉素（5mg/kg 静脉用药，视病情酌情加用）
卡波西肉瘤	HAART+ 化疗
淋巴瘤	HAART+ 化疗

注：考虑到药物带来的不良反应和药物间相互作用，曲霉病及其他真菌病、诺卡菌病和巨细胞病毒肺炎的治疗应由对这些病原体使用抗菌药物有经验的临床医生进行。

HIV 阳性患者的消化系统表现：评估

机会性感染、恶性肿瘤和抗逆转录病毒药物的不良反应经常表现为胃肠道的症状和体征。

关键的症状和体征

- 全身：评估患者水合状态(译者注：如血浆渗透压、尿液渗透压和尿比重等)、体重和营养状态。
- 腹泻：可为多种病原体(包括常见病原体和机会性病原体)(见表 8.5)、药物治疗或病程晚期 HIV 本身引起。应明确患者是否存在相关症状(发热、腹痛、便血)。及时了解 CD4 细胞计数将有助于明确患者的治疗方向。
- 体重减轻：可为病程晚期 HIV 感染引起，也可继发于慢性腹泻／吸收不良，也可能是潜在恶性肿瘤或机会性感染的表现，或可提示抗逆转录病毒治疗的不良反应(尤其是皮下脂肪减少)。
- 腹痛：可能是胃肠道感染的特征(见表 8.5)、也可能是胆管系统疾病或胰腺炎(可能由于药物，主要是核苷类似物，尤其是去羟肌苷)所致。乳酸中毒和肝脂肪变性是抗逆转录病毒治疗的罕见并发症，可表现为隐匿性腹痛。
- 腰痛／肾结石：是茚地那韦治疗常见的副作用。普通的 X 线片不易发现结石，且大量饮水的保守治疗通常对此类情况的结石疗效较好，不需要终止艾滋病的治疗。但是病情严重者(出现血尿和经肾脏通路检查证实的结石)应改变治疗方案，因为有再次发作和进行性肾损害的风险。
- 黄疸：可能是急性或慢性病毒性肝炎、胆管系统疾病、药物性肝炎，或其他机会性感染或肿瘤累及肝脏的表现。黄疸也可与阿扎那韦有关，这种特异性药物在胆汁酸转运蛋白基因(如 MDR 基因)轻微异常的易感个体中可能发生非结合型高胆红素血症。这是一种良性的不良反应，但是在一些病人中会引起明显的黄疸。

- 吞咽困难:最常见的致病原因是念珠菌感染(通常存在口腔念珠菌感染),其次是由于 HSV、VZV、CMV 或特发性原因(阿弗他溃疡)造成的继发性溃疡。
- 口腔病变:口腔念珠菌(通常呈假膜状白色斑块,也可表现为红斑或增生性损伤)和口腔毛状白斑(在舌侧缘可见白色斑块)是艾滋病患者常见的口腔征象,同时也是病程进展的表现。KS 可表现为上颚或牙龈边缘出现红色 / 紫色斑点。合并一期梅毒的患者可存在口腔硬下疳,与异性性行为的患者相比,有同性性行为的男性患者更常出现此症状。

> **实践要点**
>
> 在英国,急性丙型肝炎和梅毒在同性性行为的男性患者中存在流行。若怀疑此类情况或患者出现类似症状,应及时检测丙型肝炎病毒及梅毒螺旋体。

HIV 阳性患者的消化系统表现:检查

一般检查

- 血常规、尿素及电解质、肝功能、C 反应蛋白:判断患者是否有贫血、脱水和肝功能异常。
- 血液培养:对于免疫功能低下的患者,细菌性胃肠道感染更有可能伴随系统性感染。另外,需单独进行分枝杆菌血培养(考虑到 CD4 细胞计数 $<100 \times 10^6$ /L 的患者可能感染非典型分枝杆菌)。
- 淀粉酶:判断腹痛患者是否存在胰腺炎。
- 乳酸:接受抗逆转录病毒治疗且存在非特异性腹部不适的患者应考虑到乳酸酸中毒的可能性。此时应尽快将血标本送至实验室以得到准确的结果。
- 肝炎血清学:黄疸患者以及有明显慢性乙型 / 丙型肝炎患者

应考虑急性甲型 / 乙型 / 戊型病毒性肝炎(乙肝患者还应考
虑丁型病毒性肝炎重叠感染)。新发肝功能异常可能是丙型
病毒性肝炎引起。

● 梅毒血清学。

● 直肠 / 生殖器性传播疾病拭子:如果患者出现直肠 / 下消化
道症状,应将拭子送检以发现衣原体 / 性病淋巴肉芽肿 /
淋病。

特殊检查

● 粪便标本:应对细菌、虫卵、囊孢和寄生虫进行检查及培养,
至少送检 3 次粪便标本。对既往服用或正在服用抗生素的
患者,应进行艰难梭菌毒素检测。对于粪常规阴性和免疫功
能低下的患者(CD4 细胞计数 $<100 \times 10^6$ /L),应进行微孢子
虫的检查。

● 腹部 X 线:寻找腹泻 / 腹痛患者中消化道毒性扩张的证据。
主要病因有 CMV 感染(CD4 细胞计数 $<100 \times 10^6$ /L 的患者)
和沙门菌、志贺菌及弯曲菌等细菌感染(CD4 细胞计数较高
的患者)。

● 超声扫描:对于黄疸 / 肝功能异常的患者,应寻找肝 / 胆管系
统异常的证据;对于腹胀患者,应检查是否存在腹水;对于机
会性感染 / 肿瘤患者,应检查是否存在腹部肿块 / 淋巴结病。

● CT 扫描:寻找腹痛患者是否存在腹部肿块 / 淋巴结病,这些
症状可能提示潜在的机会性感染或肿瘤。

● 上消化道内镜检查:检查吞咽困难的患者以及腹痛患者是否
分别存在食管病变和胃病变。对于没有分离出病原体的慢
性腹泻患者应进行十二指肠活检。

● 乙状结肠镜 / 结肠镜检查:检查慢性腹泻或腹痛患者中是否
存在机会病原体 / 肿瘤。对于没有分离出病原体的慢性腹
泻患者,应进行直肠 / 结肠活检。

● 内镜逆行胰胆管造影(endoscopic retrograde cholangiopan-
creatography,ERCP)/ 磁共振胰胆管成像(magnetic resonance
cholangiopancreatography,MRCP):不明原因的梗阻性黄疸

患者或为寻找上行性胆管炎证据的慢性腹痛患者应行此类检查。

HIV 阳性患者的消化系统表现:处理

- 应遵循补液、镇痛和营养支持的一般原则。
- 如果患者 CD4 细胞计数 >200 × 10⁶ /L,治疗方案通常与 HIV 血清阴性者相似。
- 对于可疑 / 已证实的病因(见表 8.6)应进行特异性治疗。对于可能是细菌引起的急性腹泻,应考虑使用经验性抗菌药物治疗。除非患者无法耐受,否则应根据药物敏感性结果和当地方案进行治疗。对于 CD4 细胞计数 <100 × 10⁶ /L 的腹泻患者,可考虑加用抗 CMV 治疗(通常是更昔洛韦)。
- 未与经验丰富的艾滋病临床医生讨论,不应中断或修改抗逆转录病毒疗法。

表 8.6 艾滋病患者消化系统常见病原体

病原体	临床表现	诊断	治疗
念珠菌	口腔:常呈白色斑片。常见于 CD4 细胞计数 <350 × 10⁶/L 的患者 食管:表现为吞咽困难或吞咽疼痛。常见于 CD4 细胞计数 <200 × 10⁶ /L 的患者	通常基于临床表现诊断可以通过活检 / 培养确诊	口腔:氟康唑每日 50mg,疗程 5 天或 400mg,疗程 1 天 食管:氟康唑每日 100mg,疗程 14 天 对于疑似 / 经证实存在唑类药物耐药的患者可使用替代药物治疗
沙门菌	腹泻 ± 发热、腹痛、便血;结肠扩张(不论 CD4 细胞计数)	粪便(± 血)培养可确诊对于病情严重者可考虑经验性治疗	环丙沙星每天 2 次,每次 500mg,疗程 7~14 天 对环丙沙星无法耐受或耐药的患者可使用头孢菌素类

续表

病原体	临床表现	诊断	治疗
志贺菌	腹泻 ± 发热、腹痛、便血；结肠扩张（不论 CD4 细胞计数）	粪便（±血）培养可确诊对于病情严重者可考虑经验性治疗	环丙沙星每天 2 次，每次 500mg，疗程 7~14 天对环丙沙星无法耐受或耐药的患者可使用甲氧苄啶
弯曲菌	腹泻 ± 发热、腹痛、便血；结肠扩张（不论 CD4 细胞计数）	粪便（±血）培养可确诊对于病情严重者可考虑经验性治疗	环丙沙星每天 2 次，每次 500mg，疗程 7~14 天对环丙沙星无法耐受或耐药的患者可使用阿奇霉素
隐孢子虫	可出现"旅行者腹泻"的急性症状，不论 CD4 细胞计数如何，此类病情常呈自限性。对于 CD4 细胞计数 $<100 \times 10^6$ /L 的患者，可出现慢性水样腹泻	检测粪便和 / 或活检中是否有隐孢子虫	目前暂无已证实有效的抗菌药物治疗方案（可考虑使用硝唑尼特）。急性隐孢子虫感染常可自限；慢性感染予以 HAART 治疗
微孢子虫	对于 CD4 细胞计数 $<100 \times 10^6$ /L 的患者，可出现水样腹泻	通过特异性粪便分析 / 活检 / 电子显微镜检测是否有微孢子虫	部分研究证实阿苯达唑治疗有效。有效的艾滋病治疗可以改善症状
等孢球虫	对于 CD4 细胞计数 $<100 \times 10^6$ /L 的患者，可出现水样腹泻	粪便抗酸涂片染色	复方磺胺甲噁唑通常有效
溶组织内阿米巴	腹泻 ± 血便、腹痛，不论 CD4 细胞计数	检测粪便中是否含有虫卵、包囊及成虫	甲硝唑每天 3 次，每次 800mg 或先后使用替硝唑、二氯尼特

续表

病原体	临床表现	诊断	治疗
贾第鞭毛虫	水样腹泻,不论 CD4 细胞计数	检测粪便中是否含有虫卵、包囊及成虫	甲硝唑每天 3 次,每次 400mg,疗程 10 天,或治疗第 1 天和第 5 天口服 2g 替硝唑
巨细胞病毒	食管:吞咽困难且食管内存在溃疡 胃/上消化道:腹痛 结肠:腹泻 ± 腹痛。可出现中毒性结肠扩张。常见于 CD4 细胞计数 $<100 \times 10^6$/L 的患者	应用免疫细胞化学法检测活检标本中是否有巨细胞病毒	针对巨细胞病毒的治疗方案(通常使用更昔洛韦 5mg/kg,每天 2 次,疗程 3~4 周) 有效的抗 HIV 治疗可减少复发/发生其他终末器官疾病的风险
单纯疱疹	食管内存在溃疡,或直肠炎/结肠炎	检测活检/培养中是否有单纯疱疹病毒	阿昔洛韦每日 200~800mg,疗程 5 天;或 5mg/kg,静脉用药,疗程 2~3 周
带状疱疹	食管内存在溃疡	检测活检/培养中是否有带状疱疹病毒	阿昔洛韦每日 400~800mg,疗程 5 天;或 5~10mg/kg,静脉用药,疗程 2~3 周
鸟分枝杆菌复合群	慢性水样腹泻 ± 腹痛。患者通常出现全身症状(发热、体重下降、全血细胞减少),常见于 CD4 细胞计数 $<50 \times 10^6$/L 的患者	血培养(分枝杆菌培养,可能需要数周时间)或检测活检标本中是否有分枝杆菌	三联用药(利福布汀、乙胺丁醇、克拉霉素/阿奇霉素) 有效的抗 HIV 治疗与患者对用药的反应性相关
艰难梭菌	水样腹泻,有抗生素使用史,不论 CD4 细胞计数	粪便毒素检测	若可以则停用致病抗生素 甲硝唑 400mg,每天 3 次口服,疗程 10 天 万古霉素 125mg,每天 4 次,疗程 10 天

不明原因发热

评估

- 是否具有局灶性感染的症状 / 体征
- 检测是否存在中性粒细胞减少症
- 应考虑到结核病
- 若患者体内有静脉留置管,应考虑到脓毒症
- 应考虑到药物热(详细询问患者的用药史,包括抗逆转录病毒药物)
- 应考虑到是否有潜在淋巴瘤
- 详细询问患者的旅行史很重要

检查

- 进行与发热相关的常规化验、检测
- 血清隐球菌抗原
- 分枝杆菌血培养(若患者 CD4 细胞计数 <100×10⁶/L,应考虑鸟 - 胞内分枝杆菌复合菌)
- 应考虑进行:
  - 头部 CT 扫描
  - 胸腹部 CT 扫描
  - 淋巴结活检(若存在明显淋巴结肿大)
  - 骨髓涂片及活检
  - PET-CT 检查(FDG-PET)

处理

- 除非患者病情严重,否则医生应建议患者停止经验性抗菌治疗。
- 应针对可疑的潜在病原体进行特异性抗菌(或其他)治疗。

免疫重建炎症综合征

- 艾滋病患者开始抗逆转录病毒治疗后,可能出现免疫重建炎症综合征(Immune reconstitution inflammatory syndrome, IRIS)。它是与既往感染恶化有关的炎症反应。这些感染可能是既往诊断和治疗过的,也可能是患者重新获得炎症反应能力时所暴露的。

- 这种炎症反应通常呈自限性,特别是既往感染得到有效治疗时。然而,长期并发症和不良反应并不常见,特别是在累及神经系统的患者中。

- IRIS 的临床表现异质性较大,但最常见的表现是发热和淋巴结肿大。IRIS 的主要危险因素是基线 CD4 细胞计数较低和/或 CD4 细胞计数的快速恢复以及 HAART 开始后病毒载量的快速下降。大多数 IRIS 患者在开始抗逆转录病毒治疗后 7 天至数月内会出现相应症状。

- 为了降低 IRIS 的发病率,应用适当抗菌药物治疗已知机会性感染,抗逆转录病毒治疗可推迟 1~2 个月。对于 CD4 细胞计数 $<100 \times 10^6/L$ 的结核病患者,抗逆转录病毒治疗最多延迟 2 周。

- IRIS 通常使用排除诊断法。应首先排除药物反应、药物耐药、患者依从性差和持续活动性感染的可能性。例如,阿巴卡韦过敏可能与 IRIS 相混淆,鉴别点是药物过敏时患者的症状会在每次服用阿巴卡韦后加重。

- 当怀疑 IRIS 时,应暂缓诊断隐匿性感染的更多侵入性操作。开始或继续治疗 IRIS 患者潜在的病原体感染。大多数患者应继续接受抗逆转录病毒治疗,除非 IRIS 已对器官或生命造成威胁。激素在某些情况下可减少炎症反应。激素用法:泼尼松龙或甲泼尼龙起始剂量为每天 1~1.5mg/kg(60~80mg),随后逐渐减少用量,同时监测患者是否有疾病复发的临床表现,疗程持续数周至数月。

皮肤表现

- 血清学转换期可出现病毒性皮疹。
- 若考虑与药物有关的皮疹(包括抗逆转录病毒药物),在未与艾滋病临床医生讨论前不要停止使用抗逆转录病毒药物(除非必要)。
- 特别注意,近期开始使用奈韦拉平的患者存在发生重症多形性红斑或中毒性表皮坏死松解症的风险;而近期开始使用阿巴卡韦的患者存在发生过敏的风险(➔ 抗逆转录病毒药物毒性,p. 570)。抗逆转录病毒治疗后常出现轻症皮疹,其常呈自限性,在使用抗组胺药物控制症状后可以继续使用HAART。
- 大多数艾滋病患者的皮肤症状表现出不典型性和严重性:
  - 带状疱疹(水痘 - 带状疱疹病毒引起)可表现为多发皮损和 / 或神经系统受累。
  - 单纯疱疹所致皮损可能更加严重、更易复发甚至长期大量存在。同时也可能累及神经系统,相比于免疫功能正常者,艾滋病患者需要更高剂量的阿昔洛韦。
  - 艾滋病患者的脂溢性皮炎表现得更为严重,并且可能保守治疗疗效不佳。
  - 任何有皮损的艾滋病患者都应考虑到早期梅毒。

血液系统表现

　　全血细胞减少可能是艾滋病本身、抗逆转录病毒药物(或其他药物)毒性、机会性感染或肿瘤累及骨髓所致。

- 轻中度血小板减少是艾滋病患者的常见症状;严重的特发性血小板减少性紫癜(idiopathic thrombocytopenic purpura,ITP)的皮肤表现易被识别。此类情况通常对抗逆转录病毒治疗有反应,但病情严重时可能需要激素 / 免疫球蛋白治疗。

- 贫血是抗逆转录病毒疗法公认的不良反应，尤其是齐多夫定。
- 中性粒细胞减少是齐多夫定和更昔洛韦公认的不良反应，并且在接受恶性肿瘤化疗的艾滋病患者中更常见。此时可使用中性粒细胞减少症的标准治疗方案。

抗逆转录病毒药物毒性

- 新药往往比早期药物（如齐多夫定、去羟肌苷和司他夫定）毒性小，早期药物现在已不太常用。
- 许多临床医生不熟悉治疗艾滋病的药物。这些药物与多种毒性有关，其中一些可能会被急诊医生遇到。此时，应考虑与在这些药物的使用和毒性方面有经验的医生讨论病例。
- 治疗的关键原则是识别医源性疾病的可能性，并在治疗中做到谨慎行事。为了最大限度地减少发生耐药的风险并保留今后的治疗选择，只有在与艾滋病专科医生讨论后才可停止使用抗逆转录病毒药物。如病情需要，应更换带来不良反应的药物，并避免停用联合用药中的一种或两种药物（停用会导致使患者得不到最佳治疗）。
- 对于接受抗逆转录病毒治疗后出现全身不适的患者，应始终考虑乳酸酸中毒的可能性（➋线粒体毒性，p. 571）。

皮疹及过敏反应

- 阿巴卡韦过敏反应（4% 的病例）可表现为发热或斑丘疹（通常在治疗的前 2 个月），通常伴有一个或多个其他症状或体征（发热、咽痛、胃肠道或呼吸系统症状、实验室检测结果异常）。如果强烈怀疑过敏，应停止使用阿巴卡韦，且患者不得再次接受该药物治疗（有致命性过敏反应的风险）。这个决定应该由有经验的艾滋病专科医生来做。大多数医生可以使用 HLA-B5701 检测来预测阿巴卡韦过敏的可能性（90% 的风险）。

- 非核苷逆转录酶抑制剂(依非韦伦和奈韦拉平):斑丘疹(约10% 的病例),在第二周达到峰值,通常伴有肝功能异常。有时可以通过抗组胺药(西替利嗪)进行治疗,但需要密切监测(严重或危及生命的肝毒性并不少见)。重症多形性红斑和中毒性表皮坏死松解症是奈韦拉平公认的不良反应,但并不常见。开始抗病毒治疗时 CD4 细胞计数高的患者,更易发生重症多形性红斑。由于奈韦拉平会增加发生重症多形性红斑的风险,不应用于 CD4 细胞计数高的患者。

线粒体毒性

通常为核苷逆转录酶抑制剂(尤其是司他夫定和去羟肌苷)对线粒体 DNA 聚合酶 γ 的抑制。如此数月后,可导致线粒体功能障碍,具体表现为:

- 线粒体功能障碍导致乳酸酸中毒 / 肝脂肪变性。若有此怀疑(全身不适、腹痛、代谢性酸中毒、肝功能异常),应立即抽血送检。如果乳酸过高(>5mmol/L)并伴有酸中毒,则停止服用可疑药物。乳酸酸中毒很快会危及生命,有时患者需要进入重症监护室救治。
- 急性胰腺炎:尤其与去羟肌苷有关(也可因饮酒、胆结石、喷他脒和一些机会性感染)。
- 肌病(肌肉活检以明确诊断):与齐多夫定有关。
- 抗逆转录病毒药物所致周围神经病变:尤其与扎西他滨、司他夫定和去羟肌苷有关。
- 少数病例报道过替诺福韦所致的肾小管酸中毒 / 范科尼综合征。

代谢异常

高脂血症和葡萄糖不耐症(包括糖尿病前期)与抗逆转录病毒治疗,特别是蛋白酶抑制剂的使用有关。抗 HIV 药物与早发性心血管疾病的关系目前仍不确定,但一些队列研究表明二者存在关联。考虑到潜在的药物间相互作用,医生在给予患者胆固醇合成酶抑制剂时应谨慎;接受蛋白酶抑制剂的患者禁止使用辛伐他汀(普伐他汀或阿托伐他汀是首选)。

血液系统毒性

核苷类似物尤其是齐多夫定,存在血液系统毒性。主要表现为贫血和中性粒细胞减少,通常发生在治疗开始后的最初几周/几个月内。

肝毒性

目前所有抗逆转录病毒药物都具有肝毒性,特别是在那些同时感染丙型/乙型病毒性肝炎的患者中。奈韦拉平可与重型肝炎相关(在治疗的前6周),虽然较罕见。肝脂肪变性(线粒体功能障碍的表现,如前所述)是核苷类似物治疗的一个公认的并发症,同样较罕见。大多数艾滋病专科医生会选择密切监测肝功能而不停药,除非有肝炎或 ALT/AST>5~10 倍于正常上限的证据。

神经系统毒性

依非韦伦(奈韦拉平少见)可引起严重的神经精神疾病。这种情况在大多数患者中发生在治疗的前4周,表现为情绪波动或抑郁。5%~10% 的患者会终止抗病毒治疗,多达 50% 的患者会出现昏昏欲睡或噩梦的症状。

实践要点

应始终与经验丰富的艾滋病专科医生讨论抗病毒治疗的起始/改动。不要在没有与之讨论的情况下停止抗逆转录病毒治疗。

抗逆转录病毒治疗的药物相互作用

蛋白酶抑制剂和非核苷逆转录酶抑制剂通过细胞色素

P450 系统代谢，从而表现出多种药物相互作用，其中有潜在的严重后果。建议合用其他 P450 介导的药物时要谨慎。

更多信息请访问《英国国家处方集》或利物浦大学网站：
🐧 https://www.hiv-druginteractions.org

暴露后预防

关于暴露后预防的有效证据可以从动物和垂直传播研究中得出。最有说服力的数据来自一项针对医护人员的病例对照研究，该研究表明服用齐多夫定单药预防可减少约 80% 的 HIV 传播。

大多数医院 / 急诊部门将制订关于管理暴露后预防的协议（见框 8.4）。但须遵守以下一般性原则：

- HIV 传播的风险由传染源分泌物呈 HIV 阳性的概率和易感者从暴露中感染 HIV 的风险共同决定。
- 为了估计传染源分泌物 HIV 阳性的概率，了解"风险群体"的流行病学将有所帮助。
  - 例如英国性行为活跃的同性恋男子感染 HIV 的风险，在伦敦约为 12.5%，在整个英国约为 5.9%。
  - 静脉吸毒者呈 HIV 阳性的风险 <1.1%。
  - 异性恋者艾滋病毒呈阳性的风险评估需要了解他们发生性行为所在的国家 / 地区的 HIV 患病率（部分撒哈拉沙漠以南非洲国家高达 20%~50%）。据估计，在英国的非洲人口中，男性患病率为 4.1%，女性患病率为 7.1%。

伤口传播

据估计，接触 HIV 后感染的风险为：
- 针刺伤：1/333。
- 飞溅伤（眼睛或有损伤的皮肤）：<1/1 000。
- 人咬伤：<1/10 000（不建议进行暴露后预防）。
- 社区中被丢弃的锋利物造成的伤口：风险通常很低，因为

HIV 在数小时后就变得无法存活,并且我们通常不了解锋利物被丢弃之前的使用情况。

注意:牢记锐器伤的最佳处理方法,包括立即伤口处理(允许出血并简单冲洗),并考虑到暴露于乙型病毒性肝炎(评估患者疫苗接种状况并使用疫苗或免疫球蛋白处理)和丙型病毒性肝炎的可能性。

框 8.4　暴露后预防

- 首先应进行风险评估。职业暴露的风险评估应在职业健康部门进行(如果处于非工作时间,则前往急诊评估)。如果评估后医生认为感染风险很大,应尽早开始暴露后预防,最好在 1 小时内完成(一般在暴露后 72 小时内),并持续 28 天。

- 推荐以下方案 [※] 用于暴露后预防(职业和非职业使用),为期 28 天:
  - 一片特鲁瓦达 ® (245mg 富马酸替诺福韦二吡呋酯 + 200mg 恩曲他滨),每天 1 次。
  - 一片拉替拉韦(400mg),每天 2 次。

注意

- 及时向职业健康部门报告相关血液和体液接触事件,以便尽快安排评估。如果在工作时间之外,则应前往急诊评估,后续由职业健康部门接管。

- 由于事件敏感性,暴露人员不应接触传染源。职业健康部门(或非工作时间的急诊部门)将安排此测试。

[※] 译者注:我国 HIV 暴露后预防性抗逆转录病毒治疗推荐方案为:TDF+FTC(3TC)+ LPV/r 或 RAL[替诺福韦 + 恩曲他滨(拉米夫定)+ 洛匹那韦 / 利托那韦或拉替拉韦]。

性接触

在与未接受 HAART 治疗的艾滋病患者发生性接触后,感染 HIV 的风险估计：

- 无保护的接受性阴道性交(♂ 传给♀):1/1 000。
- 无保护的插入式阴道性交(♀ 传给♂):1/1 219。
- 无保护肛交(插入者的风险):1/666。
- 无保护肛交(接受者的风险):1/90。
- 口交伴射精(接受者和插入者):<1/10 000。

传播风险上升的影响因素

- 传染源相关因素:晚期艾滋病患者;病毒载量高。
- 伤口传播:空心针;针头直接刺入动脉或静脉;装置上可见血迹;重伤。

　　评估风险后,应考虑暴露后预防。

　　考虑到降低未来感染风险、暴露后预防的疗效、HIV 抵抗力和抗病毒药物毒性,建议与在泌尿生殖医学 /HIV 医学方面有经验的医生一起决定是否在性接触后启用暴露后预防。

　　更多的指南详见:∞ https://www.bashhguidelines.org/ media/ 1 027/pepse-2015.pdf

（张潞　译,张文宏　审校）

第九章

糖尿病及内分泌系统疾病急症

糖尿病酮症酸中毒:评估

　　糖尿病酮症酸中毒(diabetic ketoacidosis,DKA)主要发生在 1 型糖尿病患者(type 1 diabetes mellitus,T1DM)和胰岛素依赖的 2 型糖尿病(type 2 diabetes mellitus,T2DM)患者中。人们越来越认识到,在非白人患者中有一种非典型的 2 型糖尿病,这部分患者以酮症为初发表现,其胰岛素分泌通常存在严重的暂时性缺陷。

临床特征

包括:

- 多尿和多饮;患者在数天内脱水。
- 体重减轻,虚弱。
- 过度换气或呼吸困难;酸中毒引起库斯莫尔呼吸(深大呼吸)。
- 腹痛:DKA 可能表现为"急腹症"。
- 呕吐:加重脱水。
- 10% 的患者表现为意识错乱和昏迷。
- 检查时,注意血流动力学稳态,脱水情况,呼吸频率,意识状态和感染灶。

检查

- 血糖　　　　　评估指尖血管和静脉血糖。血糖不需要特别高(≥11mmol/L)(见以下的"注意")。

- 静脉血气　　　　评估酸中毒的程度(见以下的"注意")。
- 尿素氮及电　　　评估血钾和肾功能。
  解质、血镁　　　矫正 Na^+ = Na^+ + 1.6 × [(血糖 − 55)/5.5]
  　　　　　　　　血浆渗透压 = 2 × (Na^+) + 尿素氮 + 血糖
- 尿检　　　　　　酮体强阳性(≥2+)(见以下的"注意")。
- 尿 HCG　　　　　排除育龄期女性怀孕。
- 血常规　　　　　白细胞升高(中性粒细胞):在没有感染的情况
  　　　　　　　　下会发生类白血病反应。
- 感染筛查　　　　尿培养和血培养。
- 血酮　　　　　　血酮升高(≥3mmol/L)(见以下的"注意")。
- 胸部 X 线　　　　仔细检查是否有感染。
- 淀粉酶　　　　　在没有胰腺炎但伴腹痛和呕吐症状时可能升
  　　　　　　　　高。急性胰腺炎可能发生在 7%~10% 的 DKA
  　　　　　　　　患者中(通常伴有高甘油三酯血症)。

注意

- 诊断 DKA 需要以下 3 项:
  - 血糖≥11mmol/L。
  - 血酮体≥3mmol/L(尿酮体≥2+)。
  - 静脉或动脉 pH≤7.30 和 / 或血清碳酸氢盐≤15mmol/L 的
    代谢性酸中毒。
- 鉴别高渗高血糖综合征(➜ 高渗高血糖综合征,p. 585)和其
  他导致高血糖 / 酸中毒的情况,如:口服阿司匹林和乳酸酸
  中毒。
- 如果患者近期使用了胰岛素(因为单用胰岛素不足以纠正
  脱水时的酸中毒),或使用皮下胰岛素泵进行治疗(如果突
  然停止胰岛素泵输注胰岛素,酮症会迅速发展),则血糖在
  11mmol/L 以下时也可出现严重的酸中毒。
- 如果条件允许,血酮应使用床边酮体测量仪进行测量。
- 正常人在饥饿一段时间后也可能出现酮体阳性。
- 某些药物(如左旋多巴、非那吡啶、丙戊酸、维生素 C)可能导
  致尿液出现酮体假阳性。如果不能确定,建议检测血酮体。
- 除非临床需要监测患者的血氧及二氧化碳水平,通常用静脉

血气评估酸中毒程度已经足够。

DKA 的常见诱因

- 感染：30%
- 治疗依从性差：20%
- 新诊断的糖尿病：25%
- 急腹症／胰腺炎：10%

DKA 预后不良的特征

出现以下情况时(排除手术原因)，须考虑早期收入重症监护室并开放中心静脉通路：

- 氧饱和度 <92%
- 收缩压 <90mmHg，或者心率 >100 次 /min 或 <60 次 /min
- GCS 评分 <12 分
- 少尿
- pH<7.0 或者血碳酸氢盐 <5mmol/L 或者酮体 >6mmol/L
- 低钾血症(血钾 <3.5mmol/L)
- 乳酸 >6mmol/L
- 阴离子间隙 >16mmol/L
- 血浆渗透压 >320mmol/L
- 严重的并发症，如心力衰竭、肾功能衰竭
- 尽管得到治疗，酸中毒 / 酮症仍然恶化

糖尿病酮症酸中毒：处理

一般措施

- 立即开始补液和固定剂量的静脉胰岛素治疗。
- 两个静脉通路：左右手臂各一个(一个用于生理盐水补液，一个用于胰岛素 ± 葡萄糖补液)。开始补液(➜ 补液，p. 580)。
- 对于预后差的患者要考虑中心静脉通路。

- 禁食至少 6 小时(胃轻瘫很常见)。
- 鼻胃管:如果意识水平受损,可防止呕吐和误吸。
- 如果存在少尿或血肌酐高,则应留置尿管。
- 如果怀疑感染,使用广谱抗生素。
- 除非有禁忌,否则应给予预防剂量的低分子量肝素。
- 一些患者可能需要在治疗期间监测心电图的 T 波变化。
- 每小时监测血糖、血酮和尿量。
- 在小剂量静脉胰岛素治疗的第 0、4、6、12 和 18 小时及停药前监测静脉血气(pH、碳酸氢盐、血钾)。
- 在治疗的第 0、6、12 和 24 小时监测尿素氮及电解质(应每天监测血镁水平)。

补液

用生理盐水补液纠正脱水。DKA 的平均失水量为 100ml/kg。(心脏病和肾脏病患者、老年患者、18~25 岁的年轻患者和孕妇需要更谨慎地补液。)

- 生理盐水 1L 静脉滴注 1 小时
- 生理盐水 1L 静脉滴注 2 小时 × 2 次
- 生理盐水 1L 静脉滴注 4 小时 × 2 次
- 生理盐水 1L 静脉滴注 6 小时
- 如果收缩压 <90mmHg,在 15~20 分钟内静脉给予生理盐水 500mL,如果复测收缩压 <100mmHg,则再次进行补液。如果反应不佳,考虑感染性休克或心力衰竭。根据中心静脉压给予进一步的补液。
- 当血糖≤14mmol/L 时,以 125mL/h 的速度静脉滴注 10% 葡萄糖和生理盐水(通过另一只手臂的静脉置管)。如果有负荷过量的危险,需考虑减少生理盐水补液。
- 不建议常规使用碳酸氢盐。

补钾

在胰岛素的作用下,钾离子向细胞内转移,血钾水平迅速下降。如果血钾浓度大于 5.5mmol/L,不需要在第一升补液中使用氯化钾。随后 24 小时的所有补液均应含有氯化钾（见表9.1），除非尿量 <30mL/h 或者血钾仍超过 5.5mmol/L。

表9.1　建议补钾方案

血钾 /(mmol·L^{-1})	每升补液中需要加入的钾 /mmol
>5.5	不加
3.5~5.5	40
<3.5	寻求上级或专家的建议 *

* 在重症监护室中可能需要通过中心静脉导管额外补钾（如，40mmol 钾加入 100mL 生理盐水中静脉滴注 2 小时）。

胰岛素替代治疗

推迟胰岛素治疗的唯一指征是血钾 <3.3mmol/L，因为胰岛素会使钾离子向细胞内转移而加重低钾血症。初始血钾 <3.3mmol/L 的患者应在胰岛素治疗前接受补液和补钾（具体参见 ➋ 补钾，p. 580）。

- 将 50U 胰岛素加入 50mL 生理盐水中，通过注射泵开始胰岛素静脉输注。
- 以 0.1U/(kg·h) 的高剂量固定速度静脉输注胰岛素，例如，对于 80kg 的男性，给予 8U/h 的速度输注胰岛素（➋ 停止静脉输注胰岛素的指征，p. 581）。
- 皮下基础（长效）胰岛素应继续以常规剂量使用，同时给予高剂量胰岛素固定速度静脉输注。
- 1 小时后复查相关指标调整胰岛素输注速度。若血糖下降小于 3mmol/h，血酮体下降小于 0.5mmol/L，则胰岛素输注速度增加 1U/h。如有必要，可每小时调整胰岛素输注速度，以有效降低血糖和血酮。尿酮可能需要更长的时间才能转阴。

停止静脉输注胰岛素的指征

- 持续固定速度静脉输注胰岛素直至血酮 <0.6mmol/L，静脉碳酸氢盐 >15mmol/L。此时，如果患者能规律进食和饮水，应在餐后 30~60 分钟停止静脉胰岛素输注。

- 皮下基础胰岛素应继续使用，但如果误停皮下胰岛素的话，则应在停止静脉输注胰岛素之前给予皮下胰岛素治疗。因为静脉胰岛素的半衰期很短，而持续地给予胰岛素补充(静脉或皮下)是必需的。
- 如果患者不能进食和饮水，或者合并有严重脓毒症或急性冠脉综合征，则改为变速胰岛素输注(见表9.2)。
- 入院24小时内应有糖尿病方面专家小组对患者进行评估。

表9.2　变速胰岛素输注方案

血糖 /(mmol·L^{-1})	胰岛素输注 /(U·h^{-1})
<4.0	0.5
4.1~7.0	1
7.1~9.0	2
9.1~11.0	3
11.1~14.0	4
14.1~17.0	5
17.1~20.0	6
>20.0	6 并请示医生

糖尿病酮症酸中毒：目标和并发症

生化指标

　　记住，生化指标的快速正常化对任何患者都是有害的。谨慎而适度的下降更为明智。

- 毛细血管血糖每小时降低 3mmol/L。
- 血碳酸氢盐每小时增加 3mmol/L。
- 血酮体浓度每小时降低 0.5mmol/L。

并发症

(见框 9.1)

- 避免胰岛素替代过量导致低血糖或低钾血症。

- 脑水肿主要发生在儿童。在治疗过程中,血浆渗透压的突然变化可能会促使其发生。症状包括嗜睡、严重头痛和意识混乱。治疗方式见相关内容 ➜ 颅内压增高,p. 417。静脉滴注甘露醇,按照每公斤体重给予 0.5g,必要时重复。限制静脉输液并转至重症监护室。并发脑水肿后病死率为 70%,正常功能恢复率仅为 7%~14%。

- 血磷酸盐在治疗期间随着钾离子向细胞内移动而下降。血磷酸盐无需常规监测,但如果存在呼吸肌或骨骼肌无力时需要进行评估。如果血磷酸盐水平 <0.3mmol/L,则给予磷酸盐静滴(以每 12 小时 9mmol 的最大速度输注磷酸二氢钾)。在输液过程中监测血钙水平。

- 胰岛素治疗期间血镁可能下降。如果血镁 <0.5mmol/L,在 50mL 生理盐水中加入 4~8mmol 硫酸镁(2mL 50% 硫酸镁),静脉滴注 15~30 分钟。必要时重复上述治疗。

- 过量给予生理盐水和碳酸氢盐可导致高氯血症酸中毒。无需特殊治疗。

- 脱水引起组织灌注不足,可能引发凝血级联反应,导致血栓栓塞。可使用低分子量肝素(例如依诺肝素皮下治疗)进行预防。

框 9.1　DKA 的并发症

- 低钾血症
- 低磷血症
- 高氯血症酸中毒
- 低血糖
- 儿童脑水肿
- 血栓栓塞

糖尿病酮症酸中毒:处理要点

(见框 9.2)

框 9.2 DKA 处理要点

- 如果出现严重酸中毒、低血压、少尿或其他预后不良的表现,应考虑收入重症监护室,并留置中心静脉通路和导尿管。

- 补液:起始第一小时滴注生理盐水 1L。然后每 2 小时滴注 1L,共 2 次,接着每 4 小时滴注 1L,共 2 次,然后是每 6 小时滴注 1L。如果收缩压 <90mmHg,在 15~20 分钟内静脉滴注 1L 生理盐水。当血糖降为 14mmol/L 以下时,改为静脉滴注 10% 葡萄糖和生理盐水,速度是 125mL/h。

- 固定高剂量静脉输注胰岛素:50U 胰岛素加入 50mL 生理盐水中,以 0.1U/(kg·h) 开始。以正常剂量继续补充基础(长效)胰岛素。静脉输注胰岛素直至血酮 <0.6mmol/L,碳酸氢盐 >15mmol/L。此时,如果患者能正常进食和饮水,就改用皮下胰岛素方案;如果不能,则改为变速胰岛素输注。餐时速效胰岛素皮下注射 30~60 分钟后可以停止静脉胰岛素输注。

- 补钾(从第二袋补液开始)。根据血钾水平调整补液中钾的添加量。

- 每小时监测血糖、血酮和尿量。在静脉胰岛素治疗的第 0、4、6、12 和 18 小时及停止固定速度胰岛素输注前监测静脉血气(pH、碳酸氢盐、血钾)。在治疗的第 0、6、12 和 24 小时监测尿素氮及电解质(应每天监测血镁水平)。

- 如果怀疑感染,使用广谱抗生素。

- 预防血栓。

- 禁食至少 6 小时(胃轻瘫很常见)。

- 鼻胃管:如果意识水平受损,可防止呕吐和误吸。

- 不建议常规使用静脉碳酸氢盐。

- 入院 24 小时内应有糖尿病方面专家小组对患者进行复查评估及患者教育。

拓展阅读

Joint British Diabetes Societies Inpatient Care Group (2013). *The management of diabetic ketoacidosis in adults*, 2nd edn. ⅋ https://www.diabetes.org.uk/resources-s3/2017-09/Management-of-DKA-241013.pdf

高渗高血糖综合征 1

典型的高渗高血糖综合征(hyperosmolar hyperglycaemic syndrome,HHS)[以前被称为高渗性非酮症昏迷(hyperosmolar non-ketotic coma,HONK)]发生在 T2DM 老年患者中。随着早发 T2DM 发病率的上升,HHS 现在越来越多地出现在年轻患者身上。血管血栓栓塞和脑水肿是 HHS 常见的并发症。据报道病死率高达 33%。

表现

- 多发生于老年人,常伴有多种合并症。
- 有诱因表现(如感染),多日出现多尿、多饮。
- 严重脱水。
- 意识水平受损:受损程度与血浆渗透压相关。昏迷时通常血浆渗透压 >440mmol/L。
- 患者可能出现卒中、癫痫或心肌梗死。

临床特征

- 显著的高血糖(30mmol/L 或更高)。
- 无明显高血酮(血酮 <3mmol/L)或酸中毒(pH>7.3,碳酸氢盐 >15mmol/L)。
- 血浆渗透压达到 320mmol/L 或更高。
- 低血容量。

诱因

- 感染:通过体检发现感染很重要。

- 心肌梗死或脑血管意外。
- 消化道出血。
- 高糖饮食或口服降糖药依从性差。
- 缺乏自主能力或者年纪大。
- 使用以下药物:类固醇,利尿剂,β受体拮抗剂,抗组胺药。

检查

- 血糖:通常显著增高($\geqslant$30mmol/L)。
- 尿素氮及电解质:脱水导致尿素氮比肌酐升高更多[正常肌酐(μmol/L)与尿素氮(mmol/L)比值最高为20:1]。
- 严重高钠血症可能被高血糖掩盖。随着血糖的下降,高钠血症可能会恶化。
- 动脉血气:通常 pH>7.3,血清碳酸氢盐$\geqslant$15mmol/L,并发乳酸性酸中毒会使预后明显恶化。
- 血浆渗透压:计算公式为[2×(Na^+)+尿素+血糖];>320mmol/L 是诊断界点,是判断严重程度和治疗有效性的指标。
- 血常规:红细胞增多和白细胞增多可能分别提示脱水或感染。
- 心电图:诊断心肌梗死和心肌缺血。
- 胸部 X 线:寻找感染的迹象。
- 尿液:用于尿液分析、酮体检测、微生物培养和药敏检测。
- 血酮:食物摄入不足时可能出现酮体,但通常 <4mmol/L。
- 头部 CT/MRI:卒中和颅内感染可能为诱因。

处理:一般措施

目标是使血浆渗透压和血糖降至正常,维持水电解质平衡,并预防并发症。

- 在配备有足够人手的急症医疗单位(acute medical unit, AMU)或重症监护室(HDU/ITU)进行治疗。
- 补液是主要的治疗方法。对老年人要谨慎。

- 通常需要监测中心静脉压来指导补液。
- 禁食至少6小时,意识水平受损的患者需插入鼻胃管,以防止呕吐和误吸。
- 如果有少尿或血肌酐升高,需留置导尿管。
- 除非有禁忌,否则应给予预防剂量的低分子量肝素。如果怀疑急性冠脉综合征或静脉血栓栓塞,则进行全剂量抗凝治疗。
- 治疗诱因和感染。
- 对于足部溃疡高风险患者,每天检查脚,如果患者意识减退或不合作,需给予脚跟保护。
- 在最初的6小时每小时监测一次血糖、尿素氮、电解质、血浆渗透压和尿量,如果治疗效果佳,之后每2小时监测上述指标。
- 持续进行血氧饱和度测定,并在高危患者中考虑进行心电监测。

补液

平均失水量为8~10L,因为大多数患者是老年人,通常需缓慢补液至少48小时。即使存在高钠血症,生理盐水仍是补液治疗的首选。因为,相对于这部分患者,0.9%的生理盐水是低渗的。

- 治疗目标是在12小时内达到3~6L的出入水量正平衡。如果有合并症,补液时间会更长。
- 如对于诊断有疑问,需谨慎补液。过度补液可导致水潴留、脑水肿和脑桥中央髓鞘溶解。
- 在前60分钟内给予1L生理盐水补液,然后每2小时给予含钾的生理盐水补液1L(见表9.1),共2次,然后每6小时给予含钾的生理盐水补液1L(见表9.1),直至脱水纠正(约48小时)。
- 监测血浆渗透压。高渗状态变化速度是衡量治疗效果的最佳指标。

- 随着高血糖被纠正,血钠会逐步升高,这不是给予低渗补液的指征。只有在血浆渗透压没有降低的情况下,血钠的升高才是一个问题。

　　注意:"校正"血钠 = 测量的血钠 + [血糖高于正常值的增量(mmol/L)/2.3]。

- 仅当血浆渗透压在补足容量状态下无明显降低时,才使用0.45% 低渗盐水。
- 24h 血钠下降不超过 10mmol/L。

高渗高血糖综合征 2

血糖和胰岛素

　　血糖下降的目标是每小时下降 5mmol。血糖急速下降至14mmol/L 以下可促进脑水肿的发生。HHS 患者对胰岛素的作用更为敏感。

- 除非出现明显的高血酮,否则不需要使用胰岛素。只有血酮明显升高(尿酮 >2+ 或血酮 >1+)或单纯补液血糖未下降时,才静脉滴注小剂量胰岛素[0.05U/(kg·h)]。
- 如果血糖无明显下降,增加胰岛素 1U/h。
- 当血糖小于 14mmol/L 时,以 125mL/h 的速度输注生理盐水 + 5% 或 10% 葡萄糖;停止静脉胰岛素治疗,继续监测血糖。
- 如果患者能正常进食和饮水,停止静脉胰岛素治疗;继续补液,并考虑皮下胰岛素治疗,以达到血糖目标值,即10~15mmol/L。如果以前服用口服降糖药物,请根据糖尿病专家小组的建议重新开始服用。

HHS 预后不良的表现

出现以下情况时,需考虑收入 HDU/ITU。

- 血氧饱和度 <92%
- 收缩压 <90mmHg

- 心率 >100 次 /min 或 <60 次 /min
- GCS 评分 <12 分
- 少尿
- 低体温
- 血钾 <3.5mmol/L 或 >6mmol/L
- 乳酸 >6mmol/L
- pH<7.0
- 阴离子间隙 >16mmol/L
- 血浆渗透压 >350mmol/L
- 血钠 >160mmol/L
- 脑血管意外或急性冠脉综合征
- 严重的并发症,如心力衰竭、肾功能衰竭

高渗高血糖综合征:处理要点

(见框 9.3)

框 9.3 HHS 的处理要点

- 静脉补液:第一个 48 小时补液 8~10L。起始第一个小时给予 1L 生理盐水补液,然后每 2 小时给予 1L 补液,共 2 次,然后每 6 小时给予 1L 补液直至脱水纠正。年老体弱者补液速度须放慢。目标是 24h 血钠下降不超过 10mmol/L。补足容量时,如果血浆渗透压无明显降低,可使用 0.45% 低渗盐水。
- 胰岛素治疗:血酮明显升高(尿酮 >2+ 或血酮 >1+)或单纯补液未使血糖下降时可使用小剂量胰岛素静脉滴注 [0.05U/(kg·h)]。
- 治疗诱因(如怀疑感染则用抗生素治疗)。
- 除非有禁忌,需要预防血栓形成。
- 监测体液平衡(插入导尿管;必要时留置中心静脉导管)。

框 9.3   HHS 的处理要点(续)

- 在最初的 6 小时每小时监测一次血糖、尿素氮、电解质、血浆渗透压,如果治疗效果佳,之后每 2 小时监测上述指标。(生化指标需要 72 小时才能恢复正常。)
- 咨询糖尿病团队获取专业意见,并进行患者教育。

拓展阅读

Joint British Diabetes Societies Inpatient Care Group (2012). *The management of hyperosmolar hyper-glycaemic state (HHS) in adults with diabetes.* ℜ http://www.diabetologists-abcd.org.uk/JBDS/JBDS_IP_HHS_Adults.pdf

低血糖:评估

- 所有昏迷的患者都需要首先考虑低血糖,除非有其他证据。务必立即用床旁血糖仪检测血糖,并完善实验室静脉血糖。
- 近 8% 的成人住院患者出现低血糖。糖尿病患者最常见的昏迷原因是胰岛素或磺酰脲类药物引起的低血糖。
- 既往无糖尿病病史的患者均应在接受葡萄糖治疗前进行实验室检查,包括血糖、胰岛素和 C 肽(对于胰岛素瘤或外用胰岛素治疗者)测定。

临床表现

交感神经兴奋表现(血糖 <3.6mmol/L)

- 心动过速
- 心悸
- 出汗
- 焦虑
- 苍白
- 震颤

神经性低血糖症(血糖 <2.6mmol/L)

- 意识错乱
- 口齿不清
- 局部神经缺陷(卒中样综合征)
- 昏迷

- 四肢冰冷
- 血糖控制良好的糖尿病患者可能有更频繁的低血糖发作,并可能对交感神经激活脱敏。这些患者可能在出现交感神经兴奋表现前就出现神经性低血糖症状,失去低血糖的早期预警(无症状低血糖)。
- β 受体拮抗剂会减弱交感神经兴奋的症状,服用这些药物的患者会失去低血糖的早期预警。
- 血糖控制不佳的患者早期出现交感神经症状,并通过升高血糖来改善这些症状。当他们的血糖正常或偏高时,他们也可能主诉"低血糖"。这种情况不需要葡萄糖治疗,而是需要进一步对患者进行宣教和逐步改善患者的血糖控制。
- 病程较长的 1 型糖尿病患者可能有更频繁和更严重的低血糖发作。

检查

- 血糖(对于新入院的患者或低血糖昏迷患者,床旁血糖仪检测结果必须由实验室血糖检测证实)。
- 对于既往无糖尿病病史的患者,给予葡萄糖之前应先抽血(凝血管、肝素管和草酸氟化物管),以检测胰岛素和 C 肽水平(将血液冷链运送至实验室并立即离心)。
- 其他检查基于临床表现(新入院与住院患者)和病因(病史和所用药物)(见框 9.4)。

注意

- 实验室血糖 <2.2mmol/L 被定义为严重发作。
- 昏迷通常发生在血糖 <1.5mmol/L 时。
- 低 C 肽和高胰岛素水平提示外源性胰岛素;高 C 肽和高胰岛素水平表明内源性胰岛素,例如服用促胰岛素分泌剂(磺酰脲类药物)或患有胰岛素瘤。

低血糖的病因

在大多数糖尿病住院患者中,低血糖的发生是由于:

- 胰岛素或磺酰脲类药物增加:

- 处方错误，如胰岛素的剂型、剂量或用药时间错误
- 药物或胰岛素使用不恰当
- 变速胰岛素输注
- 胰岛素或药物需求减少：
  - 急性疾病，如脓毒症、肾衰竭或肝衰竭
  - 药物，例如类固醇药物的减少
  - 减少饮食量或改变饮食结构

  框 9.4 中总结了其他病因，任何新的低血糖或再发低血糖均需要考虑这些病因。

框 9.4　低血糖的病因

药物

- 胰岛素
- 磺酰脲类药物
- 酒精
- 水杨酸盐类
- 处方错误（如把氯丙嗪混淆为氯磺丙脲）
- 其他
  - 丙吡胺
  - β 受体拮抗剂
  - 喷他脒
  - 奎宁

器官衰竭

- 垂体功能减退（尤其是急性垂体坏死）
- 急性肝衰竭
- 急性肾衰竭
- 肾上腺功能衰竭
- 黏液水肿
- 少见于充血性心力衰竭

感染

- 脓毒症综合征
- 疟疾

肿瘤

- 胰岛素瘤
- 胰岛素样生长因子 2（IGF-2）分泌

低血糖:处理

紧急处理

(见框 9.5)

框 9.5 低血糖的口服治疗方案(速效碳水化合物 15~20g)

- 葡萄糖凝胶 1.5~2 管
- 半罐可乐
- 200mL 橙汁
- 40mL(需要稀释)果汁原液
- 4~5 片葡萄糖片
- 四满勺糖溶于水

- 记得在给予葡萄糖治疗前先抽血(检测血糖、胰岛素、C 肽水平)(➔低血糖:评估,p. 590)。
- 如果有长期饮酒或营养不良史,静脉注射维生素 B_1 1~2mg/kg,以避免诱发韦尼克脑病。
- 轻度低血糖(患者有意识、能定向、能够吞咽):
  - 如果患者意识清醒且合作,给予 15~20g 速效碳水化合物(见框 9.5)。10~15 分钟后测血糖;如果血糖 <4mmol/L,重复治疗直至 3 次。*
- 中度低血糖(患者意识清醒,但意识障碍 / 定向障碍或具有攻击性,能够吞咽):

---

*如果重复过 3 次,考虑用 10% 葡萄糖以 100mL/h 速度静脉滴注,或 1mg 胰高血糖素肌内注射(在没有静脉通路情况下)。一旦血糖 >4mmol/L,给予 20g 长效碳水化合物(两块饼干或一片面包)或进食下一顿饭。如果给予胰高血糖素肌内注射,给予 40g 长效碳水化合物以补充糖原储存。如果不能经口进食,以 10mL/h 的速度输注 10% 的葡萄糖,并每小时复查血糖。

- 如果患者能够配合且能安全吞咽，可按照轻度低血糖来治疗；否则，将 1.5~2 管葡萄糖凝胶挤入牙齿和牙龈之间的口腔，或者按照严重低血糖来治疗。10~15 分钟后测血糖；如果血糖 <4mmol/L，重复治疗直至 3 次。*

- **严重低血糖**（患者无意识、不配合或具有攻击性）：
  - 给予 20% 葡萄糖水 80mL 静脉输注，不少于 10 分钟（或 10% 葡萄糖水 160mL 静脉输注，不少于 10 分钟）；不建议静脉使用 50% 葡萄糖。
  - 如果静脉用药困难，给予 1mg 胰高血糖素肌内注射。胰高血糖素对于反复发作的低血糖、肝病、饥饿或不能经口进食的患者效果欠佳，而且只能使用一次。10~15 分钟后测血糖。血糖应该 >4mmol/L。*

低血糖：进一步处理

进一步处理

- 定期监测所有患者的血糖。进行低血糖教育，如果患者有糖尿病，请糖尿病专科护士（diabetes specialist nurse，DSN）来指导。

- 患者应在 10 分钟内恢复意识，认知 / 神经完全恢复可能滞后 30~45 分钟。在未复测血糖的情况下，不再追加静脉葡萄糖。如果患者 10 分钟后没有醒来，重复给予葡萄糖治疗，并需要考虑其他引起昏迷的原因（比如，低血糖时头部受伤；➡ 头部外伤：表现，p. 409）。

- 长期严重低血糖（>4h）可导致永久性脑功能损伤。

- 服用磺酰脲类药物的患者在患有脑血管疾病或其他导致不能摄入足够食物的疾病后可能会引起低血糖。

- 反复低血糖可能预示着发生糖尿病肾病，因为胰岛素部分由肾脏降解，磺酰脲类药物完全由肾脏排出，这导致了患者对胰岛素需求的减少。

- 检查患者目前所服用的药物,并检查患者家里的所有药片。
- 如果患者有反复发作低血糖的风险,例如长期使用胰岛素或磺酰脲类药物,建议入院治疗。以 125mL/h 的速度输注 10% 的葡萄糖,并每小时复查血糖。
- 如果低血糖是患者自身造成的,需要给予患者心理评估。
- 如果患者有两次需要第三方紧急帮助的低血糖发作,则需要将患者情况告知驾驶员和车辆牌照管理局(Driver and Vehicle Licensing Authority,DVLA)。对于持有 C 类(重型货车)牌照者,有一次上述低血糖发作即需要通知车管局。

  低血糖处理的要点参见框 9.6。

框 9.6 低血糖处理的要点

- 如果患者可以吞咽,给予 15~20g 速效碳水化合物(见框 9.5)。10~15 分钟后测血糖;如果血糖仍然 <4mmol/L,重复治疗 3 次。接着吃点含淀粉的零食。45 分钟内不要开车。
- 如果患者不能吞咽,给予 20% 葡萄糖水 80mL,或 10% 葡萄糖水 160mL 静脉输注。如果无法静脉输注,给予 1mg 胰高血糖素肌内注射。10~15 分钟后测血糖。当患者能进食或静脉滴注 10% 葡萄糖 125mL/h 时,给予富含碳水化合物的零食。
- 在酗酒者中,先静脉给予维生素 B_1,然后再给予葡萄糖,以降低诱发韦尼克脑病的风险。
- 需要进一步寻找低血糖的原因。
- 不要忽略后续常规剂量的胰岛素或药物使用,但剂量可能需要减少。

拓展阅读

Joint British Diabetes Societies for Inpatient Care (2018). *The hospital management of hypoglycaemia in adults with diabetes mellitus*, 3rd edn. ⚲ https://diabetes-resources-production.s3.eu-west-1. amazonaws.com/resources-s3/2018-05/JBDS_HypoGuidelineRevised2.pdf%2008.05.18.pdf

糖尿病患者的紧急手术或操作

手术和某些特殊操作需要患者禁食几个小时。此外,全身麻醉和外科手术使个体产生很大的应激。体内激素在应激中的反应包括胰岛素的反调节激素显著升高,特别是皮质醇和肾上腺素。因此,接受手术的糖尿病患者尽管处于禁食状态,仍然需要胰岛素治疗。

目前的指南建议定期监测血糖,对于计划好的手术或特殊操作,尽可能避免使用变速胰岛素输注。在大多数紧急手术或特殊操作的情况下,由于有急性应激情况,患者需要胰岛素输注。若禁食至少一餐或酮体 >3+,则需进行变速率胰岛素输注。目标血糖范围为 6~10mmol/L。给予 0.45% 盐水加 5% 葡萄糖加 0.15% 或 0.3% 氯化钾作为维持补液,并输注相应的胰岛素。继续使用长效胰岛素类似物,并在能进食且使用短效胰岛素或常规口服降糖药物后停止胰岛素静脉输注。除非是危及生命的紧急情况,否则 HHS 或 DKA 的患者应避免手术。

拓展阅读

Joint British Diabetes Societies for Inpatient Care (2016). *Management of adults with diabetes undergoing surgery and elective procedures: improving standards*, revised March 2016. ℘ https://www.diabetes.org.uk/resources-s3/2017-09/Surgical%20guidelines%202015%20-%20full%20FINAL%20amended%20Mar%202016_0.pdf

糖尿病足部并发症

住院期间,2.2% 的糖尿病患者会出现糖尿病足部并发症。所有糖尿病患者都应排除足部问题。所有糖尿病患者都应进行彻底的足部检查(检查是否有溃疡和畸形,检查鞋子,触诊足部脉搏,测试足部感觉)。若出现足部并发症,包括任何新的溃疡、肿胀、变色、感染、热区、水疱、畸形、疼痛和脚部冰冷或苍白,应立即转诊至多学科足部护理团队进行治疗(见框 9.7)。

框 9.7　糖尿病足的处理

- 所有新发的糖尿病足部问题都应交给糖尿病足部护理团队。

- 糖尿病足部溃疡 ± 感染:确保伤口拭子和 MRSA 筛查;如有可能,使用无菌设备测量溃疡的大小和深度;密切观察伤口变化(可拍照);随时更换敷料;仔细清理坏死组织;完善血常规,尿素氮和电解质,骨骼检查,肝功能检查,CRP ± 血培养;X 线 + MRI;根据当地指南使用抗生素,对于伴有活动性感染的不愈合溃疡,考虑强化的全身抗生素治疗。建议患者穿专业鞋来减轻足部压力并促进愈合,如果条件不允许的话给予卧床休息。必要时进行血管评估。

- 骨髓炎:完善血常规、尿素氮和电解质、骨骼检查、肝功能检查、CRP、血培养、X 线、MRI 和血管评估。对任何溃疡进行检查和治疗。与微生物学家讨论抗菌治疗。

- 急性 Charcot 骨关节病:伴有热、肿、痛的骨畸形。安排X 线 ± MRI 检查。固定受损的关节以防止进一步的畸形和溃疡。临床上很难与骨髓炎、蜂窝组织炎或急性痛风相鉴别。X 线片在早期可能是正常的。CRP 可轻度升高。如果对诊断有疑问,在等待 MRI 结果和足部专家小组检查的同时,进行固定治疗以及其他鉴别诊断。

- 急性足部缺血:测量踝肱血压指数(ankle-brachial pressure index, ABPI)(在血管钙化时可能出现假性正常化);安排动脉超声检查;进行紧急血管检查。

- 坏死性溃疡 / 坏疽:用全身静脉抗生素治疗糖尿病足溃疡;安排 X 线检查,发现空气则提示气性坏疽(肌坏死梭状芽孢杆菌),需要紧急手术干预;进行紧急血管外科检查,以便进一步评估和清创。

拓展阅读

National Institute for Health and Care Excellence (2016). *Diabetic foot problems: prevention and management*. NICE guideline [NG19]. ℘ https://www.nice.org.uk/guidance/NG19

低钠血症:评估

临床表现

- 轻度低钠血症(血钠 130~135mmol/L)很常见,尤其是服用噻嗪类利尿剂的患者,通常无症状。中度低钠血症(血钠 120~129mmol/L)通常无症状,除非病情急性进展。
- 重度低钠血症(血钠 <120mmol/L)可能出现精神状态紊乱、烦躁、头痛、意识障碍、易怒、恶心和呕吐。当血钠急剧降至 115mmol/L 以下时(<24 小时)会出现严重症状,如癫痫发作、GCS 评分 <8 分或昏迷、心肺功能损害。

病史

- 病史询问应集中在药物、体液流失(腹泻、频率、出汗)、酒精滥用、皮质醇缺乏以及甲状腺、心脏、肺、肝脏或肾脏疾病的症状或病史。

体检

- 检查应侧重于仔细评估容量状态,尤其应评估患者为低血容量、正常血容量还是超负荷 / 水肿状态。因此,应评估患者卧位和立位的血压、心率、颈静脉压或中心静脉压、皮肤肿胀程度以及是否存在水肿或腹水。

　　低钠血症合并低血容量的患者是极度缺钠的。

检查

- 除了检查尿素氮和电解质,其他检查应着重于排除引起低钠血症的其他原因(● 低钠血症:病因,p. 600)。

常见的初始检查包括:

- 测定血浆渗透压,并且与按照公式计算的渗透压[2 ×

$(Na^+ + K^+) +$ 尿素 + 葡萄糖] 比较。渗透压间隙增高多见于乙二醇、严重高血糖、甘露醇等物质。

- 测定尿钠水平，并结合容量状态进行临床评估，有助于确定潜在病因：
  - 肾外原因引起的容量不足常与低尿钠 (<10mmol/L) 相关。(➲ 低钠血症：病因，p. 600)。
  - 高尿钠的容量不足 (Na^+>20mmol/L) 提示经肾失钠 (如先天性肾病、甲状腺功能减退、肾上腺功能不全、利尿剂的使用)。
  - 低尿钠 (<10mmol/L) 的容量过多见于充血性心力衰竭、肝硬化或肾病综合征等情况，这些情况下肾脏灌注不良导致钠潴留。
  - 高尿钠且容量正常见于抗利尿激素分泌异常综合征 (syndrome of inappropriate antidiuretic hormone secretion, SIADH)，这些患者很少出现严重的黏液水肿。

一般原则

- 评估患者的容量状态 (颈静脉、直立性低血压、容量过多的心脏体征、腹水和皮肤肿胀)，这将有助于诊断和后续的治疗。
- 轻度的低钠血症通常对病因治疗有反应，无需特殊治疗。
- 应缓慢纠正低钠血症，迅速提高血钠水平可能出现容量过多或脑桥中央髓鞘溶解。治疗目标是使血钠上升至 125mmol/L，之后通过治疗病因使其逐渐升高。
- 慢性低钠血症 (>48h) 可逐渐纠正。急性 (<24h) 严重低钠血症 (血钠下降 >10mmol/L 或血钠 <120mmol/L) 和症状严重的低钠血症需要给予积极的纠正和监测。寻求专家帮助 (见框 9.8)。
- 肝硬化、腹水和重度低钠血症的患者应停止使用利尿剂，因为利尿剂会进一步减少组织灌注，从而降低排水的能力。
- SIADH 或其他增加血容量的疾病可导致低尿酸血症 (肾脏清

除率升高)。因此,尿酸水平有助于区分低钠血症是 SIADH 引起的还是其他原因引起的。

框 9.8 低钠血症的初步检查

- 尿素氮及电解质
- 血浆渗透压
- 尿 Na^+ 和渗透压
- 免疫球蛋白
- 血清电泳
- 甲状腺功能检查
- 晨 9 点皮质醇
- 血糖
- 血脂
- 胸部 X 线或头部 CT

低钠血症:病因

血浆渗透压降低

低血容量(低钠血症 + 低血容量 = 盐耗)

肾脏丢失(尿钠 >20mmol/L)

- 利尿剂
- 艾迪生病
- 失钠性肾病
- 脑性耗盐综合征

非肾脏丢失(尿钠 <20mmol/L)

- 胃肠道丢失(腹泻,呕吐)
- 烧伤
- 液体聚集(如腹膜炎、胰腺炎)

正常血容量(细胞外容积正常或轻度增加)

SIADH:尿渗透压 >100mmol/L,血浆渗透压低(<280mmol/L),尿钠 >30mmol/L。

中枢神经系统疾病

- 外伤
- 卒中 / 蛛网膜下腔出血
- 恶性肿瘤(原发 / 继发性)
- 血管炎(如 SLE)
- 感染(脓肿或脑膜脑炎)

恶性肿瘤

- 肺部(燕麦细胞)
- 胰腺
- 淋巴瘤或白血病
- 前列腺
- 泌尿道
- 头颈部肿瘤

肺部疾病

- 肺炎
- 结核病
- 肺脓肿
- 囊性纤维化
- 肺血管炎

药物

(通过 SIADH ± 肾脏对抗利尿激素敏感性增加或者失钠 > 失水)

- 阿片剂
- 加压素
- 缩宫素
- 氟哌啶醇
- 硫利达嗪
- 氯磺丙脲
- 阿米替林
- 卡马西平
- 噻嗪类
- 环磷酰胺
- 氯贝丁酯
- 长春新碱

其他原因

- 严重黏液水肿
- 酒精滥用
- 精神性多饮

水肿状态

- 充血性心力衰竭
- 肝硬化腹水
- 严重肾衰竭
- 肾病综合征

血浆渗透压正常

- 假性低钠血症或"再分布性低钠血症"（例如：脂血症，副蛋白 >100g/L）。
- 钠离子的细胞内转移（例如：高血糖，乙二醇）。

低钠血症：处理

- 排除假性低钠血症：脂血症通过生化检查是很容易排除的。计算渗透压间隙以明确是否存在"隐藏"的渗透压（➔ 低钠血症：病因，p. 600）。始终记得排除静脉输液近端采血中人工合成钠的可能性。
- 纠正血钠浓度时在前 24 小时升高不得超过 10mmol/L，此后每天不得超过 8mmol/L。必须避免快速纠正低钠血症，因为它可能导致渗透性脱髓鞘，称为"脑桥中央髓鞘溶解"（见框 9.9）。
- 慢性低钠血症可以逐渐纠正。
- 症状性低钠血症（如癫痫发作或昏迷）在初期就需要给予积极的治疗来升高血钠（见框 9.10）。尽早寻求专家帮助。

框 9.9　渗透性脱髓鞘的临床表现

- 可能延迟 2~5 天
- 通常是不可逆的或只是部分可逆的
- 构音障碍
- 言语障碍
- 复视
- 麻痹或者四肢轻瘫
- 嗜睡
- 意识丧失
- "闭锁"综合征
- 昏迷或癫痫发作

框 9.10　低钠血症的处理要点

- 所有病例均需针对病因治疗,停用引起低钠血症的药物和 / 或给予患者静脉输液。在最初的 24 小时内,不要使血钠升高超过 10mmol/L。
- 如果低血容量:静脉滴注生理盐水并复查尿素氮和电解质。
- 如果高血容量(充血性心力衰竭,肾功能衰竭或者肝硬化):限制液体量。
- SIADH:限水(约 500~1 000mL/d),并寻求专家会诊。
- 急性低钠血症,血钠下降超过 10mmol/L:需给予 3% 高渗盐水 150mL 静脉滴注 20 分钟以上＊。4 小时复查血钠。
- 低钠血症合并中重度症状(恶心、呕吐、意识混乱、头痛):寻求专家帮助。需给予 3% 高渗盐水 150mL 静脉滴注 20 分钟以上＊。目标是血钠浓度升高 >5mmol/24h。在第 1、6、12 小时复查血钠。
- 低钠血症伴有严重症状(癫痫发作、GCS 评分 <8 分、心肺功能不全、嗜睡):需寻求专家帮助并收入重症监护室。管理气道;必要时使用抗惊厥药物。给予 3% 高渗盐水 150mL 静脉滴注 20 分钟以上＊。复查血钠并且重复给

> **框 9.10 低钠血症的处理要点(续)**
>
> 予 3% 高渗盐水 150mL 静脉滴注 20 分钟以上 *。重复三次,直到血钠升高 >5mmol/L。如果血钠升高 >5mmol/L,则给予最小量的生理盐水补液,在第 6 和 12 小时复查血钠。如果血钠升高 <5mmol/L,则给予 3% 高渗盐水静脉滴注,使血钠上升速度为 1mmol/L/h*。至少每 4 小时复查血钠。如果血钠升高 >10mmol/L,血钠 >130mmol/L 或症状消失,则停止 3% 高渗盐水输注。
>
> * 最好通过中心静脉输注。如果无法使用 3% 高渗盐水,请与药剂师讨论替代方案(例如 250mL 1.8% 的高渗盐水)。

- 如果容量不足(脱水):给予生理盐水(Na$^+$ 浓度为 154mmol/L)静脉滴注;必要时置入中心静脉导管来监测液体出入量。监测尿量,如有肾脏损害需插入导尿管。注意心力衰竭情况。

- 如果没有脱水:对于中度 SIADH 患者,限制液体摄入量为 500~1 000ml/24h。寻求专家帮助。

- 牢记,补钾可以提高低钠血症患者的血钠水平。为了避免过快纠正低钠血症,必须考虑到补钾引起的血钠浓度升高。补液中添加的任何钾应换算为钠(见框 9.10):钠变化 =(液体钠 + 液体钾)- 血清钠 /(全身水 +1)。

拓展阅读

National Institute for Health and Care Excellence CKS (2015). *Hyponatraemia*. ⅋ http://cks.nice.org.uk/hyponatraemia

Spasovski G, Vanholder R, Allolio B, *et al.*; Hyponatraemia Guideline Development Group. Clinical practice guideline on diagnosis and treatment of hyponatraemia. *Eur J Endocrinol* 2014;**170**:G1–47. ⅋ http://www.eje-online.org/content/170/3/G1.full.

高钠血症

血钠异常通常与血浆渗透压和细胞外容积(extracellular volume,ECV)的改变有关。

临床表现

　　临床症状通常与容量不足程度相关:虚弱、不适、疲劳、精神状态改变、意识错乱、谵妄或昏迷。

　　在重症监护室可以看到许多严重高钠血症患者,常伴有颅内疾病。这些患者高钠血症的原因或机制尚不清楚。

病因

- 渗透性利尿(糖尿),见于 HHS
- 重症患者伴颅内疾病
- 腹泻 / 长期呕吐
- 烧伤
- 尿崩症(diabetes insipidus,DI)(尤其是当患者因为某些原因不能大量喝水时)
- 呼吸损失(高温、干燥环境)
- 医源性(给予盐 / 盐水或碳酸氢钠)
- 盐皮质激素过量(原发性醛固酮增多症、皮质醇增多症)

确定血钠异常原因的方法是:

- 仔细评估细胞外容积[评估颈静脉、立卧位血压、液体过量的心脏体征(如第三心音、水肿)和皮肤肿胀]。
- 测定血浆渗透压和尿渗透压。可通过[$2 \times (Na^+ + K^+) +$ 尿素氮 $+$ 葡萄糖]来估算血浆渗透压,但当存在其他渗透分子(如酮、乙醇、甲醇、乙二醇、肾衰竭)时,不能应用这个公式。
- 血钠 >145 mmol/L 常与渗透压升高有关。

处理

- 避免血钠快速和极端的变化。缓慢降低血钠更为安全。目标是在 24 小时内血钠降低不超过 10mmol/L。
- 如果有低血容量,需要给予补液。0.9% 生理盐水含钠 154mmol/L。起始用生理盐水来纠正低血容量,然后用 5% 葡萄糖溶液代替生理盐水,慢慢纠正血钠。
- 如果患者血流动力学稳定,鼓励患者多饮水。

- 每天复查两次电解质,如果急性高钠血症(<48 小时)则须频繁复查。

急性低钙血症

临床表现

- 神经感觉和神经肌肉兴奋性异常。
- 口周麻木和远端肢体感觉异常。
- 反射亢进。
- 腕足痉挛。
- 强直性收缩(可能包括喉痉挛)。
- 局部或全身性癫痫发作。锥体外系症状或视盘水肿少见。
- 低血压、心动过缓、心律失常和心力衰竭。
- 低钙击面征阳性。通过敲击耳朵前面的面神经引起面部肌肉的收缩(10% 的正常人中也可见)。
- 低钙束臂征阳性。将血压袖带充气至高于收缩压 10~20mmHg,并持续 3~5 分钟,这会导致轻度缺血并使潜在的神经肌肉兴奋性升高,可引起腕关节痉挛。(过度通气引起的呼吸性碱中毒也可能发生腕足痉挛)。

检查

- 血钙,血磷酸盐和白蛋白
- 矫正的 Ca^{2+} = 测得的 Ca^{2+} + [40 - 血清白蛋白(g/L)] × 0.02
- 血镁
- 维生素 D 和碱性磷酸酶
- 尿素氮及电解质
- 心电图(QT 间期延长)
- 血甲状旁腺激素(parathyroid hormone,PTH)水平
- 颅骨 X 线(颅内钙化,特别是甲状旁腺功能减退症)

处理

- 急性治疗的目的是改善低钙血症的急性临床表现,而不一定使钙离子恢复正常。

- 对于手足搐搦,给予 10% 葡萄糖酸钙 10mL(在 100mL 生理盐水或 5% 葡萄糖溶液中稀释)缓慢静脉输注超过 10 分钟。需注意,10% 氯化钙 10mL(9mmol) 所含的 Ca^{2+} 是葡萄糖酸钙的 4 倍以上。葡萄糖酸钙是首选,因为如果葡萄糖酸钙渗出导致的组织坏死较少。静脉补钙的速度决不能超过这个速度,过快有心律失常的风险。最初用葡萄糖酸钙静脉输注,然后缓慢滴注葡萄糖酸钙——在 1L 生理盐水或 5% 葡萄糖溶液中加入 100mL 10% 葡萄糖酸钙。以 50mL/h 的速度开始输注,缓慢升高血钙使其维持在正常范围的下限。

- 甲状腺切除术后,通常会出现轻度低钙血症,仅需观察。然而在甲状旁腺骨病患者中,"饥饿的骨头"可能会在甲状旁腺切除后不久引起严重的低钙血症。这可能导致严重和长期的低钙血症,需要长期治疗。

- 慢性低钙血症最好口服补钙,同时服用维生素 D,如果病因是甲状旁腺功能减退或维生素 D 代谢异常,则服用羟化维生素 D,如阿法骨化醇或骨化三醇。

- 如果存在镁缺乏,则在 230mL 生理盐水中添加 20mL 50% 硫酸镁溶液(约 40mmol)(10g/250ml)。将 50mL 上述补液(相当于 2g 硫酸镁,8mmol)静脉输注至少 10 分钟,然后以 25mL/h 的速度滴注。

- 关于低钙血症的病因,见框 9.11。关于低钙血症的处理要点,见框 9.12。

框 9.11　低钙血症的病因

- 维生素 D 缺乏
- 甲状旁腺功能减退
  - 甲状旁腺、甲状腺或颈部手术后

框 9.11 低钙血症的病因(续)

- 原发性(自身免疫)
- 颈部放射
- 慢性肾功能衰竭:高磷血症和肾脏对活性维生素 D 的羟化作用减弱
- 假性甲状旁腺功能减退(PTH 抵抗——Albright 遗传性骨营养不良)
- 甲状旁腺发育不全(di George 综合征)
- 循环中的钙流失
  - 血管外沉积
  - 急性胰腺炎
  - 高磷血症(肾衰竭,肿瘤溶解综合征)
  - 成骨细胞转移(例如前列腺)
- 血管内结合
  - 枸橼酸盐(大量输血)
  - 膦甲酸盐(抗巨细胞病毒药物)
  - 急性呼吸性碱中毒
- 镁缺乏(产生 PTH 抵抗或严重时减少 PTH 分泌)
- 脓毒症
- 烧伤
- 氟化物中毒
- 假性——与 MRI 的钆对比剂相关
- 化疗(如顺铂)

框 9.12 低钙血症的处理要点

- 如有症状:给予 10% 葡萄糖酸钙 10mL(在 100mL 生理盐水或 5% 葡萄糖溶液中稀释)静脉注射超过 10 分钟(需心电监护仪)。
- 缓慢输注:在 1L 生理盐水或 5% 葡萄糖溶液中加入 100mL 10% 葡萄糖酸钙。以 50ml/h 的速度开始输注,缓慢升高

> **框 9.12   低钙血症的处理要点(续)**
>
> 　　血钙使其维持在正常范围的下限。
> - 每天复查两次血钙。
> - 纠正镁缺乏。
> - 关于口服钙和维生素 D 替代品,寻求专家帮助。

高钙血症

定义

- 轻度——矫正的血钙为 2.65~3mmol/L。
- 中度——矫正的血钙为 3.01~3.40mmol/L。
- 重度——矫正的血钙 >3.4mmol/L。
- 血浆游离钙离子浓度取决于动脉 pH(酸血症时,游离钙离子与蛋白质结合减少,因此游离钙离子浓度升高)和血浆白蛋白。
- 矫正的 Ca^{2+} = 得到的 Ca^{2+} + [40- 血浆白蛋白(g/L)] × 0.02。例如如果测得的 Ca^{2+} 为 2.10mmol/L,白蛋白为 30g/L,则矫正的 Ca^{2+} = 2.10 + (40 − 30) × 0.02 = 2.30mmol/L。
- 大多数血气分析仪测量的是游离钙离子。
- 高钙血症的病因,参见框 9.13。

临床表现

- 无症状患者要常规给予生化检查。
- 一般症状:症状通常是非特异性的,包括抑郁(30%~40%)、虚弱(30%)、疲倦、不适、瘙痒、角膜炎和角膜钙化。
- 胃肠道:便秘、厌食、非特异性腹部症状(恶心、呕吐)、体重减轻。
- 肾脏:肾结石(如果长期存在);肾源性尿崩症(20%);1 型肾小管酸中毒;肾前性肾功能衰竭;慢性高钙血症肾病、多尿、多饮或脱水。

框 9.13　高钙血症的病因

- 原发性（或三发性）甲状旁腺功能亢进（85% 的患者）
- 恶性肿瘤
  - 体液性高钙血症［与甲状旁腺激素相关肽（PTHrP）相关］
  - 局部溶骨性高钙血症（如骨髓瘤、转移瘤）
- 甲状腺功能亢进（存在于 15%~20% 的患者中，是由于破骨细胞活性过强，通常只出现轻度高钙血症）。
- 肉芽肿性疾病（结节病）。有结节病合并维生素 D 缺乏的患者在接受维生素 D 治疗时会出现严重的高钙血症。这种情况很少见。
- 药物相关
  - 维生素 D 中毒
  - 维生素 A 中毒
  - 氨茶碱中毒
  - "牛奶碱"综合征（抗酸剂）
  - 噻嗪类利尿剂
  - 锂剂（轻度，长期服用锂剂的患者中 50% 会发生，因为锂剂会刺激甲状旁腺）
- 制动（佩吉特病）
- 脱水
- 慢性肝病
- 良性家族性低尿钙性高钙血症
- 人类嗜 T 淋巴细胞病毒 -1 感染可能引起严重的高钙血症
- 嗜铬细胞瘤［多发性内分泌肿瘤（multiple endocrine neoplasia，MEN）2 型的一部分］，肢端肥大症
- 肾上腺功能衰竭
- 横纹肌溶解（血钙可能高或低）
- 先天性乳糖酶缺乏症（罕见）

- 神经精神系统:焦虑、抑郁和认知功能障碍;昏迷或迟钝。
- 心脏:高血压,心律失常,心电图上 QT 间期缩短。
- 高钙血症的检查,参见框 9.14。

以下情况需要紧急治疗

- 血钙 >3.4mmol/L 或者有以下症状:
  - 意识模糊或混乱
  - 低血压
  - 严重脱水导致肾前性肾衰竭

框 9.14　高钙血症的检查

- 血钙,血磷酸盐和血镁
- 尿素氮和电解质
- 肝功能检查,包括 ALP
- 白蛋白
- 维生素 D
- 血和尿电解质
- 胸部 X 线
- 血浆 PTH 水平
- 24 小时尿钙,尿钙和肌酐比值
- 甲状腺功能检查

　　在采集样本测血钙时,避免长时间使用止血带。

处理

- 用生理盐水对患者进行静脉补液。根据容量(中心静脉压)、尿量和心功能,补液量约 3~6L/24h。
- 如果患者在 4 小时内没有排尿,则给予导尿,并通过中心静脉导管监测中心静脉压。
- 停止使用可能导致高钙血症的药物,如噻嗪类利尿剂。
- 利尿剂:一旦患者补足容量,继续生理盐水输注,并考虑谨慎使用呋塞米治疗,避免进一步脱水,仔细监测血钾和其他电解质,必要时进行补充。常规剂量为每 4 小时(即每升)给予 20mg;然而,一些患者可能需要更大剂量以避免肺水肿。需要在所有补液中加入钾,以避免低钾血症。大剂量呋塞米(与大量生理盐水合用)时,有助于增加钙离子的排泄,尽管此方法的有效性尚缺少证据。继续监测中心静脉压,防止容量过多或脱水。

- 监测电解质,尤其是钾和镁,它们可能随着补液和呋塞米的使用而迅速降低。静脉补钾(20~40mmol/L 生理盐水)和镁(最多 2mmol/L 生理盐水)。

- 如果这些措施不能充分降低血钙(血钙仍 >2.8mmol/L),则应考虑以下措施:

  - 双膦酸盐类:抑制破骨细胞活性,从而使血钙下降。静脉注射帕米膦酸 30~60mg,持续 4~6 小时(一般情况下,如果血钙 <3mmol/L 或者有严重肾损害的患者,则在 4 小时内给予 30mg;如果血钙为 3~4mmol/L,则在 8 小时内给予 60mg)。血钙水平在 48 小时后开始下降,并在长达 14 天的时间内保持抑制状态。唑来膦酸的输注时间更短(15 分钟),并且作用更长效。

- 每 8 小时给予降钙素 400IU。这种药物起效迅速(数小时内),但作用仅持续 2~3 天(快速耐受)。药物副作用可能引起恶心。

- 类固醇(泼尼松龙 30~60mg 口服,每天 1 次):对结节病、骨髓瘤或维生素 D 中毒引起的高钙血症最有效。

- 如果是由于原发性甲状旁腺功能亢进但不能接受手术治疗引起的高钙血症,可以考虑使用拟钙剂——西那卡塞。

- 家族性低尿钙性高钙血症:血钙升高,24h 尿钙正常。很少有症状(轻度疲劳或嗜睡)。PTH 可能升高,但甲状旁腺切除术对患者无效果。

- 如果是难治性高钙血症或大量补液不能耐受,可以考虑透析。

高钙血症的处理要点,参见框 9.15。

框 9.15　高钙血症的处理要点

- 停止使用可能导致高钙血症的药物。
- 静脉补液:最初 24 小时给予 3~6L 生理盐水。监测出入水量和中心静脉压。

框 9.15　高钙血症的处理要点(续)

- 一旦补足容量,继续生理盐水输注,并考虑小剂量呋塞米治疗(每 2~4h 给予 20~40mg)。监测所有电解质,尤其是血钾,按需补充。如果补液未能纠正症状,或血钙仍然 >2.8mmol/L,或已知的潜在恶性肿瘤,给予双膦酸盐类药物治疗。若血钙 <3mmol/L 或者有严重肾功能损害,则在 4 小时中静脉给予帕米膦酸 30mg;如果血钙 >3mmol/L,则在 8 小时中给予 60mg。
- 如果高钙血症继发于结节病、骨髓瘤或维生素 D 中毒,则考虑使用类固醇(每天 40~60mg 泼尼松龙口服)。
- 难治性高钙血症可以考虑透析治疗。

拓展阅读

National Institute for Health and Care Excellence CKS (2014). *Hypercalcaemia*. ☞ http://cks.nice.org.uk/hypercalcaemia

低磷血症

血磷酸盐正常为 0.8~1.4mmol/L。低磷血症很常见,但通常不易被临床医生发觉。在大多数细胞内,磷酸盐以磷酸肌酸或磷酸腺嘌呤的形式存在[如腺苷三磷酸(adenosine triphosphate, ATP)];在红细胞中,主要是 2,3- 二磷酸甘油酸。低磷血症并不一定意味着磷酸盐缺乏;同样地,磷酸盐缺乏也可能出现血磷酸盐浓度正常或升高。低磷血症的病因见框 9.16。

临床表现

- 大多数重度低磷血症出现于病情严重的患者中(通常发生在重症监护室)。偶尔见于无症状患者。
- 同时存在低镁时会加剧磷酸盐消耗,反之亦然。
- 轻度低磷血症通常没有症状,但需要完善检查。重度低磷血

框 9.16 低磷血症的病因

轻度(0.4~0.75mmol/L)

- 饮食缺乏
- 维生素 D 缺乏
- 慢性肝病
- 甲状旁腺功能亢进(磷酸盐排泄增加)
- 吸收减少(如磷酸盐结合型抗酸剂)
- 醛固酮增多症
- 利尿剂
- 范科尼综合征(可能继发于骨髓瘤)

重度(<0.4mmol/L)

- 呼吸性碱中毒或过度通气
- DKA 的治疗
- 酒精戒断
- 急性肝衰竭
- 再喂养综合征
- 饥饿骨(甲状旁腺切除术后)
- 淋巴瘤或白血病
- 神经阻滞剂恶性综合征
- "磷脂素"升高,如成纤维细胞生长因子(fibroblast growth factor, FGF)-23,增加磷酸盐排泄

症(<0.4mmol/L)会引起症状并且需要治疗。

重度低磷血症的临床表现见框 9.17。

检查

- 维生素 D 和 PTH
- 肝功能检查
- 醛固酮
- 动脉血气
- 血糖
- 血和尿电解质
- 24 小时尿磷酸盐

处理

- 对于持续性低磷血症(如≤0.4mmol/L)的患者,一般应持续补充磷酸盐。病因(DKA,腹泻,维生素 D 缺乏)的治疗往往

框 9.17　重度低磷血症的临床表现

- 肌病(涉及骨骼肌和膈肌)
- 横纹肌溶解
- 心肌病
- 红细胞功能障碍,包括溶血
- 白细胞功能障碍
- 代谢性酸中毒
- 中枢神经系统功能障碍(由于 ATP 缺乏引起的脑病,表现为易怒、癫痫发作、感觉异常、昏迷)
- 呼吸衰竭
- 血小板半衰期缩短
- 矿物质动员
- 肾小管重吸收钙减少引起的高钙尿症
- 长期低磷血症导致佝偻病和骨软化

可以纠正低磷血症。

- 磷酸盐泡腾片每次 2 片,每天 3 次口服,或静脉补磷酸钾(9~18mmol/24h)。
- 在严重缺乏时可考虑静脉补充磷酸盐,但应谨慎使用。静脉磷酸盐治疗可能会出现低钙血症伴癫痫发作和手足搐搦,以及发生肾功能损害和潜在的心律失常。在输注磷酸盐期间,应每 6 小时监测一次血磷酸盐和血钙水平。
- 过量的磷酸盐替代可能导致低钙血症和转移性钙化;监测钙离子、磷酸盐、钾离子和其他电解质。
- 磷酸盐补液中不能加入钙,因为这将导致钙沉淀。

　　低磷血症的处理要点见框 9.18。

框 9.18　低磷血症的处理要点

- 如果是轻度低磷血症,病因治疗已经足够,通常不需要启动替代治疗。

框 9.18 低磷血症的处理要点(续)

● 轻度至中度磷酸盐缺乏时,最好口服补充。

● 在严重缺乏时可考虑静脉补充磷酸盐,但应谨慎使用,并且每 6 小时监测一次血电解质水平。需对患者进行心电监测。外周给药可能会造成疼痛,如果外渗会造成组织损伤。

● 补液中不应加入钙,可能会导致钙沉淀。

艾迪生病危象:评估

肾上腺皮质功能减退症可能是亚临床的,在一些看似健康的人中可持续存在数天或数月。如果没有注意到这种情况,在发生应激时,如感染、创伤或手术,可能诱发导致艾迪生病危象,出现心血管衰竭和死亡(见框 9.19、框 9.20)。平时用激素替代治疗的艾迪生病患者出现感染,但未能及时增加激素剂量,也可能诱发危象。肾上腺功能衰竭的病因见框 9.19。

临床表现

● 低血压和心血管衰竭(休克)。

● 昏厥,特别是站立时(体位性低血压)。

● 厌食、体重减轻、恶心、呕吐和腹痛。

● 低钠血症和高钾血症。

● 脱水(由于低钠,口渴反应可能不明显)。

● 对盐的渴望。

● 腹泻见于 20% 的患者。

● 诱因的症状:发热、盗汗(感染),腰痛(出血性肾上腺梗死)等,注意其他内分泌疾病的症状和体征。

● 非特异性表现:体重减轻、疲劳、虚弱、肌痛、低热、头痛、痛性痉挛、关节痛。

● 色素沉着提示慢性肾上腺功能减退。

框 9.19　肾上腺功能衰竭公认的病因

常见

- 特发性肾上腺萎缩(70%)
- 肾上腺结核(10%~20%)

少见

- 肾上腺转移癌
- 肾上腺出血,包括脑膜炎球菌败血症
- 播散性真菌感染(组织胞浆菌病、副球孢子菌病)
- 垂体功能减退
- 药物:美替拉酮或氨鲁米特可导致肾上腺功能衰竭。其他药物(见框 9.20)可能导致肾上腺功能相对不足
- 先天性疾病
- 肾上腺脑白质营养不良
- 先天性肾上腺皮质增生症
- 家族性糖皮质激素缺乏症
- HIV
- 双侧肾上腺切除术

框 9.20　肾上腺功能相对不足的病因

- 药物
  - 美替拉酮或氨鲁米特
  - 酮康唑
  - 依托咪酯
  - 利福平、苯妥英钠和苯巴比妥
  - 曲洛司坦
  - 甲地孕酮
  - 米非司酮
- HIV
- 严重脓毒症
- 烧伤
- 急性或慢性肝衰竭

- 女性腋毛或阴毛脱落。
- 精神症状很常见,包括乏力、抑郁、情感淡漠和意识错乱(糖

皮质激素治疗可逆转大多数精神症状)。

特发性肾上腺萎缩

占发达国家病例的 70%~90%。需要寻找其他自身免疫性疾病的临床证据。

肾上腺结核

这是全世界肾上腺功能不全最常见的原因。

肾上腺浸润

大部分肺癌、乳腺癌和恶性黑色素瘤患者在肾上腺中可能发现转移癌。只有当 90% 以上的肾上腺被转移灶取代时,才会发生肾上腺功能衰竭。

肾上腺也可发生原发性肾上腺淋巴瘤、结节病、淀粉样变和血色素沉着病。

实践要点

- 75% 的特发性肾上腺萎缩患者有一种或多种其他自身免疫性疾病,如 1 型或 2 型自身免疫性多内分泌腺综合征。
- 当患者诊断不明确时,千万不要忘记艾迪生病。
- 对肾上腺功能不全的患者给予相应宣教,并告知患者应携带类固醇卡或医疗警示手环/吊坠。

肾上腺出血

这可能使脓毒症(脑膜炎球菌败血症、沃-弗综合征)、创伤性休克、凝血功能障碍和缺血性疾病复杂化。

- 严重应激会显著增加肾上腺的动脉血供。然而,肾上腺只有一条或两条静脉,因此容易发生静脉栓塞形成。
- 血液检查:血红蛋白急剧下降,低钠血症,高钾血症,酸中毒,尿毒症和中性粒细胞增多。
- 沃-弗综合征是暴发型脑膜炎球菌败血症累及肾上腺,引起双侧肾上腺皮质出血性坏死和急性肾上腺皮质功能衰竭。肾上腺出血也可见于其他革兰氏阴性菌引起的内毒素血症，如肺炎球菌、流感嗜血杆菌 B 和 DF-2 杆菌感染。

垂体功能减退

因为不存在盐皮质激素缺乏[释放激素是肾素，而非促肾上腺皮质激素(adrenocorticotrophic hormone, ACTH) 依赖性]，水钠的丢失和休克不如原发性艾迪生病严重。

药物

利福平、苯妥英钠和苯巴比妥可加速皮质醇的代谢，可能在肾上腺功能部分受损的患者或接受固定替代剂量激素的患者中诱发艾迪生病危象。大多数利福平引起的肾上腺危象发生在开始治疗的 2 周内。

艾迪生病危象：处理

检查

- 尿素氮和电解质　低钠血症和高钾血症(很少 >6.0mmol/L)。尿素氮 / 肌酐比值升高，表示血容量低
- 血常规　贫血[平均红细胞体积(mean corpuscular volume, MCV) 正常]，中性粒细胞减少伴相对嗜酸性粒细胞增多 / 白细胞增多
- 血糖　低血糖(罕见)
- 血钙　可能高
- 皮质醇　基线 <400nmol/L。通常情况下，当出现疾病时，皮质醇的预期水平在 1 000nmol/L 左右(注意：在使用雌激素治疗的患者中，由于结合蛋白的升高，很难进行解释)
- 动脉血气　轻度代谢性酸中毒，呼吸衰竭

- 尿常规　　　　　尿显微镜检查、尿培养和药敏试验；尽管存在低钠血症或低血容量，但尿钠可能很高
- 胸部 X 线　　　　既往肺结核，支气管癌
- 腹部 X 线　　　　肾上腺钙化

处理

（见框 9.21）

框 9.21　艾迪生病危象的处理要点

- 静脉补液：生理盐水 1L 扩容，根据反应给予后续治疗。
- 低血糖患者静脉补充葡萄糖。
- 激素替代：在急性情况下静脉应用。可以使用 8mg 地塞米松，因为它不会干扰促肾上腺皮质激素试验中的皮质醇测定。然而，现在更普遍使用氢化可的松。应及时使用激素。首剂给予 100~200mg 氢化可的松静脉滴注，然后再 100mg 每天 4 次静脉滴注，持续 72 小时，然后再改用口服激素。
- 在患者康复期间，可能需要更高的口服维持剂量。在恢复过程中未能给予足够的激素是艾迪生病危象复发的一个原因。
- 原发性肾上腺功能不全患者口服替代剂量氢化可的松稳定后，可给予氟氢可的松 50~100μg，每天 1 次。
- 给予疾病期的建议：如果仍能进食，则激素每日剂量加倍。如果有呕吐，则需要静脉／肌内注射氢化可的松，每次 50~100mg，每天 3 次。提供家用肌内注射氢化可的松的器材和医疗手环。
- 患者需知悉在有计划的剧烈活动之前增加激素的替代剂量。

- 明确诊断前就需要开始治疗。
- 一般措施包括吸氧、连续心电监护、中心静脉压监测、导尿

管（为了监测出入水量平衡）和对潜在感染的广谱抗生素治疗。

- 治疗休克（➡休克：处理，p. 353）：静脉给予生理盐水 1L 扩容，根据反应和临床症状给予后续治疗。可能需要正性肌力药物。

- 如果低血糖，静脉给予补充葡萄糖。

- 如果怀疑肾上腺危象，紧急给予糖皮质激素治疗。抽血测定皮质醇和 ACTH，然后给予糖皮质激素。不建议使用地塞米松。建议静脉给予氢化可的松（最初每次 100mg，每天 4 次）。早期使用氢化可的松几乎没有什么副作用，但却是肾上腺危象患者的救命药。稍后若患者情况稳定，激素剂量可以减少到口服维持量，但这个过程可能长达 72 小时。

- 促肾上腺皮质激素试验（如果已知患者患有艾迪生病，则无需进行）：取基线血样并给予 250μg 的替可克肽（一种 24 肽促皮质素类似物）肌内注射或静脉应用。在 30 分钟和 60 分钟时抽血进行皮质醇测定。

- 肾上腺功能不全患者口服替代剂量氢化可的松稳定后，加用氟氢可的松（每日 50~100μg 口服）。治疗初期不需要盐皮质激素的替代，因为大剂量的糖皮质激素含有部分盐皮质激素的活性。

预防

- 对于长期接受激素治疗和 / 或已知肾上腺皮质功能衰竭的患者，应指导他们在应激期间（如：择期手术，急性疾病伴发热 >38℃）或参加劳累活动时增加激素治疗量。

- 对于轻度疾病，如果无呕吐，则激素口服剂量加倍。如果有呕吐，则需要静脉 / 肌内注射治疗（氢化可的松，每次 50~100mg，每天 4 次）。

- 对于小手术或特殊操作（如膀胱镜检查），在术前静脉或肌内注射氢化可的松 100mg，然后在接下来的 24 小时内给予患者两倍于常规口服剂量的激素。

- 对于严重的疾病，需要每天静脉或肌内注射氢化可的松，每次 100mg,每天 4 次,直至恢复或至少维持 72 小时。此后患者应服用两倍于正常口服剂量的激素至少 48 小时,此后方可降至常规激素剂量口服。

- 如果正使用酶诱导药物,则在稳定的情况下使用双倍的替代剂量。
- 糖皮质激素等效剂量见表 9.3。

表 9.3 糖皮质激素等效剂量[1]

药物	等效剂量 /mg
地塞米松	0.75
甲泼尼龙	4
曲安奈德	4
泼尼松龙	5
氢化可的松	20
醋酸可的松	25

参考文献

1. *British National Formulary* (1995). Section 6.3.2. Pharmaceutical Press, London; p. 615.

拓展阅读

National Institute for Health and Care Excellence (2016). *Addison's disease: management.* ⅏ https://cks.nice.org.uk/addisons-disease
Society for Endocrinology (2015). *Adrenal insufficiency. Patient booklet.* ⅏ https://www.endocrinology.org/media/1767/16-04_adrenal-insufficiency.pdf

黏液水肿昏迷

对于未确诊甲状腺功能减退的老年女性患者,使用镇静剂及随后出现低体温,是其昏迷常见的诱因。如果治疗不当,黏液水肿昏迷的病死率高达 30%~50%。

临床表现

- 精神状态改变:定向障碍、嗜睡、明显的精神异常

- 昏迷(对称的,反射减弱;约 25% 有癫痫发作)
- 体温过低
- 心动过缓、低血压(罕见)
- 通气不足
- 低血糖

检查

● 尿素氮和电解质	低钠血症很常见(在 50% 的患者中)
● 血糖	可能发生低血糖
● 血常规	正常细胞或大细胞贫血(可能同时存在恶性贫血)
● 肌酸激酶	常因肌炎而升高
● 甲状腺功能	T_4 和促甲状腺激素(thyroid-stimulating hormone,TSH)
● 皮质醇	可能同时存在肾上腺功能不全
● 动脉血气	通气不足引起呼吸性酸中毒
● 感染筛查	血培养和尿培养,全面检查必不可少,尤其是老年人
● 胸部 X 线	心包积液也可能发生,是感染筛查的一部分
● 心电图	低电压(心包积液),QT 间期延长;心肌梗死可诱发黏液水肿昏迷

预后不良的表现

- 低血压:甲状腺功能减退患者通常由于内源性儿茶酚胺代偿性升高而出现高血压。血压降低提示肾上腺功能不全或心脏病。患者对缩血管药物反应差,因为患者已经最大限度地收缩血管。
- 心动过缓。
- 对治疗无反应的低体温。
- 脓毒症。
- GCS 评分降低和镇静药物的使用。

- 通气不足,常需要机械通气,这是黏液性水肿昏迷患者最常见的死亡原因。低氧血症对氧治疗的反应很差,往往会加重高碳酸血症。

处理

(见框 9.22)

框 9.22 黏液水肿昏迷的处理要点

- 在重症监护室内密切观察。呼吸衰竭时,应采用机械通气。

- 静脉应用氢化可的松:每次 100mg,每 6~8 小时一次,直到排除肾上腺功能不足。

- 静脉给予 T_4:初始剂量每次 300~500μg,然后每天静脉给予 50~100μg,直到患者可以口服 T_4。如果症状在 24~48 小时内没有改善,静脉给予 T_3(每 8 小时 10μg)。

- 广谱抗生素。

- 适当含糖补液。

- 缓慢纠正低体温(使用保温毯)。

- 将患者转至 ICU 并密切监护。

- 呼吸衰竭时,应采用机械通气。

- 中心静脉通路:患者可能是高血压合并低血容量,因为慢性黏液水肿时儿茶酚胺代偿性升高。

- 静脉给予氢化可的松,每次 100mg,每 6~8 小时一次,直至排除肾上腺功能不足。

- 确诊前就开始进行甲状腺激素替代治疗。关于最佳甲状腺激素替代方案,目前还没有达成共识。公认的治疗方案包括静脉给予负荷剂量的甲状腺素(T_4)300~500μg(取决于患者的年龄、体重和患缺血性心脏病的风险),然后每天静脉给予 50~100μg,直到患者可以口服 T_4 为止。如果症状在 24~48 小时内没有改善,静脉给予三碘甲状腺原氨酸(T_3)(每 8 小时 10μg),直到临床症状改善和患者病情稳定。

- 应给予广谱抗生素,因为细菌感染是黏液性水肿昏迷的常见诱因。
- 纠正低血糖。
- 缓慢纠正低体温。使用保温毯通常已足够。迅速的外部升温会导致血管扩张和心血管衰竭。

黏液水肿昏迷的诱因

- 药物,包括镇静剂和安定剂
- 感染
- 卒中和心肌梗死
- 外伤

甲状腺危象:评估

甲状腺危象又称甲亢危象,是指一系列的症状和体征,这些症状和体征共同意味着预后不良。甲状腺功能检查不能区分单纯甲亢和甲亢危象(见表 9.4)。如果还没有确诊,则寻找 Graves 病的线索,如甲状腺肿或突眼。临床表现可能与脓毒症或恶性高热相混淆。甲亢危象的病死率为 30%~50%。

表现

心血管症状

- 心悸
- 心动过速 / 快速性心律失常
- 心力衰竭 / 水肿
- 低血压
- 心律失常
- 心血管衰竭

中枢神经系统症状

- 焦虑 / 激越

胃肠道症状

- 腹泻
- 呕吐
- 黄疸
- 腹痛

一般症状

- 发热

- 暴力倾向
- 精神异常 / 谵妄
- 突发晕厥 / 昏迷

- 过度通气
- 出汗
- 多尿

少见的表现是,淡漠型甲亢患者会突然陷入昏迷,几乎无其他甲状腺毒症的症状。

表 9.4 甲亢危象严重程度的评估

体温 / ℃	心率 / (次 /min)	心力衰竭	中枢神经系统表现	胃肠道症状	分数
正常	≤99	无	正常	正常	0
>37.2	>99	踝关节水肿	—	—	5
>37.8	>110	肺底捻发音	激动	呕吐,腹泻	10
>38.3	>120	肺水肿	—	—	15
>38.9	>130		谵妄	不能解释的黄疸	20
>39.4	>140		—	—	25
>40			昏迷,癫痫发作	—	30

注:把每一列的分数相加。如果有房颤发作增加 10 分。如果有确定的诱因增加 10 分。总分超过 45 分提示有甲状腺危象;25~44 分提示可能会发生甲状腺危象。

甲亢危象的诱因

- 甲状腺手术 / 一般手术
- 抗甲状腺药物治疗 / 放射性碘治疗的中断
- 甲状腺触诊
- 碘造影剂
- 感染
- 脑血管意外 / 肺栓塞 / 心肌梗死
- 分娩
- DKA
- 外伤或应激
- 烧伤

检查

- 甲状腺功能(如果需要的话,大多数实验室都可以紧急检测TSH/FT₄)
- 尿素氮和电解质(脱水?)
- 血钙(可能升高)
- 血糖(可能低)
- 血常规(白细胞可能升高)
- 肝功能(黄疸? ALP 升高)
- 血培养和尿培养
- 胸部 X 线(肺水肿或感染迹象?)
- 心电图(心率,房颤?)

甲状腺危象:处理

即将或已经出现甲状腺危象的患者

(见框 9.23)

- 将患者收入 ICU。
- 体液平衡:监测中心静脉压对避免诱发或恶化心力衰竭至关重要。对于心律失常患者,中心静脉压不能准确反映左室压力,应考虑监测肺动脉压。胃肠道液体丢失和未察觉到的液体流失(发热和出汗过多)可能超过每天 5L,必须予以补液。
- 发热时给予对乙酰氨基酚和积极的外周物理降温治疗。偶尔用丹曲林控制甲状腺危象中的高热。不要使用水杨酸盐,因为水杨酸盐会取代甲状腺素结合球蛋白(thyroxine-binding globulin,TBG)中的 T₄,从而使病情恶化。
- 给予普萘洛尔 60~80mg 每 4 小时一次口服或 1mg 静脉注射(必要时每 10 分钟重复一次),并进行心电监测。普萘洛尔也能抑制外周血中 T₄ 转化为 T₃。有发热、心动过速和震颤时应立即给予治疗。另一种选择是艾司洛尔(首剂静脉推注

15~30mg,随后以 3~6mg/min 的速度静脉输注)。

- 如果有 β 受体拮抗剂的禁忌证(如哮喘),可考虑使用钙通道阻滞剂,如地尔硫䓬。
- 治疗感染等诱发因素(如头孢呋辛 750mg,每天 3 次静脉滴注)。
- 大剂量抗甲状腺药物:丙基硫氧嘧啶(PTU)(600mg 负荷剂量,然后每 4 小时 200~300mg 口服或鼻饲),PTU 比卡比马唑(每 4 小时 20mg)更有效,因为它抑制外周血 T_4 转化为 T_3。
- 考虑胆汁酸螯合剂,例如服用考来烯胺,每次 2g,每天 4 次,它可以增加 T_4 从粪便中排泄。
- 氢化可的松:每 6 小时给予 100mg。这可抑制外周 T_4 向 T_3 的转化。
- 对于有血栓栓塞风险的重病患者,应每天皮下给予依诺肝素 20mg。

框 9.23 甲状腺危象的处理要点

- 在 HDU/ICU 内密切监测。
- 静脉补液。
- 对乙酰氨基酚,外周物理降温治疗。
- 抗心律失常药物。
- PTU 600mg 负荷剂量,然后每 4 小时 200mg 口服或鼻饲。
- 普萘洛尔 60~80mg,每 4 小时一次口服(或 1mg 静脉注射,必要时每 10 分钟重复一次)。合并心衰时要慎重用药。
- 氢化可的松 100mg 静脉滴注(抑制外周 T_4 转化为 T_3)。
- 在首剂 PTU 后至少 1 小时给予复方碘溶液 1mL,每天 4 次(首先阻断甲状腺激素合成,然后阻断甲状腺激素释放),治疗最多持续 14 天(随后进行最终治疗)。
- 治疗感染等诱发因素。
- 预防血栓。
- 监测血糖。

- 一旦碘的有机化被抗甲状腺药物阻断,碘就可以用来抑制甲状腺释放 T_4(碘阻滞效应)。复方碘溶液含有 5% 的碘和 10% 的碘化钾。每 6 小时服用 1mL。在服用抗甲状腺药物 1 小时内不要服用复方碘溶液。抗甲状腺药物治疗前给予的碘都可能增加甲状腺激素的储存。含碘制剂的治疗最多持续 2 周(对于过敏患者,可每 8 小时服用 300mg 锂剂替代碘)。
- 每 4 小时监测血糖水平,并根据需要给予 5%~10% 的糖水。在甲状腺危象期间,肝糖原储备很容易耗尽。
- 如果治疗失效,考虑血浆置换。

持续治疗

- 通过临床表现和血 T_3 水平来衡量治疗的效果。
- 病情得到控制时停止使用碘/碘化钾/锂剂和 β 受体拮抗剂。
- 考虑最终的治疗(如手术或放射性碘)。
- 以常规方法治疗房颤(➲ 心房颤动:评估,p. 79)。由于代谢增加,地高辛可能需要更高剂量。胺碘酮抑制外周血 T_4 转化为 T_3。

拓展阅读

American Thyroid Association. *Hyperthyroidism (overactive)*. https://www.thyroid.org/hyperthyroidism

Carroll R, Matfin G. Endocrine and metabolic emergencies: thyroid storm. *Ther Adv Endocrinol Metab* 2010;1:139–45.

垂体卒中

临床表现

垂体梗死可能是无症状的("亚临床垂体卒中")。卒中意味着症状的存在。临床表现可能是血液/坏死组织漏入蛛网膜下腔或鞍上肿块迅速扩张和局部结构受压所致。这可能是垂体瘤患者表现出来的症状(见框 9.24)。

- 95% 的病例发生头痛(突然发作;强度可变)。

- 视力障碍发生率为 70%(通常为双颞侧偏盲)。
- 意识水平下降。
- 眼肌麻痹(高达 70%)造成单侧或双侧复视。
- 恶心 / 呕吐。
- 假性脑膜炎(常见)。
- 轻偏瘫或罕见的癫痫发作。
- 发热、嗅觉丧失、脑脊液鼻漏和下丘脑功能障碍(交感神经调节素乱伴血压控制、呼吸和心律异常)都可以发生,但少见。
- 精神状态改变、昏睡、谵妄或昏迷。
- 垂体瘤前期症状。
- 急性垂体功能减退。

临床上,垂体卒中很难与蛛网膜下腔出血、细菌性脑膜炎、中脑梗死(基底动脉闭塞)或海绵窦血栓形成相鉴别。短暂的神经症状在前几天很常见。

临床病程多变。头痛和轻度视觉障碍可能发展缓慢,并持续数周。最严重时,卒中可能导致失明,血流动力学不稳定,昏迷和死亡。常常留存内分泌紊乱(全垂体功能减退)。

框 9.24　垂体腺瘤患者卒中的原因

- 自发性出血(无明显诱因,最常见)
- 抗凝治疗
- 头部外伤
- 放射治疗
- 药物(如溴隐亭或雌激素)
- 垂体功能动态试验后

检查

- 尿素氮和电解质:可能出现高钠或低钠血症。
- 肾功能,肝功能,凝血功能和血常规。
- 内分泌功能试验:皮质醇,甲状腺功能,催乳素,生长激素

(growth hormone, GH), IGF-1, 黄体生成素 (luteinizing hormone, LH), 促卵泡激素 (folliclestimulating hormone, FSH)。在最初的 2~3 周内, 促肾上腺皮质激素试验是不可靠的。

- 头部 CT: 垂体多切面加静脉造影可在发病后 24~48 小时发现肿瘤/肿块或出血; 然而, CT 仅能诊断约 30% 的患者。
- 紧急 MRI 是必要的, 还可以选择垂体钆增强 MRI。在亚急性状态下可能更有诊断价值。
- 规范的视野评估: 如果患者情况稳定, 最好在前 24 小时进行评估。

处理

（见框 9.25）

框 9.25　垂体卒中的处理要点

- 对有急性头痛患者需考虑垂体卒中的可能。
- MRI 是首选的检查方法, 但如果有禁忌, 可以进行特殊的垂体 CT 扫描。
- 氢化可的松替代是一项重要的治疗手段。
- GCS 评分降低和视力下降是神经外科治疗的适应证。
- 患者急性症状缓解后需充分评估残余垂体功能。

- 稳定患者 (气道、呼吸、循环)。
- 对于疑似患者, 应在采集完血样后静脉给予氢化可的松 100mg, 这对于血流动力学不稳定的患者尤为重要。急性继发性肾上腺功能不全是死亡的主要原因。
- 监测尿素氮、电解质和尿量作为尿崩症诊断的依据。
- 多巴胺激动剂可能对巨大催乳素瘤患者有效。
- 可能需要神经外科减压。昏迷和视力下降是神经外科治疗的绝对适应证。理想情况下, 患者应在神经外科监护室接受管理。没有意识混乱或视觉障碍的患者通常不用手术就能恢复。
- 一旦急性症状缓解, 需评估垂体功能, 必要时进行治疗。如

果垂体疾病患者的 T_4 水平较低,那么 TSH 水平即使在正常范围内也可能是不合适的,但这也可能发生在许多重病患者中,为甲状腺功能正常性病态综合征。

- 内分泌学会提出了一种评估卒中严重程度的评分系统,可以作为监测患者保守治疗效果的工具(见表 9.5)。这个系统也可以作为评估手术患者和保守治疗患者效果的辅助工具。

表 9.5 垂体卒中评分建议 **

变量	分数
意识状态	
GCS 评分 15	0
GCS 评分 8~14	2
GCS 评分 <8	4
视力	
正常 *6/6	0
单侧降低	1
双侧降低	2
视野缺损	
正常	0
单侧缺损	1
双侧缺损	2
眼肌轻瘫	
无	0
单侧轻瘫	1
双侧轻瘫	2

* 与发病前视力相比无变化。

** Reproduced from Rajasekaran S, *et al.* 'UK guidelines for the management of pituitary apoplexy'. *Clinical Endocrinology*, 2011; 74(1): 920, with permission from John Wiley and Sons.

拓展阅读

Rajasekaran S, Vanderpump M, Baldeweg S, *et al.* UK guidelines for the management of pituitary apoplexy. *Clin Endocrinol (Oxf)* 2011;74:9–20.

垂体功能减退昏迷

至少 75% 的腺垂体被破坏时才会出现明显的垂体功能减退症状,至少 90% 的腺垂体被破坏时才会出现垂体分泌功能的完全丧失。垂体分泌功能的完全丧失会迅速危及生命,需要立即治疗。在轻度或不完全的破坏中,垂体功能减退可能持续多年没有症状而不被发现。

临床表现

在没有应激的情况下,严重垂体功能减退的患者可能很少有症状或体征。

垂体激素缺乏症的发展趋向于遵循一个特征性的模式,即早期出现生长激素和促性腺激素缺乏,晚期出现促肾上腺皮质激素和促甲状腺激素缺乏。除了希恩综合征患者无泌乳,催乳素缺乏的症状很少见。

全身麻醉或感染可能导致低血糖和昏迷,这是由于生长激素(growth hormone, GH)、皮质醇和 T_4 的缺乏,这些都对胰岛素有反向调节作用。全垂体功能减退症的原因见框 9.26。

可从病史中获得的线索包括:

- 已知垂体腺瘤。
- 近期难产:产后出血和血管衰竭导致的垂体梗死是公认的垂体功能减退的原因。特征包括无泌乳(催乳素和催产素缺乏),无月经(促性腺激素缺乏),非特异性表现例如疲倦、虚弱、体毛脱落和性欲丧失(由于 ACTH 缺乏、甲状腺功能减退和促性腺激素缺乏)。
- 男性可能有阳痿、嗜睡和体毛脱落的病史。
- 女性月经减少。

体检

- 昏迷患者的体格检查参见 ➡ 昏迷:评估, p. 372。
- 仔细检查黏液水肿的继发性性别相关特征和其他体征。

- 考虑昏迷的其他原因(➔ 昏迷:评估,p. 372)。

框 9.26　全垂体功能减退症的病因

垂体
- 肿块性病变(腺瘤、囊肿)
- 垂体手术或放疗
- 浸润(肉瘤、血色素沉着病)
- 梗死(希恩综合征)
- 卒中(出血)
- 空蝶鞍综合征(<10% 的患者有明显的垂体功能减退)
- 外伤,例如颅底骨折
- 感染,如垂体脓肿

下丘脑
- 肿块性病变(转移,如乳腺、肺;颅咽管瘤、脑膜瘤)
- 放射治疗
- 浸润(肉瘤、组织细胞增生)
- 感染(结核病)

检查

- 昏迷患者的一般辅助检查参见 ➔ 昏迷:评估,p. 372。
- 抽血查基础皮质醇(9 a.m.)、ACTH、甲状腺功能、促黄体生成素(luteinizing hormone,LH)、卵泡刺激素(follicle-stimulating hormone,FSH)、催乳素和 GH。
- 用促肾上腺皮质激素试验评估肾上腺皮质储备功能(➔ 艾迪生病危象:处理,p. 618)。ACTH 储备试验,如胰岛素耐受试验或胰高血糖素应激试验,可在患者病情稳定后进行。
- 促黄体素释放激素(luteinizing hormone-releasing hormone, LHRH)和促甲状腺激素释放激素(thyrotropin-releasing hormone,TRH)试验可与促肾上腺皮质激素试验同时进行,但很少有这个必要。
- 患者病情稳定后进行正式的垂体功能测试。
- 垂体 CT 扫描(肿瘤或空蝶鞍)。
- MRI 扫描可以提供更多的信息。

处理

- 一般措施与昏迷患者相同(➲昏迷:评估,p. 372)。
- 患者有休克时静脉给予生理盐水以维持血压。
- 如果患者有低血糖,给予葡萄糖。
- 如果怀疑垂体功能减退并且症状持续存在,应静脉给予氢化可的松(每次 100mg,每天 3~4 次)。
- 给予氢化可的松后开始使用碘塞罗宁(每次 10μg,每天 2 次)。
- 仔细检查诱因和感染并积极治疗。
- 如果患者没有好转,考虑其他昏迷原因(➲昏迷:评估, p. 372)。
- 从长期来看,患者需要用氢化可的松、甲状腺素、睾酮或雌激素/孕酮以及生长激素进行替代治疗。

嗜铬细胞瘤:评估

- 嗜铬细胞瘤是一种产生儿茶酚胺的肿瘤,通常累及一侧或双侧肾上腺。若是双侧,更可能是家族性综合征的一部分,肿瘤位置和恶性肿瘤的风险因基因缺陷不同而异。因此,先前描述的嗜铬细胞瘤的"10 法则"不再适用。嗜铬细胞瘤通常分泌肾上腺素(adrenaline,AD)或去甲肾上腺素(noradrenaline,NA)。一小部分患者会分泌多巴胺(dopamine, DA),此时有可能出现低血压。
- 大多数是在高血压患者进行常规筛查中被诊断出来的(仅占高血压患者的 0.1%)。仅分泌肾上腺素的肿瘤可产生感染性休克样症状,因为肾上腺素可诱导外周血管扩张(β_2 受体)。

临床表现

- 典型的三联征:头痛、出汗和心动过速。
- 高血压(轻至重度持续性高血压或不受控制的阵发性高血

压)和直立性低血压(低血容量);50% 的患者出现持续性高血压,50% 的患者出现阵发性高血压。

- 焦虑发作,震颤,心悸,四肢冰冷,脸色苍白。
- 心律失常(包括房颤和室颤)和扩张型心肌病。
- 高血压危象可能是 β 受体拮抗剂、三环类抗抑郁药、甲氧氯普胺和纳洛酮引起。
- 不明原因的乳酸酸中毒。
- 引发高血压危象的因素包括手术(尤其对肿瘤本身的操作)、阿片类药物和造影剂。

关于交感神经过度活跃的其他原因,见框 9.27。

框 9.27 交感神经过度活跃的其他原因

- 突然停用可乐定或 β 受体拮抗剂
- 自主神经功能障碍,如 GBS 或脊髓损伤后
- 对手术、疼痛、恐慌或急性疾病的应激反应
- 拟交感神经药物:
  - 盐酸去甲麻黄碱(减充血剂)
  - 可卡因
  - 单胺氧化酶抑制剂加含酪胺的食物(奶酪、啤酒、葡萄酒、鳄梨、香蕉、熏鱼或陈鱼/肉)

检查

(见框 9.28)

- 收集 2~3 次 24 小时尿液用于测定甲氧基肾上腺素。其敏感性和特异性比儿茶酚胺更高,假阴性结果很少。如果不能测定甲氧基肾上腺素,则仍应收集 24 小时尿液测定儿茶酚胺。
- 尿液应收集在含酸的瓶子中并冷藏,因为儿茶酚胺在低 pH 和低温下更稳定。尿甲氧基肾上腺素的收集方法也一样。

框 9.28 疑似嗜铬细胞瘤的检查

- 尿素氮和电解质(血钾降低,尿素氮升高)
- 血糖(升高)
- 至少 2 次尿甲氧基肾上腺素或儿茶酚胺
- 高危患者的血甲氧基肾上腺素或儿茶酚胺
- 肾上腺的 CT 或 MRI 扫描
- MIBG 扫描

- 应测量尿肌酐和尿量,以验证 24h 尿液收集的量是否合乎要求。
- 对于嗜铬细胞瘤高风险患者(即家族性综合征或先前手术治愈的嗜铬细胞瘤或副神经节瘤),若允许,应同时测量尿液和血游离甲氧基肾上腺素和去甲变肾上腺素(灵敏度更高,达99%)。
- 应在生化试验前至少 2 周逐渐停用一些特殊药物(如三环类抗抑郁药、左旋多巴、丙氯拉嗪和钙通道阻滞剂)。
- 儿茶酚胺的分泌在应激或疾病中可能会适当增加[例如卒中、心肌梗死、充血性心力衰竭、阻塞性睡眠呼吸暂停(obstructive sleep apnoea,OSA)和头部外伤]。
- 血常规,尿素氮和电解质,血糖。
- 心电图(可能见到心律失常)。
- 胸部 X 线:大约 10% 的嗜铬细胞瘤是恶性 / 转移性的。
- 超声心动图评估左室功能:可确定纵隔副神经节瘤是儿茶酚胺的来源,但很少见。
- 如果生化结果异常,需要腹部 / 盆腔的 CT 或 MRI 成像来定位肿瘤位置。应注意,放射性造影剂会导致儿茶酚胺释放。
- 123- 间碘苯胍(MIBG)可被肾上腺素组织摄取。MIBG 扫描可以发现转移瘤、多发性病变或 CT/MRI 未发现的肿瘤。
- 血甲氧基肾上腺素:敏感性和特异性高。患者平卧至少 15分钟后抽血测量。如果血甲氧基肾上腺素无法测量,应从患者平卧 30 分钟后的留置管中采血测量儿茶酚胺。血标本应立即冷链运输到实验室进行离心。

- 肾上腺静脉分段取血可用于肾上腺外肿瘤的定位。

嗜铬细胞瘤：处理

患者通常出现临床症状时已处于低容量状态，在开始使用 β 受体拮抗剂治疗前先补液，否则可能会发生严重低血压。单用 β 受体拮抗剂可能诱发高血压危象，需在给予足够的 α 受体拮抗剂之后应用。拉贝洛尔主要是一种 β 受体拮抗剂，不能单独使用。长效 α 受体拮抗剂可防止脱逸作用。

- 充分补液并进行中心静脉压监测。
- 急性高血压危象时使用酚妥拉明(0.5~1mg 静脉推注，必要时每 15~30 分钟重复一次)治疗。也可使用硝普钠治疗〔0.5~1.5μg/(kg·min)；常用剂量为 100μg/min〕。
- 手术准备：
  - 口服 α 受体拮抗剂：酚苄明，每次 10mg，每天 2 次，逐渐增加至每次 20~30mg，每天 2 次。可能需要更高的剂量。密切监测血压。肿瘤 β 刺激可能产生过度的血管扩张和低血压，需要正性肌力药物支持。最近的研究表明，哌唑嗪或多沙唑嗪同样有效，目前被越来越多地使用。术前数周必须进行 α 阻断，以充分扩大循环容量。
  - 当血压用酚苄明控制时，加入普萘洛尔，每次口服 10~20mg，每天 3 次。
  - 必须进行有创监测(肺动脉导管和动脉导管)。
- 肿瘤切除手术时经常会发生低血压，必要时需输血，使用药物扩容和给予正性肌力药。只有当患者已经充分扩容后才能使用正性肌力药物。术前 12 小时扩容可显著降低术后低血压的发生率和严重程度。血管紧张素 II 也可作为难治性低血压的正性肌力药物选择。

关于嗜铬细胞瘤的处理要点，见框 9.29。

框 9.29 嗜铬细胞瘤的处理要点

- 如果条件允许,尿甲氧基肾上腺测定优于尿儿茶酚胺测定。

- 在开始 α 阻断前,确保患者已充足补液。

- 仔细的术前准备是避免术中危象的关键。口服酚苄明是目前常用的术前治疗,患者在这个治疗方法下对麻醉耐受性良好[2]。

- 所有的嗜铬细胞瘤手术都应该由经验丰富的外科医生和麻醉师在专科中心进行。

- 需考虑家族性嗜铬细胞瘤 / 副神经节瘤综合征(见框 9.30),并给予合适的检查。

框 9.30 常染色体显性内分泌综合征发展为嗜铬细胞瘤的高危因素

- 如果出现以下情况,考虑进行基因检测:
  - 发病时年龄小
  - 家族史
  - 双侧或多发性疾病
  - 恶性肿瘤
  - 内分泌综合征的其他症状或体征

- 多发性神经纤维瘤病:神经纤维瘤、皮肤牛奶咖啡斑、眼虹膜结节和腋下雀斑。

- 脑视网膜血管瘤病:小脑血管母细胞瘤、视网膜血管瘤和其他肿瘤,包括肾上腺瘤。

- 多发性内分泌腺瘤病 2a 型(甲状旁腺功能亢进与甲状腺髓样癌)和 2b 型(甲状腺髓样癌,肠神经节瘤,角膜神经肥大,马方综合征体型)。

- 琥珀酸脱氢酶 B 亚基和 D 亚基突变可引起家族性副神经节瘤综合征。

参考文献

2. Society for Endocrinology (2010). *Protocol using oral phenoxybenzamine to prepare patients with catecholamine-secreting phaeochromocytoma and paraganglioma for surgery.* ℅ https://www.endocrinology.org/media/1780/10-10_protocol_using_oral_phenoxybenzamine.pdf

拓展阅读

Endobible. *Phaeochromocytoma.* ℅ http://www.endobible.com/condition/phaeochromocytoma/

多尿

定义为每天尿量 >3L。

临床表现

- 意识错乱(低钠血症或脱水)
- 昏迷
- 蛋白尿
- 抑郁或其他精神症状
- 肾结石

病因

- 液体摄入过多
- 内分泌代谢异常(糖尿病、尿崩症、高钙血症、甲亢)
- 低钾血症
- 先天性肾病(多囊肾、镇痛剂肾病、肾髓质囊性病、淀粉样变)或急性肾小管坏死后的肾脏恢复
- 梗阻后泌尿系统疾病,如慢性尿潴留患者导尿管术后
- 肾动脉成形术后
- 药物(呋塞米、酒精、锂剂、两性霉素 B、长春碱、地美环素、顺铂)

病史

- 持续时间和严重程度(夜尿症、频率、夜间饮水量)

- 有糖尿病、多囊肾和肾结石的家族史
- 药物史（➜ 多尿症病因，p. 639）
- 肾结石（高钙血症）
- 虚弱（低钾）、抑郁（高钙血症）
- 精神病史（心因性多饮；服用药物，如锂剂）
- 内分泌病史（月经、性功能、哺乳、阴毛）
- 其他重要病理学（如淀粉样物质的病因）

检查

- 尿素氮和电解质（肾脏疾病，低钾血症）
- 甲状腺功能
- 血糖（未诊断的糖尿病）
- 血钙，血磷酸盐和 ALP
- 血和尿渗透压：尿渗透压 / 血渗透压 <1.0 提示尿崩症，先天性肾病（包括低钾）或者不能控制的饮水
- 腹部 X 线（肾钙盐沉着症）
- 必要时检查锂水平
- 有适应证时，进行尿蛋白定性和定量检查

处理

- 评估容量状态（颈静脉压、血压、体位变化、体重变化、中心静脉压）。
- 严格控制出入量平衡并每日测体重。
- 监测中心静脉压。
- 测量尿钠和钾（随机尿可以初步提示钾和钠丢失量，如果丢失量很大，则可以精确定时取样小于 6 小时的尿）。
- 尿渗透压（如果大于 750mmol/L 时，尿液浓缩正常）。
- 用糖盐水适当地补充液体流失，以维持正常的体液平衡。
- 每天监测血钾、血钙、血磷酸盐、血镁，必要时每天监测两次。
- 如果存在锂剂中毒，请参见 ➜ 锂剂，p. 806。
- 避免过度补液。在某些时候，必须做出临床判断，停止用静

脉输液代替经尿失水,使患者达到"生理平衡"。一旦患者已经补足容量并能够饮水,则可不给予静脉补液,以实现生理性自我调节。

- 如果怀疑尿崩症,可行禁水试验(见框 9.31)。如果垂体前叶激素异常,不要进行禁水试验,因为皮质醇和甲状腺激素缺乏都会影响游离水的排泄。

框 9.31 禁水试验

- 在测试前一天停止所有药物;禁止吸烟或服用咖啡因。
- 仔细监督患者,防止其偷偷饮水。
- 在清淡的早餐后排空膀胱。不再口服补液。
- 在试验开始的第 0、4、5、6、7 和 8 小时对患者进行称重(如果体重减轻超过 3%,则停止试验)。
- 在 30 分钟、4 小时和之后每小时测量血渗透压和血钠,直到试验结束(血渗透压升至 >290mmol/L 则说明对 ADH 释放有充分的刺激)。
- 每小时收集一次尿液,测量尿量和渗透压(尿量应减少,尿渗透压应升高;若尿渗透压 >800mmol/L 则停止试验,可排除尿崩症)。
- 如果持续多尿,在第 8 小时给予去氨加压素 20μg 滴鼻。
- 8 小时后允许喝水。继续每小时测量尿渗透压,持续 4 小时。

解释

- 正常反应:尿渗透压升高至 >750mmol/L,给予去氨加压素后略有升高。
- 中枢性尿崩症:尿渗透压持续低(<400mmol/L),给予去氨加压素后增加(>50%)。
- 肾性尿崩症:尿渗透压持续低(<400mmol/L),给予去氨加压素后仅略微升高(<45%)。
- 心因性多饮:尿渗透压升高(>400mmol/L),但通常升高程度低于正常反应——常很难作出诊断。

恶性高热

　　恶性高热是一种药物或应激引起的分解代谢综合征,其特征是肌肉过度收缩、体温突然升高和心血管衰竭。它通常与麻醉剂的使用有关。发病率为1:15 000,由于更好的治疗和对病情认识的提高,死亡率从80%下降到10%以下。病因不明,但可能与骨骼肌细胞内钙稳态异常有关。这种疾病似乎是以常染色体显性遗传方式遗传的,外显率可变。早期发现对治疗和生存率至关重要。

　　诱发恶性高热的药物见框9.32。恶性高热时可以安全使用的药物见框9.33。

框 9.32　可诱发恶性高热的药物

- 氟烷
- 琥珀胆碱
- 甲氧氟烷和恩氟烷
- 环丙烷
- 氯胺酮
- 氟烷和琥珀胆碱占病因的80%。

框 9.33　恶性高热时可以安全使用的药物

- 巴比妥类
- 氧化亚氮
- 苯二氮䓬类
- 阿片剂
- 泮库溴铵
- 抗生素
- 抗组胺药
- 局部麻醉剂

诊断

- 恶性高热最常见于 20 岁出头的患者。早期症状是肌肉僵硬、窦性心动过速和室上性心动过速，二氧化碳生成增加伴呼吸急促和高血压。患者可能会大量出汗并出现皮肤斑点。

- 高热发生较晚，随后可能迅速出现低血压、呼吸性酸中毒合并代谢性酸中毒以及高钾血症，从而引起室性心动过速和心脏停搏。

- 这种情况几乎总是发生在围手术期。

- 鉴别诊断包括嗜铬细胞瘤，甲状腺危象，服用单胺氧化酶抑制剂的患者出现麻醉诱导的高热，药物诱导的高热（可卡因、苯丙胺、麦角酰二乙胺、三环类药物和阿司匹林引起），以及疟疾等某些感染。

- 血肌酸磷酸激酶和肌红蛋白都很高。因此，尿液可能呈现黑色。

- DIC 是晚期表现。

处理

治疗的目的是减少产热和增加散热。

- 丹曲林：每 5~10 分钟静脉注射 1~2mg/kg，最大剂量为 10mg/kg。应反复补液，直到心血管和呼吸系统症状稳定。

- 停止任何可导致高热的药物和麻醉剂。

- 物理降温是有帮助的。所有补液都应该事先冷却。当体温低于 38.5℃时可停止物理降温。

- 如果患者处于麻醉状态，用纯氧进行过度通气。

- 患者应收入重症监护室，使用中心静脉通路、动脉导管和导尿管。

- 用胰岛素 + 葡萄糖、氯化钙治疗高钾血症，必要时透析。

- 在专家指导下，可用碳酸氢盐治疗酸中毒。

- 所有患者均应给予普鲁卡因胺，以防室性心律失常（增加钙的摄取，并减少高热）。其他治疗心律失常的药物包括胺碘酮和 β 受体拮抗剂。

- 低血压时用含异丙肾上腺素的生理盐水或胶体液扩容。多巴胺能和 α 肾上腺素能激动剂会减少散热，应避免使用。

- 一些权威机构建议预防性使用抗惊厥药,因为癫痫发作是常见的。
- 恶性高热的处理要点见框 9.34。

框 9.34 恶性高热的处理要点

- 早期识别和治疗是关键。
- 去除诱因。
- 降低患者体温,起始静脉给予丹曲林 1~2mg,此后给予必要的输液。
- 支持治疗,包括治疗高钾血症。
- 在怀疑恶性高热时,对家庭成员的筛查很重要。

拓展阅读

Glahn KP, Ellis FR, Halsall PJ, *et al*. Recognizing and managing a malignant hyperthermia crisis: guidelines from the European Malignant Hyperthermia Group. *Br J Anaesth* 2010;**105**:417–20.

神经阻滞剂恶性综合征

神经阻滞剂恶性综合征是服用抗精神病药物后多巴胺能神经递质失衡所致(见框 9.35)。在服用抗精神病药物的患者中,发病率为 0.5%。这种综合征在临床上和恶性高热不同(◉恶性高热,p. 642),它不是过敏反应。平均发病年龄为 40 岁。病死率为 10%~20%。

临床特征

- 肌肉强直,包括早期吞咽困难和构音障碍(96%)。
- 锥体外系症状(假性帕金森病)、震颤(90%)。
- 眼动危象。
- 畸张症:失语(95%)。
- 意识改变或昏迷。
- 血肌酸磷酸激酶 /AST 升高(97%)。

- 强直后出现发热（>40℃罕见）。
- 自主神经不稳定，包括快速性心律失常、血压不稳定、出汗和呼吸急促。
- 该综合征可以在开始药物治疗后数小时内发生，但通常需要约1周。也可能发生在药物剂量增加时。

框 9.35　神经阻滞剂恶性综合征相关药物

- 氟哌啶醇
- 吩噻嗪类
- "非典型"抗精神病药物——氯氮平、奥氮平、利培酮（在这些药物中不常见，但仍偶有出现）
- 甲氧氯普胺
- 丁苯那嗪
- 硫杂蒽类
- 停用左旋多巴或金刚烷胺

并发症

- 横纹肌溶解（➔ 横纹肌溶解, p. 325），伴有肌酸激酶升高
- 电解质紊乱，包括低钙血症、低镁血症和高钾血症
- 代谢性酸中毒，常伴有乳酸升高
- 肾功能（15%）和肝功能衰竭
- 罕见癫痫发作
- 心血管衰竭
- DIC
- 呼吸衰竭

鉴别诊断

- 恶性高热（➔ 恶性高热, p. 642）
- 5-羟色胺综合征
- 热射病
- 中枢神经系统感染或血管炎

- 肌肉紧张症的其他原因
- 甲状腺危象(➡ 甲状腺危象:评估,p. 624)
- 嗜铬细胞瘤(➡ 嗜铬细胞瘤:评估,p. 634)。
- 药物引起的高热(可卡因、麦角酰二乙胺、苯丙胺、三环类药物和阿司匹林引起)。

处理

(见框 9.36)

框 9.36　神经阻滞剂恶性综合征的处理要点

- 如果在使用神经安定药时出现僵硬、发热或自主神经失调症状,应考虑此诊断。
- 排除其他重要的鉴别诊断,包括中枢神经系统感染和血管炎。
- 停用神经安定药。
- 收入重症监护室,并给予支持治疗,特别是对于自主神经障碍。警惕并发症。
- 考虑使用丹曲林、溴隐亭或金刚烷胺。

- 停止使用诱发疾病的神经药物(除非是停用多巴胺制剂诱发的疾病,在这种情况下应恢复多巴胺制剂的使用)。
- 收入重症监护室。
- 丹曲林(每 6 小时 1~2mg/kg,最多 300mg/d)。
- 麻痹和通气(泮库溴铵、箭毒碱)。
- 必要时使用抗心律失常药物。
- 肌酸激酶升高或横纹肌溶解时给予补液治疗。
- 用冷却毯治疗高热。考虑使用对乙酰氨基酚。
- 预防血栓。
- 溴隐亭、金刚烷胺、左旋多巴(增加多巴胺能张力,减少强直、发热和锥体外系症状)。大多数药物都是经验性用药,暂没有明确的支持证据。这种情况有很高的病死率。

(刘琳　译,高鑫　审校)

血液系统疾病急症

输血反应

评估

见表 10.1。

表 10.1　输血反应：评估

临床表现	病因	出现时间
休克（主要溶血） 腰部疼痛，头疼 胸痛，呼吸困难 寒战，发热 荨麻疹 低血压 少尿 血红蛋白尿 黄疸 弥散性血管内凝血	红细胞抗体 ABO 不相容 其他抗体	立即出现 （数分 / 数小时）
休克（感染） 寒战，发热 低血压 少尿 弥散性血管内凝血	细菌污染	立即出现 （数分 / 数小时）

续表

临床表现	病因	出现时间
发热 孤立性发热 寒战	白细胞抗体 受者细胞因子	早期 (30~90min)
过敏反应 荨麻疹 发热 寒战 面部水肿 呼吸困难	供者血浆蛋白 (更常见于血浆或者血 小板)	早期 (数分 / 数小时)
输血相关循环超负荷 呼吸急促 咳嗽 水肿	低体重患者的快速输 血 / 输血过多，目标值 为 4mL/kg	早期 (数小时)
输血相关性急性肺损伤 非心源性 肺水肿 发热 咳嗽 呼吸困难 胸部 X 线表现改变	供者白细胞抗体(罕见)	早期 (数分 / 数小时)
晚期溶血 发热 贫血 黄疸	次要红细胞抗体	晚期 (7~10d)
晚期血小板减少 紫癜 黏膜出血	血小板抗体 (PI^{A1} 抗体常见)	晚期 (2~10d)
感染	乙型肝炎、丙型肝炎、 非甲非乙非丙型肝炎、 CMV,EBV,HIV, 人类 嗜 T 细胞病毒,弓形体 病,疟疾,梅毒	晚期 (数天 / 数月)

处理

临床中遇到的主要问题是区分输血时的体温升高（常见）和重大输血反应（罕见，但可能致命）。常见的输血反应分类如表 10.1 所示。

需考虑出现严重反应的要点包括：

- 症状：患者是否感到不适？
- 体温模式：体温快速升至 >38℃ 在轻微反应中常见。
- 低血压或心动过速。

关于输血反应的处理见表 10.2。

表 10.2　输血反应的处理

输血反应	处理
孤立性发热	减慢输血速度 给予对乙酰氨基酚 如果症状无加重，继续完成输血
荨麻疹反应	减慢输血速度 给予氯苯那敏 10mg 静脉注射 如果症状无加重，继续完成输血 有时患者需要氢化可的松 100mg 静脉注射
休克 过敏反应 ABO 不合 感染性休克	停止输血，吸氧 给予肾上腺素 0.5~1mg 皮下注射，并考虑每 10min 重复一次直到改善。如果出现急性肾损伤，联系值班麻醉师和 ITU 进行血液滤过。静脉注射氯苯那敏 10mg（包括晶体；考虑用强心剂） 监测液体平衡。查血：FBC，U&Es；凝血筛查（DIC）；重复交叉配血和直接抗原测试；返回供者血液 尿液：尿胆红素，游离血红蛋白
循环过载 （**●**肺水肿：评估，p. 95）	吸氧，呋塞米静脉注射（40~120mg） 硝酸盐输液（0~10mg/h）
输血相关性急性肺损伤	有生命危险，处理同急性呼吸窘迫综合征（**●**成人呼吸窘迫综合征 1，p. 214）

续表

输血反应	处理
晚期溶血	向血库报告 重复交叉配血和直接抗原测试 输注重新交叉配血后的新鲜血液
血小板减少	免疫介导:Pl^{A1} 阴性输血、大剂量静脉注射 IgG、类固醇和血浆置换治疗(输注 5U 以上的血液后可以出现血小板稀释)

注:向血液科医师报告输血反应。

镰状细胞危象:表现

一小部分镰状细胞病患者危象反复发作,需要反复入院。有一种尚无考证的倾向认为这是痛阈低或"依赖"阿片类药物造成的,而不是由于疾病的严重性。但是绝对不能因此而拒绝给患者止痛。因其严重疾病,这类患者出现严重并发症和死亡的概率很高。猝死仍然是个大问题。

疼痛(血管闭塞)危象

- 这是成人和儿童最常见的表现。
- 在一个或多个部位,尤其是长骨(在儿童是小骨)、背部、肋骨和胸骨,会感觉到剧烈的疼痛。
- 可能伴有发热(通常 <38.5℃)、压痛、局部温暖和肿胀,或者没有客观特征。
- 溶血可以加重(胆红素和乳酸脱氢酶升高,血红蛋白下降),但与疼痛没有一个很好的相关性。
- 没有可靠的临床指标来判断危象的严重程度。

胸部危象

- 是最常见的死亡原因。
- 肺微血管阻塞导致肺灌注减少和局部梗死。

- 出现肋骨 / 胸骨疼痛和 / 或 SpO_2 下降可能是预警表现。
- 可能是胸部感染、怀孕、手术和吸烟引起。
- 预防措施:通过羟基脲和诱发性肺量计增加血红蛋白 F(HbF)。
- 症状(最初可能很轻微)包括胸膜炎性胸痛和呼吸困难。
- 体征是可变的(通常是微弱的),但可以迅速进展,通常会减少空气进入肺底。
- 胸部 X 线表现是可变的:单侧 / 双侧实变,通常是肺底部;白变;最小的改变。
- PaO_2 通常明显降低。要注意,由于贫血,氧气的输送量低。

脑梗死

- 通常发生在 5 岁以下的儿童,成人罕见。
- 表现为急性卒中。
- 复发风险高。

脾 / 肝阻隔(扣押)症

- 通常是 5 岁以下的儿童。
- 红细胞滞留在脾脏和 / 或肝脏,通常引起器官肿大。
- 导致严重贫血;循环衰竭。

再生障碍性危象

- 通常是儿童、年轻人。
- 主要是细小病毒感染引起,叶酸缺乏会加重症状。
- 当羟基脲剂量增加时偶尔发生。
- 血红蛋白突然下降,网织红细胞计数从增加变为减少(或变为正常)。

溶血危象

- 经常伴随着痛苦的临床表现。
- 药物会诱发病情恶化,包括 G6PD 患者(即使是女性)。
- 血红蛋白下降;网织红细胞计数增加。

胆囊炎 / 胆管炎 / 胆绞痛

- 胆色素结石通常是溶血性贫血以及与吉尔伯特综合征相关的易感基因多态性引起。
- 可能误以为是血管闭塞性危象。

阴茎异常勃起

- 由于局部血管阻塞(1~24 小时),引起持续而痛苦的勃起。
- 重大危机之前通常会出现间断性阴茎异常勃起。
- 可能导致永久性阳痿。
- 这是泌尿外科急症。当患者到达急诊室时应请泌尿外科医生会诊。

感染 / 感染性休克

- 见于任何年龄。
- 发热可能不明显,低血压是儿童的晚期症状。
- 骨髓炎可能不明显,可能与静脉闭塞危象相似,加重腿部溃疡。
- 接受铁螯合治疗的患者有感染耶尔森菌的风险。
- 长期使用静脉通路装置(如门静脉导管)的患者有革兰氏阳性菌感染风险。

镰状细胞危象:处理

一般措施

参见 NICE 指南 CG143[1]。

镰状细胞危象的处理要点见框 10.1。

控制疼痛

- 必须个性化处理;寻求血液学专家的意见。
- 客观地评估疼痛,通过评分来评估治疗反应。
- 要考虑引起疼痛的非静脉闭塞性病因,尤其是在不典型的患者中。

- 通常需要注射阿片类药物,通常是高剂量的(取决于以前的阿片类药物应用)。可以从低剂量开始,在 0.5h 内观察治疗反应,逐步加量至产生治疗效果,例如:
  - 吗啡 5~40mg 肌内注射,每 2 小时一次。
  - 二乙酰吗啡 5~25mg 皮下注射,每 2 小时一次。
- 若使用这些方案不能控制疼痛,通常表明患者需要持续的阿片类药物输注或自控镇痛泵(patient-controlled analgesia, PCA)。有些患者更喜欢哌替啶,但随着药物代谢物的积累,会有癫痫发作的风险。
- 口服镇痛药(双氢可待因 / 非甾体抗炎药)对于轻微的危象可能是足够的,同时给予常规的对乙酰氨基酚(初始首选静脉注射)。
- 辅助镇痛药,如双氯芬酸 50mg 每天 3 次口服,可能对患者有一些小的额外获益。

框 10.1　镰状细胞危象的处理要点

- 镇痛:静脉注射吗啡(每 2 小时 10~40mg)或二乙酰吗啡(每小时 10~25mg 皮下注射)。如果失败,使用连续阿片剂输注或 PCA 泵。绝大多数病例可口服双氢可待因 / 非甾体抗炎药。
- 静脉输液:如果没有影响氧合,每天目标是输入 3L 以上晶体液。
- 氧气:适用于所有患者。严重胸部危象 / 有创通气患者需要 CPAP 或给予 ITU 护理。
- 叶酸:5mg,每天 1 次口服。
- 抗生素:如果怀疑感染(在感染筛查后,开始经验性抗生素治疗,如阿莫西林 - 克拉维酸或哌拉西林 + 他唑巴坦静脉注射 + 克拉霉素)。
- 换血(➜换血疗法,p. 656)。

确保水化

- 静脉给予晶体液是首选,但静脉通路可能是一个问题。
- 目标是每天入量 3~4L,并密切监控平衡。
- 如果静脉通路有问题,可以口服液体。

吸氧

- 没有被证实有好处(除了胸部危象),但往往会缓解症状。
- 诱发性肺量计可预防胸部危象。
- 监测氧饱和度;氧饱和度下降可能是胸部危象的早期征兆。
- 在严重的胸部危象中,可能需要呼吸机持续气道正压通气 / 完全机械通气,尽早转到 ITU。

给予叶酸

每天一次服用 5mg(所有患者长期服用)。

寻找感染源

- 感染是经常发生的(至少部分是由于脾功能减退)。
- 青霉素预防和疫苗接种(肺炎球菌、流感嗜血杆菌 b、脑膜炎球菌、流感)确实降低了发病率,但一些青霉素耐药菌正在出现。
- 如果怀疑感染是诱因或引起危象的因素,在感染筛查后立即开始经验性抗生素治疗(如头孢呋辛 750mg 静脉注射,每天 3 次)。
- 考虑不太常见的脓毒症来源(如骨髓炎、分枝杆菌等)。

预防血栓形成

应常规预防使用低分子量肝素。

给予其他支持治疗

轻泻药、镇吐药和含阿片的止痒药。

检查

(见表 10.3)

表 10.3   镰状细胞危象的实验室检查

实验室检查	评价
FBC	血红蛋白(从稳态下降?),WCC(常见中性粒细胞减少)
网织红细胞	溶血时升高,再生障碍危象时下降
HbS 和 HbF%	可以指导红细胞交换和羟基脲
血培养	即使不发热也要做,尤其是缺氧时
粪培养	如果腹泻时要做(沙门菌或耶尔森菌属骨髓炎?)
胸部 X 线检查	不管有无症状都要做
氧饱和度测定	所有患者。如果缺氧查动脉血气,否则静脉血气
骨 X 线检查	骨髓炎?(持续疼痛、发热或菌血症)。缺血性坏死?(慢性髋/肩痛)。若强烈怀疑,可能需要查查 MRI
病毒 PCR	如果有再生障碍危象(细小病毒?)
交叉配血	如果需要输血或者换血(➜ 换血疗法,p. 656)。红细胞扩展表型输血

HbS,血红蛋白 S;HbF,血红蛋白 F。

换血疗法

换血疗法可以在细胞分离机上进行。任何情况下治疗目标均是血红蛋白 70~90g/L(终点红细胞比容为 0.34);更高的血红蛋白会增加血液黏度并加剧镰刀化。在严重的危象中,应反复进行红细胞交换,直到血红蛋白 S(HbS)%<30%。如果不需要更大的交换量或流体平衡不稳定,则可以进行人工静脉切开术,予以放血 1~2U。补液(生理盐水 1L,2~4h),然后输注扩展表型交叉配血。

紧急换血适应证

- 胸部危象。
- 脑梗死。
- 严重、持续的痛苦危象。
- 阴茎异常勃起。
- 器官衰竭。
- 难治性溃疡。
- 术前。

参考文献

1. National Institute for Health and Care Excellence (2012). *Sickle cell disease: managing acute painful episodes in hospital*. Clinical guideline [CG143]. ℘ https://www.nice.org.uk/guidance/CG143

出血性疾病:一般措施

临床表现

- 正常的止血需要血小板、凝血过程中产生的纤维蛋白和微血管的相互作用。任何这些成分的异常都可能表现为容易瘀青、紫癜、自发性出血或过度出血。

- 肌肉血肿或关节血肿提示凝血因子缺乏(如血友病),而紫癜、轻微瘀青或上皮出血提示血小板功能、胶原或一期止血异常。

- 黏膜出血(急性胃肠道出血)可能在没有任何凝血异常的情况下发生,如消化性溃疡引起。

- 如果"常规"检查未发现凝血或血小板异常,检查患者是否有隐匿性出血(如缺铁性贫血、眼底出血)。

- 有过度出血的个人或家族史可能提示先天性凝血问题,血液学专家的建议是必要的。

病因

可分为:

- 凝血功能异常。
- 血小板异常(数量太少或功能异常)。
- 微血管/胶原异常。

检查

所有患者都应该:

- 凝血功能筛查[PT,APTT,凝血酶时间(TT),纤维蛋白原]
- 血管性血友病因子(vWF)抗原,XIII 因子,瑞斯托菌素辅因子(RiCof)

- 血常规和外周血涂片检查
- 尿素氮和电解质
- 肝功能检测
- 交叉配血

在适当的情况下,考虑以下检查:

- 血小板功能测试
- 50∶50 或 80∶20 血浆混合分析
- 特定凝血因子水平测定
- 获得性因子抑制剂
- vWF 多聚体凝胶
- PFA-100
- 血栓弹性成像(TEG®)/ ROTEM®
- 基因检测 / 基因测序
- 骨髓穿刺和活检
- 出血时间(仅针对胶原蛋白缺陷)

处理

一般措施

- 避免服用非甾体类药物,尤其是阿司匹林。
- 不要肌内注射。
- 避免动脉或腰椎穿刺。
- 寻求专家帮助,进行侵入性手术。在超声指导下经颈内静脉而非锁骨下静脉行中心静脉置管。
- 检查皮肤、口腔黏膜和眼底,是否有新出血的迹象。
- 静脉输注晶体液恢复循环容量(胶体液加重出血)。如果有血流动力学损害,考虑成分输血。

特殊疗法

- 寻找任何可接受治疗的局部出血原因(如食管静脉曲张、血管损伤导致鼻出血、胸部感染导致咯血)。
- 停止任何可能加剧出血的药物(见框 10.2)。
- 适时纠正凝血异常(➲ 异常凝血 1, p. 659).
- 适时纠正血小板异常(➲ 异常血小板, p. 662)。

框 10.2 可能导致出血疾病的药物

凝血异常

- 肝素
- 香豆素类(如华法林)
- 凝血酶抑制剂(达比加群、水蛭素)
- Xa 因子抑制剂(利伐沙班、阿哌沙班)

血小板减少

免疫性

- 肝素
- 奎宁
- 青霉素
- H_2 受体拮抗剂
- 噻嗪类利尿剂

非免疫性

- 细胞毒性化疗
- 氯霉素
- 伯氨喹
- 酒精

血小板功能异常

- 阿司匹林、非甾体抗炎药
- 氯吡格雷
- 抗生素(如哌拉西林、头孢噻肟)
- 胶体 / 右旋糖酐
- 5- 羟色胺选择性重摄取抑制剂
- 酒精

微血管异常

- 糖皮质激素

异常凝血 1

常见原因

- 抗凝剂
- 肝病

- 弥散性血管内凝血
- 大量输血

罕见原因

- 血友病 A(后天性或先天性)和血友病 B
- 血管性血友病(von Willebrand disease, vWD)(后天性或先天性)
- 淀粉样物质(获得性因子 X 或 IX 缺乏伴血管病)
- α_2 纤溶酶抑制剂缺乏
- 维生素 K 缺乏
  - 梗阻性黄疸
  - 小肠疾病

诊断

（见表 10.4）

表 10.4　异常凝血的诊断

异常	解释	考虑
PT 延长	外源性途径缺陷	华法林,肝病,维生素 K 缺乏,Ⅶ因子缺乏
APTT 延长	内源性途径缺陷	肝素,血友病 A 或 B,vWD,狼疮抗凝物(抗磷脂抗体综合征)
PT 和 APTT 延长	多重缺陷(通常是获得性的)	肝病,DIC,华法林,V 和/或 X 因子缺陷,Xa 因子抑制剂的抗凝物
TT 延长	异常纤维蛋白原	肝素缺乏,纤维蛋白原缺乏,过多的纤维蛋白降解产物(FDPs)(干扰凝血过程)。如果是肝素导致的 TT 延长,蛇毒凝血酶*时间正常
PT、APTT 和 TT 延长	多重缺陷(获得性的)	纤维蛋白原缺乏或异常,肝素,Ⅱa 因子抑制剂的抗凝物
纤维蛋白原下降	凝血因子和纤维蛋白原的过多消耗	消耗性凝血病(但不一定是完全性 DIC),纤维蛋白溶解过度,严重肝病

续表

异常	解释	考虑
FDPs 增多	纤维蛋白(原)降解产物增多	准确的解读取决于所用的实验室检测。有些检测不能区分纤维蛋白和 FDPs。有些检测对纤维蛋白降解更具特异性(如 D-二聚体),因此提示广泛的血栓形成和分解(如 DIC)
PFA-100	血小板功能异常	先天性或获得性血小板功能障碍。考虑进一步血小板功能检测(聚集;电镜;vWD(APTT 延长)

注:存在狼疮抗凝物经常是血栓前期的表现,而不是出血倾向。

* 蛇毒凝血酶是一种不被肝素抑制的蛇毒,它可以使纤维蛋白原转化为纤维蛋白。

异常凝血 2

处理

选择有:

● 新鲜冷冻血浆(FFP):用于治疗急性 DIC 伴出血,改善手术前失代偿性肝衰竭以及出血。如果没有浓缩凝血酶原复合物(prothrombin complex concentrate,PCC),可用紧急逆转华法林的治疗。给予 15mL/kg,即 4~5U(约 200mL/U)。注意液体过量的迹象,必要时给予呋塞米静脉给药。

● 维生素 K:如果怀疑存在不足,维生素 K_1 5~10mg 缓慢静脉注射(每天 1 次,共 3 天);如果低 INR 且不伴出血,2~5mg 静脉注射/口服会在 6~12 小时内改善华法林过量;0.5~1mg,用于低剂量调整。

● 鱼精蛋白(1mg 静脉注射中和 100IU 肝素):在实践中很少使用。停止肝素使用将使 APTT 在 2~4 小时内恢复正常。

● 冷沉淀或浓缩纤维蛋白原:如果纤维蛋白原水平低于

　　1~1.2g/L,应考虑使用。

- 凝血因子浓缩物:可用于治疗孤立性因子缺乏,如血友病 A。一些中心也有因子 Ⅱ、Ⅶ、Ⅸ 和 Ⅹ 的浓缩物,用来特异性逆转华法林效应。
- 抗纤维蛋白溶解剂:用于溶栓治疗或重大手术(如心脏手术或前列腺切除术)后发生危及生命的出血的治疗,以及某些与高纤溶酶血症(如急性早幼粒细胞白血病,某些恶性肿瘤)有关的治疗。给予氨甲环酸 0.5~1g 缓慢静脉注射,每天 3 次。
- 其他治疗:去氨加压素和雌激素偶尔用于血友病和肾衰竭。

凝血循环抑制剂

狼疮抗凝物

- 引起 APTT 延长,但容易使血栓形成,而非出血(抗磷脂抗体综合征);50：50 混合试验不能纠正延长的 APTT。

获得性血友病 A/vWF

- 老年人出现严重瘀青和 APTT 延长。
- 怀孕。
- 患者有主动脉瓣狭窄。
- 与血液学专家讨论。
- 50：50 或 80：20 混合试验不能完全纠正延长的 APTT。

异常血小板

原因

血小板减少症

　　(见表 10.5)

表 10.5 血小板减少症

血小板消耗增加	血小板生成减少

• 免疫相关
  • 特发性血小板减少性紫癜
  • 药物诱发
  • SLE
  • HIV 相关
• 非免疫相关
  • 输血过多
  • 脾功能亢进
  • DIC,血栓性血小板减少性紫癜
	• 骨髓抑制因素
	  • 药物,酒精
	  • 病毒感染
	• 骨髓浸润 / 衰竭
	• 维生素 B_{12} 或叶酸缺乏
	• 特发性血小板减少性紫癜(1/3 的患者)
	• 遗传性疾病(罕见)

血小板功能异常

- 药物(如阿司匹林、氯吡格雷)

- 尿毒症

- 肝病

- 骨髓增殖性疾病

- 骨髓增生异常

- 异常蛋白血症(如骨髓瘤)

- 遗传性疾病(罕见)

  - 格兰兹曼病(GPⅡb/Ⅲa 缺乏)

  - 巨血小板综合征(GP 缺乏)

  - 白细胞异常色素减退综合征(血小板颗粒异常)

  - 灰色血小板综合征(α 颗粒缺乏)

  - 贮存池病

  - 分泌缺陷

检查

- 外周血涂片:溶血的证据(DIC ? 血栓性血小板减少性紫癜?)或骨髓浸润。血小板大小异常。灰色血小板。

- 凝血筛查:是否有 DIC。

- 自身抗体筛查:相关的自身免疫病。

- 骨髓检查:巨核细胞增生通常提示外周消耗;巨核细胞减少

或异常提示骨髓问题。发育不良。微巨核。

- 抗血小板抗体:很少阳性或有用。
- 血小板功能试验:外周血片有足够血小板数量时出血。
- 低血小板计数(<10 × 10⁹/L)可能导致自发性出血,需要血小板输注以及处理潜在原因;如果存在脓毒症,血小板计数<20 × 10⁹/L就会有自发性出血。
- 中等血小板减少(20 × 10⁹~140 × 10⁹/L)很少引起自发性出血,除非有相关的凝血异常(如DIC)或原发性骨髓功能异常,并产生有缺陷的血小板(例如骨髓增生异常)。只有在持续出血或准备进行重大手术时才输注血小板。
- 高血小板计数(500 × 10⁹~1 000 × 10⁹/L)表明可能是原发性血小板生成问题,并伴有血小板异常(例如骨髓增殖性疾病)。(注意:中度升高的血小板计数是对出血和缺铁的正常反应,也见于慢性炎症。)

处理

这取决于血小板数量和出血的严重程度。

免疫介导的血小板减少

- 血小板输注作为单一的治疗方法通常是无效的,也很少推荐,除非严重出血或需要紧急手术的情况下。
- 免疫球蛋白每天静脉输注0.4g/kg,持续5天(或每天2g/kg,1~2天)。这通常比类固醇激素作用更快,但效果仅持续2~4周。输液开始需要非常缓慢,因为过敏反应(发热、荨麻疹、支气管痉挛和低血压)并不少见。
- 泼尼松龙(1mg/kg,每天1次)是成人特发性血小板减少性紫癜的标准一线治疗。
- 地塞米松。

急性DIC/大量输血

- 给予血小板输注,维持血小板计数 >(30~50)× 10⁹/L(对于慢性DIC,输血小板仅用于活动性出血)。

外科手术

- 取决于手术种类,但通常对血小板计数的要求是 >50 × 10⁹/L。

- 对于中枢神经系统手术或多发创伤,目标为血小板计数 >100 × 10^9/L。

血小板生成减少(慢性、稳定)

- 如果没有出血,血小板计数 <10 × 10^9/L 时考虑输血。

血栓性血小板减少性紫癜/肝素诱导血小板减少

- 血小板输注是禁忌的。与血液学专家进行讨论所有病例。

血小板输注

- 一个单位的血小板是指 4 人份的血小板成分提取物的混合物,或是一个男性提供的单采血小板。

- 一个单位血小板数 <240 × 10^9/L 足够用于大多数适应证,除非存在持续消耗(如严重 DIC)。

- 如果没有消耗,血小板在循环中存活 2~5 天。

抗凝治疗

(见表 10.6)

维生素 K 拮抗剂口服抗凝剂:华法林

- 华法林过量(意外或故意自残)导致 PT 延长(因此 INR 延长),有时 APTT 轻度延长。

- 严重出血的危险因素包括控制不良,局部病变(如消化性溃疡、结肠血管发育不良),高 INR,合并血液学异常(如血小板减少、骨髓增生异常等)。

处理

(改编自英国血液学学会指南)

- 不论是否应用维生素 K 拮抗剂,大出血都需要紧急纠正凝血和停药:华法林、苯丙香豆素、醋硝香豆素和苯茚双酮。与血液学家讨论。PCC(纯化因子Ⅱ、Ⅶ、Ⅸ和Ⅹ)25~50U/kg 静脉注射,同时静脉注射 5mg 维生素 K。仅当凝血酶原复合物不可用时,才应使用 FFP 15mL/kg。

表 10.6 抗凝药物, 靶点, 监测

用法	抗凝药物	抑制靶点	监测指标
口服	华法林	因子II, 因子VII 因子IX, 因子X 蛋白 S, 蛋白 C	INR, PT
口服	达比加群	因子IIa	抗IIa, TT, 蛇静脉酶凝血时间 (ECT)
口服	利伐沙班	因子Xa	抗Xa
口服	阿哌沙班	因子Xa	抗Xa
静脉或皮下注射	肝素 (UF)	因子IIa 和Xa	APTT, 抗Xa, 抗IIa
静脉或皮下注射	依诺肝素 (LMWH)	因子Xa> 因子IIa	抗Xa
静脉或皮下注射	达那肝素	因子Xa	抗Xa
静脉注射	阿加曲班	因子IIa	APTT, 活化凝血时间 (ACT), ECT, 抗IIa
静脉注射	比伐卢定	因子IIa	APTT, ACT, ECT, 抗IIa
皮下注射	其他肝素 (LMWH)	因子Xa> 因子IIa	抗Xa
皮下注射	磺达肝癸钠	因子Xa	抗Xa

- 非大出血需要 1~3mg 维生素 K 静脉注射。
- 中度华法林过量(INR 为 5~8)且无明显出血,通常不需要特殊治疗。患者可作为门诊患者进行管理。停服华法林直到 INR 降至治疗范围。试着找出过量原因(不正确的药量,酗酒等)。
- INR>8 的无症状患者给予维生素 K 1~5mg 口服(维生素 K_1),第二天重复 INR 检查,以决定是否需要继续使用维生素 K。当 INR<5 时重新使用华法林。
- INR>5 的无症状患者应保留华法林 1~2 个剂量,并应减少维持剂量。应解决 INR 升高的原因。

非维生素 K 拮抗剂口服抗凝剂

肾脏损害和药物相互作用可加重出血。存在由新型口服抗凝药物(new oral anticoagulants,NOACs)导致的其他地方出血时,积极寻找隐匿性胃肠道出血。NOACs 可能的凝血筛查结果见表 10.7。

表 10.7 NOACs 可能的凝血筛查结果

筛查	达比加群	利伐沙班或阿哌沙班
PT	↑ /↔	↑ /↔
APTT	↑	↑ /↔
TT	↑	↔
抗Xa	—	↑
ECT	↑	—

- 停止 NOAC;如果在 1~2 小时内摄入,可以使用活性炭。
- PCC 50U/kg,可与其他止血措施和药物同时应用于大出血,成功率各不相同。
- 此外,透析和 / 或伊达鲁单抗可用于逆转凝血酶直接抑制剂达比加群,安替沙星可用于逆转因子Xa抑制剂。
- 使用因子Xa抑制剂(利伐沙班或阿哌沙班)后正常的 PT 或使用凝血酶直接抑制剂达比加群后正常的 TT(或 APTT),通常表明大多数的药物活性水平较低。

- 使用凝血酶直接抑制剂（达比加群）后正常的稀释 TT（或 ECT），或在因子 Xa 抑制剂（利伐沙班或阿哌沙班）使用后正常的抗 Xa 活性，通常表明药物处于不需要特定逆转治疗的亚临床水平。
- 半衰期从 17 小时到 9 小时按降序排列：达比加群、利伐沙班、阿哌沙班。
- 当肌酐清除率 <15mL/min（如果是达比加群，肌酐清除率 <30mL/min），有金属心脏瓣膜，以及在妊娠和哺乳期间，禁止使用 NOACs。

肝素

出血的危险因素包括年龄、近期手术或创伤、肾或肝功能衰竭、恶性肿瘤、APTT 比值 >3 以及合并的血液学异常。

处理

- 停止肝素：APTT 通常在 2~4 小时内恢复正常。
- 鱼精蛋白（静脉注射 1mg 中和 100U 肝素）：可使用；如果肝素在 1 小时前已停止，则减半剂量。
- 低分子量肝素：被认为有较少的出血并发症。然而，它们的血浆半衰期更长，鱼精蛋白对它们的逆转效果也较差。过量时的治疗如前所述，但注意使用 LMWH 时 APTT 通常是正常的。
- 肝素相关血小板减少症（● 异常血小板，p. 662）。

纤溶治疗所致出血

纤溶治疗所致出血的危险因素见 ●STEMI：溶栓 2，p. 27。严重出血应进行以下处理：

- 支持措施（输血）。
- 以冷沉淀或浓缩纤维蛋白原作为纤维蛋白原来源来输注。
- 应给予氨甲环酸（0.5~1g 缓慢静脉注射，每天 3 次）。

肝病所致出血

肝脏参与因子Ⅱ、Ⅶ、Ⅸ和Ⅹ(维生素 K 依赖因子)和非维生素 K 依赖因子(如因子Ⅴ)的合成,以及清除"活化的"凝血因子、纤维蛋白分子和组织型纤溶酶原激活物(tissue plasminogen activator, tPA)。最常见的异常有:

- 阻塞性黄疸:PT 延长(维生素 K 缺乏)。
- 急性肝衰竭:PT 延长,随后 APTT 和 TT 延长(DIC)。
- 肝硬化:PT、APTT、TT 延长;低纤维蛋白原和 / 或异常纤维蛋白原血症;FDPs 增加,tPA 清除减少;血小板减少(脾功能亢进、DIC 和骨髓功能障碍)。

处理

需要治疗胃肠道活动性出血,或在手术或肝活检前进行预防。

- 缓慢静脉注射维生素 K 10mg。
- FFP 输注更有效,但有效时间较短。
- 如果液体过量,对有危及生命的出血考虑 PCC(纯化因子Ⅱ、Ⅶ、Ⅸ和Ⅹ)。联系血液科。

严重尿毒症所致出血

尿毒症(通常血尿素氮 >35~50mmol/L)导致血小板功能障碍(聚集、黏附和活化功能受损)和内皮功能障碍(存在淀粉样变时加重)。

处理

- 治疗选择血液透析。
- 其他被证明有效的措施包括:
  - 冷沉淀输注。

- 去氨加压素(➲ 血友病及相关疾病 1, p. 670)。
- 结合雌激素。
- 输血或给予促红细胞生成素将红细胞比容提高到 0.25 以上。

大量输血 / 体外循环

- 稀释性血小板减少症和凝血功能障碍通常发生在输注相当于 2 个血容量的红细胞浓缩物后。在体外循环中,体外循环会进一步破坏血小板并消耗凝血因子。此外,低温也使血小板失活。
- 异常包括 PT 和 APTT 延长、FDPs 增多和纤维蛋白原减少。
- 输血后血小板减少症是输血后 8~10 天出现的一种明显的疾病,是血小板特异性抗体引起的(➲ 输血反应, p. 648)。

处理

治疗应与血液学小组讨论,包括血小板输注,以保持血小板计数 >50 × 10^9/L(存在中枢神经系统损伤 / 多发伤时 >100 × 10^9/L);如果 PT 或 APTT>1.5 倍正常对照值,给予 FFP (4~5U);如果纤维蛋白原 <500g/L,则给予冷沉淀(10~15U)。

血友病及相关疾病 1

血友病 A   X 连锁隐性(或获得性)缺乏因子Ⅷ(APTT 延长;因子Ⅷ活性降低)。

血友病 B   X 连锁隐性(或获得性)缺乏因子Ⅸ(APTT延长;因子Ⅸ活性降低)。

临床表现取决于因子缺乏程度以及是遗传性还是获得性。如果是遗传性:

- 因子活性 <1%(重度)的患者有严重的出血倾向。大多数人都在接受家庭治疗。
- 因子活性为 1%~5%的患者属于中度;自发性出血是罕见的,但如果出血的话,应该作为重型血友病治疗。
- 因子活性为 5%~40%(轻度)的患者很少出血,除非有外伤或手术。

急性表现

- 急性出血:通常发生在以前出血的部位,尤其是导致关节退行性疾病的部位。脚踝、膝盖、臀部和肘部是最常见的部位。症状包括局部压痛、发热和肿胀,可能需要数天或数周才能好转。
- 肌肉内出血:可引起腔室型综合征,导致缺血性坏死和挛缩。髂腰肌出血引起股神经卡压并产生腹股沟疼痛、髋关节屈曲和股神经分布区域的感觉丧失。疼痛可能会放射到腹部,类似阑尾炎。
- 颅内出血:是罕见的,但仍然是常见的死亡原因。通常是头部受轻伤之后。脑出血预后一般较差。硬膜外和硬膜下出血预后较好。
- 创伤后出血:创伤早期常常有一个止血期;后期表现为出血,会持续几天或几周。
- 血尿/输尿管血栓绞痛:在血友病中很少见。通常没有发现肾小管的潜在异常。
- 与合并感染艾滋病或乙型肝炎/丙型肝炎有关的问题:由于 20 世纪 80 年代使用了受感染的因子Ⅷ,现在是最常见的死亡原因。

检查

一般来说,已知血友病患者出现单纯的关节和肌肉出血,是没有必要进行紧急检查的。出现以下情况需要考虑:

- 超声:肌肉血肿(如髂腰肌出血)。
- CT 扫描:有头部外伤、头痛、神经系统异常史。

- 因子Ⅷ水平：在出血严重需要治疗的情况下。
- 因子Ⅷ抑制剂滴度：如果出现难治性出血／既往有抑制剂滴度增高史。

血管性血友病

- 常染色体显性 1 型（vWF 定量低水平），有不同的表达；常染色体显性 2 型（vWF 定性低水平），或隐性（3 型）。
- vWF 水平降低或功能异常，vWF 通常促进血小板黏附并保护因子Ⅷ免受破坏（因此在严重疾病中因子Ⅷ活性降低）。
- 比血友病轻，很少出现关节血肿和肌肉出血。皮肤黏膜出血（如鼻出血、伤口长时间出血、月经大出血）和创伤后出血是主要问题。

血友病及相关疾病 2

　　大多数患者直接联系他们的血液科医生，除非出血时不在本地。由当地的血液学家指导。

一般措施

- 休息：受累的出血部位予以制动，冰袋可能是有益的。
- 镇痛：避免肌内注射。口服镇痛（如二氢可待因）用于轻微出血；有可能需要静脉注射或输注大剂量阿片剂。使用非甾体抗炎药是有争议的。

中型或重型血友病

- 静脉用因子Ⅷ浓缩物治疗。

轻型血友病

- 仅因子Ⅷ缺乏症：轻度或中度出血应使用去氨加压素治疗。严重出血或对去氨加压素无反应时，静脉用因子Ⅷ浓缩物治疗。
- 仅因子Ⅸ缺乏症：用因子Ⅸ治疗。

血管性血友病

- 轻度和中度出血：1型—用去氨加压素（1C型除外）+ 氨甲环酸治疗。2型—通常需要vWF浓缩物（通常是中等纯度因子Ⅷ制剂）。

- 严重出血：用vWF浓缩物治疗，对于3型vWD，考虑输注血小板。
  注意：所有中枢神经系统和脊髓周围出血均视为严重出血。

因子Ⅷ替代

（见表10.8）

表10.8　因子Ⅷ和Ⅸ替代治疗的粗略指南

疾病状况	目标因子水平 / (IU·dL⁻¹)	因子Ⅷ剂量 / (IU·kg⁻¹)	因子Ⅸ剂量 / (IU·kg⁻¹)
轻度 / 中度出血	50	25	65 = BeneFix® 40 = Replenine®
大量 / 危及生命出血	100	50	130 = BeneFix® 80 = Replenine®

注：例如一个70kg男性，血友病B，有轻度出血，平时接受BeneFix®治疗，应该给予65 × 70=4 550U（四舍五入约为4 500U）。

- 轻微出血可能对单次缓慢静脉注射因子Ⅷ有反应。

- 大出血：治疗12小时（严重出血时治疗8小时），治疗前后频繁监测因子Ⅷ水平。

- 对于使用因子Ⅷ抑制剂的患者是特殊情况。有时这可以通过使用其他产品来避免[例如因子Ⅷ抑制剂旁路活性（factor Ⅷ inhibitor bypassing activity, FEIBA）或重组活化因子Ⅶ a]。

因子Ⅸ替代

（见表10.8）

- 血浆半衰期比因子Ⅷ长，每天给药一次就足够了（严重出血时每天给药两次）。

- 避免过量的因子Ⅸ，因为它有高度血栓形成风险。

去氨加压素

- 适应证:轻型至中型血友病 A,尤其是儿童,vWD 1 型和一些 2 型患者。大多数人以前对激发试验剂量有反应。

- 剂量:0.3μg/kg 去氨加压素加入 100mL 生理盐水静脉滴注 30min 以上;可以在 8~12 小时后重复。或者可以给予相同剂量的皮下注射或鼻内给药(成人 300μg)。止血效果在 60~90 分钟达到峰值。

- 密切监视脉搏和血压。副作用包括潮红、低血压、心动过速、头痛和恶心;心肌梗死的报告罕见(60 岁以上或有心脏病史的患者需谨慎)。因为存在抗利尿激素的影响和低钠血症的风险,临时限液可能是必要的(尤其是儿童)。

氨甲环酸

- 在 vWD 或轻型血友病 A 中与去氨加压素合用。在黏膜出血中最有用。避免应用于肾内出血(可能引起血栓)。

- 剂量:1g 口服,每天 4 次(成人)。4.8% 漱口水用于口腔出血,每 10 分钟一次。

冷沉淀

- 在 vWD 严重出血时,若 vWF 浓缩物不可获得且出血对去氨加压素和氨甲环酸无反应,则给予冷沉淀。

- 用量:70kg 成人 10~20U(袋)。

血栓合并出血性疾病

这是一组疾病,因为止血途径失去调节,导致微血栓形成、血小板消耗,并在不同程度上导致凝血因子消耗。确切的发病机制各不相同,但不论何种情况下,微血栓都会导致器官损伤,血小板减少和凝血因子缺乏会导致出血。血栓和出血并存使治疗变得非常困难。

弥散性血管内凝血

凝血的不适当激活导致:

- 凝血因子耗竭,使 PT 和 APTT 延长。
- 广泛的凝血酶激活,使 TT 延长和纤维蛋白原减少。
- 形成微血栓,导致终末器官损伤。
- 破坏纤维蛋白网中的红细胞,引起微血管病性溶血。
- 血小板消耗:血小板减少增加出血倾向。
- 血栓溶解激活(FDPs 升高)和进一步出血。

上述的异常最初不需要全部出现,因为这个过程是一个渐进的过程。病因见框 10.3。

框 10.3 DIC 病因

常见病因

- 革兰氏阴性菌败血病
- 金黄色葡萄球菌脓毒症
- 脑膜炎球菌败血病
- 疟疾(特别是恶性疟原虫)
- 播散性恶性肿瘤
  - 黏液腺癌
  - 前列腺癌
- 肝衰竭

罕见病因

- 输血不相容
- 严重创伤 / 烧伤
- 急性早幼粒细胞白血病
  - 产科急症
  - 胎盘早剥
  - 羊水栓塞
  - 残留死胎
  - 重度子痫前期
- 过敏反应(如蛇咬伤)
- 缺氧
- 血管瘤

处理

- 治疗潜在原因(60% 有潜在脓毒症)。

- 支持性措施,如纠正休克、酸中毒和缺氧,这些可改善凝血障碍。

- 输注红细胞纠正贫血。大量输血可通过稀释凝血因子和血小板而加重凝血障碍。

替代治疗

急性 DIC 伴出血时,应考虑:

- 如果 PT 或 APTT>1.5 倍正常对照值,予 FFP(15mL/kg,即 4~5U)。

- 血小板计数 $<50 \times 10^9/L$ 或 $<100 \times 10^9/L$ 并迅速下降时,予 1U 血小板。

- 如果纤维蛋白原 <500g/L,则使用冷沉淀(10~15U)或浓缩纤维蛋白原。

- 有时静脉注射肝素可以稳定严重的 DIC。

- 血浆置换可能很少被考虑。

预后

严重急性 DIC 的总病死率很高。如果处理得当,产科并发症的预后最好。很少有证据表明预防血栓形成的措施(肝素、抗凝血酶)或预防血栓溶解可以改善总体预后。

血栓性血小板减少性紫癜和溶血尿毒综合征

在典型的血栓性血小板减少性紫癜(thrombotic thrombocytopenic purpura,TTP)患者中,发现有一种抗金属蛋白酶(ADAMTS-13)的抗体,它能切割 vWF 的大分子多聚体。然后这些物质积聚并导致微血栓和血小板减少。临床表现往往随年龄而变化,肾脏异常在儿童中更为常见,而神经系统问题在成人中更为常见,但有相当多的重叠。在其他类似的血栓性微血管病和溶血尿毒综合征(haemolytic uraemic syndrome, HUS)中,主要事件似乎是内皮损伤引起微血栓形成和终末器官损伤。原因见框10.4。

框10.4 TTP和HUS的诱因

明确的

- HIV感染
- 系统性红斑狼疮
- 正常妊娠
- 药物(口服避孕药、环孢素、奎宁)
- 胃肠炎(尤其是儿童感染大肠杆菌 O157:H7型)

有争议的

- 柯萨奇病毒B组感染
- 支原体
- 恶性肿瘤
- 蜜蜂蜇人
- 放射治疗

临床表现

- TTP通常发生在年轻或中年妇女身上,或在病毒感染后突然发生。
- 发热。
- 贫血(微血管病表现:与黄疸和血红蛋白尿有关)。
- 血小板减少伴紫癜;严重出血罕见。
- 中枢神经系统(意识错乱、头痛、脑膜炎症状、失语症、视觉障碍、晕厥、昏迷、瘫痪、精神异常——经常波动)。
- 肾脏受累(少尿、无尿、血尿),最初通常较轻。
- HUS前通常发生胃肠炎或上呼吸道感染。
- 凝血功能初筛检查正常。

检查

(见表10.9和框10.4)

表 10.9 TTP 和 HUS 的检查

疾病状况	进一步评价
FBC	贫血伴血小板减少。中度白细胞增多伴左移
外周血片	红细胞碎片,多色性,血小板减少
凝血	通常正常
肾功能	在成人,肌酐数天内慢慢升高。在儿童,肾功能常常急剧恶化
肝功能	胆红素(非结合)升高。LDH 升高(溶血)
结合珠蛋白	减少
尿液检查	蛋白尿多见;血尿、血红蛋白尿
粪便检查	培养,特别是大肠杆菌菌株
ADAMTS-13 活性	减低

微血管病性溶血性贫血

HUS 和 TTP 的处理

- 转诊到专科(血液科和/或肾脏科)。
- 在转移到专科进行紧急血浆置换时,用含 FFP 的血浆进行输注。
- 紧急血浆置换:目前在英国,洗涤混合血浆推荐用于 TTP。
- 血浆置换:积极方案[40mL/(kg·d)]加 FFP 可改善许多患者(骨髓移植后除外)的 TTP。只有在获得缓解后才进行减量。如果 HIV 呈阳性,开始高效抗逆转录病毒治疗(HAART)。
- 静脉注射甲泼尼龙 3 天。
- 大多数中心也给予利妥昔单抗以减少以后的复发。
- 透析(血液透析)用于 AKI(通常是儿童)。
- 广谱抗生素:对于一些感染患者,虽然没有已证实的好处,但似乎是明智的。
- 输血纠正贫血。

- 禁忌血小板输注;加重血栓形成并可能使情况恶化。
- 一旦血小板计数 $>50 \times 10^9/L$,可使用阿司匹林。
- 如果血小板计数 $>50 \times 10^9/L$,且应用了洗涤混合血浆产品,建议预防性使用低分子量肝素。
- 难治性 TTP 可能对大剂量类固醇、长春新碱或环孢素有反应。利妥昔单抗的使用越来越多。

预后

- 儿童 / 严重 HUS:病死率 5%~30%。肾损害和高血压在幸存者中常见。大多数成年人需要长期血液透析。
- 成人 / 严重 TTP:未经治疗有 90% 的病死率;大多数人在几天内死亡。通过积极和早期的血浆置换,病死率现在下降到 <15%,但复发频繁,利妥昔单抗的使用减少了复发。

肝素诱导血小板减少和血栓形成

- 有 1%~5% 的患者出现特异性反应。使用低分子量肝素时反应较少见(<1%)。
- I 型:第一周出现轻度和短暂症状,持续治疗后通常会自行消失。
- II 型:迟发性血小板减少症,在开始治疗 5 天到 2 周内出现,由 IgG 的自身抗体引起,导致血小板活化。如果不治疗,40% 的患者发生血栓栓塞。
- 起病时出血是罕见的,但因为需要替代抗凝治疗,出血将会增加。
- 如果患者使用肝素(如 DVT 进展)时,需要肝素化的问题未解决甚至恶化,或肝素化的患者发生新的血栓事件,伴血小板计数下降 >50%,则考虑该诊断。
- 诊断基于 4T 评分系统(见表 10.10)。

  4T 分数是 4 个类别中每个类别值的总和。0~3、4~5 和 6~8 的分数分别对应于肝素诱导血小板减少和血栓形成(heparin-induced thrombocytopenia and thrombosis, HITT)低、中、高可能性。

表 10.10　4T 评分系统 *

4T 分类	2 分	1 分	0 分
血小板减少	血小板计数下降 >50% 和血小板计数最低 ≥20 × 10⁹/L	血小板计数下降 30%~50% 或血小板计数最低 (10~19) × 10⁹/L	血小板计数下降 <30% 或血小板计数最低 <10 × 10⁹/L
血小板减少的时间	明确的 5~10 天内下降,或血小板计数下降 ≤1 天(既往 30 天内使用过肝素)	5~10 天内血小板计数下降,但不明确(例如血小板计数缺失);或 10 天后血小板下降;或血小板下降 ≤1 天(既往 30~100 天内使用过肝素)	血小板在 ≤4 天内下降,最近无肝素使用
血栓或其他后果	新血栓形成(确诊);皮肤坏死;快速静脉注射普通肝素后的急性全身反应	进行性或复发性血栓形成;非坏死性(红斑)皮损;疑似血栓形成(未经证实)	无
其他血小板减少的原因	不明显	可能	明确

*Reproduced from Lo GK, *et al.* 'Evaluation of pretest clinical score (4 T's) for the diagnosis of heparin-induced thrombocytopenia in two clinical settings', *Journal of Thrombosis and Haemostasis*, 2006; 4: 759–65, with permission from John Wiley and Sons.

处理

- HITT 可以通过上述较低的预测分数排除,无须进行实验室检查。

- 如果 HITT 的预测概率不低,则应停止使用肝素,并在进行实验室检查时开始使用全剂量的替代抗凝剂。不要观察等待血小板计数的变化。

- 对于有血栓形成 3 个月和无血栓形成 1 个月的患者,通常需要另一种抗凝剂[如达那肝素、阿加曲班、磺达肝癸钠(妊娠)、比伐卢定(紧急 PCI 或手术)]。

- 低分子量肝素会产生交叉效应并使问题长期存在。
- 在使用其他抗凝剂和血小板计数正常之前,不要使用香豆素类(如华法林)。
- 不要用血小板输注治疗血小板减少症,因为这会导致血小板进一步活化和血栓形成。
- 如果患者 IgG 抗体阴性,则 3 个月后可再次使用肝素。

急性白血病:表现

类型

急性白血病

- 急性白血病的定义采用世界卫生组织(WHO)的分类法,包括细胞遗传学数据,并提供有用的临床和预后信息。
- 急性髓细胞性白血病(acute myeloid leukaemia,AML)。
- 传统的法美英(FAB)分类(M0~M7)。
- 急性早幼粒细胞白血病(acute promyelocytic leukaemia,APL; M3)通常与 DIC 和相对较低的白细胞计数有关。
- 单核细胞分化常表现为器官浸润。
- WHO 分类包括具有伴有特征性遗传学异常的 AML,AML 伴多系发育不良,AML 伴骨髓增生异常综合征(myelodysplastic syndrome,MDS),治疗相关。
- 主要是成年人,包括老年人。
- 急性白血病可能是初发的,也可能是从慢性髓细胞性白血病转变而来的[70% 转变为 AML,30% 转变为急性淋巴细胞白血病(acute lymphoblastic leukaemia,ALL)]。MDS 也可以进展成 AML。
- ALL 的来源通常是前体 B 细胞,偶尔是前体 T 细胞(FAB 分型 L1 和 L2)。Burkitt 淋巴瘤(L3)现在单独分类。
- 急性双表型白血病。

不良预后因素

- 年龄较大。
- 起病时高白细胞计数。
- 有 MDS 病史。
- 费城染色体阳性急性白血病(成人 ALL 有 20%,儿童 ALL 有 5%)。
- 根据形态学、染色体异常和细胞表面免疫标记对白血病进行亚型分类。

临床表现

红细胞问题

- 贫血:由于正常红细胞被白血病细胞替代;也可因血小板减少或凝血紊乱致出血(APL)。MCV 通常正常或高(MDS),除非失血明显。

白细胞问题

- 高原始细胞计数:可能导致"白细胞淤滞"(白细胞在小血管中沉积),导致呼吸障碍、心肌缺血 / 心肌梗死、肾功能损害、急性意识错乱、卒中、癫痫发作和偏头痛。
- 白血病相关现象:发热、不适、肌肉和关节痛。
- 中性粒细胞减少:继发于白血病细胞的骨髓浸润。

血小板问题

- 白血病浸润引起的骨髓抑制造成血小板减少。
- 现有的血小板可能伴有功能缺陷。如果伴有脓毒症或凝血异常,血小板 $<10 \times 10^9$/L 或 $<20 \times 10^9$/L 时出血的危险增加。

凝血问题

- 轻至 PT 延长,重至 DIC:可能是由于脓毒症,或白血病本身的影响,尤其是 APL。

优先处理事项

1. 稳定患者。
2. 治疗急症,如出血、脓毒症。

3. 明确诊断(形态学、细胞遗传学和流式细胞术)。

4. 确定治疗策略,通常是紧急的。

急性白血病:处理

稳定患者

- 气道:在某些白血病患者(主要是 T-ALL)中,喘鸣可能继发于纵隔梗阻。如果有,立即打电话给麻醉师,安排转移到 ITU 开始治疗。

- 呼吸:呼吸困难可能是由于感染(包括不典型微生物),白细胞淤滞(高白细胞计数),严重贫血,心力衰竭(白细胞淤滞、严重脓毒症)和肺出血。给予氧气:在可能的情况下,使用脉搏血氧仪监测氧饱和度,血小板减少时避免行动脉穿刺。可能需要行白细胞单采术(当 AML 患者白细胞 >100 × 10⁹/L,或 ALL 患者白细胞 >50 × 10⁹/L 时考虑)。

- 循环:休克通常继发于脓毒症,但如果存在血小板减少/凝血异常应考虑失血的可能,或者由白细胞淤滞导致的心力衰竭。

- 输注晶体液和血液成分恢复循环容量。

- 如果疑似脓毒症,血培养后立即给予广谱抗生素(➡ 中性粒细胞减少性发热患者 1, p. 690)。

- 紧急转诊血液科医生。

紧急问题的处理

- 感染:在血液科医生复查血片之前,预先假设患者中性粒细胞减少,并积极治疗所有感染(➡ 中性粒细胞减少性发热患者 1, p. 690)。

- 出血:
  - 输注交叉匹配的血液成分。要密切关注白细胞过高。
  - 如果血小板 <10 × 10⁹/L,予单采血小板输注。如果有活动

性出血和血小板计数 <50×10⁹/L,予血小板输注。

- 如果 PT 延长(>1.5 倍正常对照值),给予 4~5U 的 FFP。
- 如果纤维蛋白原 <1g/L,则考虑输注冷沉淀。

在高白细胞计数的情况下输血是危险的,并且会导致白细胞增多的并发症。

- 高白细胞计数:与血液学家讨论。可能需要紧急的白细胞单采术,最好在 ITU 环境下。

明确诊断

- 获取完整的病史,寻找可能的病因。患病时间长短(是否先前有慢性病,例如骨髓增生异常?)。既往病史(唐氏综合征? 放疗 / 化疗暴露?)。职业(暴露于辐射、苯和其他诱变剂?)。家族史(罕见的家族综合征,如范科尼贫血)。
- 检查患者,寻找辅助诊断线索[ALL 患者淋巴结肿大,肝脾肿大,M5 单核细胞白血病患者牙龈增生,CML/ 非霍奇金淋巴瘤(non-Hodgkin's Lymphoma, NHL)/ 骨髓纤维化患者脾肿大?],并确定潜在感染部位(龋齿、皮肤损伤等)。
- 明确性诊断取决于骨髓抽吸,并送样本进行形态学检查,染色体分析和细胞表面免疫标记分析。

急性白血病:治疗

急性白血病的治疗取决于白血病的类型,需要数个疗程的化疗,并且需要数月或数年才能完成。近年来急性白血病的预后有所改善,预后依赖于准确的诊断。80% 的 ALL 儿童现已治愈,而 AML 成人治愈率仅为 30%~50%,根据年龄治愈率有所不同。除非发生急性出血,大多数 APL 患者能长期存活。诊断对年轻者及其家属的影响是毁灭性的,需要大量的时间进行讨论,这应该由血液学家来做。在开始化疗之前,必须考虑以下几点。

精子库

大多数形式的化疗都有导致不育的风险。当患者需要时,在开始化疗前,必须尽一切努力提供精子收集库。只有5%~10%的男性随后利用他们储存的精子进行辅助生育。不幸的是,在临床实践中,白血病本身的存在往往使精子无法存活,化疗的需要也阻碍了精子的重复采集。

关于副作用的讨论

需要提醒患者注意脱发、不孕、呕吐(目前的镇吐药效果好,但因个体而异)、感染、出血、黏膜炎、继发性癌症等副作用。以患者为导向的急性白血病和化疗相关文献可供查阅,可能会有所帮助。

其他考虑因素

- 腰穿(中枢神经系统受累?)。见于:
  - ALL(因为 CNS 复发风险高)。
  - AML,如果在起病时白细胞计数高。
  - 任何神经症状 / 体征。
- 患者 / 兄弟姐妹的人类白细胞抗原(human leucocyte antigen,HLA)分型,以期在未来进行骨髓移植。
- 应确定巨细胞病毒的状态,同时进行病毒筛查,如 HIV 等,特别是当骨髓移植是一种选择时。

开始化疗前

- 提前 24 小时服用别嘌醇。如果存在肿瘤溶解综合征的高风险,则使用拉布立酶(每天一次静脉注射 200μg/kg,5~7 天);没有 G6PD。
- 定期使用抗菌漱口水,每天 4~5 次,与预防性抗菌药物(口服氟康唑、环丙沙星、阿昔洛韦)一起使用。
- 确保充足的水化,目标为每天 3L 的入量。
- 化疗前给予镇吐药,化疗期间定期给予镇吐药。适当的治疗方案包括：

- 昂丹司琼，每次 4~8mg，静脉注射 / 口服，每天 2 次。
- 甲氧氯普胺，每次 10~20mg，静脉注射 / 口服。加上地塞米松，每次 2~4mg，静脉注射 / 口服，每 4~8 小时一次。

骨髓移植的早期并发症

总是紧急联系并将患者送回骨髓移植中心。与 ICU 密切联系，寻求支持治疗。

骨髓移植（bone marrow transplantation，BMT）（尤其是异基因 BMT）后的病残率和病死率很高，特别是在最初的 100 天内。患者非常依赖密切的医疗和护理监督，以确保他们不会死于可预防 / 可治疗的原因。患者有时会在夜间或周末出现在移植病房外。他们很容易受到细菌、病毒、真菌和原虫的感染。即使患者中性粒细胞计数正常，也应将其视为中性粒细胞减少症，因为他们的淋巴细胞功能低下，抗体产生量低。本节是以下一些问题的指南。

急性移植物抗宿主病

这会导致局部（如手掌）或泛发性皮疹。可能有上消化道和 / 或下消化道症状（严重水样腹泻）和肝功能障碍（肝功能检查异常）。需要对移植物抗宿主病（graft-versus-host disease，GVHD）进行早期治疗（通常是大剂量的甲泼尼龙），并用布地奈德治疗腹泻。通常需要与移植中心讨论。

发热

相关内容见 ➋ 中性粒细胞减少性发热患者 1，p.690。

上消化道症状（黏膜炎、呕吐）

对症处理，包括适当的镇痛（如阿片剂）和 H_2 受体拮抗剂或质子泵抑制剂。寻找感染原因（漱口和口腔拭子查单纯疱疹病毒和念珠菌)。镇吐药是需要的:劳拉西泮 1~2mg,每 8~12 小时一次;甲氧氯普胺 10~20mg,每 6~8 小时一次;或昂丹司琼 4~8mg,每 12 小时一次。

腹泻

补充水分。严格监控液体平衡。粪便培养(绿色水样泻提示 GVHD)。如果大量腹泻,可能需要早期活检和使用类固醇。吸收不良也是一个问题。与移植中心讨论。

异常肝功能(药物、GVHD、静脉闭塞性疾病)

支持措施:监测液体平衡、凝血试验、肾功能;相应地调整药物剂量。寻找感染源。静脉闭塞性疾病表现为移植后早期肝脏肿大、黄疸和体重增加。对肝静脉和门静脉进行肝脏多普勒超声检查(在静脉闭塞性疾病中可见肝门静脉血流逆转)。与移植中心讨论。

胸部 X 线示肺间质病变

这些症状可能是弥漫性或局限性的,并伴有不同程度的发热、呼吸困难和缺氧。

病因

肺水肿[液体过量,化疗 / 放疗导致的心力衰竭,与脓毒症或药物毒性有关的非心源性原因(ARDS)];感染[细菌、病毒(特别是巨细胞病毒)、真菌、肺孢子菌];血栓栓塞;GVHD;肺出血;特发性。

处理

支持性治疗:吸氧,利尿剂(如果肺水肿)和通气支持。如果中性粒细胞减少,胸部 X 线表现的改变通常很小,因此早期考虑高分辨率 CT 检查(HRCT)。使用广谱抗生素、抗真菌药物或偶尔使用抗病毒药物(如果怀疑是病毒性呼吸道感染)覆盖传染源。如果患者已经用复方磺胺甲噁唑预防,PCP 是不常见的。考虑支气管镜检查。

BMT 的早期并发症

- 皮疹
- 胃肠道并发症
  - 恶心和呕吐
  - 黏膜炎
  - 腹泻
- 异常肝功能检查
- 出血性膀胱炎
- 胸部 X 线示肺间质病变
- 心血管并发症
  - 心力衰竭
  - 高血压
- 肾功能恶化
- 中枢神经系统并发症
- 脓毒症
- 药物毒性

骨髓移植的并发症

心力衰竭

- 心脏毒性可能继发于大剂量环磷酰胺、全身照射和 / 或先前的蒽环类药物暴露。
- 在 BMT 预处理后,高达 30% 的患者出现短暂的 ST 段和 T 波异常且超声心动图示左心室功能障碍。
- GVHD 发作所需的反复高剂量类固醇激素治疗可导致明显的心力衰竭。

处理

- 以利尿剂和血管紧张素转化酶抑制剂作为标准治疗。

高血压

- 在 BMT 后的早期和环孢素治疗中十分常见，可伴或不伴肾损害。

治疗

- 钙通道阻滞剂［如硝苯地平缓释剂，每次 10~20mg 口服，每天 2 次］。

肾功能恶化

原因

- 药物治疗(环孢素、两性霉素、氨基糖苷类抗生素、化疗、阿昔洛韦、别嘌醇)。
- 肾前性因素(脱水、休克、出血)。
- 肿瘤溶解综合征(➔肿瘤溶解综合征, p. 699)。
- TTP(➔血栓性血小板减少性紫癜和溶血尿毒综合征, p. 676)。

出血性膀胱炎

　　尿频、排尿困难和血尿；通常与环磷酰胺(环磷酰胺的代谢物丙烯醛引起)有关，但也与蒽环类、阿糖胞苷、依托泊苷、腺病毒和 BK 病毒感染有关。用美司钠预防(剂量见数据表)。

处理

　　输血、血小板输注和水化支持疗法通常是有效的。如果病情严重，请与泌尿科医生讨论，因为可能需要更多的专家干预，如膀胱冲洗。

中枢神经系统并发症

症状

- 可能包括癫痫发作、嗜睡／意识错乱、局部神经症状、卒中和视力丧失(皮质因素)。

原因

- 代谢(Mg^{2+} 减少、Ca^{2+} 减少、缺氧、肝衰竭、肾衰竭)。
- 感染：细菌、病毒(如单纯疱疹病毒)、真菌(尤其是曲霉)、弓形体、隐球菌。

- 药物毒性;环孢素可引起震颤、意识错乱和癫痫发作。
- 颅内出血。
- 脑梗死(栓塞性)。
- 疾病复发。
- TTP(➡血栓性血小板减少性紫癜和溶血尿毒综合征,p.676)。
- 类固醇性精神病。
- 可逆性后部白质脑病综合征(posterior reversible encephalopathy syndrome,PRES)。

检查

- 血常规、血涂片、LDH、CT 扫描、腰椎穿刺(纠正凝血和血小板后)、血培养、血清学检查、Mg^{2+} 和 Ca^{2+} 水平、超声、药物水平、嵌合体研究、骨髓评估。

处理

- 针对潜在原因的特殊治疗。

中性粒细胞减少性发热患者 1

- 中性粒细胞减少(在本书中)定义为中性粒细胞计数 <1.5 × 10^9/L,不考虑总白细胞计数。
- 严重的感染通常与发热≥38℃相关。重症患者和服用类固醇的患者可能不会发热;出现如呼吸过速、心动过速或低血压的症状应视为严重。
- 感染部位通常不明显;潜在部位包括胸部、静脉导管或其他中心置管(或置管周围的炎症)、口腔、肛周 / 会阴、尿液或皮肤。

病原体

(见框 10.5)

- 在多达三分之二的病例中进行了微生物学诊断。
- 凝固酶阴性的葡萄球菌:静脉导管或者其他中央静脉置管。
- 草绿色链球菌:黏膜炎 ± 以前接触过喹诺酮类药物。

- 真菌感染:发生在长期和严重的中性粒细胞减少,既往抗生素治疗,基础肺部疾病(肺曲霉病),干细胞移植,或长期免疫抑制(应用类固醇 >1 周)。

框 10.5 中性粒细胞减少症中常见和不常见的病原体

常见

- 革兰氏阳性菌(60%)
  - 凝固酶阴性葡萄球菌—表皮葡萄球菌
  - 链球菌—草绿色链球菌
  - 肠球菌
- 革兰氏阴性菌(30%)
  - 大肠杆菌
  - 克雷伯菌属
  - 铜绿假单胞菌

其他

- 金黄色葡萄球菌
- 棒状杆菌
- 不动杆菌
- 混合感染
- 厌氧菌
- 窄食单胞菌属
- 真菌感染
  - 念珠菌属
  - 烟曲霉
- 病毒感染(VZV、CMV)
  - 肺孢子菌

基础微生物学调查

- 血培养:分别从静脉导管和静脉抽血。这可以区分是导管感染还是菌血症。
- 尿液和粪便培养,包括粪便的艰难梭菌培养。检查艰难梭菌毒素,腺病毒和轮状病毒抗原。
- 来自其他可疑部位的培养:例如,导管出口、痰、皮肤损伤、喉咙。考虑结核培养。
- 病毒血清学:不太有用,因为滴度升高通常是诊断感染所必需的。在可能的情况下进行病毒检测(如 CMV、EBV 和腺病毒 PCR,RSV、流行性感冒病毒和副流感病毒等呼吸道病毒),在急性情况下可能更有帮助。
- 送检提示:尽快送去实验室。不允许在病房座椅上晾干或插入咽拭子培养基。

要点

- 抗生素治疗要快,决不能等待临床进展或实验室结果的进一步评估。
- 中性粒细胞减少症患者对感染可能没有局部反应。最常见的症状是不明原因的发热。
- 尽管已经应用静脉注射抗生素,如果发热持续超过 48 小时,通常需要调整抗菌方案。考虑多种微生物和 / 或真菌感染。
- 血小板的需求随着脓毒症而增加:中性粒细胞减少症患者通常也有血小板减少症,使血小板计数保持在 20×10^9/L 以上。
- 侵入性操作时要关注血小板减少。在中央静脉导管穿刺和插导尿管时,血小板不能太低。最好避免动脉穿刺(使用脉搏血氧仪)。

中性粒细胞减少性发热患者 2

紧急处理

　　给予前面提及的治疗 ➲ 中性粒细胞减少性发热患者 1,p. 690。感染性中性粒细胞减少症患者的处理与其他任何感染性患者相似。
- 应根据患者的临床情况给予吸氧、静脉晶体液和血管升压药。

抗菌治疗

　　如有疑问,接受血液学专家建议,收住入院。经验性治疗的方案是基于广谱抗生素。单一疗法通常是不合适的,即使当一个病原体已被分离;患者很可能有一种以上的感染。经典处理策略如表 10.11 所示。关于经验性抗生素无效的原因,见框 10.6。

表 10.11　中性粒细胞减少的经验性抗生素治疗

一线	• 哌拉西林 - 他唑巴坦 4.5g 静脉滴注,每天 3 次(如果有青霉素过敏或肾损害,用美罗培南 1g 静脉滴注,每天 3 次),加 • 阿米卡星 15mg/kg 静脉滴注,每天 1 次(按指导进行剂量调整)
二线	加: • 万古霉素 1g 静脉滴注,每天 2 次(按指导进行剂量调整)或 • 替考拉宁 400mg 静脉滴注,每天 1 次(前 24 小时为每天 2 次),如果怀疑导管感染
三线	如果 72 小时后发热仍未消退,考虑给予两性霉素 B 脂质体 3~5mg/kg,尤其是长期中性粒细胞减少的患者(如 AML 或 BMT 患者)。与当地的血液学家讨论。行急诊胸部 HRCT

框 10.6　经验性抗生素治疗无效的原因

- 错误的微生物学诊断:考虑真菌、病毒、原虫或分枝杆菌感染。
- 多重微生物感染。
- 导管相关发热。
- 移植物抗宿主病(也可发生于肝移植)。
- 药物热。
- 抗生素剂量不足。
- 潜在疾病(如复发)。

要点

- 万古霉素和庆大霉素的剂量需要根据血清水平进行调整。
- 如果发热持续,并可能有厌氧菌感染(如会阴脓毒症或黏膜炎),则在一线或二线方案中加入 500mg 甲硝唑静脉注射,每 8h 一次。
- 添加两性霉素:对于已证实的(或可能的)真菌感染,大多数单位使用两性霉素脂质体。如果有曲霉感染可能,伏立康唑是一线使用的。用卡泊芬净或米卡芬净治疗念珠菌。泊沙康唑是一种口服替代药。

- 从一线到二线治疗的转变应在以下情况下考虑:
  - 持续发热 >48 小时(如果患者病情明显恶化,则时间更短)。
  - 一旦体温在一线抗生素的作用下稳定后出现新的峰值(表明出现了另一种耐药病原体)。
  - 在明显合适的抗生素应用时出现 CRP 升高。
- 三线抗生素的选择往往更不固定,组合用药应再次与血液学和微生物学专家讨论。中性粒细胞减少的持续时间是一个重要因素,因为中性粒细胞减少的时间越长,真菌感染的可能性就越大。

特殊情况

- 口腔、肛周或胃肠道其他部位感染:考虑添加甲硝唑治疗拟杆菌属和其他病原体感染。
- 疑似导管感染:确保良好的革兰氏阳性菌覆盖(万古霉素或替考拉宁)。如果万古霉素耐药肠球菌(vancomycin- resistant enterococci, VRE)存在,考虑使用利奈唑胺。
- 长期抗生素治疗后腹泻:疑似艰难梭菌;考虑经验性口服万古霉素和 / 或甲硝唑,同时等待粪便毒素检测 / 培养结果。
- 由于 HSV 的重新激活,口咽黏膜炎是常见的。阿昔洛韦可有效防治;主要并发症为超级细菌感染。
- 发热时如果 CRP 正常,基本可以排除细菌或真菌感染。
- 肾功能恶化:避免使用肾毒性药物,尤其是联合用药(如万古霉素、两性霉素脂质体、庆大霉素)。
- 系统性念珠菌病可能仅表现为对抗生素无反应的发热:血培养很少呈阳性;少数人有局部侵犯的迹象(如眼内炎)。高度怀疑时,使用两性霉素或氟康唑积极治疗。肝脾疾病常通过影像学诊断。
- 侵袭性曲霉病表现为发热、CXR/HRCT 异常、呼吸困难或鼻窦炎(侵袭性鼻窦疾病)。有广泛的局部组织破坏伴肺空洞病变或鼻窦骨质破坏。胸部 HRCT 检查应紧急进行。积极给予静脉注射两性霉脂质体或伏立康唑/米卡芬净/卡泊芬净/泊沙康唑治疗。

- 粒细胞集落刺激因子(granulocyte colony-stimulating factor, GCSF)可缩短中性粒细胞减少的时间,可用于某些患者。与血液学专家讨论。

选择抗菌方案时,值得回顾最近所有的微生物学结果,包括皮肤拭子(腋窝、腹股沟、会阴)。回顾过去的微生物学以覆盖可能出现的耐药微生物(如 MRSA、VRE、耐药假单胞菌、大肠杆菌或克雷伯菌)。

移植患者感染

感染性疾病是实体器官移植和骨髓移植后患者死亡和病残的主要原因,与免疫抑制有关(在骨髓移植的情况下,中性粒细胞减少和移植后早期阶段的固有免疫功能不全)。

各种病原体感染都会有,这取决于患者的免疫功能不全程度:

- 中性粒细胞减少患者(➔ 中性粒细胞减少性发热患者 1, p. 690)。
- 非中性粒细胞减少的移植患者。

骨髓(和实体器官)移植后几个月内,细胞介导的免疫功能可能受损。这容易导致病毒(CMV、HSV、腺病毒、EBV)和原虫(肺孢子菌、弓形体)感染。

- 巨细胞病毒感染:见 ➔ 移植患者巨细胞病毒感染, p. 696。
- 怀疑肺孢子菌肺炎:用大剂量复方磺胺甲噁唑(0.96~1.44g,每12小时一次静脉注射)和糖皮质激素治疗;如果患者身体足够健康,考虑紧急支气管镜检查/支气管肺泡灌洗。
- 弓形体病:通常是由于潜在感染的重新激活。表现为颅内占位性病变、脑膜脑炎或弥漫性脑病。癫痫发作和局部神经症状很常见。治疗用乙胺嘧啶和磺胺类药物。给予复方磺胺甲噁唑预防。
- 其他病毒感染:

- 单纯疱疹病毒通常产生局部感染,播散是罕见的,但普遍认为会产生脑炎和肺炎。用大剂量阿昔洛韦静脉注射治疗。
- 水痘带状疱疹病毒(VZV)再激活是常见的,大多数感染是轻微的;脑炎和肺炎通常是致命的。大剂量阿昔洛韦(10mg/kg,每 8 小时一次静脉注射)治疗。播散性 VZV 可表现为腹痛,很少或没有明显皮疹。
- 腺病毒感染产生间质性肺炎,类似于巨细胞病毒,并有可能播散。

移植患者巨细胞病毒感染

(见表 8.2)

- 由于免疫抑制,可能是源自受者先前 CMV 感染的重新激活。
- 可从 CMV 阳性捐赠者的骨髓或 CMV 阳性血液制品中获得(去除白细胞的血制品可以减少感染)。(所有 BMT 受者应接受辐照血液制品。)
- 在异基因和无关供者移植中更常见,因为免疫抑制作用更强。

急性 CMV 感染的表现

- 不明原因发热。
- CMV-PCR 阳性(全血检测)。
- 移植物衰竭 / 骨髓抑制(贫血、血小板减少、白细胞减少)。
- 间质性肺炎:氧饱和度恶化,胸部 X 线示广泛的双侧间质模糊、不透光。
- 肠炎(食管炎、胃炎、结肠炎):发热、腹泻。
- 肝炎。
- 视网膜炎。

紧急处理

- 确保足够的通气;咨询麻醉师,如果氧需要量增加或患者精疲力竭,尽早考虑 CPAP/ 有创通气。

- 通知负责该患者的血液科医生。
- 取血进行 CMV-PCR 检测。
- 如果强烈怀疑 CMV，立即开始更昔洛韦/伐昔洛韦/膦甲酸钠/西多福韦治疗。否则，请考虑：
  - 支气管镜检查/支气管肺泡灌洗（如果有肺部浸润）。
  - 上消化道或下消化道内窥镜检查和活检。

治疗

- 应开始服用缬更昔洛韦 900mg，每天 2 次或更昔洛韦 5mg/kg，每天 2 次。
- 副作用包括肾毒性和骨髓抑制/移植物衰竭，这可能很难与巨细胞病毒本身的作用区分开来。

高黏滞综合征

病因

细胞密度增加

- 红细胞增多症（原发性或继发性）
  - 红细胞比容 50%~60%
- 白细胞增多症（急性白血病）
  - WCC>(50~100)×10^9/L
  - 慢性粒细胞白血病（WCC>300×10^9/L）

血浆蛋白升高

- 瓦氏巨球蛋白血症
  - IgM 副蛋白质水平 >30g/L
- 骨髓瘤，通常为 IgA 亚型
  - 副蛋白质水平 >80g/L

表现

大多数患者在血清黏度达到 5~6 厘泊（正常 <1.8 厘泊）时

出现症状。

一般特征

- 肌肉无力
- 嗜睡,头痛
- 精神错乱,开始昏迷
- 视觉障碍
- 充血性心力衰竭(CCF)
- 检眼镜检查:
  - 静脉充血和淤血
  - 出血、渗出
  - 乳头水肿

特定表现

主要症状随病因而变化。

- 副蛋白质升高
  - 出血 / 紫癜:血小板功能障碍和凝血因子缺乏
  - 神经病变
  - 肾损害
  - 心脏传导异常
- 白细胞淤滞
  - 心肌缺血 / 心肌梗死
  - 肺部浸润
- 红细胞增多症
  - 周围性缺血
  - 短暂性缺血发作 / 卒中
  - 心肌梗死

处理

根据病因安排紧急干预(当天)。

- 红细胞增多症:
  - 放血 1~2U。
  - 用生理盐水代替。
- 白血病:单采或化疗。

- 高副蛋白质：血浆置换。

肿瘤溶解综合征

这是一种代谢异常和肾损害的综合征，可在化疗开始后数小时或数天内发生，原因是肿瘤细胞的快速溶解。它最有可能发生在肿瘤体积庞大、对化疗高度敏感的淋巴增生性疾病（如 T-ALL 和 Burkitt 淋巴瘤）中。在其他淋巴瘤、高原始细胞白血病和一些生殖细胞肿瘤中不太常见。

特征

- 尿酸≥476μmol/L 或比基线增加 25% ± 尿酸性肾病和少尿型肾衰竭。
- 高钾血症（K^+≥6mmol/L 或比基线增加 25%），尤其是进行性肾损害。
- 高磷血症（PO_4^{3-}≥1.45mmol/L 或比基线增加 25%）。
- 低钙血症（Ca^{2+}≤1.75mmol/L 或比基线下降 25%）和低镁血症（由于 PO_4^{3-} 升高）。
- 肌酐≥1.5 倍正常上限（年龄 >12 岁或年龄调整）。
- 心律失常（继发于高钾、低钙和低镁）。
- 虚弱、痉挛、手足搐搦（低钙血症）。
- 严重代谢性酸中毒（肾衰竭）。
- 癫痫发作。
- 猝死。

预防

- 如果肾功能正常，在化疗前 48 小时开始服用别嘌醇 300mg 每天 1 次（或每天 2 次）。
- 拉布立酶应考虑用于高危患者（无 G6PD 缺陷），如 Burkitt 淋巴瘤、高白细胞的 ALL 和 LDH>2 倍正常上限的患者。标准剂量为 0.2mg/kg，每天 1 次，持续 5~7 天。3mg 的起始剂量通常是有效的。

- 大量水化：足量的水化是很重要的，对于那些能耐受的患者，每天应给予 $3L/m^2$ 的液体负荷。应使用导尿管监测出量。
- 外周血原始细胞计数高者行白细胞单采术。
- 治疗期间持续静脉输液，给予呋塞米维持利尿 $[>100mL/(m^2 \cdot h)]$。
- 不再建议尿液碱化（用碳酸氢钠保持尿液 pH 值 >7.0）。

处理

- 高钾血症的急救。
- 排除双侧输尿管梗阻。
- 避免补充钙，除非神经肌肉应激性增加。
- 治疗的前几天每天至少两次监测尿素氮和电解质，PO_4^{3-}、Ca^{2+} 和尿酸。
- 严格监测液体平衡，必要时使用导尿管。
- 血液透析／重症监护适应证：
  - 尽管按前面讨论的措施处理，血钾、肌酐或 PO_4^{3-} 仍升高。
  - 代谢性酸中毒。
  - 尽管有利尿剂，但液体超负荷或少尿。

恶性肿瘤高钙血症

（见 ➲ 高钙血症，p. 608。）

- 如果 $Ca^{2+}>3mmol/L$，需要紧急干预。

  注意：真实 Ca^{2+} 水平 = 测得的 $Ca^{2+}+[(40-白蛋白)\times 0.02]$。

病因

- 骨转移：可能是局部细胞因子效应。
- 骨髓瘤：破骨细胞激活因子的分泌。
- 甲状旁腺激素相关蛋白（parathyroid hormone-related protein, PTHrP）分泌（非小细胞肺癌）。

- T-ALL;非霍奇金淋巴瘤。

表现

- 恶心,呕吐,嗜睡,意识错乱,夜尿,多尿,骨痛,腹痛,便秘。

处理

- 补水:在 24 小时内 3~6L,持续 4~5 天。在过去,一旦液体充盈,常规给予袢利尿剂(如呋塞米),以进一步增加尿钙排泄。但现在由于双膦酸盐等药物的可及性,过度利尿引起的潜在液体和电解质并发症,如低钾血症、低镁血症和高血压,以及利尿剂引起的容量不足,这一点已不再应用。然而对于肾功能不全而不能排泄所给盐的患者,因为有液体超负荷的危险,应该服用呋塞米。

- 经过一天水化后,再次检查钙离子和白蛋白。如果症状持续和 / 或 Ca^{2+} 仍 >3mmol/L,给予帕米膦酸二钠静脉注射,最多 90mg,持续 4 小时。可按 60mg/h 输液。疑似或已确定的肾功能衰竭患者,最快速度为 20mg/h。帕米膦酸盐耐受性良好;但有很低的概率发生短暂发热和流感样症状。

- 对于骨髓瘤,考虑每天 30~60mg 泼尼松龙口服。如果复发就开始化疗。

上腔静脉阻塞

表现

感觉到头部和颈项的紧绷,症状随弯腰、晕厥、呼吸困难、面部窒息与水肿或随颈部、手臂和上胸部静脉充血而加重。

病因

- 通常是支气管癌(± 继发性上腔静脉血栓形成)。
- 其他肿瘤包括淋巴瘤,更罕见。

处理

- 血常规和血涂片,尿素氮和电解质,Ca^{2+},白蛋白。
- 胸部 X 线,如果诊断不确定行颈静脉多普勒超声。
- 如果血小板计数和凝血功能正常,使用肝素。
- 安排紧急放疗(24 小时内)。
- 可能需要支架。
- 避免做 Pemberton 征检查。

巨大纵隔肿块

表现

- 干咳、喘鸣和呼吸困难,特别是平躺时。

原因

- ALL(尤其是高白细胞的 T-ALL)。
- 高级别的非霍奇金淋巴瘤。
- 霍奇金淋巴瘤。
- 生殖细胞肿瘤。

处理

组织学诊断(或胸腔积液细胞学检查):

- 全身麻醉有相当大的风险。
- 针对性治疗(放疗或化疗)。
- 如需紧急治疗,可考虑泼尼松龙 1mg/(kg·d)。

(马燕 译,王小钦 审校)

急性单关节炎:表现

急性单关节炎在确诊为其他疾病之前通常应按感染性关

节炎处理。感染性关节炎治疗失败往往是因为漏诊。如果不治疗，关节损伤非常迅速，48小时内50%软骨蛋白聚糖丢失；7天内骨量显著丢失；金黄色葡萄球菌感染性关节炎的病死率为10%。

临床表现

- 关节热、肿、红。
- 关节压痛。
- 关节活动受限。
- 有发热、乏力等全身症状。

评估

寻找感染的危险因素

- 糖尿病
- 免疫缺陷状态（遗传性或医源性）
- 潜在的结构性关节疾病（如类风湿关节炎、假肢、关节置换）
- 高风险的性交活动、静脉注射毒品（易患骶髂关节炎和肩锁关节感染）
- 结核病高危人群

寻找痛风的危险因素

- 饮酒
- 高嘌呤饮食（如贝壳类、肉类）
- 药物（如噻嗪类利尿剂、呋塞米、吡嗪酰胺）
- 细胞高速更新状态（如淋巴瘤、红细胞增多症、银屑病）
- 痛风石（位于耳郭、肘、跟腱）

寻找系统性疾病的证据

- 皮疹
- 眼部受累
- 口腔 - 生殖器溃疡
- 消化道症状
- 肾脏受累
- 肺部表现

与单关节炎相似的情况

- 关节邻近位置的骨痛或骨折
- 肌腱炎(特别是腕关节)
- 滑囊炎(通常为鹰嘴或髌前滑囊;无关节压痛)
- 神经痛
- 软组织痛

单关节炎的鉴别诊断见框 11.1。

框 11.1　单关节炎的鉴别诊断

创伤性

- 创伤性滑膜炎
- 关节血肿
  - 骨折
  - 血友病
  - 前交叉韧带断裂

非创伤性

感染

- 金黄色葡萄球菌
- 淋病奈瑟球菌
- 白色葡萄球菌
- 链球菌
- 革兰氏阴性杆菌

晶体

- 尿酸(痛风)
- 焦磷酸钙盐沉积(假性痛风)
- 羟基磷灰石通常发生在老年女性的单关节炎(肩)

表现为单关节受累的系统性疾病

- 类风湿关节炎
- 血清阴性关节炎[如反应性关节炎(赖特综合征)、银屑病]
- 系统性红斑狼疮(通常为多发小关节炎)

其他

- 色素沉着绒毛结节性滑膜炎
- 骨肉瘤

实践要点

- 在明确诊断前,通常首先考虑感染引起的单关节炎;
- 感染的筛查项目包括抗生素应用前的急诊行膝关节抽液;但对假体关节不进行关节抽液,若必须进行该操作,应与骨科讨论。

急性单关节炎:检查

滑膜液分析

尽可能多抽取关节积液(➜关节抽吸术,p. 893)并送检:

- 白细胞:用 EDTA 管收集关节液。
- 微生物学:用无菌管收集,较理想的是用需氧和厌氧血培养瓶收集样本,并查抗酸杆菌。
- 偏振光显微镜:查晶体;用无菌管收集。

　　抽取滑膜液的适应证见框 11.2,关节腔穿刺术的禁忌证见框 11.3。

框 11.2　抽取滑膜液的适应证

- 疑似感染性关节炎
- 疑似晶体性关节炎
- 疑似关节血肿
- 抽出退行性关节炎的渗液以减轻症状

框 11.3　关节抽吸术的禁忌证

- 表皮感染如蜂窝织炎
- 出血倾向
- 假体关节(必须由骨科医生完成关节抽吸术)

抽血化验

- 血培养。
- 血常规:在感染性和晶体性关节炎中,白细胞升高。
- C 反应蛋白 / 红细胞沉降率:炎症性关节炎时升高,升高的红细胞沉降率和正常的 C 反应蛋白提示系统性红斑狼疮。
- 肝肾功能:肝肾功能不全可见于感染。
- 血糖:怀疑糖尿病。
- 尿酸:怀疑痛风(血尿酸水平在痛风急性发作时可能正常)。
- 凝血功能:出血倾向导致关节血肿。
- 免疫学指标:类风湿因子、抗 CCP 抗体、抗核抗体、抗 dsDNA 抗体、补体水平(怀疑类风湿关节炎或系统性红斑狼疮)。

关节 X 线

- 排除骨折;软骨钙化提示假性痛风。但对感染性关节炎早期诊断没有帮助,因为感染 2 周内无 X 线表现。

感染筛查

- 胸部影像学,尿培养,有条件时考虑宫颈、直肠、咽拭子等检查。

对于疑似淋球菌感染患者,进行皮肤脓疱穿刺并做革兰氏染色。

感染性关节炎

在英国,最常见的病原体为金黄色葡萄球菌(70%)。淋病奈瑟球菌通常见于性活跃的年轻人。其他重要的致病微生物包括链球菌等。儿童应考虑流感嗜血杆菌。

处理

(见框 11.4)

框 11.4　感染性关节炎的处理要点

- 镇痛药。
- 尽可能抽干关节液和全面的感染筛查。
- 抗生素(首先经验性治疗):静脉氟氯西林(每次 1.0g ,每天 4 次)和青霉素(每次 1.2g,每 4 小时一次)。若青霉素过敏,使用万古霉素和克林霉素。
- 当获得微生物学结果后,需调整抗生素。
- 联系骨科。
- 严格休息和受累关节避免负重。

- 收入院,并请骨科会诊。
- 尽可能多地抽取关节液(抽取滑膜液的适应证见框 11.2,关节腔穿刺术的禁忌证见框 11.3)。假体关节应联系骨科医生完成穿刺,考虑早期关节镜检查,尽快有效关节冲洗,特别是当炎症指标下降缓慢时。
- 全面的感染筛查。
- 关节绝对休息(卧床休息):感染关节无负重。
- 镇痛药(非甾体抗炎药)。如有消化不良史的患者考虑加用质子泵抑制剂。

抗生素

- 起始静脉用抗生素治疗 2 周后,继续口服治疗 4 周。
- 初期经验性应用氟氯西林,每次 1.0g,每 6 小时一次,以及青霉素,每次 1.2g,每 4 小时一次。如果青霉素过敏,可选择万古霉素和克林霉素。儿童患者应用头孢噻肟覆盖流感嗜血杆菌。

　　(注意:氨基糖苷类对 pH 呈酸性的感染性关节炎无效;红霉素较难渗透入关节液。)

- 当获得微生物学结果后,需调整抗生素。
- 对于淋球菌性关节炎,应用静脉滴注青霉素,每次 1.2g,每 4 小时一次,连用 7 天,后续口服阿莫西林,每次 500mg,每天 3 次,连用 10 天。谨记寻找和治疗并发症(与生殖泌尿医学团队联合诊治)。

晶体性关节病

处理

- 通常按门诊患者处理(见框 11.5)。

- 卧床休息。

- 镇痛:非甾体抗炎药(NSAIDs)与质子泵抑制剂(PPI),如萘普生每次 500mg,每天 2 次。谨慎用于高龄、消化性溃疡、哮喘、心功能衰竭、肾脏或肝脏疾病患者。

- 如果 NSAIDs 禁忌时,可以选择秋水仙碱,每次 0.5mg,每 4~6 小时一次,如果能耐受,持续用到疼痛缓解。肾功能不全患者,减少剂量到每次 0.5mg,每 12 小时一次,并监测肾功能。如果症状不缓解,咨询风湿病专科医生。关节内糖皮质激素注射可用于不能口服 NSAIDs 或秋水仙碱(例如肾功能不全),且只有 1 或 2 个关节炎症活动的患者。在使用糖皮质激素前,必须明确急性痛风的诊断以及排除感染性关节炎。

- 全身糖皮质激素治疗可用于不能口服 NSAIDs 或秋水仙碱,同时因多关节受累不适合关节内糖皮质激素注射的患者。口服泼尼松龙(20~30mg/d)3~5 天后,在 7~10 天内减量。当糖皮质激素停用后痛风性关节炎可再次发作。排除感染后,也可肌内注射糖皮质激素(如甲泼尼龙 120mg)。

- 别嘌醇在急性痛风发作期慎用,因为有可能延长急性发作期。然而,一旦已经开始降尿酸治疗(别嘌醇或丙磺舒),在急性发作时不应停用。

- 对于一年内有 2 次以上急性痛风发作,痛风石形成,关节侵蚀或合并高尿酸血症肾病的患者,在急性发作缓解后,应予以别嘌醇预防再次发作。初始应用降尿酸药物的同时应合并使用 NSAIDs 或秋水仙碱(每次 0.5mg,每天 2 次)3~6 个月,别嘌醇剂量逐渐滴定上调,直到血尿酸下降至 <0.35mmol/L。

框 11.5　急性痛风性关节炎的处理要点

- 可以按门诊患者处理。

- 镇痛药：NSAIDs，如萘普生每次 500mg，每天 2 次口服。

- 如 NSAIDs 禁忌时，可应用秋水仙碱 0.5mg，每 4~6 小时一次（如果耐受）。

- 如果症状不能缓解：先排除感染性关节炎。当仅有 1 或 2 个关节受累时，可进行关节内注射糖皮质激素；当多关节受累时，肌内注射糖皮质激素。

- 当患者存在 NSAIDs 或秋水仙碱禁忌，并且有多关节受累时，可给予泼尼松龙口服（20~30mg/d，连用 3~5 天后，在接下来的 7~10 天内逐渐减量至停药）。必须首先排除感染性关节炎，肌内注射糖皮质激素可作为备选方案。

- 在急性发作期不能立刻启动别嘌醇治疗，对已经应用别嘌醇的患者不能停止治疗。

多关节炎（≥5 个关节）

临床表现

- 疼痛
- 僵硬（特别是早晨）
- 肿胀
- 功能障碍

鉴别诊断

- 类风湿关节炎
- 血清阴性关节炎
  - 银屑病性关节炎
  - 反应性关节炎
  - 强直性脊柱炎

- 肠病性关节炎
- 系统性红斑狼疮
- 晶体性关节病
  - 软骨钙质沉着病
  - 痛风
- 感染
  - 病毒
  - 细菌

其他

- 结节病：合并结节性红斑(20%)和一过性的类风湿关节炎样多关节炎或急性单关节炎。
- 白塞综合征：多关节炎(± 结节性红斑)、痛性口腔外阴黏膜溃疡和虹膜炎。
- 家族性地中海热：好发于中东人群，反复发作性发热、关节炎(通常为单关节)和腹痛或胸痛(浆膜炎)。
- 短暂的多关节炎可能与系统性红斑狼疮、细菌性心内膜炎[➔ 感染性心内膜炎(IE),p. 107]、感染伴发、赖特综合征、反应性关节炎和过敏性紫癜相关。

检查

- 大关节穿刺和关节滑膜液分析(➔ 关节腔穿刺术, p. 893)。
- 血培养,如果发热或 C 反应蛋白升高。
- 滑膜液白细胞分类计数。
- C 反应蛋白和红细胞沉降率。
- 生化指标(肾功能、肝功能、尿生化)和血糖。
- 骨代谢指标和甲状旁腺激素、类风湿因子、抗环瓜氨酸肽(cyclic citrullinated peptide,CCP)抗体(类风湿关节炎)。
- 抗核抗体、抗 dsDNA 抗体、补体水平(系统性红斑狼疮)。
- 病毒血清学：HIV、EB 病毒、巨细胞病毒、细小病毒、乙型肝炎病毒和丙型肝炎病毒。
- 手足 X 线(即使无足部症状,仍可显示软骨钙质沉着病,特别是膝和腕关节,或者类风湿关节炎合并关节周围骨质疏松或骨侵蚀)。

处理

一般措施

- NSAIDs，如萘普生(每次 500mg，每天 2 次口服)，根据症状和治疗反应调整剂量(高龄、消化不良、哮喘、使用抗凝剂的患者慎用)。
- 肌内注射甲泼尼龙(120mg)或口服泼尼松龙(如 20mg，连用5 天)，大多数类风湿关节炎或者炎症性关节炎患者急性发作可缓解，但首先排除感染。
- 潜在情况的特殊治疗。
- 理疗和锻炼减少永久致畸。

（见表 11.1)

表 11.1　疾病和自身抗体

自身抗体	相关疾病
类风湿因子	类风湿关节炎和许多其他疾病
抗 CCP 抗体	类风湿关节炎(比类风湿因子更灵敏、更特异)
抗核抗体	系统性红斑狼疮和许多其他自身免疫性疾病
抗 dsDNA 抗体	系统性红斑狼疮
抗 ENA 抗体	可提取性核抗原(ENA)包括:RNP、Ro(SSA)、La(SSB)、着丝点、Scl-70、Jo-1
抗核糖核蛋白(RNP)抗体	混合性结缔组织病(MCTD)、系统性红斑狼疮
抗 Ro(SSA)抗体	原发性干燥综合征、系统性红斑狼疮
抗 La(SSB)抗体	原发性干燥综合征
抗 Sm 抗体	系统性红斑狼疮
抗着丝点抗体	局限性系统性硬化症
抗 Scl-70 抗体	系统性硬化症(弥漫型)
抗 Jo-1 抗体	抗 Jo-1 综合征(多发性肌炎的亚型，与间质性肺病相关)
抗心磷脂抗体	系统性红斑狼疮、抗磷脂综合征

类风湿关节炎

临床特征

- 好发于年轻女性(女性和男性患者比例为 3∶1)。
- 对称的多关节炎累及手足小关节。
- 可表现为复发的或持续的单关节炎。
- 体征多见于手、足、膝。需关注脊柱的滑膜关节(寰枢关节/韧带)和喉的滑膜关节(杓状软骨关节)。
- 关节外表现:血管炎、皮下结节、淋巴结肿大、周围神经病、贫血(正细胞正色素性、缺铁性、药物诱发的增生不全、溶血性)、眼部受累(如巩膜炎)、胸膜炎、心包炎、肺纤维化。

处理

- 一般措施同前[➡ 多关节炎(≥5 个关节),p. 710]。
- 早期强化应用缓解病情抗风湿药(disease-modifying anti-rheumatic drugs, DMARDs)以减少长期关节损伤。最常用的是甲氨蝶呤,另外还包括羟氯喹、柳氮磺吡啶和来氟米特。一些年纪大的患者可能仍使用金制剂。DMARDs 治疗起效前,糖皮质激素在诱导缓解期起桥梁作用。
- 生物制剂的使用增多,如抗细胞因子治疗,包括肿瘤坏死因子(tumour necrosis factor, TNF)-α 抑制剂(依那西普、阿达木单抗和英夫利昔单抗)、B 细胞耗竭剂(利妥昔单抗)、白介素(interleukin, IL)-6 受体拮抗剂(托珠单抗)和近期面世的小分子药物如 JAK 激酶抑制剂。
- 对症治疗:NSAIDs。

血清阴性关节病（脊柱关节炎）

银屑病性关节炎

临床特征

- 表现为累及大关节或小关节的非对称性寡关节炎、对称的多关节炎，或出现类似类风湿关节炎／强直性脊柱炎的临床表现。关节损伤可持续进展（毁损的关节炎）。
- 寻找皮疹（膝、肘、头皮、耳后、脐、臀沟）或甲床病变（点状凹陷、甲剥离、脊状甲下增厚）。

处理

- 与类风湿关节炎相似，应用 DMARDs 和生物制剂。
- 氯喹和糖皮质激素可能加重银屑病。

反应性关节炎

临床特征

- 好发于年轻的、性活跃的人群，合并有口腔 - 外阴溃疡（无痛性）、结膜炎（可进展为虹膜炎）和皮疹（足底角化症）。
- 可发生在非特异性尿道炎或胃肠道感染之后，如志贺菌、沙门菌、耶尔森菌或弯曲菌。

治疗

- NSAIDs 是主要的治疗药物，同时需治疗潜在的感染。
- 筛查生殖泌尿道感染。

  赖特综合征见框 11.1。

实践要点

　　特征性晨起关节痛或晨僵最可能是源于炎症性关节炎。

反应性关节炎

临床特征

- 包括三联征:血清阴性关节炎、非特异性尿道炎和结膜炎。
- 皮肤损伤可表现为银屑病样皮疹(过度角化)伴足底和手掌处的棕色斑疹和脓疱。
- 关节炎通常在感染 2 周后出现,下肢关节更常见(非对称性),数月后缓解。
- 可能伴有无菌尿潴留和轻度排尿困难,侵袭性损伤可能影响阴茎(漩涡状龟头炎)或口腔。
- 罕见情况下可进展为主动脉瓣关闭不全、心脏传导阻滞和心包炎。

治疗

NSAIDs 是主要治疗措施,有时可使用糖皮质激素。

强直性脊柱炎

临床特征

- 中轴骨受累(腰痛合并晨僵,活动后改善)。
- 外周关节受累、葡萄膜炎和慢性病性贫血。

处理

- NSAIDs 治疗疼痛。
- 物理疗法减缓运动障碍的进展。
- TNF 抑制剂或 IL-17 抑制剂(苏金单抗)可用于治疗中轴疾病。
- 若有外周关节受累,可应用柳氮磺吡啶或甲氨蝶呤。

- 咨询风湿科医生长期治疗策略。

肠病性关节炎

- 大关节炎,常合并活动期的炎症性肠病,但不一定。
- 关节炎可能早于肠道症状出现,经常有其他的肠外表现(如结节性红斑和虹膜炎)。
- 结肠炎的治疗通常能改善关节症状。

感染

- 病毒:风疹病毒、细小病毒 B19(常见,常表现为泛发的皮疹)和 HIV 血清学转阳。
- 细菌:淋球菌(皮疹、腱鞘炎、性交活跃)、葡萄球菌(免疫抑制情况下,可并发败血症和播散至多个关节)、感染性心内膜炎(血管病变、心脏杂音)。
- 治疗:见第七章内容 ➜ 感染性疾病急症,p. 498。

血管炎

　　血管炎是指一组血管壁炎症伴破坏性改变的疾病。血管炎分成原发性和继发性(见框 11.6)。

分类

　　(见表 11.2)

临床表现

- 关节疼痛或关节炎,肌痛。
- 不明原因的发热。

- 全身表现如体重下降、乏力。
- 皮疹：白细胞破碎性血管炎、甲襞梗死、紫癜、网状青斑、结节等。
- 肾脏疾病：血尿、蛋白尿、高血压、肾功能不全(见框 11.7)。
- 肺疾病：咯血、咳嗽、呼吸困难、肺浸润灶(见框 11.7)。
- 神经系统疾病：多发性单神经炎、感觉运动多神经病、意识错乱、癫痫发作、偏瘫、谵妄。

    ANCA 的分型见框 11.8。

框 11.6 继发性血管炎的病因

- 感染性心内膜炎
- 肿瘤
- 类风湿关节炎
- 系统性红斑狼疮
- 冷球蛋白血症(与丙型肝炎强相关)
- 药物反应

    根据血管炎类型的不同，累及脏器的异质性大，但常见的有皮肤、关节、肾、肺和神经系统。

表 11.2 原发性系统性血管炎(简化版)

分类	原发性	继发性
大血管炎	巨细胞动脉炎 大动脉炎	继发于类风湿关节炎或梅毒的主动脉炎
中血管炎	结节性多动脉炎 川崎病	继发于感染如乙型肝炎病毒
小和中血管炎	嗜酸性肉芽肿性多血管炎 肉芽肿性多血管炎 显微镜下多血管炎	继发于类风湿关节炎、系统性红斑狼疮、系统性硬化症 继发于药物 继发于感染如 HIV
小血管炎	过敏性紫癜 过敏性血管炎	药物、乙型或丙型肝炎病毒感染

框 11.7 血管炎累及肺或肾

导致肺泡出血和肾功能不全

- 肺出血肾炎综合征
- 肉芽肿性多血管炎
- 显微镜下多血管炎
- 系统性红斑狼疮
- 钩端螺旋体病

仅导致肾功能不全(无肺泡出血)

- 抗肾小球基底膜病
- 小血管炎
- 继发性血管炎
- 中血管炎(罕见)

框 11.8 ANCA 的分型

c-ANCA(抗中性粒细胞胞质抗体,即抗中性粒细胞 α - 蛋白酶 3 抗体)

- 肉芽肿性多血管炎
- 显微镜下多血管炎

p-ANCA(抗中性粒细胞核周抗体,即抗髓过氧化物酶或弹性蛋白酶抗体)

- 显微镜下多血管炎
- 嗜酸性肉芽肿性多血管炎

非典型的 ANCA

- 溃疡性结肠炎(p-ANCA 或 c-ANCA)
- 硬化性胆管炎

ANCA 检测的结果需根据临床具体情况来解释。ANCA 阳性可见于感染、恶性肿瘤和大部分结缔组织病,阴性不能排除上述任何疾病。

系统性红斑狼疮

评估

这是一种慢性自身免疫紊乱的疾病,以大量自身抗体形成,并与细胞内和细胞表面抗原结合为特征,最常见的自身抗体是抗核抗体。好发于年轻女性(在英国患病率为 1/3 000),而在西印度黑人患者中女性患者更常见(1/300)。

系统性红斑狼疮患者转运至急诊,主要源于以下 2 个路径之一:

1. 确诊狼疮的患者出现急症。临床上需判读患者的症状是否反映了疾病活动度,医源性或固有免疫低下导致的潜在感染可能诱发了疾病发作,还是某些非相关状态。

2. 作为一种临床诊断,主诊医师应对狼疮的不同临床表现有所警觉。

临床特征

- 全身性(90%):发热、乏力、体重减轻。
- 骨骼肌肉(90%):关节疼痛、肌病、继发于韧带和关节囊松弛的可逆性关节变形、继发于糖皮质激素治疗的缺血。
- 皮肤(80%~90%):蝶形红斑、光敏性皮疹、盘状红斑、雷诺现象、紫癜、瘢痕样脱发、网状青斑、荨麻疹。
- 血液系统(75%):血小板减少、贫血(正细胞正色素性,15%的患者库姆斯试验阳性)、白细胞减少和淋巴细胞减少。
- 神经精神系统(55%):抑郁、精神病、癫痫发作、偏瘫、脑神经损伤、共济失调、舞蹈症、非感染性脑膜炎/脑炎。
- 肾(50%):肾小球肾炎、肾炎或肾病综合征、蛋白尿、高血压。
- 心血管或呼吸系统(40%):胸膜炎、心包炎、胸腔积液或心包积液、Libman-Sacks 心内膜炎、肺萎缩综合征。
- 口腔阿弗他溃疡(40%)。

紧急检查项目

- 血常规:贫血、血小板减少或白细胞减少(特别是淋巴细胞减少)。
- 肾功能、肌酐:肾功能不全。
- 红细胞沉降率:疾病活动时升高。
- C 反应蛋白:通常正常,如有升高,提示感染。

- 活化部分凝血活酶时间（APTT）：延长，可能存在狼疮抗凝物或抗心磷脂抗体（IgG 或 IgM）或抗 β2- 糖蛋白 -1 抗体。
- 血培养：感染诱发的疾病发作。
- 尿：蛋白尿或血尿、管型尿，感染微生物培养。
- 胸部 X 线：感染或胸膜炎。
- 动脉血气：感染或肺栓塞导致的低氧。

实践要点

系统性红斑狼疮经常以红细胞沉降率升高和 C 反应蛋白正常为特征。狼疮患者 CRP 升高，应考虑感染、感染、感染！

其他检查

- 免疫学：抗核抗体，抗 dsDNA 抗体，抗 ENA 抗体，抗心磷脂抗体，抗 β2- 糖蛋白 -1 抗体，狼疮抗凝物，补体水平。
- 肝功能：常为正常。
- 病毒：考虑用 PCR 检测巨细胞病毒。
- 尿：尿蛋白与肌酐比。

注意

- 免疫学：
  - >95% 患者有抗核抗体阳性（抗 dsDNA 抗体是系统性红斑狼疮的特征性抗体）。
  - 抗 dsDNA 抗体滴度可能与疾病活动度相关。
  - 低补体水平与疾病活动度（和肾脏受累）相关。
  - 40% 有类风湿因子阳性。
- 肺炎球菌和脑膜炎球菌感染在系统性红斑狼疮患者中更常见，因为先天或获得性补体通路成分缺陷。
- 常见的免疫抑制治疗使患者易患机会性感染如卡氏肺孢子虫、巨细胞病毒和分枝杆菌感染。
- 胸部和尿路是临床上最好发感染的部位。

- 疾病活动的典型表现为红细胞沉降率升高,C反应蛋白正常。升高的C反应蛋白应重视寻找潜在的感染。

处理

- 排除感染。
- 泼尼松龙20~30mg,每天1次口服。
- 联合免疫抑制治疗,如在风湿科医师指导下脉冲应用甲泼尼龙或环磷酰胺。
- 抗生素用于可疑感染。
- 羟氯喹(200mg/d),特别是存在皮疹或关节症状时。

肉芽肿性多血管炎和显微镜下结节性多动脉炎 1

- 这两种小血管炎患者进入急诊室很可能是因为快速进展性肾小球肾炎(AKI)。
- 肉芽肿性多血管炎(以往被称为韦格纳肉芽肿)通常影响上下呼吸道和肾脏。

临床特征

- 全身表现:发热、乏力、体重减轻。
- 上呼吸道:流涕、鼻出血、鼻窦炎、鼻梁塌陷、耳聋(均提示肉芽肿性多血管炎)。
- 下呼吸道:呼吸短促、咯血、肺空洞形成。
- 肾脏:肾功能急剧恶化的肾小球肾炎、血尿、蛋白尿、活动的尿沉渣。
- 肌肉骨骼:肌痛、关节疼痛。
- 神经系统:周围和中枢神经系统均可累及。

紧急检查

- 血常规:贫血、中性粒细胞增多、血小板增多。嗜酸性粒细胞增多提示嗜酸性肉芽肿性多血管炎(以往称之 Churg-Strauss 综合征)。

- 肾功能:肾功能受损或 AKI。
- 肝功能:低白蛋白血症(肾病综合征)。合并肝炎时,AST、ALT 和 ALP 升高。
- 肌酸激酶和 AST:升高可能与肌炎有关。
- PT 和 APTT:延长提示弥漫性血管炎和弥散性血管内凝血。
- 红细胞沉降率和 C 反应蛋白:升高。
- 血培养:脓毒症。
- 动脉血气:低氧(肺泡出血或感染)、代谢性酸中毒(肾功能衰竭)。
- 尿:血尿或蛋白尿,显微镜检查和尿培养,尿蛋白与肌酐比。
- 痰:培养(感染)。
- 钙/磷:低钙高磷提示慢性病程。
- 胸部 X 线:阴影见于肺出血或感染;空洞样病灶多见于肉芽肿性多血管炎。
- 肾脏超声扫描:如果肾功能不全,用以排除梗阻。应该在肾活检前进行。

肉芽肿性多血管炎和显微镜下结节性多动脉炎 2

免疫学指标

- c-ANCA:阳性(见 ➔ 注意点,p. 724)。
- ANA、抗 dsDNA 抗体:排除系统性红斑狼疮。
- 类风湿因子。
- 补体水平。
- 抗基底膜抗体:阳性提示抗基底膜病,如肺出血肾炎综合征,表现为快速进展的肾小球肾炎和肺出血。
- 冷球蛋白血症:排除冷球蛋白血症性血管炎。

- 肝炎血清学:乙型和丙型肝炎。

其他检查

- 心电图:如果存在急性肾损伤,可能有高钾血症表现。
- 肺功能:每升肺泡容积的一氧化碳弥散量(肺出血时升高)。
- 超声心动图:隐匿的感染性心内膜炎(一种血管炎的表现)。
- 鼻窦 CT:主要见于肉芽肿性多血管炎。
- 肾活检:组织学诊断(光镜 / 免疫荧光 / 电镜)。

处理

- 请风湿免疫科和肾病科的专科医师早期加入诊疗团队。

急诊处理

- 患者往往死于低氧血症(肺出血、肺水肿),心律失常(由于电解质异常)和伴随感染。
- 确保充分氧疗,必要时考虑辅助通气。
- 评估体液平衡,监测尿量。
- 考虑侵入性血流动力学监测(中心静脉压、动脉导管、Swan-Ganz 导管)。
- 肾炎患者容量过多可能导致肺水肿,处理措施包括静脉用呋塞米(80~120mg;可能需要高剂量)、静脉用硝酸甘油、静脉切开放血、血液透析或血液滤过。
- 纠正电解质紊乱:高钾血症(➜ 急性肾损伤:处理,p. 317)。
- 对于急性肾损伤或高钾血症患者,考虑紧急血液透析或血液滤过(咨询肾内科医师)。
- 治疗继发感染,经验性应用广谱抗生素,待确认病原微生物后调整。
- 治疗血管炎等基础病:
  - 高剂量泼尼松龙(例如 60mg/d 或静脉用甲泼尼龙)。
  - 环磷酰胺(肾病科或风湿免疫科医师给出意见后)。
  - 血浆置换(肾单位)。

注意点

- ANCA 检测提供了快速筛查,对诊断小血管炎高度敏感。
- 肉芽肿性多血管炎的典型表现为 c-ANCA 阳性(免疫荧光显示胞浆内特征,抗弹性蛋白酶 I 抗体),而显微镜下多血管炎可能表现为 p-ANCA 阳性(免疫荧光显示核周特征,抗髓过氧化物酶抗体)或 c-ANCA 阳性。然而,ANCA 阴性不能排除小血管炎诊断。
- 感染性疾病,特别是感染性心内膜炎和慢性脑膜炎球菌败血症,应与小血管炎做鉴别诊断。
- 感染的发作如上呼吸道感染常常诱发了小血管炎的临床表现。

冷球蛋白血症

冷球蛋白在低温时沉积,在高温时溶解。冷球蛋白可沉积在毛细血管表面或皮肤最冷部位的血管外,形成微梗死或紫癜。冷球蛋白血症可在以下情况下发生:

- 原发性冷球蛋白血症缺乏特定的病因。
- 3 种类型均有肾病表现,且被认为与免疫复合物通路有关。
- 平均年龄为 42~59 岁,男∶女为 2∶3。

1 型单克隆型

- 1 型冷球蛋白血症,或单一冷球蛋白血症,涉及一种单克隆免疫球蛋白,通常为 IgM 或 IgG。
- 与骨髓或淋巴细胞增殖性疾病相关。
- 可能发生重链蛋白尿、血尿和肾功能不全(膜增生性肾小球肾炎)。
- 血清补体 C4 和 C1q 水平低下。

2 型(混合单克隆型)和 3 型(混合多克隆型)

- 2 型和 3 型冷球蛋白血症(混合冷球蛋白血症)均有类风湿

因子(通常为 IgM)阳性。类风湿因子与多克隆 IgG 的片
段、Fc 段结合形成复合物,类风湿因子可能为单克隆(2
型冷球蛋白血症)或多克隆(3 型冷球蛋白血症)免疫球
蛋白。

- 2 型与免疫复合物血管炎相关,其中 50% 有肾病的证据,许
  多病例与丙型肝炎病毒感染相关。
- 3 型与系统性红斑狼疮和全身感染(链球菌感染后肾炎、麻
  风、梅毒)有关,可有肾受累。

临床特征

- 肾受累(血尿、蛋白尿、肾功能不全)。
- 雷诺现象。
- 紫癜(特别是腿部)。
- 关节疼痛和发热。
- 意识错乱和虚弱(继发于高黏滞状态)。
- 肝脾肿大(可能是基础病因的表现)。

处理

- 基础病因治疗(例如丙型肝炎或血液系统肿瘤)。
- 无特殊治疗。
- 可尝试血浆置换和免疫抑制治疗。

巨细胞动脉炎(颞动脉炎)

- 巨细胞动脉炎是欧美国家临床上最常见的大血管炎,发病
  率为 1/10 000。好发于老年人(平均年龄为 70 岁,女:男为
  2:1)。
- 通常是临床诊断(见框 11.9),需要有急性期应答(红细胞沉
  降率、C 反应蛋白和血小板升高)和颞动脉组织学检查。
- 典型的病理特征是节段性肉芽肿性血管炎,但在早期阶段,
  可仅表现为与单核细胞浸润相关的内弹力膜增厚。

框 11.9 巨细胞动脉炎的临床特征

• 头痛	90%
• 颞动脉压痛	85%
• 颅骨压痛	75%
• 颌跛行	70%
• 颞动脉增厚或结节	35%
• 颞动脉无搏动	40%
• 视力改变(包括失明)	40%
• 风湿性多肌痛	40%(➲ 风湿性多肌痛,p. 727)
• 全身症状	40%
• 脑血管意外或心肌梗死	罕见

检查

- 血常规:正细胞性贫血、血小板增多。
- 生化指标:碱性磷酸酶升高。
- 红细胞沉降率:95% 患者 >50mm/h。
- C 反应蛋白:升高。
- 胸部 X 线:排除潜在的支气管肿瘤。
- 尿常规:排除血尿和蛋白尿。
- 颞动脉活检。

处理

- 可疑巨细胞动脉炎患者应立即进行大剂量泼尼松龙治疗,因为延误治疗可能导致失明。在泼尼松龙治疗最初 1 周内应安排颞动脉活检以明确诊断,并确定患者应用泼尼松龙持续治疗 1~2 年。
- 如果没有视力改变、颌跛行或大血管炎表现时,可予以泼尼松龙 40mg/d。
- 如果存在视力改变或颌跛行,予以泼尼松龙 60mg/d。如果潜在可逆的症状持续或恶化,泼尼松龙的剂量可以加大直到控制症状。

泼尼松龙减量的建议：

- 持续泼尼松龙 40~60mg/d 治疗，直到症状消失和实验室检查结果正常（至少 3~4 周）。
- 每 2 周减量 10mg，直到 20mg/d。
- 继而每 2~4 周减量 2.5mg，直到 10mg/d。
- 继而在无疾病复发的情况下每 1~2 月减量 1mg。

每次减量前需检查血红蛋白和红细胞沉降率 /C 反应蛋白。

- 如果失明强烈疑似与巨细胞动脉炎相关：静脉脉冲甲泼尼龙治疗（1g，连用 3 天），之后泼尼松龙每天口服 1mg/kg（最大剂量 60mg/d），如上推荐。
- 即使予以充分的糖皮质激素治疗，巨细胞动脉炎患者一旦出现持续的全身症状、肢体跛行或持续升高的炎症标志物，应考虑大血管受累。影像学技术，如 PET 和 MRI 扫描，应该用于评估可疑的大血管受累。
- 颌跛行是失明的强预测因素。
- 推荐使用低剂量阿司匹林（合并质子泵抑制剂以保护胃黏膜）以降低发生失明、短暂性缺血发作和卒中的风险。
- 因为患者可能面临 1~2 年泼尼松龙治疗，应考虑预防骨质疏松。建议充分膳食摄入钙和维生素 D，双膦酸盐适用于预防或治疗骨质疏松。
- 所有患者应接受颞动脉活检以明确诊断。活检报告正常也不能排除诊断，因为巨细胞动脉炎有跳跃分布的疾病特征。

拓展阅读

Dasgupta B, Borg FA, Hassan N, et al. BSR and BHPR guidelines for the management of giant cell arteritis. Rheumatology 2010;49(8):1594–7. https://doi.org/10.1093/rheumatology/keq039a

风湿性多肌痛

风湿性多肌痛（polymyalgia rheumatica, PMR）是一种以急性期应答（红细胞沉降率或 C 反应蛋白升高）为特征的临床综合征,主要好发于老年的高加索人群,中位发病年龄为 70 岁,年发病率约为 1/2 500。

临床特征

- 近端肌僵硬和疼痛,但无肌力减弱或丧失(见框 11.10)。
- 全身症状如乏力、发热和体重下降。

框 11.10 肩带肌和骨盆带肌僵硬和疼痛的病因

- 颈椎病 ± 粘连性滑膜炎:急性期反应物正常,肌酸激酶正常。
- 腰椎病。
- 骨软化症。
- 纤维肌痛症。
- 甲状腺功能减退:急性期反应物正常,肌酸激酶升高。
- 多发性肌炎/皮肌炎:急性期反应物升高,肌酸激酶升高。
- 炎症性关节炎:急性期反应物升高。

检查

- 血常规:正细胞正色素性贫血。
- 肝肾功能:通常为碱性磷酸酶升高(在 50% 患者中)。
- 肌酸激酶:正常(如果升高,应考虑肌炎或甲状腺功能减退)。
- 红细胞沉降率:升高(>40mm/h)。
- C 反应蛋白:升高。
- 类风湿因子和抗 CCP 抗体:风湿性多肌痛可能存在类风湿关节炎表现。
- 胸部 X 线:风湿性多肌痛的症状可能是肿瘤的临床表现。

治疗

- 糖皮质激素:开始时泼尼松龙 15mg,每天 1 次,口服,2~3 个月内减量到 5~10mg,每天 1 次,以后缓慢减量。有些患者需要治疗数年,考虑骨病预防。

● 症状和红细胞沉降率作为监测治疗反应的指标。

注意点

● 风湿性多肌痛和巨细胞动脉炎组成了疾病临床表谱,高达
40%活检证实为巨细胞动脉炎的患者有风湿性多肌痛症状。

● 风湿性多肌痛症状可能提示潜在的肿瘤或结缔组织病。

● 风湿性多肌痛症状在泼尼松龙治疗 7~10 天内,即有快速改
善。治疗失败应警惕合并肿瘤或结缔组织病。

实践要点

● 若患者年龄 <50 岁,不考虑 PMR。

● 对于 PMR 患者,始终警惕副肿瘤综合征。

● 巨细胞动脉炎患者开始泼尼松龙治疗后尽早安排颞动脉
活检。

背痛

在英国,多至 5% 的医学咨询是关于背痛或颈痛,大多数
患者无明确的解剖诊断(非特异性背痛),但是非常重要的是不
能忽视背痛的凶险病因(见框 11.11 和框 11.12)。

病史

疼痛是否是机械性的、炎症性的或有凶险病因?

● 机械性背痛因长时间坐立而加重,并可能因创伤突然发生。

● 炎症性背痛以持续晨僵、活动后缓解为特征。

● 凶险性背痛(例如恶性肿瘤和感染)往往导致夜间背痛、持
续痛和局部压痛,可能合并存在其他系统症状。

● 是否存在感觉或运动症状? 特别询问肠道或膀胱功能的
改变。

框 11.11 背痛的病因

机械性背痛

- 脊椎前移
- 脊椎病
- 椎间盘突出症
- 椎管狭窄（跛行样疼痛）
- 骨赘形成关节病（因腰部伸展、颈部或胸部扭转而加重）
- 非特异性背痛
- 创伤

炎症性背痛

- 类风湿关节炎
- 血清阴性脊柱关节病
  - 银屑病性
  - 强直性脊柱炎
  - 赖特综合征
  - 肠病性

牵涉性痛

- 动脉瘤
- 肾盂肾炎，肾结石
- 胰腺炎

框 11.12 "凶险"背痛的病因

- 感染（椎间盘炎／硬膜外脓肿）
- 恶性肿瘤
- 骨髓瘤
- 骨质疏松性脆性骨折
- 佩吉特病

实践要点

- 夜间背痛提示凶险的病因如恶性肿瘤或感染。
- 背痛症状和体征急性发作，提示有高位损伤（如 $L_1 \sim L_3/L_4$），可能有大腿肌力下降和膝反射消失，但无椎间盘损伤的依据时，可能有恶性肿瘤。

体格检查

- 全身：寻找恶性肿瘤的证据。
- 脊柱（触诊压痛；肌肉痉挛；颈椎前屈、后伸、旋转和侧弯；胸椎旋转；腰椎前屈、后伸和侧弯；骶髂关节按压）。
- 神经系统检查特别是发现踝反射消失（椎间盘滑脱）或腿部

长束体征。S_1 神经根体征和症状可能由上腰部损伤导致(椎间盘突出压迫 S_1 神经根)。

- 通常进行直肠指检,并检查会阴部感觉。

检查

发生夜间背痛的患者和有神经系统体征的患者应进行以下检查。

- 脊柱和胸部 X 线(怀疑恶性肿瘤)。
- 血常规和红细胞沉降率(升高见于有凶险病因的疼痛)。
- 生化指标(钙、碱性磷酸酶和磷)。
- 免疫球蛋白和蛋白电泳(怀疑骨髓瘤)。
- 前列腺特异性抗原。
- 本周蛋白。

进一步的影像学检查

- CT 或 MRI 扫描(MRI 在获得脊髓和神经根影像上优于 CT)。
- 锝骨扫描显示"热点"(肿瘤性或炎症性)。

处理

- 镇痛药。
- 卧床休息。
- 物理疗法。
- 充分咨询专科医师。

椎间盘突出症

急性腰椎间盘后外侧突出症(通常位于 L_4~L_5 或 L_5~S_1)是急性下腰痛伴功能丧失的常见病因。往往有明确的诱发事件(例如提重物)。疼痛沿着 L_5 或 S_1 神经根分布区域放射。

患者应仔细完成下列检查:

- 椎旁肌痉挛通常比较明显。
- 患侧的直腿抬高受限。

- 检查神经根体征,骶部和会阴部感觉,以及直肠指检。
- L_5 损伤导致踇长伸肌无力、踝关节背屈受限和踝外翻;L_5 支配区域皮肤感觉异常。
- S_1 损伤导致踝跖屈无力,踝外翻以及踝反射减弱或消失;S_1 支配区域皮肤感觉异常。
- 神经外科急症(见框 11.13)。

框 11.13　背痛的神经外科急症

发生在 L_2/L_3 水平的急性腰椎间盘突出症,可能导致双侧多发神经根损伤,并影响膀胱和直肠功能(马尾综合征)。这种情况需紧急检查:

- 急性马尾神经压迫(→ 脊髓压迫:评估,p. 476)。
- 急性脊髓压迫(→ 脊髓压迫:评估,p. 476)。

治疗

- 如果 X 线发现骨折,将患者转诊至骨科;因炎症性关节病产生的严重疼痛应该转诊风湿免疫科。
- 大多数患者对保守治疗有反应。
- 休息至急性疼痛缓解,后续进行运动和物理疗法(患者往往接受居家管理,2~3 周内到全科医生或专科医生处复诊)。
- 非甾体抗炎药。
- 物理疗法。

C1 酯酶抑制剂缺乏(血管神经性水肿)

这种疾病可能为先天性或后天获得性,在英国的发病率约为 1/50 000。

先天性

- 常染色体显性遗传。

- 通常出现于 10~20 岁。
- 以血清补体成分 C2、C4 和 C1 抑制剂水平下降,C1 和 C3 水平正常为特征;因此检查 C3 和 C4 时,C4 呈低水平而 C3 正常。

获得性

- 副肿瘤综合征:抗 C1 酯酶抑制剂的自身抗体。
- 以血清补体成分 C1、C2 和 C4 水平下降为特征。

临床特征

- 喉部水肿(发生于 48% 的患者),可能危及生命。
- 皮下水肿(发生于 91% 的患者),影响面部、臀部、外阴部和下肢,通常不伴瘙痒。
- 腹部症状:腹痛、呕吐和腹泻。

诱发因素包括

- 紧张
- 感染
- 月经来临前
- 含雌激素的避孕药
- 血管紧张素转化酶抑制剂

处理

急性严重发作

- C1 酯酶抑制剂血浆浓缩液(静脉注射 1 000~1 500U),通常在 30~60 分钟内起效。
- 如果 C1 酯酶抑制剂血浆浓缩液不可获得,可用新鲜冷冻血浆 2~4U。

喉部水肿

- 如果患者存在喉部水肿,应立即吸入 60% 氧;应检查动脉血气,立即呼叫高年资麻醉师进行气管插管或气道造口。
- 肌内注射 1∶1 000 肾上腺素 0.5~1.0mL(➔过敏反应,p. 364)。
- 静脉注射氢化可的松 200mg。

- 在输注 C1 酯酶抑制剂前,静脉注射氯苯那敏 10mg。

预防

每月发作超过 1 次的患者:

- 氨甲环酸(每次 1.0~1.5g, 每天 2~4 次), 在 28% 的患者中有效。
- 作用弱的雄激素, 如达那唑(非验证的适应证)。

(马莉莉 译,姜林娣 审校)

皮肤病急症

皮肤药物反应

表现

皮肤药物反应通常发生在开始用药后的1~2周。然而，一些严重的不良反应可能在治疗开始后的晚些时候才会出现（如4~6周）。

● 发疹性/麻疹样药疹：约占皮肤药物反应的50%。表现为泛发性和对称性红色斑丘疹 ± 脱屑和瘙痒（见图12.1，文末彩图）。无全身症状或体征。停药后迅速消退。可能需要对症治疗。

● 荨麻疹：约占药物反应的25%。突然发生的剧烈瘙痒性红斑/水肿性皮损，可在24小时内消退。可以出现血管性水肿，这与深部组织水肿累及黏膜有关。也可出现口咽部刺激、支气管痉挛、低血压和心动过速等危及生命的过敏反应（➜ 过敏反应, p. 364）。大多数病例是由 IgE 介导的过敏反应，但某些药物（如阿片类药物和放射性造影剂）可以直接作用于肥大细胞,使其释放组胺或导致白三烯增多(如非甾体抗炎药)。血清病引起的荨麻疹皮疹可持续存在并伴有全身症状。

- 固定性药疹:孤立的、边界清楚的红斑性皮损,常发生于四肢、面部或生殖器,可出现疼痛/水疱。再激发可引起同一部位皮疹复发。常见药物包括磺胺类、四环素类、巴比妥类和非甾体抗炎药。

- 光感性药疹:皮肤反应局限于日光暴露部位。可能是由于光毒性反应(非免疫介导,例如四环素类、非甾体抗炎药和氟喹诺酮类药物)或光过敏反应(免疫介导,如噻嗪类利尿剂和磺胺类药物)。某些药物可引起光敏性迟发性皮肤卟啉病或光线性甲剥离。

- 多形性红斑(erythema multiforme, EM):快速出现具有典型"靶样"外观的红斑性皮损(见图 12.2,文末彩图),常累及肢体末端或面部。严重的重症多形性红斑常累及黏膜。感染是多形性红斑的常见病因,但可由某些药物激发。

- 急性泛发性发疹性脓疱病(acute generalized exanthematous pustulosis, AGEP):常初发于皮肤皱褶处,很快出现泛发性无菌脓疱。伴有发热和白细胞增多。发病比泛发性脓疱型银屑病更快(➔泛发性脓疱型银屑病, p. 749)。

- 伴嗜酸性粒细胞增多及系统症状的药物反应(drug reaction with eosinophilia and systemic symptoms, DRESS):表现为发疹型药疹,但伴有发热及全身症状,常包括面部水肿、淋巴结病和药物性肝炎。常见药物包括抗惊厥药、磺胺类药物和别嘌醇。病死率约为 10%。

- 重症多形性红斑(Stevens-Johnson syndrome, SJS)和中毒性表皮坏死松解症(toxic epidermal necrolysis, TEN):由药物超敏反应引发,可危及生命的免疫介导性表皮坏死松解(➔重症多形性红斑和中毒性表皮坏死松解症, p. 742)。根据受累的体表面积范围划分其疾病谱(受累体表面积 <10% 为 SJS;10%~30% 为 SJS-TEN 重叠;>30% 为 TEN)。两者均有黏膜累及。已报道的致敏药物种类繁多,但最常见的是磺胺类、抗惊厥药和抗逆转录病毒药。

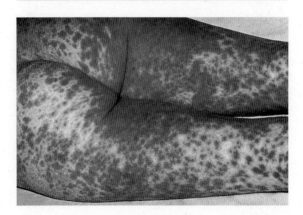

图12.1 一位传染性单核细胞增多症患者因使用氨苄西林出现麻疹样皮疹

Reproduced from MacKie R. *Clinical Dermatology*, 2003, with permission from Oxford University Press.

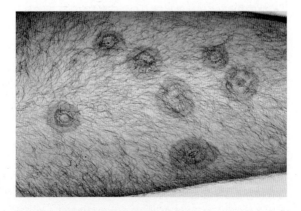

图12.2 腿部多形性红斑,注意靶样皮疹外观

Reproduced from MacKie R. *Clinical Dermatology*, 2003, with permission from Oxford University Press.

注意点

- 严重皮肤不良反应(severe cutaneous adverse reactions,SCAR)是指 AGEP、DRESS、SJS 和 TEN。因为它们均与全身受累、需要住院治疗以及高病残 / 病死率相关,所以常被归为一类。

- 药物性外周血嗜酸性粒细胞增多症可见于某些药物反应,如 DRESS,但总体上在皮肤药物反应中并不常见。

- 注射给药更容易发生过敏反应。

- HIV 患者更容易发生皮肤药物反应。

处理

(见框 12.1)

框 12.1　皮肤药物反应的处理要点

- 注意原发皮疹的类型和分布,以及是否有黏膜受累。

- 记录最近所有用药和出现皮疹 / 症状之间的时间顺序性。

- 评估相关体征,如发热或淋巴结病。

- 如果考虑有系统性累及,进行包括全血细胞计数、尿素氮和电解质、肝功能的血液检测。

- 停用诱发药物,给予口服抗组胺药、中效外用类固醇制剂和润肤剂。

- 如果考虑属于严重皮肤不良反应,应征求急诊专家的意见。

- 严重的血管性水肿和过敏反应要立即治疗(◆ 过敏反应,p. 364)。

- 严重的血管性水肿和过敏反应需要立即治疗(◆ 过敏反应,p.364)。

- 停用任何诱发药物,必要时开具替代药物。必须认真分析住院患者正在使用的多种药物,停止所有非必需治疗。

- 大多数皮肤药物反应在停用诱发药物后很快好转。给予镇静 / 非镇静类抗组胺药、中效外用类固醇制剂以及常见的润肤剂,可以加速症状缓解和消退。

- 如果考虑属于严重皮肤不良反应,应及时寻求专家建议。评估患者的全身累及情况,包括全身检查和血液检测(全血细胞计数、尿素氮和电解质、肝功能),必要时收入院治疗。EM、AGEP 或 DRESS 可能需要口服类固醇(泼尼松龙每天 0.5~1.0mg/kg),但只能在专家的指导下进行。SJS/TEN 的治疗在另外的章节涉及(➔ 重症多形性红斑和中毒性表皮坏死松解症,p. 742)。

- 皮肤药物反应可能出现发热,但应排除潜在感染。

- 停药后仍不缓解时,由其他原因导致皮疹或属于严重皮肤不良反应的可能性增大。

- 虽然用可疑药物再激发(口服 / 局部)有助于明确诊断,但随后的反应可能更严重。如果考虑固定性药疹,斑贴测试可能有助于诊断。如果考虑由 IgE 介导的超敏反应,患者应转诊至过敏专科医生进行评估。

- 皮肤活检可能有助于诊断某些药物反应,如固定性药疹、EM 和 AGEP,但通常还是做临床诊断。

荨麻疹和血管性水肿

表现

- 荨麻疹表现为突然发作的剧烈瘙痒的水肿性皮损(风团),周围有红斑(火焰样),可聚集成更大斑块。通常在 24 小时内消退而恢复正常皮肤外观。新皮损可反复发生。

- 血管性水肿表现为突然发作的组织肿胀(真皮深层 / 皮下水肿),可有瘙痒或疼痛。可累及黏膜而导致上呼吸道阻塞。

- 严重荨麻疹 / 血管性水肿的全身症状突出,可发展成以休克和虚脱为特征的过敏反应(➔ 过敏反应,p. 364),包括支气管痉挛、低血压和心动过速等症状。

- 荨麻疹 / 血管性水肿根据表现可分为急性(病史 <6 周)和慢性(病史 >6 周)。

病因

急性荨麻疹/血管性水肿的诱因也是过敏反应的常见原因。

急性

- 环境变应原,如坚果、贝类、花粉、尘螨。
- 药物,如抗生素(如青霉素类)、非甾体抗炎药、阿片类药物、造影剂。
- 蜜蜂/胡蜂蜇伤。
- 特发性。

慢性

- 特发性。
- 物理原因,如皮肤划痕症,冷/热接触,延迟性压力,振动和日光暴露。
- 其他,如胆碱能性(热/运动)、接触性、水源性。
- 荨麻疹相关性疾病,如荨麻疹性血管炎,自身免疫性疾病(如系统性红斑狼疮),以及获得性/遗传性 C1 酯酶抑制剂缺乏(仅见于血管性水肿)。

诊断要点

- 急性荨麻疹/血管性水肿最常见的诱发因素是环境暴露(变应原或药物),这可在病史中查到,或为特发性。
- 皮肤划痕症是最常见的物理性荨麻疹类型,用硬物轻划皮肤会诱发线状风团。
- 接触性荨麻疹通常在直接接触各种变应原后的数分钟内发生,如植物、吸入性变应原、食物(如奶酪、鸡蛋、鱼)或乳胶。对乳胶制品接触敏感者很容易发生过敏反应。
- 若荨麻疹皮损持续 24 小时以上并留下深色斑片(瘀斑样),可能提示为荨麻疹性血管炎。应征求专家意见,并进行血管炎筛查和皮肤活检以明确诊断。

处理

- 过敏反应需要立即治疗(➔ 过敏反应,p. 364)。

- 让患者平躺。
- 确保气道畅通并给予吸氧。
- 监测心率 / 脉搏、血氧。
- 肌内注射肾上腺素 0.5mg（0.5mL 的 1∶1 000 肾上腺素注射液），根据血压、脉搏、呼吸功能情况，每 5 分钟重复一次。如果是循环状况差的重症患者，可能需要静脉注射肾上腺素（➔ 过敏反应，p. 364）。
- 如果低血压，建立静脉通路（大口径），并开始静脉输液。
- 静脉注射氢化可的松 100~300mg，静脉注射氯苯那敏 10~20mg。继续使用 H_1 受体拮抗剂（如每 4~6 小时口服氯苯那敏 4mg）至少 24~48 小时，如果荨麻疹和瘙痒持续存在则继续治疗。
- 如果患者病情恶化，开始静脉输注氨茶碱（见框 2.6）。服用 β 受体拮抗剂的患者可能对注射肾上腺素无反应，此时可能需要静脉输注沙丁胺醇。

- 除非出现过敏反应或上呼吸道阻塞，急性荨麻疹 ± 血管性水肿通常不危及生命。如果发生呼吸道阻塞则按照过敏反应处理，并向急诊专家征求有关气道管理的建议。否则：
  - 给予口服抗组胺药，如羟嗪 25mg 或氯苯那敏 4mg。
  - 可以给予单次口服泼尼松龙（0.5~1.0mg/kg），但无专家建议不要继续使用。
  - 当患者病情已经稳定，出院后口服非镇静类抗组胺药物（non-sedating antihistamine, nsAH）维持治疗（如西替利嗪 10mg/24h，左西替利嗪 5mg/24h，地氯雷他定 5mg/24h，或非索非那定 180mg/24h）。
- 为评估由 IgE 介导的超敏反应（皮肤点刺实验），或当急性荨麻疹 / 血管性水肿没有发现明确诱因时，可以考虑转诊给专家。斑贴试验并不常用于荨麻疹 / 血管性水肿。
- 对乳胶有接触敏感的患者应使用乙烯基手套等替代品。这些患者应被告知只能使用非乳胶聚氨酯避孕套。
- 慢性特发性荨麻疹 / 血管性水肿可通过长期服用非镇静类抗组胺药物控制病情。治疗抵抗的慢性荨麻疹应转诊寻求专家建议,以查找其他病因和指导治疗。进一步的治疗可能包括高剂量/联合非镇静类抗组胺药物、白三烯拮抗剂或全身免疫抑制剂,如奥马珠单抗(抗 IgE 单克隆抗体)。

重症多形性红斑和中毒性表皮坏死松解症

表现

迅速出现泛发性表皮水疱(坏死松解)伴黏膜累及,往往在几天前出现前驱热、乏力、上呼吸道不适。皮疹最初可能类似发疹性药物反应,但随后迅速发展为紫癜性斑疹、非典型靶样皮损和融合性坏死松解。

诊断要点

- SJS 和 TEN 处于同一疾病的不同严重程度谱系,是根据受累的体表面积范围划分其疾病谱(受累体表面积 <10% 为 SJS;10%~30% 为 SJS-TEN 重叠;>30% 为 TEN)。

- 坏死松解的描述是表皮分离导致表皮不规则片状脱落,颇似大面积烧伤。它有别于自身免疫性大疱病所特有的完整水疱解离。

- 轻微侧压可引起表皮脱离(尼氏征),尽管缺乏特异性,却是 SJS/TEN 的一个实用性检查。

- 有黏膜损害时(即口腔、眼部、胃肠道和泌尿生殖器官),必须评估受累程度。呼吸道也可能受累。

- SJS/TEN 的鉴别诊断包括重症多形性红斑、自身免疫性大疱病、大疱性红斑狼疮、AGEP 和葡萄球菌烫伤样皮肤综合征(staphylococcal scalded skin syndrome,SSSS)。 在 SSSS 中,在葡萄球菌毒素的作用下仅有表皮浅层丢失,这在儿童中更常见。

- 进行皮肤活检组织学检查时,直接免疫荧光阴性支持 SJS/

TEN 诊断,并有助于排除其他大疱性皮肤病。

病因

- 药物诱发——抗生素(通常是磺胺类药物)、抗惊厥药、抗逆转录病毒治疗(通常是奈韦拉平)、某些非甾体抗炎药、别嘌醇和柳氮磺吡啶。
- 在极少数情况下,SJS 可继发于某些感染(如支原体)。

预后不良因素

- 年龄 >40 岁。
- 恶性肿瘤。
- 心率 > 120 次 /min。
- 表皮脱落面积 >10% 体表面积。
- 血尿素氮 >10mmol/L。
- 血糖 >14mmol/L。
- 血清碳酸氢盐 <20mmol/L。

利用这些临床参数,可根据从 0(病死率 1%)到 7 分(病死率 99%)的 SCORTEN 预后指数[1]预测病死率。

治疗

(见框 12.2)

优先次序是:

1. 识别并停用诱发药物。
2. 获得专家建议并进行多学科评估 / 护理。
3. 支持治疗。
4. 监测和治疗脓毒症。
5. 减少潜在的并发症。

查找病因

- 从患者(和 / 或亲属)渠道记录完整的用药史,包括非处方药和传统药物 / 草药以及以前的药物不良反应。记录用药与出现症状(前驱症状 / 皮疹)的时间关联性。

- SJS/TEN 常出现于首次使用诱发药物后 7~21 天;如果既往有该药物过敏,则在 48 小时内出现。
- 找出诱发药物并停用。如果患者正在接受多种药物治疗,停止所有非必需用药。

框 12.2　SJS/TEN 处理要点

- SJS 和 TEN 处于同一疾病的不同严重程度谱系。
- SJS/TEN 患者应由多专业团队进行诊治,带组医生应具有皮肤医学和皮肤衰竭治疗经验。
- 确定诱发药物并停止使用。如果患者正在接受多种药物,停止所有非必需治疗。
- 如果受累的体表面积 >10%,考虑收入重症监护病房(ICU 或烧伤病房)。
- 置于温暖小房间内的减压床垫上进行隔离护理,并监测体核温度。
- 建立一个多学科小组,为皮肤、眼睛、胃肠道和泌尿生殖道的支持治疗提供建议。
- 每 4~6 小时使用一次润肤剂(例如 50% 白凡士林 /50% 液体凡士林)。
- 密切监测液体平衡、全血细胞计数、尿素氮和电解质和肝功能。
- 考虑插导尿管。
- 鼓励高热量饮食和补充蛋白质,可能需要鼻饲营养支持。
- 确保充分止痛,包括含有镇痛剂的漱口水。
- 每 2 小时使用一次润滑滴眼液。
- 至少每 48 小时筛查一次皮肤、黏膜、痰和尿的细菌定植 /感染。若有指征可降低抗生素治疗门槛。

支持治疗

SJS/TEN 患者应由多学科、多专业团队诊治,带组医生应具有皮肤医学和皮肤衰竭的诊治经验。

- 表皮明显脱落的患者(受累体表面积 >10%)应收入重症监护室(ICU 或烧伤病房),他们应被置于温暖小房间内的减压床垫上进行隔离护理,并定期监测体核温度。

- 皮肤管理:
  - 应小心处理患者,避免使用非必需的粘贴式监测装置。
  - 应每隔 4~6 小时给皮肤涂油性润肤剂,如 50% 白凡士林 / 50% 液体凡士林(50/50)或雾化润肤剂,随后用非黏附性可吸收敷料覆盖。
  - 脱落的表皮不应被清创 / 去除。当真皮裸露时,应使用非黏附性的硅酮敷料覆盖。
  - 可以每天用消毒产品清洁皮肤(如氯己定)。

- 疼痛控制:
  - 应经常评估镇痛情况,必要时定时给予对乙酰氨基酚和阿片类镇痛药。
  - 在换药前可能需要加强镇痛(如短效阿片类药物)。

- 眼部管理:
  - 应该由眼科医生进行眼睛评估,并每天进行监测。
  - 应每 2 小时滴一次润滑滴眼液,保持良好的眼部卫生以防止结膜粘连。

- 胃肠道管理:
  - 口腔黏膜表面应每 4~6 小时用抗菌剂(如氯己定)和抗炎药(如苄达明)清洗一次。
  - 若大面积口腔炎限制了食物摄入,应通过鼻饲摄入营养。
  - 鼻咽受累可致气道阻塞,需要辅助通气。
  - 应预防性给予 H_2 受体拮抗剂或质子泵抑制剂,以降低发生胃炎 / 溃疡的风险。

- 泌尿生殖道管理:
  - 如果有排尿困难或梗阻应考虑插导尿管,以帮助液体管理和减少狭窄形成。
  - 应定期评估泌尿生殖道皮肤和黏膜。

- 由于非显性失水增多,应密切监测液体平衡。如果可能的话,液体应口服或通过鼻饲管给予。避免使用静脉输液器,以降低发生脓毒症的风险。

- 每日血液检测,包括全血细胞计数、尿素氮和电解质、肝功能检测和血糖(高血糖症可导致渗透性利尿,增加体液流失)。

- 若无禁忌,给予低分子量肝素以预防性抗凝。

预防感染

- SJS/TEN 患者应置于小房间内进行隔离护理。

- 应尽快移除静脉输液器以降低感染风险。

- 至少每 48 小时对多个皮肤部位、黏膜部位、痰和尿液进行培养。

- 仅在发生脓毒症风险极高时预防性使用抗生素,如严重的中性粒细胞减少症或严重的皮肤单菌种细菌定植。通常不建议预防性外用抗生素(如皮肤/眼睛部位)。

- 如果有发热应每日进行血培养。但发热是 TEN 的常见表现,并不总是表明存在感染。

- 如果血、尿或痰培养阳性,或有低温、低血压、发热、意识水平下降或尿量减少等脓毒症的间接证据,应开始使用抗生素。

特殊的系统性治疗

- SJS/TEN 的系统性治疗包括糖皮质激素、环孢素和静脉注射免疫球蛋白。然而,已发表的研究在这些措施改善预后方面并没有形成明确共识。这些治疗在 SJS/TEN 中的作用需要进一步的对照试验加以验证。因为各地的治疗指南可能会有所不同,所以也只能在专家建议下启用这些措施。

  英国皮肤科医师协会发布了 SJS/TEN 治疗指南[2]。

参考文献

1. Bastuji-Garin S, Fouchard N, Bertocchi M, Roujeau JC, Revuz J, Wolkenstein P. SCORTEN: a severity-of-illness score for toxic epidermal necrolysis. J Invest Dermatol 2000;**115**:149–53.
2. Creamer D, Walsh SA, Dziewulski P, et al. U.K. guidelines for the management of Stevens–Johnson syndrome/toxic epidermal necrolysis in adults 2016. Br J Dermatol 2016;**174**:1194–227.

红皮病

表现

- 剥脱性皮炎累及 >90% 体表面积。可表现为急性或慢性,但急性红皮病更可能表现为急症。
- 相关的鳞屑可以是细的(糠疹样)或粗的(银屑病样)。
- 瘙痒常见。
- 由于体温控制机制失灵,患者可能出现发热或低体温。
- 慢性红皮病可能与指甲营养不良、弥漫性脱发和睑外翻有关。掌跖过度角化和浅表淋巴结肿大可能很显著。

病因

很多不同疾病的临床表现可为红皮病:

- 常见:皮炎(特应性、接触性或脂溢性)、银屑病、药物反应或特发性。
- 少见:皮肤 T 细胞淋巴瘤、毛发红糠疹、自身免疫性大疱病、脓毒症休克综合征或副肿瘤性皮疹。

检查

- 定期检测全血细胞计数、尿素氮和电解质、白蛋白、钙离子和肝功能。
- 血液培养和皮肤拭子。持续发热、低血压或临床恶化提示应查找潜在的脓毒症。
- 应进行皮肤活检,因为经常会见到潜在原发病的组织学特征。
- 怀疑自身免疫性大疱病时,应进行血清学的间接免疫荧光和 / 或皮肤活检的直接免疫荧光检查。

处理

(见框 12.3)

框 12.3　红皮病的治疗要点

- 停用所有非必需药物。
- 在温暖房间的减压床垫上护理。
- 密切监测体核温度和液体平衡。
- 液体:鼓励口服补液。
- 饮食:鼓励高热量饮食和补充蛋白质,可能需要鼻饲。
- 每 4~6 小时使用一次润肤剂(例如 50% 白凡士林 /50% 液体凡士林)。
- 口服镇静类抗组胺药,如羟嗪。
- 局部外用类固醇 / 系统治疗:尽早与专家联系。

一般措施

- 停用一切非必需药物。
- 在温暖房间里护理,定期监测体核温度和液体平衡。患者应被置于减压床垫上进行护理。
- 鼓励口服补液、高热量饮食、补充蛋白质。可能需要鼻饲。避免静脉插管,因为它们也可能是一种感染来源。
- 密切监测液体平衡:每日称体重和进行临床检查(如剥脱情况允许的话)。必要时插导尿管进行液体管理。

特殊治疗

尽早与专家联系,因为明确诊断会指导后续治疗。

- 每隔 4~6 小时使用一次油性润肤剂,如 50% 白凡士林 /50% 液体凡士林(50/50)。
- 用清水和润肤皂代用品清洗。
- 口服羟嗪(25~100mg/24h,分次服用)等镇静类抗组胺药可能是有益的,根据严重程度和体重调整剂量。
- 局部外用类固醇可能是有益的,但只能在专家指导下开始。
- 针对潜在病因进行早期系统治疗。例如,红皮病性特应性皮炎可能需要口服糖皮质激素,而红皮病型银屑病可能要用环孢素或生物制剂。所以在开始系统治疗之前必须征求专家意见。

并发症

- 体温过低。
- 感染。
- 低白蛋白血症。
- 高输出量性心力衰竭。

> **实践要点**
>
> 大多数红皮病是潜在的皮肤疾病或药物反应引发。所以应仔细询问病史以明确任何既往皮肤病史、近期新增药物史或剂量变化史。

泛发性脓疱型银屑病

表现

- 快速出现泛发性红斑和浅表性脓疱，多见于有斑块状银屑病病史的患者。脓疱常出现于环状红斑的周围并可融合。
- 可能是斑块状银屑病患者快速减量/停用全身糖皮质激素引发的一种反跳现象。局限性脓疱型银屑病也可能是局部刺激诱发（如维生素 D 类似物）。
- 没有斑块状银屑病史的人群很少发生，妊娠期可出现相似现象。
- 皮疹泛发时（von Zumbusch 型），可出现发热和全身症状，如乏力、食欲缺乏和关节痛。
- 鉴别诊断包括角层下脓疱性皮肤病、AGEP 和播散性单纯疱疹病毒感染。

自然病程

- 反复出现急性发作的泛发性脓疱，伴发热和全身症状。脓疱在 5~7 天内消退并出现大面积薄痂，但随后很快复发。

- 皮疹泛发者可继发败血病或急性呼吸窘迫综合征。
- 老年患者预后较差。

检查

- 定期检测全血细胞计数、尿素氮和电解质、肝功能。常出现中性粒细胞增多，也可以出现低钙血症。
- 应通过合适的拭子和培养 /PCR 排除细菌或病毒感染。脓疱为无菌性。若发热则应进行血培养。
- 若患者缺氧或胸部 X 线表现异常，应进行动脉血气检查。

处理

（见框 12.4）

框 12.4 泛发性脓疱型银屑病的处理要点

- 在减压床垫上卧床护理。
- 密切监测液体平衡、全血细胞计数、尿素氮及电解质、肝功能。
- 每 4~6 小时使用一次润肤剂（例如 50% 白凡士林 /50% 液体凡士林）。
- 鼓励高热量饮食和补充蛋白质。
- 可能需要在专家监督下进行全身性治疗。

尽早与专家联系。

- 卧床休息，密切监测体温和液体平衡。
- 口服补液，高热量饮食和补充蛋白质。

局部治疗

- 每 4~6 小时用一次油性润肤剂，例如 50% 白凡士林 /50% 液体凡士林（50/50）。
- 每天用含有润肤剂和消毒剂的浴液洗澡。
- 大面积结痂和渗出时可外用高锰酸钾湿敷。

- 若无专家监督,应避免局部治疗(如糖皮质激素、维生素 D 类似物、煤焦油和地蒽酚),否则可能导致严重刺激和加重皮疹。

全身性治疗

- 可能需要全身性治疗以长期控制病情(如环孢素或生物制剂),但只能在专家监督下才可开始。
- 应使用合适的抗生素治疗细菌感染。

自身免疫性大疱病

表现

- 导致突然出现充满液体水疱(见图 12.2)的各种情况。
- 经常瘙痒,可先出现像大疱性类天疱疮的荨麻疹性红斑块那样的发疱前皮疹(见图 12.3,文末彩图)。
- 可累及黏膜组织。

病因

- 常见:大疱性类天疱疮(见框 12.5)。
- 罕见:寻常型天疱疮(见框 12.5)、疱疹样皮炎、落叶型天疱疮、副肿瘤性天疱疮、妊娠期类天疱疮(妊娠中晚期)、大疱性红斑狼疮、线状 IgA 皮肤病和获得性大疱性表皮松解症。

预后不良的特征

- 天疱疮(病死率高于其他大疱性疾病)。
- 老年。
- 皮疹泛发。

诊断

- 在新鲜水疱边缘进行皮肤活检,用于组织病理学和直接免疫荧光检查。
- 进行血清学的间接免疫荧光检查。

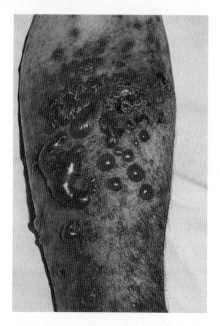

图12.3 大疱性类天疱疮的水疱。湿疹样红斑基底上可见大的、紧张的、隆起的皮损

(Reproduced from MacKie R. *Clinical Dermatology*, 2003, with permission from Oxford University Press)

框12.5 大疱性类天疱疮与寻常型天疱疮对比

由于靶抗原位于真皮-表皮交界处,大疱性类天疱疮以表皮下水疱为特征,临床上表现为紧张、充满液体的水疱。昆虫叮咬和热烧伤也会出现表皮下水疱,因此它们外观上相似,但皮损常见于肢体和躯干,黏膜受累少见。大疱性类天疱疮多见于老年患者。

寻常型天疱疮以表皮内水疱形成为特征。由此产生的水疱是松弛性的,常表现为破裂糜烂。病变最常累及躯干和口腔黏膜。

处理

尽早与专家联系。每种自身免疫性大疱病的治疗不尽相同,所以尽快明确诊断非常重要。

一般措施

- 完整的水疱应尽可能予以抽吸,而不是去除疱壁(即表皮应留在原处)。每天检查新的水疱。
- 如果出现大面积起,应经常使用油性润肤剂,并使用含氯己定的浴液进行清洗。渗液区域可以使用稀释的高锰酸钾液湿敷。
- 避免使用粘贴性敷料。
- 给予口服非镇静类抗组胺药(如羟嗪)止痒。
- 密切监测液体平衡,检测全血细胞计数、尿素氮及电解质、肝功能。

特殊的全身性治疗

联系与专家协同进行:

- 大疱性类天疱疮:皮损局限/病情轻时,单独外用超强效类固醇制剂(如氯倍他索)和/或口服四环素(如多西环素200mg/d)可能有效。皮损泛发时需要给予全身性免疫抑制剂(如泼尼松龙每天 0.5~1.0mg/kg),并根据临床反应逐渐减量。应注意合并寻常型银屑病的患者,因为此后糖皮质激素减量时银屑病可能会复发/出现脓疱。
- 寻常型天疱疮:需要给予全身性免疫抑制剂(如泼尼松龙每天 1mg/kg)。
- 一旦大疱性类天疱疮或寻常型天疱疮的病情初步控制,常用硫唑嘌呤或吗替麦考酚酯等非类固醇药物长期治疗。治疗难治性疾病可能需要二线药物,如环磷酰胺或利妥昔单抗(抗 CD20 单克隆抗体)。
- 口腔黏膜损害可能需另外定期给予具有良好镇痛作用的抗菌消炎漱口水。
- 如果有结膜病变证据,尽早与眼科医生联系。
- 如果病情恶化,考虑继发细菌或病毒感染。

带状疱疹

见 ➲ 带状疱疹, p. 513。

疱疹样湿疹

表现

- 突然出现密集的疼痛性带脐凹的水疱 - 脓疱皮损。皮损进而发展为血痂,并留下形态一致的冲蚀样糜烂。
- 最常见于原有特应性湿疹的患者,但也可发生于寻常性鱼鳞病和蕈样肉芽肿病等其他原有皮肤病患者。
- 与皮肤单纯疱疹病毒感染有关,可继发于原发性唇疱疹或与已感染者接触后发病。
- 患者常有发热和心动过速,但心肺衰竭不常见。
- 因为继发性葡萄球菌感染(脓疱病)很常见,所以皮损也可结黄痂。

处理

- 患者可能需要住院治疗,应尽早征求专家建议。本病可迅速进展,所以应积极治疗局部病变。
- 如果面部有皮疹(即累及鼻部),应仔细评估是否累及三叉神经眼支。如果累及眼部,应尽快联系眼科医生。
- 尽早开始大剂量静脉注射阿昔洛韦(免疫功能低下者每 8 小时最多可用 10mg/kg)。如果无法静脉给药,每 12 小时口服伐昔洛韦 500mg,连服 5~7 天。
- 使用单纯的润肤剂。使用雾化制剂时疼痛较少,并可抑制皮肤感染扩散。
- 氯己定和高锰酸钾每天湿敷 1~2 次,可减少渗出。
- 继发细菌感染很常见,所以每天应进行细菌拭子检查以指导治疗。如果临床上考虑感染,降低启用全身性抗生素治疗的门槛。

- 如果累及眼部,尽早与眼科医生联系。
- 口服非镇静类抗组胺药物止痒。
- 如果累及口腔,定期使用具有良好镇痛作用的抗菌消炎漱口水。
- 活动性皮炎应避免外用类固醇激素至少 3~5 天,直到感染得到临床控制。

实践要点

建议重度特应性湿疹患者及时治疗唇疱疹,避免与活动性单纯疱疹患者接触。建议活动性唇疱疹患者避免与特应性湿疹患者接触。

(吴杰 译,杨骥 审校)

第十三章

精神障碍急症

急性意识障碍：评估

　　急性意识障碍，又称谵妄，是较常见的临床急症。常发生于老年患者和骨科病房。危险因素包括：年龄>65岁，既往有认知功能损害或痴呆，多种共病，精神活性药物的使用，多重用药，既往有谵妄/跌倒/CVA病史，运动障碍。急性意识障碍可以发生在慢性认知功能损害(痴呆)的基础上，病程可持续数日甚至数周。急性意识障碍可以是精神疾病临床表现的一部分，也可以继发于器质性疾病(比如脑肿瘤或脑炎)。

急性意识障碍的常见症状

- 急性起病
- 波动性
- 意识模糊
- 即刻和近事记忆损害
- 定向障碍
- 感知功能障碍,特别是视觉或触觉感知障碍
- 精神运动性紊乱(激越或运动迟缓)
- 睡眠觉醒周期改变
- 存在基础病因的证据

急性意识障碍的常见原因

- 疼痛或躯体不适(如尿潴留、便秘)
- 缺氧
- 代谢紊乱(肾功能衰竭、肝功能衰竭、酸中毒、高钙血症、低血糖)或内分泌疾病(甲状腺毒症、艾迪生病、糖尿病)
- 感染(全身性或局灶性)
- 心脏系统(心肌梗死、充血性心力衰竭、心内膜炎)
- 神经系统(头部外伤、硬脑膜下血肿、中枢神经系统感染、癫痫发作后状态)
- 药物(处方药:苯二氮䓬类、阿片类、地高辛、西咪替丁、非甾体抗炎药、抗帕金森病药、抗胆碱药;或者娱乐用药:特别是兴奋剂、酒精、γ-丁内酯、氯胺酮)
- 酒精或药物戒断

急性意识障碍的鉴别

- 判断是否存在认知功能损害有助于鉴别器质性或功能性精神障碍。
- 10分的简明智力测验、30分的简易精神状态检查量表(Mini Mental State Examination, MMSE)、蒙特利尔认知评估(Montreal Cognitive Assessment, MoCA)或意识障碍评估法(简

明版)可以对认知功能做一个快速评估。

● 需向患者家属或朋友询问更为详尽的病史,并且需要鉴别谵妄症状是否叠加于痴呆症状之上。

实践要点

伴有幻视的患者往往存在器质性原因。

急性意识障碍:处理

● 处理原发病因。需时刻考虑酒精戒断。确保脱水、疼痛和便秘等常见病因得到及时处理。

● 处理原发病因的同时,需保守地(非药物性)控制谵妄患者的行为紊乱。将其安排在安静的病房,安排熟悉的护士,如有可能安排其家庭成员或熟悉的照护人员。对谵妄患者需反复沟通安慰,反复提醒定向,帮助其保持安静。

● 有时,患者会拒绝检查和治疗。但基本检查对排除重大致命病因非常重要,在英国,必要时可根据法律 *(《精神行为能力 2005 版》或判例法强制进行(◯《精神卫生法》,p. 770;◯ 判例法,p. 774)。

● 如必须使用镇静剂,从小剂量开始,并尽可能口服。如拒药可以使用滴剂。如有相应指征可使用非口服药物。相关药物和剂量参见 ◯ 谵妄患者的镇静,p. 758。

● 如患者持续存在言行紊乱可使用常规镇静治疗。

谵妄患者的镇静

(见框 13.1)

● 可供选择的治疗如下,应首先考虑谵妄的可能病因,包括治疗并发症,以及采取某种治疗后可能出现的合并症。

---

* 本书涉及的相关法律、法规均来自英国,仅供参考学习。

- 起始剂量宜小,逐渐滴定至临床有效。
- 抗精神病药的适应证并不包括谵妄,属于超适应证使用。但氟哌啶醇可用于老年患者的激越状态、利培酮可短期使用以控制痴呆患者的兴奋躁动。氟哌啶醇 0.5~1.0mg,每天 2 次口服,如有必要 4 小时后可追加剂量。如肌内注射氟哌啶醇 0.5~1.0mg,需要床旁观察 1 小时,如有必要则继续观察。在使用氟哌啶醇前宜事先检查心电图,以防药物导致 QT 间期延长。需防止氟哌啶醇导致神经阻滞剂恶性综合征(neuroleptic malignant syndrome,NMS)、抗胆碱能毒性以及肝功能衰竭。可使用奥氮平 2.5~5.0mg,每天 2 次口服(最高剂量为 20mg/24h)以及利培酮 0.5mg 每天 2 次(最高剂量为 4mg/24h),但对于认知功能减退的老年患者,会增加脑血管意外的风险。
- 如有必要,可予以每 2~4 小时劳拉西泮 0.25~1mg 口服 / 肌内注射(老年患者剂量减半),需注意苯二氮䓬类药物可加重谵妄。
- 地西泮 5~10mg 口服(老年患者从 2mg 起始)。
- 路易体痴呆和帕金森病患者使用抗精神病药会导致严重的锥体外系不良反应,应避免使用,可使用苯二氮䓬类。
- 某些从未使用过抗精神病药的患者可能对药物极度敏感,产生严重的锥体外系不良反应。为安全起见从小剂量起始。肌张力障碍可使用抗胆碱药如丙环定治疗。
- 如需针剂,可使用劳拉西泮和 / 或氟哌啶醇(剂量同前)。
- 使用镇静剂 15~20 分钟后应再次评估。
- 使用大剂量镇静剂后,第一个小时内需每 5~10 分钟监测生命体征,然后每半小时监测一次,直至可自行走动。

急性意识障碍的预后

谵妄和痴呆的预后均不良。尤其是谵妄,它会延长住院时间,增加病死率,康复后残留认知功能损害。因此患者症状缓解后在出院前评估其认知功能非常重要,以免遗漏相关问题。

框 13.1 谵妄和行为紊乱患者的镇静要点

小剂量起始,逐渐滴定至临床有效剂量。

- 口服药物的选择

  - 氟哌啶醇 0.5~1.0mg 每天 2 次,如有必要可每 4 个小时追加同样剂量。

  - 非典型抗精神病药:利培酮 0.5mg 每天 2 次,如有必要可每 4 小时追加同样剂量(最大剂量 4mg/24h),或奥氮平 2.5~5mg,每天 1 次(最大剂量 20mg/24h)。

  - 劳拉西泮 0.25~1mg,每 2~4 小时一次(通常最大剂量 3mg/24h)。

  - 地西泮:起始剂量 5~10mg,老年患者从 2mg 起始。

- 非口服药物的选择

  - 氟哌啶醇 0.5~1mg 肌内注射,监测 1 小时,如有必要可重复(作用峰值时间 20~40 分钟)。

  - 劳拉西泮 0.25~1mg,每 2~4 小时可重复(通常最大剂量 3mg/24h)。

- 15~20 分钟后需评估一次镇静效果。

- 使用镇静剂后第一个小时需每 5~10 分钟监测生命体征,之后每半小时监测一次,直至可自行走动。

- 路易体痴呆、帕金森病以及从未使用过抗精神病药的患者可发生严重锥体外系不良反应。应换用其他药物或小剂量起始,并且使用抗胆碱药处理肌张力障碍(如丙环定)。

- 若以上方法不能有效控制急性行为紊乱,或是患者对自身或他人有危险,可考虑快速镇静(➔ 急性兴奋躁动或暴力患者的快速镇静处理,p. 760)。

急性兴奋躁动或暴力患者的快速镇静处理

　　不幸的是,医疗环境中常面临暴力或危险情况。如为确保患者的安全需快速镇静,可考虑以下途径[1]。

逐步处理法:尽可能选择伤害性小的处理方式,但也可根据具体情况直接跳至高等级步骤。

1. 通过言语交流或环境改变降低其兴奋性。

2. 口服药物处理:考虑患者正服用的药物。如果患者已常规服用抗精神病药,可予以劳拉西泮 1~2mg,或口含咪达唑仑 10~20mg。如有必要,45~60 分钟后可重复使用。如未常规使用抗精神病药,可予以奥氮平 10mg,利培酮 1~2mg,或者氟哌啶醇 5mg。需要注意的是,氟哌啶醇使用前需检查心电图,以免药物导致 QT 间期延长。避免两种或以上抗精神病药合并使用。

3. 如拒药或口服药物无效,并且患者使自己或他人面临危险,可考虑肌内注射——劳拉西泮 1~2mg、异丙嗪 50mg、奥氮平 10mg、阿立哌唑 9.75mg,或者氟哌啶醇 5mg 皆可使用。30~60 分钟后若无效,皆可重复使用。

注意:若使用苯二氮䓬类药物导致呼吸抑制,可使用氟马西尼。肌内注射奥氮平不能合并肌内注射苯二氮䓬类。肌内注射异丙嗪可用于苯二氮䓬类无效的患者。鉴于氟哌啶醇肌张力障碍的高发生率和延长 QT 间期的风险(用药前需查心电图),一般作为二线选择。

4. 考虑静脉注射治疗。地西泮 10mg 至少 5 分钟推注。5~10 分钟后效果不明显可重复使用,可重复 3 次。记住必须备有氟马西尼。

5. 若上述方法均无效,可咨询资深临床药学专家或精神科专科医生。

监测潜在风险:急性肌张力障碍、呼吸抑制、心律失常、心动过缓、低血压以及体温升高(持续使用抗精神病药还需注意检查血肌酸激酶监测 NMS 风险)。

快速镇静后的监测包括:第一个小时每 5~10 分钟监测一次体温、心率、血压和呼吸频率,之后每半个小时监测一次,直至患者可以自行走动。如患者处于嗜睡状态,需监测血氧饱和度,确保气道通畅,护士在床旁监护直至患者可自行走动。

使用非口服抗精神病药，尤其是大剂量时，需要监测血常规和心电图。低血钾、应激以及激越均会增加心律失常的风险。所有使用氟哌啶醇的患者均应监测心电图。

参考文献

1. Taylor D et al., (2015). The Maudsley Prescribing Guidelines in Psychiatry, 12ᵗʰ edn. South London and Maudsley NHS Foundation Trust and Oxleas NHS Foundation Trust, Wiley–Blackwell.

急性酒精戒断

（也可参见 ❥ 急性酒精戒断，p. 465）

在英国，估计有 100 万到 200 万的人存在酒精依赖，其依赖程度不等，戒断症状也轻重不等，但症状的严重程度一般与依赖程度相当。若不及时处理，可出现癫痫发作、永久性神经并发症甚至死亡。如果患者严重酒精依赖，或合并躯体疾病和精神疾病等风险因素，或出现震颤性谵妄（delirium tremens，DT）或韦尼克-科尔萨科夫综合征的迹象，需急诊处理。

酒精戒断的症状

早期的临床表现包括焦虑、不安、震颤、失眠、出汗、心动过速、共济失调以及发热。使用《临床机构酒精戒断评估量表》可评估戒断症状的严重程度。戒断反应可合并癫痫发作，尤其是既往有癫痫病史或戒断时发作过癫痫的患者。可出现 DT，特征性表现为定向障碍和意识障碍、情绪不稳和易激惹、幻觉（幻听和幻视）以及片段的妄想，通常是恐怖惊悚的内容。如不及时处理，死亡风险较高。

注意需要筛查韦尼克-科尔萨科夫综合征，这是一种慢性酒精中毒导致的维生素 B₁ 缺乏并发症。其表现为急性意识障碍、共济失调、眼球震颤、眼肌麻痹，伴或不伴周围神经病。并非所有症状均会出现。如不及时处理，多数患者会因科尔萨科夫综合征出现长期记忆损害。

酒精戒断的处理

- 无并发症者和轻到中度的酒精依赖患者可在社区的药物和酒精依赖服务站门诊治疗。
- 如患者符合下列 1 条或以上的标准,可考虑住院或辅助戒断。
  - 每天饮酒 30U 以上。
  - 酒精依赖严重程度问卷(Severity of Alcohol Dependence Questionnaire, SADQ)得分 >30 分。
  - 既往有癫痫发作病史或戒断相关的癫痫发作史或既往戒断过程中曾有 DT 病史。
  - 同时需要戒断酒精和苯二氮䓬类药物。
  - 每天饮酒 15~20U,同时伴有慢性重度抑郁症、精神病、营养不良、充血性心力衰竭、不稳定型心绞痛、慢性肝病,或者:
    - 严重的学习能力损害或认知功能减退。
- 特殊人群,如无家可归者和老人,戒断时需要放宽住院指征。
- 任何出现 DT 或者韦尼克 - 科尔萨科夫综合征症状的戒断者均需急诊处理。
- 酒精戒断的处理可使用氯氮䓬或地西泮(对于老年患者或者严重肝病患者可使用劳拉西泮或奥沙西泮)或卡马西平。如需要静脉注射,可使用地西泮。需使用 B 族复合维生素预防 WE。韦尼克脑病的预防包括非口服药物 Pabrinex®(复合维生素 BC 注射液)(持续 3~5 日,每天肌内注射或静脉注射一剂),之后口服补充维生素制剂。如已经存在韦尼克脑病,Pabrinex® 每次 2 剂静脉注射,每天 3 次,至少持续 2 天,之后每天 1 剂,持续 5 天,治疗至症状有所改善。
- 其他药物治疗包括:
  - 高血压可使用阿替洛尔或普萘洛尔。
  - 癫痫发作可使用劳拉西泮。
  - 幻觉症状可使用抗精神病药:通常不需要使用。从小剂量起始,好转后即可停药。既往使用过氟哌啶醇再次使用时需谨慎,可能会增加癫痫发作和心血管疾病的风险。奥氮平可作为替代选择。

系统戒酒方案

见 ➜ 急性酒精戒断 p. 465。

后续护理

- 早期使用维生素 B₁ 或多种维生素并维持治疗。
- 筛查残留的认知功能损害。
- 出院前进行能力和职业的评估以适应家庭环境。
- 确认患者在当地的药物和酒精依赖服务机构,鼓励患者自助。
- 某些医院有酒精依赖联络护士,可进行后续随访或咨询。一些非国家健康服务(Non-National Health Service,NHS)机构包括匿名戒酒者协会(Alcoholic Anonymous,AA)也可提供帮助。

实践要点

突然出现的意识障碍和谵妄,伴有大汗淋漓和颤抖,特别是新近住院的患者,可能提示酒精戒断。需监测血磷酸水平,在急性酒精戒断患者中可能出现明显降低(<0.4mmol/L),并导致患者意识错乱或重度无力。需紧急静脉补充磷酸盐,将血磷酸浓度增加为 0.4mmol/L 以上水平。

神经阻滞剂恶性综合征

- **要点**:一种因抗精神病药(或其他药物)而产生的罕见而致命的个体特异性反应(见框 13.2)。以发热、肌强直、精神状态改变和自主神经功能失调为特征。注意:如诊断时处于精神科病房环境,应转诊至可提供重症监护和治疗的急诊医疗机构。
- **病理生理**:假说包括以下几种。继发于 CNS 的多巴胺

(dopamine, DA)活性不足, 如纹状体(强直)、下丘脑(阻断 D_2 受体或可供使用的 DA 减少导致体温调节紊乱); 肌细胞中 Ca^{2+} 迁移受损导致肌强直(类似恶性高热); 交感神经系统亢进或失调。

- 流行病学: 发病率 0.07%~0.2%(合并数据)。女性: 男性 = 2 : 1。

- 病死率: 5%~20%, 死亡原因通常为呼吸衰竭、循环衰竭、肌红蛋白尿性肾衰竭、心律失常或 DIC。

- 共病: 横纹肌溶解、吸入性肺炎、肾功能衰竭、癫痫发作、心律失常、DIC、呼吸衰竭、原发性精神障碍恶化(由于抗精神病药戒断)。

- 症状/体征: 体温过高(>38℃)、肌强直、意识错乱/激越/意识水平波动、心动过速、呼吸急促、高血压/低血压、出汗/流涎、震颤、大小便失禁/尿潴留/便秘、肌酸激酶/尿肌红蛋白升高、白细胞增多、代谢性酸中毒。

- 危险因素: 环境温度上升、脱水、患者激越或紧张症、抗精神病药起始剂量大或快速加量、抗帕金森病药物戒断、使用高效价药物或长效肌内注射制剂、器质性脑病史(如痴呆、酒精中毒)、情感障碍、既往 NMS 病史、使用诱发药物(如锂盐、抗胆碱药)。

- 鉴别诊断: 紧张症、恶性高热、脑炎/脑膜炎、热衰竭、帕金森综合征/急性肌张力障碍、5-羟色胺综合征、其他药物中毒(如苯丙胺、MDMA、可卡因、抗抑郁药、抗组胺药、拟交感神经药、水杨酸类药物)、DT、横纹肌溶解、感染性休克、出血性休克、破伤风、嗜铬细胞瘤、马钱子中毒。

- 检查: 全血细胞计数、血培养、肝功能、尿素氮和电解质、Ca^{2+} 和 PO_4^{3+} 水平、肌酸激酶水平、尿肌红蛋白、AST 和 ALT(需注意肌肉损伤可导致 ALT 增加)、动脉血气分析、凝血功能、血清/尿毒物检测、胸部 X 线(如怀疑存在吸入物)、心电图、头部 CT(排除颅内疾病)以及腰椎穿刺(排除脑膜炎)。

- 处理: 苯二氮䓬类药物可控制急性行为紊乱(注意: 肢体约束和肌内注射可能使血肌酸激酶增高)。停用任何可能导致 NMS 的药物(尤其是抗精神病药)或重新使用抗帕金森病药。支持性治疗包括吸氧、静脉补液以纠正血容量 / 低血压、降温（例如使用降温毯、解热药、静脉补充冷的液体、冰袋、蒸发降温、冰水灌肠）。横纹肌溶解时，可通过静脉滴注碳酸氢钠产生强烈的水合和碱化尿液的作用，从而预防肾功能衰竭。使用药物改善肌强直，包括丹曲林（每次 0.8~2.5mg/kg，每天 4 次，静脉给药；每次 50~100mg，每天 2 次，口服）、劳拉西泮（最高至 5mg）；二线用药包括溴隐亭（每次 2.5~10mg，每天 3 次，口服，可增加至最高 60mg/d）、金刚烷胺（每次 100~200mg，每天 2 次，口服）；三线用药为硝苯地平；也可使用电休克治疗（注意：会增加致命性心律失常的风险）。

- 病程：口服抗精神病药停药后一般持续 7~10 天，长效制剂（如氟奋乃静）停药后最多持续 21 天。
- 预后：如未发生横纹肌溶解、肾功能衰竭或吸入性肺炎，并且有较充分的支持性治疗，预后良好。
- 随访：密切观察是否仍有症状，一旦症状缓解，先等待 2 周（如有可能），再重启药物治疗（使用低剂量、低效价或非典型药物）。可预防用药（溴隐亭）。抗精神病药治疗前告知患者再次发作的风险。须着重记录在就诊记录中 *。

框 13.2　已报道可引起 NMS 典型症状的药物

- 抗精神病药：阿立哌唑、氯丙嗪、氯氮平（罕见）、氟哌噻吨、氟奋乃静、氟哌啶醇、奥氮平、奥沙普秦、喹硫平（罕见）、利培酮、硫利达嗪。
- 抗帕金森病药：金刚烷胺（＋戒断）、抗胆碱药（戒断）、左旋多巴（＋戒断）。
- 抗抑郁药：阿莫沙平、氯米帕明、地昔帕明、苯乙肼、曲米帕明、文拉法辛。
- 其他：卡马西平（＋戒断）、更昔洛韦、硫酸亚铁、锂盐、哌甲酯、甲氧氯普胺、口服避孕药。

---

* Reproduced from Semple D, *et al. Oxford Handbook of Psychiatry*, 2013, with permission from Oxford University Press.

暴力患者的处理

在医疗环境下时常会遇到暴力患者攻击医生和护士的情况。暴力可能是疾病的临床表现(如精神病、癫痫发作后、急性意识障碍),也可能是患者情绪激动或者犯罪行为的一部分等。诊断不同,处理的方式也各不相同。

诱发因素

- 谵妄
- 痴呆
- 癫痫
- 颅脑损伤(尤其是额叶和颞叶)
- 酒精中毒或酒精戒断
- 药物(可卡因、可卡因提纯物、苯丙胺、阿片剂或镇静剂戒断)
- 精神病的急性发作
- 人格障碍
- 上述情况下既往存在暴力行为的患者提示再次发生的风险

处理

遵循下列原则可将暴力行为患者带来的危害最小化。

- 不要在单间里单独看护暴力患者,请护士或者其他专业人员一起看护
- 时刻将自己处于更接近门的位置
- 如果感到不舒服或者害怕,结束访谈并赶紧离开
- 言语安慰通常有效,可使其保持安静从而避免冲突
- 有时,对于暴力患者需要使用镇静剂,参见 ⊃ 急性兴奋躁动或暴力患者的快速镇静处理,p. 760。注意这些措施的实施需符合法律条款,参见 ⊃《精神卫生法》,p. 770,以及 ⊃ 判例法,p. 774。
- 如有需要,尤其是需要镇静的情况下,可约束患者。由保安和护理人员执行,如有必要可协同警察在场。

- 如暴力行为是精神疾病的临床表现,联系精神科医生进一步处理。

蓄意自伤

蓄意自伤(deliberate self-harm,DSH)是去急诊室的常见主诉和入院原因,DSH 的严重程度和后果差异很大,从浅表伤到需要长时间住院的严重药物过量。自杀并不常见,但 DSH 可增加后续的自杀风险(1% 的 DSH 患者在之后的 1 年内出现自杀行为,风险较普通人群高 100 倍),并且 40%~60% 的自杀既往有过 DSH。需要仔细评估有过自伤行为的患者,以便:

- 发现后续 DSH 或自杀的风险(见框 13.3)
- 发现患者是否存在需要治疗的精神卫生问题
- 确定后续治疗为住院还是社区随访

框 13.3　自伤行为后评估自杀风险的问卷

- 目前的情绪和实施自伤行为时的情绪如何?
- 是否有事先计划,最后行动或者遗书?
- 是否会警惕防止他人发现?
- 实施自伤行为时的想法如何?
- 是否真的寻求死亡?
- 被救援后的态度如何?
- 对于未来的想法如何?
- 现在对于自伤的想法?还有继续自伤的计划吗?

非精神科医生的评估

DSH 的评估通常由精神科医生、专科护士或该领域的社区工作者进行,但所有的工作人员都应有能力为这些患者进行基础评估,因为这些患者往往会拒绝去精神卫生工作者处就诊,或者在需要评估的时候试图逃离病房或病区。

精神专科医生评估之前患者试图离开如何处理?

- 你有责任照顾患者,包括尽可能地保护患者避开风险。

- 说服患者留下进行评估,若患者同意,请精神科会诊并要求护理人员监护。

- 若患者拒绝,则请求患者留下自行进行评估。

- 若患者拒绝留下,并且你需要负责,可根据相关法律留置患者,并申请精神科评估。

- 若患者同意留下,你可自行评估。谨记,需评估既往自伤情况和目前存在的精神问题、药物和酒精使用问题以及其他需要询问的情况。

- 评估后,若你认为患者需要专科医生的会诊,应说服患者留下进行专科评估。若患者拒绝,应根据《精神行为能力法》评估他们的行为能力并决定其能否离开;或根据判例法留置患者,并申请精神科急会诊。

- 若你认为患者的风险不高,不需要留置,可允许其离开但应告知社区相应的全科医生。

- 留置不愿意留院观察的患者,参见 ➜ 患者的非自愿住院,p. 776。

- 对于拒绝治疗的患者的处理指南,参见 ➜《精神行为能力法2005 版》(英格兰和威尔士), p. 772 和 ➜ 判例法,p. 774。

DSH 要点

- 对于老人、儿童或青少年的风险评估需由专家进行。针对这些情况应及时请会诊。

- 医务人员对于自伤尤其是存在频繁自伤行为患者的态度可能非常负面。患者通常也会感受到。即便非常困难,也请试图用同情的态度对待,并且尝试理解导致这些行为的动机。

- 某些患者存在反复的 DSH,这些患者可能存在人格障碍,伴或不伴物质滥用,处理非常棘手。多数急诊部门往往对这些患者非常熟悉,对某些人会有特殊对策,请经常及时询问专业机构。

> **实践要点**
>
> "根据判例法留置"其实是有争议的。如果医务人员为预防患者出现即刻伤害行为而采取行动,如为避免急性自杀患者离开急诊室,则很少会被批评并且可以根据判例法的"必要性"和"最大利益"为自己的行为辩护。否则严格来说,并不能根据判例法进行留置。

《精神卫生法》

如果存在精神问题的患者伴有自伤或伤人行为,其是否有同意或拒绝医学干预的行为能力,经常是一个让医务人员困扰的问题。

《精神卫生法》(2007修订版)

苏格兰地区的某些相关法律略有不同,但基本原则是一致的——寻求专业帮助。

该法律允许存在完全和/或某种程度精神障碍的患者(定义为任何精神疾病或精神残疾)需要违反其主观意愿住院治疗的,可采取强制留置或强制治疗。因此,那些存在自身健康和安全问题或对他人存在安全威胁的患者,在必要时经监护人同意,便可予以强制留置或住院。

- 第二条规定,一个评估和/或治疗周期至多持续28天,通常用于首次发作的患者或出现新问题的患者。
- 第三条规定,强制治疗最多持续6个月(一般跟随于第二条)。
- 患者有权对第二条和第三条不服,并上诉要求出院,但必须由两位合适的有资质的医生和一位经认证的精神卫生专家(approved mental health professional,AMHP)评估后决定。
- 第四条规定,允许患者仅经过1名医务人员和1名AMHP的评估便可强制入院,但仅可在急诊情况下进行。
- 第五条第二款和第五条第四款规定了患者的强制住院(➋

急诊的留置患者,p. 777)。

● 第一百三十六条规定,允许警察在怀疑其存在精神问题和相关风险的情况下(在公共场所)留置患者,并将其带至"指定的安全场所"(通常是精神卫生中心的特定病房,在某些地区可以是急诊室或是警察局),由 1 名医生和 1 名 AMHP 评估,但这样可能不规范,或是根据第二条和第三条安排正式住院。

患者在社区或医院环境下都可根据某项条款被留置。

注意:《精神卫生法》只允许对存在精神障碍的患者进行精神障碍的治疗,而不允许治疗躯体疾病。

根据《精神卫生法》而留置的患者通常有行为能力决定接受或拒绝治疗,但如果难以判断,则根据《精神行为能力法》来判断其行为能力。如果根据《精神行为能力法》中列出的测验判断患者无行为能力,则根据《精神行为能力法》的条款对于患者的躯体健康问题也可以进行强制治疗。(➔ 无知情同意的患者处理,p. 771)

无知情同意的患者处理

关于是否及如何处理缺乏知情同意患者的问题正变得日益严重。人们总是认为这些患者存在精神疾病,尽管事实并非如此。

这种情况下如何处理

患者是否有权拒绝治疗的关键取决于他们是否存在行为能力。任何一个有资质的医生都可以评估该能力,但一般情况下仍会请精神科医生会诊,或对复杂病例提供后续的处理意见。急诊情况下,有时无法请精神科会诊,也可以基于急诊医生的评估进行处理。

判断患者有行为能力做出某项特殊决定,基于患者必须能理解该决定的相关信息、能理解不做该决定的后果——即能权衡利弊,并能记住自己做的决定及其决定理由,最后准确表达自己的决定意愿[➜《精神行为能力法 2005 版》(英格兰和威尔士),p. 772]。

注意

- 你只能评估患者做某些特殊决定的行为能力(如患者是否有行为能力拒绝用乙酰半胱氨酸治疗对乙酰氨基酚过量),而并非对患者总体的行为能力进行判断。
- 患者可能对某些决定具有行为能力而对其他决定不具有行为能力。
- 同一名患者的行为能力在不同时段可能会有变化。

　　精神疾病或认知功能减退患者的行为能力可能受到损害,但也并非总是如此,临床上也可见到存在精神疾病的患者违反其意愿被错误治疗的法律纠纷。不同意躯体疾病治疗的决定并不自动意味着患者缺乏行为能力。

　　如果患者确实缺乏行为能力并且必须急诊处理,视具体情况,可根据《精神行为能力法 2005 版》或判例法进行强制治疗。

《精神行为能力法 2005 版》(英格兰和威尔士)

　　如需对无知情同意的患者进行治疗,需根据《精神行为能力法》评估其是否有行为能力拒绝推荐的治疗措施。该法规比判例法更能为患者和医务人员提供法律依据。

五大原则

　　1. 默认当事人有行为能力,除非有明确证据证明其缺乏行为能力。

　　2. 只有在所有步骤和流程无法成功进行时,当事人才能被视为无行为能力进行决策。

　　3. 当事人进行不明智决策时,并不能视为缺乏行为能力。

4. 当事人缺乏行为能力时,根据本法替代当事人进行的任何决策、任何行为必须符合当事人的最大利益。

5. 在决策和实施行为之前,需仔细考虑这些决策和行为的目的,是否满足尽可能少地限制当事人的权利和行为自由这项要求[2]。

无行为能力的评估

法律第二条和第三条提出了评估无行为能力的两阶段测试法。

1. 当事人因永久或临时的精神能力损害而无法对自身相关问题进行决策,可视为缺乏行为能力。

2. 当事人如果无法理解决策相关信息、在充足的时间内无法用获得的信息做出决策、无法对决策过程的利弊进行权衡以及无法表达自己的决定可被视为无法进行决策。

对于缺乏行为能力的判断需要在权衡各种可能性后审慎决定。不能根据患者的年龄和外表、某些行为表现或存在的精神问题和躯体状况而直接假设患者缺乏行为能力。法律特别指出,某些特定决策不允许由他人替代决定。具体包括:决定结婚、民事伴侣关系(即同性婚姻)、离婚、同意性关系、选举投票[3]。

注意:《精神行为能力法》第六条指出,对于某些特殊决定缺乏行为能力的患者可进行约束,约束是避免患者造成自伤所必须,并确保约束正确执行不造成患者的痛苦或进一步伤害,或是对患者自由的剥夺。

对于拒绝紧急治疗的患者,若临床判定其无行为能力,根据《精神行为能力法》为保护患者的最大利益而在缺乏知情同意情况下对患者进行处理,必须在病史上详细记录对其精神行为能力的评估过程和医务人员进行相关决策的具体理由。

参考文献

2. *Mental Capacity Act 2005.* ℐ https://www.legislation.gov.uk/ukpga/2005/9/section/1
3. Semple D, Smyth R (2013). *Oxford Handbook of Psychiatry*, 3rd edn. Oxford University Press, Oxford.

判例法

- 判例法允许临床医生在急诊环境下为保护无法获取知情同意患者(如意识昏迷、或意识清醒但缺乏行为能力——若时间允许,应首先根据《精神行为能力法》评估行为能力)的最大利益而采取治疗。
- 若情况紧急,必须留置患者等待评估时,可根据判例法进行留置。
- 出于保护患者的最大利益可根据判例法进行强制治疗,如抢救患者生命或改善患者的精神状态或躯体情况或避免其进一步恶化。

　　在病史中记录该处理时,记得说明该处理是根据判例法保护患者的最大利益而进行的。

根据判例法的原则进行医疗处理决策

- 根据患者的意愿采取措施:医患关系中最基本的原则。医务人员必须在总体上尊重患者的自主决定权,仅在特殊情况下可违背患者的意愿采取措施。
- 默认成年患者有行为能力:年龄超过 16 岁的患者默认有决策能力,除非有明确证据证明其能力丧失(权衡各种可能性后给出评估)。
- 进行"理性"测试:在法律中经常用来判断行为能力的测试是基于"理性的人"在类似情境中做出何种判断。对于医疗决策而言,该测试是在类似情境下"理性的医生"所做的判断。
- 保护患者"最大利益"而采取措施:紧急情况下,可能无法及时获取患者的知情同意(如昏迷的道路交通事故患者出现硬脑膜外血肿而需要放血),为抢救生命可直接采取医疗措施。
- "必须"原则:若处理缺少知情同意的患者引起法律纠纷时,"必须"原则可为潜在的诉讼风险提供辩护。医务人员可在紧急情况下为保护患者生命和避免病情恶化而采取措施。

- 措施符合专家意见：法律承认医学并非一门精确的科学，因此，在任何情况下，各种不同的处理措施都有其一定的合理性。但决定的任何处理措施都必须符合医学专家的意见。（Bolam 测试）

- 采取措施必须逻辑上可辩护：Bolitho 案例中提出，在开始一项医学决策前，除了 Bolam 测试，即符合医学专家意见外，还要逻辑上可辩护。

- 考虑可适用的法律：治疗医生需要考虑目前的各项法律法规是否为患者治疗提供指南和额外保护，但医务人员不得延迟进行紧急处理。

- 考虑法庭判决的需求：对于一些复杂情况，需咨询有经验的同行，如有条件可寻求法律咨询以判断发生纠纷时法庭会如何裁决[4]。

参考文献

4. Semple D, Smyth R (2013). *Oxford Handbook of Psychiatry*, 3rd edn. Oxford University Press, Oxford.

知情同意和行为能力的相关法律

- 根据英国的法律，成年人不允许代理知情同意。尽管第三方可以很好地站在他们的视角进行决策，即便是根据《精神行为能力法》和判例法的最大利益原则，第三方也无法代表患者的行为意志做决定。

- 《精神卫生法》（2007 修订版）不允许医务人员违背精神障碍患者的意愿处理其躯体疾病。但《苏格兰法》对于可采取的措施则宽松很多，包括服毒后的处理和谵妄、厌食症的饥饿综合征的处理。

- 对于儿童和有预先医疗嘱咐的个体有不同的法律条款——如遇此种情况需咨询相关法律人士。

- 对于拒绝治疗并且有行为能力的人强行治疗可能会有法律纠纷。但如果你对患者行为能力不确定，违背患者意愿而进行保护生命的抢救行为很少会受到法律制裁。多数人会认同此种情况下处理比不处理要好。

- 任何情况下,如果你不确定该怎么做,尽早向专业人员进行咨询,有些医疗辩护机构可提供 24 小时的法律咨询。

患者的非自愿住院

有时患者并非自愿住院。这些情况通常可以商量,最后医患双方达成一致。但也有不少时候无法达成一致。如果患者处于急性意识障碍,通常不愿意住院观察,为了使他留在医院,医生对他需要进行约束。而对于有自伤行为的患者,医务人员需要考虑他们离开病房所面临的风险。

此种情况下如何处理

- 评估患者。是否存在需要患者留观的医疗情况? 患者不愿意留观是否是需要处理的症状或器质性疾病的一部分? 如果患者离开对其自身及他人的风险如何?
- 是否可能跟患者讲道理而说服其留观?
- 如果不行,评估患者是否有决定自己离开的行为能力。如果无法确认或属于复杂情况或患者属于精神患者,请进一步咨询精神科医生。
- 若患者在精神科评估之前试图离开,可根据判例法留置患者。
- 若等待精神科会诊需要很长时间(如现场并无精神科医生),可能不得不需要留置患者。可根据《精神卫生法》的第五条第四款,经过一名护士的评估后对住院患者进行留置或根据第五条第二款,经过一名医生的评估后进行留置。急诊室的患者可根据判例法或《精神行为能力法》予以留置。
- 若患者在无法确保自身安全或他人安全的情况下离开(如患者逃脱保安的阻止),告知上级医生并考虑通知警方,如果通知警方,请尽可能提供详细的情况(如姓名、年龄、外貌特征、衣着、最近的活动地点、地址等)以及其他特殊情况(如患者曾提到要跳伦敦桥)以便尽快找到患者。如果患者存在精神问题或者患者已经有精神科就诊记录,请及时通知精神科小组,以便他们随访患者急诊就诊情况或不经考虑的自行离院情况。

- 若患者有拒绝后续治疗的行为能力,根据《精神卫生法》医院无权留置患者,他们可以无视医疗建议而自行离开。应让他们在离开前签署后果告知书,如果无法签署,应在病史中注明患者不顾医疗建议自行离院的记录。

急诊的留置患者

判例法

如果是为了患者的最大利益而不允许患者离开,同时他们的行为能力又难以确认而无法适用《精神行为能力法》的时候,可以请求保安人员防止该患者离开。并在病史中记录根据判例法进行这些措施。应及时进行上述处理,直到获取专业的精神科意见。

第五条第二款

- 该条款允许防止任何病区的住院患者离开。如果由有资质的医生(通常为 2 名)和 1 名 AMHP 根据《精神卫生法》评估后,最多可留置 72 小时。
- 不仅仅是精神科医生,任何在册的临床医生都可根据第五条第二款执行相应措施。但该措施的实施必须咨询过患者目前的治疗小组或他们指定的代理人,例如患者治疗小组的成员或任何一个下班期间照顾患者的成员。执行措施后,需要填写 H1 表格(适用于病房环境下)呈交给当地的《精神卫生法》管理办公室。
- 如患者适用第五条第二款,应告知值班的精神科小组,以及

AMHP，以确保患者可以尽快得到合适的再次评估。若患者已经根据《精神卫生法》中第十二条被有资质的医生会诊过，第五条第二款便不再适用或自行废除，根据《精神卫生法》直接转跳至第二条和第三条。

- 第五条第二款不允许任何形式的医疗处理。如果患者不同意处理，可根据判例法或《精神行为能力法》进行。

第五条第四款

- 该条款允许 1 名有资质的护士将患者强制留观 6 小时，并根据第五条第二款请求医生会诊再次评估患者。但该情况仅适用于医生无法快速到达现场的情况下，如现场无医生。
- 若医生根据第五条第二款判断患者需要留置，则在护士执行第五条第四款的基础上继续增加 72 小时。直至合适的精神科医生评估后，该处理立刻终止。
- 第五条第二款和第五条第四款仅适用于住院患者，而不适用于门急诊患者。这些区域的患者可根据判例法进行留置，进一步申请精神科评估。

实践要点

如果认为患者不应离开急诊，应根据判例法留置患者（具体细节参见 ➜ 判例法，p. 774）。若为了确保患者的安全而采取短时间的留置并不会招致非议。

住院的精神障碍患者

慢性精神障碍患者，如精神分裂症，与普通人群相比，其合并躯体疾病的风险会增加，并需要经常去全科医生处就诊。

精神疾病患者的照护指南

- 对所有患者来说住院都是一件可怕的事情。精神障碍的患者对住院所发生的事情可能需要更多的解释和保证。

- 如果患者接受规范的精神科药物治疗，可以让他们自行管理服药。他们通常能说出自己服用的药物名称和服药时间。必须牢记突然停用某种药物，如锂盐、氯氮平和选择性 5- 羟色胺再摄取抑制剂，可能会导致精神症状的突然恶化。

- 有些患者使用长效针剂，而不是口服药。需要确认其下一次注射时间是否正好在医院，以便能持续治疗。

- 如果需要停止某种精神科药物，应咨询专科医生意见。理想状态下，最好由专科医生或开处方者下医嘱。

- 应与随访患者的精神卫生团队保持良好的沟通，这些人通常在社区中。团队中包括咨询师，可能还会有社工、精神科护士或者其他的关键人物需要知道患者目前处于住院中。

- 应和社区的精神卫生团队讨论出院计划，社区做好充分的接收准备后有助于患者的早日出院。

　　记住：如果无法确认患者精神状态，最好能咨询精神科医生，如有必要应让患者接受专业评估。

内科病房中的强制入院患者

　　有时候，根据《精神卫生法》(2007 修订版) 而强制住院的患者躯体情况变得很差，此时往往需要转诊或者需要内科医生而非精神科医生的处理。需谨记以下内容：

- 留置患者往往精神障碍严重，并伴有严重的行为紊乱。

- 与精神科环境下的留置相比，需要强制住院的患者更容易在普通医疗环境下接受留置，但在患者的住院期间需要有精神科团队的全程参与和指导。

- 非自愿住院的患者需要全程由精神科护士护理，而非普通病房护士。如果患者存在特殊风险或者行为紊乱，需要由 1 名以上的护士护理。

- 确认照看患者的精神科团队知晓患者躯体疾病的治疗进展情况，因此转回精神科病房时后续的躯体疾病治疗可及时跟进。

- 许多精神科病房缺乏基础的治疗设备和人员，无法进行一些基本操作(如静脉泵、监护仪等),回到这些病房时要求患者病情足够稳定。

实践要点

- 时刻需要知晓精神障碍患者的药物治疗情况。突然停用某种药物是极其危险的。
- 新发的意识障碍和行为紊乱首先考虑器质性原因,除非有证据证明并非如此。低剂量开始阿昔洛韦或其他抗病毒治疗,直到排除疱疹性脑炎。

拓展阅读

Hughes R (2003). *Neurological Emergencies*, 4th edn. BMJ Books, London.

Lingford-Hughes AR, Welch S, Peters L, Nutt DJ; British Association for Psychopharmacology, Expert Reviewers Group. BAP updated guidelines: evidence-based guidelines for the pharmacological management of substance abuse, harmful use, addiction and comorbidity: recommendations from BAP. J Psychopharmacol 2012;**26**:899–952.

Mental Capacity Act 2005. ℘ https://www.legislation.gov.uk/ukpga/2005/9/section/1

National Institute for Health and Care Excellence (2010, updated 2017). *Alcohol-use disorders: diagnosis and management of physical complications*. Clinical guideline [CG100]. ℘ https://www.nice.org.uk/guidance/cg100

National Institute for Health and Care Excellence (2010). *Delirium: prevention, diagnosis and management*. Clinical guideline [CG103]. ℘ https://www.nice.org.uk/guidance/cg103

National Institute for Health and Care Excellence (2011). *Alcohol-use disorders: diagnosis, assessment and management of harmful drinking and alcohol dependence*. Clinical guideline [CG115]. ℘ https://www.nice.org.uk/guidance/cg115

Royal College of Psychiatrists and Royal College of Physicians (2003). *The Psychological Care of Medical Patients, A Practical Guide*, 2nd edn. Royal College of Psychiatrists and Royal College of Physicians, London.

Semple D, Smyth R (2013). *Oxford Handbook of Psychiatry*, 3rd edn. Oxford University Press, Oxford.

South London and Maudsley NHS Foundation Trust (2013). *The Maze 2013: A Practical Guide to the Mental Health Act 1983 (amended 2007)*, 3rd edn. South London and Maudsley NHS Foundation Trust, Beckenham.

Taylor D, Barnes TRE, Young AH (2018). *The Maudsley: Prescribing Guidelines in Psychiatry*, 13th edn. South London and Maudsley NHS Foundation Trust and Oxleas NHS Foundation Trust, Wiley-Blackwell.

Wyatt JP, Illingworth RN, Graham CA, Clancy MJ, Robertson CE (2006). *Oxford Handbook of Accident & Emergency Medicine*, 3rd edn. Oxford University Press, Oxford.

(叶尘宇　译,季建林　审校)

第十四章

药 物 过 量

药物过量：一般措施

- 在英格兰和威尔士，药物过量占急诊就医的 10%~15%，导致每年 14 万人住院。
- 在过去的 15 年里，中毒的发生率一直在上升。
- 30% 的自行服毒者服用了多种药物。
- 50% 的患者同时饮用了酒精。
- 有充分的文献证明，关于服用药物的剂量和时间的病史通常是不准确的。
- 可以询问目击者或家属在何处发现的病人，以及可能的药品接触途径。
- 体格检查可能发现可疑的药物线索（例如，阿片类药物导致的针尖样瞳孔）。应注意溶剂或酒精滥用和静脉用药的表现。

处理

- 优先原则包括：
  1. 患者的复苏。
  2. 尽可能减少药物的吸收。
  3. 如果能得到，可给予特效的解毒药。
- 保护气道（将患者置于复苏体位），监测呼吸、血压、体温、酸碱平衡和电解质，治疗癫痫和心律失常；所有嗜睡患者都应检测血糖。如果无法行体位保护气道，且纳洛酮不能逆转意识障碍时，则应进行气管插管。对于昏迷患者不应诊断性应用氟马西尼（见表 14.1）。
- 应考虑患者可能存在的活动性疾病，例如静脉吸毒者可能并发脓毒血症、肝炎、心内膜炎、肺动脉高压或 HIV 相关性疾病。
- 减少肠道吸收的措施包括：
  - 洗胃：作用极为有限，可产生严重并发症。只能由具有足够临床经验的医生操作，仅在可能会危及生命的药物过量 1 小时内才有效。服用腐蚀性物质或碳氢化合物（烃）禁止洗胃。

- 活性炭(单次剂量 50g):在服药后 1 小时内服用,可吸收大多数药物,随后其功效会迅速下降。不能被活性炭吸附的药物包括铁、锂、碱、酸、醇(如乙醇、甲醇、乙二醇)和有机溶剂。

- 重复给予活性炭(每 4 小时 50g 或每 2 小时 25g):通过阻断肠 - 肝或肠 - 肠循环来增加某些药物的全身清除,如苯巴比妥、卡马西平、氨苯砜、奎宁和茶碱。重复给予活性炭也可用于缓释药物的过量服用(如茶碱、钙通道阻滞剂)。

- 全肠道灌洗:Klean-Prep® 溶液,成人患者口服或通过鼻胃管给予聚乙二醇溶液(不是乙二醇),2L/h,持续至粪水变清为止。

- 适应证:服用的药物为缓释剂或肠溶制剂,如钙通道阻滞剂、锂、铁。对于人体藏毒者,可经皮内镜下胃造口术(percutaneous endoscopic gastrostomy,PEG)灌肠,以加快非法药物的整包装排出。

- 禁忌证:肠梗阻、穿孔、肠麻痹或重症患者(如血流动力学不稳定)。

- 不再应用催吐剂诱导呕吐。

在英国,关于中毒患者管理的建议,可在英国国家毒物信息服务(National Poisons Information Service,NPIS)的在线数据库 TOXBASE®(🖰 http://www.toxbase.org)上获得。对于不常见的药物过量或不稳定的患者,可从英国国家毒物信息服务上(BNF 封面内和 TOXBASE® 上的电话号码)寻求电话建议。

表 14.1 昏迷中毒患者的体征

体征	考虑
低通气	阿片类药物,酒精,苯二氮䓬类药物,γ- 羟基丁酸 /γ- 丁内酯
针尖样瞳孔	阿片类药物,有机磷
瞳孔散大	抗胆碱药,三环类抗抑郁药,兴奋剂(如苯丙胺,可卡因)

续表

体征	考虑
心动过缓	β 受体拮抗剂,地高辛,γ- 羟基丁酸 / γ- 丁内酯,钙通道阻滞剂,有机磷
快速性心律失常	三环类抗抑郁药,抗胆碱药,咖啡因,茶碱,地高辛,兴奋剂(如苯丙胺、可卡因),局部麻醉药,抗精神病药
体温过高	MDMA,苯丙胺,抗胆碱药,选择性 5- 羟色胺再摄取抑制剂
锥体束征、共济失调、肌张力过高、反射亢进和跖反射过强	三环类或抗胆碱药
高血压	可卡因,苯丙胺,MDMA

注意:患者有时会被怀疑中毒但未明确。即使病史提示存在自行滥用药物导致中毒的可能,仍需警惕患者可能存在严重的基础疾病。如,感到非常不舒服的患者通常会自行服用阿司匹林和对乙酰氨基酚。

药物过量和解毒药

(见表 14.2)

表 14.2　所有医院的急诊科都应该提供的解毒药 *

解毒药 / 药物	适应证
乙酰半胱氨酸	对乙酰氨基酚
活性炭	多种口服毒物
阿托品	有机磷类或氨基甲酸酯类杀虫剂;神经毒剂心动过缓
氯化钙	钙通道阻滞剂氢氟酸的全身效应
葡萄糖酸钙凝胶	氢氟酸的局部效应

续表

解毒药/药物	适应证
依地酸二钴 羟钴胺 亚硝酸钠 硫代硫酸钠	氰化物解毒药 应对所有患者进行氧疗 对怀疑氰化物中毒的重症患者(如氰化物暴露后),依地酸二钴是首选的解毒药 对严重乳酸酸中毒、昏迷、心脏停搏或有严重心血管疾病的烟雾吸入中毒患者应考虑使用维生素 B_{12} 如无依地酸二钴,则可以使用亚硝酸钠 硫代硫酸钠通常是其他解毒药的佐剂
氟马西尼	逆转医源性苯二氮䓬类药物过度镇静效应 不应该作为"诊断性"药物 三环类抗抑郁药/苯二氮䓬类药物混合性过量摄入和有癫痫病史的患者禁用
高血糖素	β 受体拮抗剂 其他适应证如钙通道阻滞剂/三环类抗抑郁药
脂肪乳注射液	严重的局麻药全身毒性
亚甲蓝	高铁血红蛋白血症
纳洛酮	阿片类药物
丙环定注射剂	肌张力障碍反应
8.4%、1.26% 或 1.4% 碳酸氢钠	三环类抗抑郁药和Ia、Ic类抗心律失常药 碱化尿液措施之一
抗蛇毒血清	欧洲极北蝰
亚叶酸钙	甲氨蝶呤,甲醇,甲酸
赛庚啶	5-羟色胺综合征
丹曲林	NMS,5-羟色胺综合征
去铁胺	铁
地高辛特异性抗体	地高辛及其苷类化合物

续表

解毒药／药物	适应证
甲吡唑（或乙醇） （静脉注射或口服）	乙二醇和甲醇 由于难以维持和监测乙醇输注，故首选甲吡唑
依达赛珠单抗	达比加群相关的活动性出血（与当地血液科专家和 NPIS 讨论）
聚乙二醇	针对不与活性炭结合的药剂进行全肠道灌洗，如铁、锂、身体藏毒和缓释制剂中毒
美司钠	环磷酰胺
奥曲肽	磺酰脲类
酚妥拉明	滥用拟交感神经药、MAOIs 和可乐定引起的肾上腺素抵抗性高血压所致的指／趾缺血
维生素 K_1	维生素 K 依赖性抗凝剂
鱼精蛋白	肝素
维生素 B_6	大剂量异烟肼

* Source：data from The College of Emergency Medicine & NPIS Guideline 2017.

抗癫痫药

苯妥英

苯妥英是一种抗癫痫药，属于 Ib 类抗心律失常药，可抑制电压依赖性 Na^+ 通道。它与蛋白质结合率高，通过肝脏的代谢，遵循米曼氏（Michaelis-Menten）饱和动力学。

临床表现

● 恶心和呕吐是常见的早期表现。

● 随着浓度的增加，可见到水平性眼球震颤（苯妥英中毒时必然出现）。

● 构音障碍、嗜睡、眼球震颤、共济失调、震颤、反射亢进／减弱,以及出现严重的中毒性昏迷、角弓反张、垂直性眼球震颤和抽搐。

口服苯妥英过量后很少累及心血管系统(累及时多是由于快速静脉注射苯妥英,是丙二醇溶剂引起)。

处理

- 如果患者在服用中毒剂量 1 小时内就诊,则予以活性炭(成人 50g)。志愿者研究的证据表明,多剂量活性炭可能会带来一些益处,但没有苯妥英中毒患者的对照数据。血浆苯妥英浓度有助于监测使用多剂量活性炭治疗的严重中毒患者。苯妥英浓度 >20mg/L 时一般可引起中毒症状,浓度 >40mg/L 则会发生严重毒性。
- 观察至少 4 小时。
- 所有患者应做 12 导联心电图(测量 QRS 和 QT),有症状的患者应采血送检尿素氮及电解质,肝功能和血糖。
- 癫痫发作应首先静脉注射地西泮治疗。
- 苯妥英与蛋白质的结合程度很高,因此透析和血浆置换无效。

卡马西平

卡马西平过量主要引起剂量依赖性的中枢神经系统毒性。药物吸收情况存在不可预测性,达到峰值可能需要 6~12 小时,明显中毒的患者可能会出现第二次峰值。

临床表现

- 常见的表现有眼球震颤、瞳孔散大、反射亢进、共济失调、癫痫发作、意向性震颤和构音障碍。8~12 小时后可出现昏迷,可周期性发作,与呼吸抑制和癫痫发作有关。
- 可能会发生心电图异常,包括 PR、QRS 和 / 或 QTc 延长,严重中毒的患者可能会发生心律失常和低血压。严重中毒者还可能存在低钠血症和低钾血症。

处理

- 如果患者已服用超过 20mg/kg 和 / 或出现症状,应予以多剂量活性炭治疗。

- 非缓释剂服用后至少观察 6 小时,缓释剂服用后至少观察 12 小时。
- 对接受多剂量活性炭治疗的患者,可监测血浆卡马西平浓度(浓度 >40mg/L 可能与严重毒性相关)。
- 所有患者均应进行心电图检查,以评估房室传导阻滞、QRS 和 / 或 QTc 延长。心电图异常的患者应请毒物中心或临床毒理学家会诊。
- 对于危及生命的中毒,活性炭血液灌流和 / 或血液透析可能有用。这些患者应请毒物中心或临床毒理学家会诊。

丙戊酸钠

服用 <5g 通常不会引起中毒;服用 20g 则可引起死亡。给药后约 4 小时血浆浓度达到峰值,但过量时半衰期将延长。

临床表现

- 常见表现为嗜睡,大量服用会出现昏迷。
- 恶心、呕吐、腹痛、腹泻和低血压。
- 与其他抗癫痫药不同,眼球震颤不常见。
- 可出现高钠血症、低血糖、高氨血症和低钙血症等电解质紊乱。
- 严重中毒者在服用后 12~72 小时会发生迟发性脑水肿。
- 也可发生出血性胰腺炎。

处理

- 除非患者发生严重的丙戊酸钠中毒,一般仅需要支持治疗。如果在服用后 1 小时内,可以给予活性炭(50g)。
- 监测尿素氮及电解质、Ca^{2+} 和血糖水平,对于严重中毒患者应检查血氨水平。
- 癫痫发作应静脉注射地西泮。
- 出现低血压,应采取液体复苏 ± 正性肌力药/升压药治疗。
- 出现高氨血症或肝毒性时,可给予左卡尼汀。
- 过量服用时,血液透析可能有效。

> **实践要点**
>
> 与苯妥英中毒不同,丙戊酸钠中毒不会出现构音障碍、眼球震颤和共济失调。

新型抗癫痫药

- 拉莫三嗪、左乙拉西坦、普瑞巴林、氨己烯酸、托吡酯、噻加宾、奥卡西平、加巴喷丁。

临床表现

- 这些药物几乎都可引起轻度嗜睡,但普瑞巴林可引起昏迷。
- 加巴喷丁过量可能引起恶心和呕吐。
- 拉莫三嗪和托吡酯过量可能出现共济失调。
- 拉莫三嗪、噻加宾和托吡酯中毒时偶尔可引起癫痫。

处理

- 服用 1 小时内,可给予活性炭治疗。
- 监测尿素氮及电解质、血糖。

抗精神病药

氯丙嗪、氟哌啶醇、利培酮、奥氮平

所有这些药物都具有抗精神病活性和多巴胺受体拮抗活性,它们中毒的表现和处理相似。

临床表现

包括嗜睡、昏迷、锥体外系反应(眼动危象、斜颈、牙关紧闭和言语障碍)、肌阵挛、低血压(极少情况为高血压)和癫痫发作。许多抗精神病药会导致 QT 延长,并引起尖端扭转型室性心动过速(尤其是氨磺必利和氟哌啶醇)。

处理

包括基本的药物过量处理以及针对症状的支持治疗。

- 服用 1 小时内,可给予活性炭(成人 50g)。
- 抬高床脚、静脉补液以纠正低血压,部分患者可能需要正性肌力药 / 升压药。
- 对癫痫发作者,静脉注射地西泮(初始剂量 5~10mg)通常有效;难治性癫痫发作可能需要巴比妥类药物。
- 根据需要,处理所有的心电图异常:
  - 对于严重的 QRS 延长(>160 毫秒),静脉给予 8.4% 碳酸氢钠(50mL)。
  - 对于严重的 QT 延长(>500 毫秒),静脉注射硫酸镁(2g)≥15 分钟。
  - 对于尖端扭转型室性心动过速,静脉注射硫酸镁(2g)或超速起搏。
- 对于锥体外系症状,可给予抗胆碱药改善急性肌张力障碍,如丙环定(5~10mg 静脉注射)。

阿司匹林

目前阿司匹林口服过量较少见。偶尔局部外用水杨酸制剂用作角质软化剂,或服用水杨酸甲酯(又称"冬青油")而致中毒。它的主要毒性作用表现为氧化磷酸化过程解偶联。

临床表现

- 中度水杨酸盐中毒的典型表现是出汗、呕吐、上腹痛、耳鸣和视物模糊。
- 若为成人患者,早期表现为呼吸频率增快,导致呼吸性碱中毒,随后进展为代谢性酸中毒;而在儿童患者,早期即发生单纯性代谢性酸中毒。

- 重度水杨酸盐中毒,会减弱水杨酸的离子化,从而增强组织渗透性。中枢神经系统表现为激越、震颤和痉挛,甚至昏迷和呼吸抑制。这也会降低肾脏水杨酸盐清除率。

并发症

- 代谢性酸中毒。
- 肺水肿(非心源性,急性呼吸窘迫综合征)。
- 急性肾功能不全。
- 低凝血酶原血症导致的凝血异常很少见。
- 消化道大出血很少见。

预后特征

- 血浆水杨酸盐浓度结合患者的临床特征和酸碱状态的解读非常重要。
- 水杨酸盐峰浓度 <350mg/L 时,一般无明显中毒表现。
- 水杨酸盐浓度为 500~750mg/L,表示中度中毒;>750mg/L (5.4mmol/L)则为重度中毒。但在代谢性酸中毒患者、儿童 (<10 岁)以及老年人(> 70 岁)中,低浓度水杨酸盐即可引起重度中毒。
- 严重的代谢性酸中毒提示预后不良。

处理

- 服用后 4 小时,应完善血尿素氮及电解质、凝血酶原时间和水杨酸盐(以及对乙酰氨基酚)浓度的检测。有症状者或水杨酸盐浓度 >350mg/L 者,每 3~4 小时复查一次,因为片剂可能会在胃内粘连成大团块或服用肠溶制剂而致持续吸收。
- 对于最近 1 个小时内服用超过 125mg/kg 阿司匹林者,则应使用活性炭治疗。
- 如果水杨酸盐水平在 4 小时后持续升高,可给患者追加一剂活性炭以防止延迟吸收。
- 测定动脉血气,评估酸中毒程度。

- 轻度或中度水杨酸盐过量仅需要口服或静脉补液,尤其要注意补钾。
- 临床表现明显且水杨酸盐浓度 >500mg/L 的患者应进行下列治疗:
  - 碱化尿液,使尿液 pH 达到 7.5~8.5。方案包括 225mmol 的碳酸氢钠(8.4% 碳酸氢钠溶液 225mL,输注 1 小时;或 1.26% 碳酸氢钠溶液 1.5L,输注 2 小时),必要时重复进行,以维持尿液 pH 值在 7.5~8.5;严重碱缺乏症的患者可能还需要再输注碳酸氢盐。这可能会导致血钾过低,从而限制尿液碱化。应每隔 2~3 小时检测血清 K^+ 水平。
  - 强制性碱性利尿不再有效,且有潜在危险。
  - 血液透析适用于严重中毒的患者,即水杨酸盐浓度 >900mg/L(6.51mmol/L),尤其是存在持续或进行性酸中毒、意识水平下降、抽搐、非心源性肺水肿以及肾衰竭或心力衰竭者。
- 肺水肿提示容量过负荷或血管通透性增加,是水杨酸盐中毒预后不良的表现。应收入重症监护室并且监测心输出量。非心源性肺水肿可能需要持续正压通气或机械通气(➔ 机械通气,p. 867),这些患者也可能需要血液透析。

苯二氮䓬类

故意过量服用是这类药物过量的常见原因。如果没有与其他镇静剂(如酒精、阿片类药物、三环类抗抑郁药)合用,此类药物过量的影响通常较轻。

临床表现

- 嗜睡
- 言语含糊
- 低血压(轻度)
- 共济失调

- 昏迷
- 呼吸抑制

老年人及有慢性肺部疾病的人通常更易发生苯二氮䓬类药物导致的心肺功能受抑。

处理

- 服用不超过 1 小时者,可给予 50g 活性炭;保护患者气道。
- 氟马西尼不宜用于诊断不明或可能存在混合药物过量的昏迷患者,因为它可能引起癫痫发作、心律失常或死亡,尤其是患者合用致癫痫药或促心律失常药(如右丙氧芬、茶碱、三环类抗抑郁药)时。
- 如果确定为单纯性苯二氮䓬类药物过量,对于重度过量(即发生与中枢神经系统抑制相关的呼吸抑制和缺氧),可予以氟马西尼逆转严重的心肺抑制。通常应由经验丰富的医生或毒物中心 / 临床毒理学家会诊后方可应用。静脉推注氟马西尼的剂量为 0.2mg。如无反应,则再静推 0.3mg,然后再给予 0.5mg,最大剂量为 3mg,直至患者苏醒。大多数苯二氮䓬类药物的作用持续时间比氟马西尼长得多,因此需要 0.1~0.4mg/h 静脉滴注,直至达到要求的清醒程度。
- 避免过度应用氟马西尼,以达到完全逆转苯二氮䓬类药物的作用。在长期使用苯二氮䓬类药物的患者中,可能会导致戒断反应。

β 受体拮抗剂

这类药物具有竞争性拮抗内源性儿茶酚胺的作用,影响心脏房室传导和心肌收缩力。基于对此类药物已知的药理学作用,其产生的影响是可预知的。

临床表现

- 窦性心动过缓。

- 低血压。
- 心力衰竭。
- 心脏停搏(无收缩或心室纤颤)。
- 低血糖(罕见)。
- 支气管痉挛(很少见于非哮喘病患者)。
- 脂溶性 β 受体拮抗剂(如普萘洛尔、卡维地洛、拉贝洛尔、美托洛尔和吲哚洛尔)更可能穿过血脑屏障而影响中枢神经系统,出现如嗜睡、意识错乱、癫痫发作、幻觉和昏迷等表现。
- 索他洛尔会导致 QT 延长,并可能导致尖端扭转型室性心动过速。

预后特征

- 原有心肌收缩力受损的患者难以耐受过量的 β 受体拮抗剂。

处理

- 建立静脉通路。
- 完善 12 导联心电图,然后连续监测心电图至少 6 小时(对于缓释剂过量则为 12 小时)。
- 定期(至少每 15 分钟)记录一次心率和血压。
- 如果在服药 1 小时之内,可予以活性炭(成人 50g)。
- 低血压:应尽早收入重症监护室,尽快请专家会诊;抬高床脚,并适当地快速补液。
- 如果低血压持续存在,可静脉注射高血糖素(50~150μg/kg,然后 1~5mg/h 静脉滴注)。该药可通过增加心肌环磷酸腺苷(cyclic adenosine monophosphate,cAMP)的水平而发挥正性肌力作用,并且不依赖 β 受体的活性。
- 在药物被代谢和排泄清除的同时,可使用主动脉内球囊反搏或其他心脏支持装置提供足够的心输出量。
- 心动过缓:可能对阿托品(成人为 0.5~1.2mg,必要时重复)或上述剂量的高血糖素有反应。伴有心血管损害的持续性心动过缓者,可能需要起搏器治疗(通常需要较高的阈值)

(➥肺动脉插管 1，p. 841；➥肺动脉插管 2，p. 843；➥肺动脉插管 3，p. 845）。

- 抽搐：可给予地西泮 5~10mg 静脉注射［➥癫痫持续状态（强直 - 阵挛型）1，p. 437］。
- 支气管痉挛：可给予沙丁胺醇雾化（2.5mg）。
- 规律监测有症状患者的血糖（每小时一次）。如果发生低血糖，给予口服或静脉注射葡萄糖。

钙通道阻滞剂

硝苯地平、氨氯地平、维拉帕米和地尔硫草

最重要的效应是对心血管系统的影响。治疗剂量的 3~4 倍即可引起严重的毒性反应。钙通道阻滞剂可阻断心脏和血管组织以及胰腺 β 细胞中存在的 L 型钙通道。

临床表现

- 非心血管效应较少见，可能包括恶心、呕吐、头晕、激越和意识错乱。可能会发生代谢性酸中毒、高钾血症、低钙血症和高血糖。高血糖的程度与中毒的严重程度有关。
- 继发于周围血管舒张和直接心肌抑制的严重低血压较常见，可导致反射性心动过速。严重中毒时可能有心动过缓和房室传导阻滞。

处理

- 过量服用 1 小时内，可予以活性炭（成人 50g）。
- 如果服用的是缓释剂，可使用聚乙二醇或 Klean-Prep® 进行全肠道灌洗。
- 监测血压和心律。完善尿素氮及电解质、Ca^{2+}、血糖和动脉血气等检查。
- 完善 12 导联心电图；如果服用的是缓释剂，或出现心率、血压的下降，需多次复查心电图。
- 无症状者，至少应观察 12 小时（服用缓释剂者，应观察 24

小时）。

- 有症状的心动过缓,应给予阿托品治疗（成人 1mg）,可重复给药。

- 低血压:尽早收入重症监护室,尽快请专家会诊;抬高床脚,并适当地快速补液。

- 如果持续性低血压,可给予 10% 氯化钙 10mL,重复给药 3~4 次（葡萄糖酸钙因其 Ca^{2+} 浓度较低可作为备选）。

- 如果输注氯化钙后血压仍低,则需要输注大剂量胰岛素和葡萄糖。短效胰岛素初始负荷剂量为 1U/kg,加入 100mL 的 20% 葡萄糖溶液中;随后以 0.5U/(kg·h) 维持滴注,使收缩压保持在 100mmHg 以上。应根据需要给予 10% 葡萄糖输注,以维持血糖正常,并且在开始的第一小时每 15 分钟检查血糖一次,此后至少每 30 分钟检查一次。一般每 4~8 小时需要输注 K^+ 20mmol,同时至少每 2 小时检查一次 K^+。值得注意的是,随着中毒药物作用的减弱和胰岛素抵抗的改善,葡萄糖的需求量会上升。

- 对于严重低血压,既往有使用脂肪乳剂 Intralipid® 获得成功救治的先例。对其他治疗无反应的患者,建议使用治疗局麻药中毒的标准剂量:给予 20% 脂肪乳剂（1.5mL/kg）,给药时间 1 分钟,作为负荷剂量,随后以 15mg/(kg·h) 的剂量进行维持,最大累积剂量为 12mg/kg。

- 如果这些措施仍难以纠正低血压,则应根据临床情况考虑使用正性肌力药 / 升压药,或使用球囊反搏或类似装置进行支持治疗。

一氧化碳

　　一氧化碳中毒（CO 中毒）最常见的原因有吸入烟雾、疏于维护的家用燃气设备以及故意吸入汽车尾气。CO 中毒通过两种机制引起组织缺氧:首先,CO 干扰线粒体的电子传递;其次,CO 通过竞争性抑制氧与血红蛋白的结合（其对血红蛋白的亲和力是氧的 220 倍)以及改变 HbO_2 解离曲线的形状(使其向左移动)而减少氧供。

临床表现

碳氧血红蛋白(carboxy-haemoglobin,COHb)水平与临床特征相关性很低。一般来说,COHb<30% 者仅表现为头痛和头晕。COHb 为 50%~60% 者会出现晕厥、呼吸急促、心动过速和痉挛。COHb>60% 者,呼吸循环衰竭和死亡的风险增加。

并发症

- 局部缺氧有一些可预测的结果,有特殊风险的缺氧部位包括:累及中枢神经系统,可影响大脑、小脑或中脑功能,导致意识障碍和协调障碍;累及心肌,可导致心肌缺血和心肌梗死;累及骨骼肌,可导致横纹肌溶解和肌红蛋白尿;累及皮肤,可导致红斑甚至严重水疱。
- 长期暴露可导致帕金森综合征、共济失调、人格改变、记忆力减退、痴呆和周围神经病变。

处理

- 确保患者脱离现场;选用紧密贴合的面罩,提供纯氧吸入。
- 完善动脉血气检查。虽然 PaO_2 可能在正常范围,但血气分析仪检测 COHb 浓度更为重要。注意:用脉氧仪监测氧饱和度无用,因为它无法区分氧合血红蛋白和碳氧血红蛋白,导致氧饱和度假性升高。
- 吸氧应持续至 COHb<5%,可能需要 20 小时。
- 完善 12 导联心电图,并持续监测心律情况。对于有症状患者,完善全血细胞计数、尿素氮及电解质、肌酸磷酸激酶和肌钙蛋白等检查。
- 对于昏迷患者,应给予气管插管并予以纯氧治疗(这将使 COHb 半衰期减少至 80 分钟,而在空气中则为 320 分钟)。对于所有严重酸中毒或有心肌缺血迹象的患者,亦应给予上述处理。

- 静脉注射地西泮(5~10mg)控制癫痫发作。
- 没有证据表明高压氧可以改善预后。对于重度中毒(如昏迷、神经系统症状)者可以考虑高压氧治疗——与 NPIS 讨论这些患者。
- 如果患者在房屋火灾中接触 CO,应考虑他们是否还有烟尘吸入或氰化物暴露的可能。
- 神经精神后遗症可能在随后数周才会出现,应当确保医学随访。

氰化物

　　氰化物中毒常见于烟尘吸入(氰化氢是聚氨酯泡沫塑料的燃烧产物)。氰化物衍生物被广泛应用于工业生产过程中,工业事故中易发生氰化物中毒。氰化物通过不可逆地阻断线粒体电子传递产生作用。

临床表现

　　氰化氢气体可在数分钟内导致呼吸停止、心脏停搏和死亡。食用或经皮肤污染的效应通常表现较慢(长达数分钟甚至数个小时)。注意,检测苦杏仁味是无用的。

　　治疗的决策应根据轻、中、重度中毒临床特征的分级,分级如下:

- 轻度:恶心、眩晕、过度通气和血乳酸 <10mmol/L。
- 中度:GCS 评分降低或抽搐、呕吐、低血压、血乳酸 10~15mmol/L。
- 重度:昏迷、瞳孔固定散大、发绀、血流动力学不稳定或呼吸衰竭,血乳酸 >15mmol/L。

预后特征

- 成人食入数百毫克氰化盐即可致命。饱食或提高胃内 pH 值(如抗酸药)可延缓其吸收。

- 如果吸入氰化氢的患者能存活至医院,则不太可能发生严重中毒。

处理

- 不要进行口对口人工呼吸。选用紧密贴合的面罩给予纯氧,必要时进行气管插管及机械通气。
- 建立静脉通路。
- 完善动脉血气分析,乳酸酸中毒提示严重中毒。
- 使用肥皂和清水彻底清除皮肤污染物。
- 在治疗疑似氰化物中毒的患者前,应与毒物服务机构或临床毒理学家进行讨论。
- 轻度中毒,可以应用硫代硫酸钠(50% 硫代硫酸钠 25mL 输注 10 分钟)。
- 中度中毒,硫代硫酸钠可按上述剂量给予,同时与亚硝酸钠(3% 溶液 10mL 输注 5~20 分钟)或羟钴胺(5g 输注 15 分钟)合用。
- 重度中毒,建议使用依地酸二钴或羟钴胺(如可获得)。依地酸二钴的剂量为 300mg Kelocyanor® 静脉注射 1 分钟,然后立即注射 50% 葡萄糖 50mL;如果不是氰化物中毒,依地酸二钴会有很强的毒性并可能致命。
- 如果第一剂依地酸二钴无反应,可再给予一剂。但如果误诊,继续使用依地酸二钴会引起钴中毒。此外,亚硝酸钠(3% 溶液 10mL 输注 5~20 分钟)和硫代硫酸钠(50% 溶液 25mL)可作为备选。如果给予亚硝酸钠,应监测高铁血红蛋白水平。

地高辛

临床表现

- 恶心、呕吐、意识错乱和腹泻。
- 视觉异常(视物模糊、闪光、色觉紊乱)。

- 心律失常(快速性心律失常或缓慢性心律失常),低血压。

并发症

- 高钾血症。
- 心律失常——地高辛中毒可发生任何类型的缓慢或快速性心律失常。

处理

- 测定地高辛血药浓度、尿素氮和电解质。对于不规律服用地高辛者,应在服用至少 6 小时后抽血检测。
- 做 12 导联心电图并持续监测。
- 服药 1 小时内者,应给予活性炭。如果患者没有呕吐,可每 2 小时重复给予活性炭(25g)。
- 对于窦性心动过缓和房室传导阻滞,可给予阿托品(0.6mg 静脉注射,反复给药至总量 2.4mg)。无症状的室性期前收缩不需要特殊治疗。
- 对于高钾血症,首选胰岛素和葡萄糖治疗,但血 K^+ 浓度 >6.5mmol/L 是抗体治疗的指征。不要应用葡萄糖酸钙或氯化钙,因为细胞内 Ca^{2+} 的增加会引起心律失常,并加重地高辛相关的低血压。
- 快速性室性心律失常应用硫酸镁(8~10mmol 静脉注射)治疗。
- 抗地高辛抗体片段(DigiFab®)适应证:血流动力学不稳定、难治性快速性室性心律失常或高钾血症(见框 14.1)。
- 慢性中毒者抗地高辛抗体片段(DigiFab®)的给药剂量:瓶数 = 地高辛浓度(ng/mL)× 体重(kg)× 0.01。初始剂量为总剂量的一半,约 20~30 分钟起效(如终止室性心动过速);如未起效,则重复给药。治疗后 24 小时应监测 K^+ 和地高辛血药浓度。注意结果通常会偏高,因为大多数检测方法测定结合和游离的地高辛。在肾功能不全的患者中,这种回升效应会延迟,因此监测应延长至 72 小时。
- 通常最好避免起搏器治疗,因为可兴奋的心肌更易发生心律失常。如果没有 DigiFab®,则经静脉起搏或超速起搏可能是唯一的选择。

框 14.1 地高辛特异性抗体的适应证

- K⁺ 水平 >6.5mmol/L。
- 严重的缓慢性心律失常。
- 危及生命的快速性心律失常。

在没有地高辛特异性抗体时,用胰岛素和葡萄糖治疗高钾血症。

乙醇:急性中毒

患者可以表现为急性中毒、戒断综合征、营养缺乏综合征或慢性中毒(肝脏、中枢神经系统、周围神经肌病等)。

临床表现

酒精中毒可导致去抑制、欣快感、协调运动障碍、共济失调、木僵和昏迷。慢性酒瘾者达到乙醇中毒的血液乙醇水平要高于一般饮酒者。尽量从患者家属或朋友处采集病史,体检时注意是否有慢性肝病、外伤或感染的表现。

并发症

- 急性胃炎导致恶心、呕吐、腹痛和消化道出血。
- 呼吸抑制和呼吸停止、吸入呕吐物(伴有急性呼吸窘迫综合征)及伴有深度镇静的低体温。
- 低血糖很常见,应予以避免。
- 酒精性酮症酸中毒。
- 意外伤害,特别是头部外伤(硬膜下)。
- 横纹肌溶解和急性肾功能不全。
- 感染(脓毒血症、脑膜炎)。

处理

- 轻度至中度酒精中毒，通常不需要特殊治疗。视患者的具体情况决定是否入院补液治疗和观察。木僵或昏迷的患者均应收入病房。

- 检查气道是否有呕吐物，患者是否有气道保护能力。将患者置于复苏体位。

- 不要洗胃或给予活性炭。

- 测定血尿素氮及电解质、肌酸磷酸激酶、血糖、淀粉酶、乙醇浓度和动脉血气（酸中毒）。应考虑其他药物过量的可能性。

- 密切监测是否存在呼吸抑制、缺氧、低血压和戒断综合征（➜ 急性酒精戒断，p. 465；➜ 急性酒精戒断，p. 762）。

- 监测血糖。对于低血糖昏迷者，给予 50% 葡萄糖 25~50mL，如必要可再静脉滴注 10% 葡萄糖。葡萄糖可能会在营养不良患者中诱发韦尼克脑病。因此在理想情况下，给予葡萄糖前应先静脉注射 1~2mg/kg 维生素 B_1。

- 建议经静脉补液（对慢性肝病患者避免过度使用生理盐水）；监测尿量。

- 在极少数情况下，重度中毒或酸中毒的患者需要血液透析。

- 急性发作恢复后，应完善精神心理医学评估和随访，并适时转至酒精康复项目。

- 有关酒精戒断和震颤性谵妄，请参阅 ➜ 急性酒精戒断，p. 465；➜ 急性酒精戒断，p. 762。

降糖药

胰岛素

　　故意或意外的胰岛素过量是低血糖的重要原因，可危及生命。使用长效胰岛素时，中毒效应会被延长。如果食入胰岛素，则不会引起中毒。

临床表现

- 与低血糖有关的症状可出现在注射后 2 小时内,包括恶心、呕吐、出汗、心动过速、心悸、激越以及与脑水肿相关的意识错乱、癫痫、昏迷等。
- 电解质紊乱,包括低 K^+、Mg^{2+} 和 PO_4^{3-}。

> **实践要点**
>
> 注意:服用 β 受体拮抗剂的低血糖患者可能仅有轻微症状。

处理

- 对于严重低血糖者,关注气道、呼吸和循环!
- 如果患者清醒,予以 50% 葡萄糖 50mL 或 20% 葡萄糖 100mL 或进食以快速纠正低血糖。
- 初始予以输注 10% 葡萄糖,持续至目标血糖水平。
- 监测尿素氮及电解质、心电图,初始每 10~15 分钟监测末梢葡萄糖,至少每小时测定一次实验室葡萄糖。
- 葡萄糖输注结束后需观察 6 小时,以确保出院前血糖水平维持正常。

二甲双胍

治疗剂量的双胍类降血糖药可能引起轻度 B 型乳酸酸中毒,但在药物过量和 / 或肾功能不全的老年患者中可引起严重中毒。

临床表现

- 低血糖很少见。
- 腹痛、腹泻和乳酸酸中毒可能导致过度通气、GCS 评分下降和低血压。

处理

- 服用 1 小时内,可使用活性炭(50g)。
- 监测血尿素氮及电解质、葡萄糖和静脉碳酸氢盐。

- 有症状者应完善动脉血气分析。采用 8.4% 的碳酸氢钠纠正严重的代谢性酸中毒。
- 血液透析适应证:持续代谢性酸中毒、乳酸水平持续 >10mmol/L 以及合并肾功能不全。

磺酰脲类,如格列齐特、格列本脲、格列美脲、格列吡嗪、甲苯磺丁脲

　　与双胍类药物相比,磺酰脲类药物的过量更易导致低血糖。服用普通片剂 4 小时、缓释剂 12 小时达到血浆峰值浓度。

临床表现
- 低血糖是最常见的严重症状:恶心、呕吐、出汗、心动过速、心悸、激越,与脑水肿相关的意识错乱、癫痫和昏迷。

并发症
- 脑水肿和癫痫发作。
- 急性肾功能不全。

处理
- 对于严重低血糖者,关注气道、呼吸和循环!
- 如果患者清醒,予以 50% 葡萄糖 50mL/20% 葡萄糖 100mL 或口服制剂以迅速纠正低血糖。
- 初始予以 10% 葡萄糖输注,持续滴定至目标血糖水平。
- 监测血尿素氮及电解质、心电图,初始每 10~15 分钟测定末梢葡萄糖,至少每小时测定一次实验室葡萄糖。
- 葡萄糖输注结束后需观察 6 小时,以确保出院前血糖水平维持正常。
- 如果有症状,监测至少 12 小时。如无症状,则监测 6 小时。
- 对于复发性低血糖患者,可给予奥曲肽。成人推荐剂量:每 6 小时 50μg 皮下注射或静脉注射,共 4 次。

铁剂

- 铁剂的毒性取决于其中含有的元素铁的比例。

- 摄入元素铁超过 20mg/kg 即可引起中毒,而 >200mg/kg 则会致命。
- 铁中毒的早期临床表现是铁的腐蚀作用所致,而后期效应则是由于胞内过程的阻断。

临床表现

- 早期(30 分钟以后):呕吐、腹泻 ± 呕血、黑便和腹痛。
- 中期(隐匿期)(6~12 小时):初始症状减轻,患者看似在好转。
- 晚期(12~48 小时):初始症状再次出现,并伴有低血压、代谢性酸中毒、肝细胞坏死表现(包括低血糖、黄疸、脑病和凝血病),甚至发生呼吸和肾功能衰竭。
- 超晚期(2~5 周):铁最初腐蚀作用所致的瘢痕,可导致幽门狭窄和小肠狭窄。

检查

- 条件允许时,服用后 4 小时应完善血清铁、全血细胞计数、尿素氮及电解质、肝功能、葡萄糖和凝血功能检查。
- 服用缓释制剂者,6~8 小时后再次测定血清铁。
- 如果怀疑过量,应进行动脉血气分析。
- 腹部平片可能有助于估算服用的药片数量。

处理

- 根据需要给予输液和输血,但应防止液体过负荷。
- 活性炭对铁剂过量无效。如果服用缓释片剂或者在 X 线下看到胃内有片剂,应进行全肠道灌洗。
- 肠外螯合剂适应证:血清铁水平 >90μmol/L(5mg/L) 或出现休克、惊厥或昏迷。
- 去铁胺治疗:初始 15mg/(kg·h) 静脉滴注,推荐每日最大剂量 80mg/kg。严重中毒者可使用更高剂量(应与中毒中心或临床毒理学家讨论)。如果给药速度超过推荐速度,去铁胺可能引起低血压。据报道,给药速率 >80mg/(kg·h) 持续超过 24h,会导致肺水肿和急性呼吸窘迫综合征的发生。

锂剂

锂剂的治疗指数很低,有速释剂和缓释剂两种剂型。区分急性中毒、慢性中毒和慢性基础上急性中毒(以下简称慢加急性中毒)非常重要,因为它们具有显著不同的临床特征。

临床分类

急性中毒发生于急性锂剂过量。未接受过锂剂治疗的患者,对锂过量的耐受性通常要好于接受锂剂治疗的患者(慢加急性锂剂过量)。

慢性中毒往往发生在肾脏功能受损、脱水、Na^+缺乏或与其他药物(如 ACEIs,NSAIDs 或利尿剂)相互作用的情况下。

慢性中毒有神经系统表现和永久性损害的更大风险(参见 ➋ 处理,p. 806),而且血药浓度常与临床特征相关性较差。

临床表现

- 口渴、多尿、腹泻、呕吐和细小震颤常见。
- 严重中毒主要影响中枢神经系统,表现为意识状态受损、意识混乱、粗大震颤、手足徐动、大小便失禁,肌张力过高和癫痫发作。
- 严重中毒者可出现非神经系统表现,包括高钠血症、心律失常和低血压。

预后特征

在急性锂剂过量中,毒性表现通常与锂浓度有关(>4mmol/L),但在慢加急性过量或慢性蓄积时,其中毒浓度较低(2~4mmol/L)。总之,临床特征是比锂浓度更重要的预后指标。

处理

- 缓释剂所致的严重急性或慢加急性过量时,可采用聚乙二醇进行全肠道灌洗。(注意:活性炭不吸收锂)。

- 治疗后 6 小时监测血清锂浓度，每 6~12 小时重复检测一次（要确保所用试管中不含肝素锂抗凝剂）。
- 缓释剂过量者应观察 24 小时。
- 有症状者应进行心电图检查。
- 监测血尿素氮及电解质。
- 停用利尿剂(尤其是噻嗪类)，或其他可能影响肾脏排泄锂的药物(如 NSAIDs)。
- 纠正水和电解质紊乱，并确保充足的水分。不要强行利尿。
- 长期接受锂剂治疗者，血清锂浓度 >4mmol/L，尤其有神经系统症状时，应进行血液透析治疗。血液滤过是一种替代方法，但至少需持续 24 小时。急性锂剂中毒很少会出现需要进行血液透析的严重中毒，但血清锂浓度 > 8mmol/L 并伴有神经系统症状者可能需要进行血液透析。
- 血液透析后，锂可能会从组织中释放，血锂复升。应每 6~12 小时监测锂浓度，透析 / 滤过结束后应观察患者 24 小时。

非甾体抗炎药

布洛芬、萘普生、双氯芬酸、吲哚美辛、甲芬那酸和吡罗昔康

　　非甾体抗炎药除非服用剂量很大，一般影响较小。布洛芬是最常见的过量药物之一，一般 <100mg/kg 无临床症状。

临床表现

- 胃肠道症状最常见：恶心、呕吐、上腹痛，偶有腹泻。
- 可有耳鸣、头痛和消化道出血，但很少见。
- 大剂量过量时，可出现中枢神经系统症状，如嗜睡、眼球震颤、共济失调、视力模糊、定向障碍和昏迷等。
- 可发生抽搐，尤其是甲芬那酸过量，与其降低癫痫发作阈值有关。

并发症

- 急性肾损伤。
- 代谢性酸中毒。
- 有可能加重哮喘。

处理

- 服用布洛芬 >100mg/kg 或其他非甾体类药 >10 片后 1 小时内,可给予活性炭(50g)。
- 服用近似中毒剂量者,需观察 4 小时;服用缓释剂者,应观察 8 小时。
- 大量服用者应监测全血细胞计数、尿素氮及电解质和肝功能。
- 癫痫一般是短暂发作,除气道保护之外很少需要特殊治疗;如果癫痫持续,应使用地西泮 5~10mg 静脉注射。
- 如果胃肠道刺激症状明显,可使用质子泵抑制剂。

消遣性药物:兴奋剂

广义上讲,消遣性药物可分为兴奋剂、致幻剂和抑制剂。

兴奋剂:苯丙胺类[如苯丙胺、3,4-亚甲二氧基甲基苯丙胺(MDMA)、甲基苯丙胺],可卡因、哌嗪类、卡西酮类(如甲氧麻黄酮)。

苯丙胺类在世界范围内已使用数十年,但最近出现的新精神活性物质(novel psychoactive substances,NPS),取代了苯丙胺和苯乙胺,尤其是苯丙胺的 β-酮衍生物——卡西酮类。多种卡西酮类(如甲氧麻黄酮、美沙酮和亚甲二氧基甲氧麻黄酮)被当作娱乐品吸食。其他 NPS 兴奋剂包括 2,3-二氢化茚、四氢呋喃、哌苯甲醇和苯并呋喃。

常见并发症包括:

- 心动过速、高血压和心律失常,常为室上性心动过速。
- 中枢效应(与交感神经系统刺激增加有关):出汗、震颤、磨牙、瞳孔扩大、癫痫发作、精神运动性激越、焦虑、精神错乱和妄想。

- 与 5- 羟色胺综合征类似的高热综合征：体温过高、肌张力过高、眼球震颤、阵挛、自主神经不稳定，可导致横纹肌溶解、DIC 和急性肾功能不全。

不常见的并发症包括心肌病（长期使用后）、主动脉夹层、蛛网膜下腔出血和脑出血。急性期过后，精神症状仍可能持续存在。精神疾病的高发生率可能与长期使用有关。

可卡因

可卡因包括可卡因粉末（鼻腔吸入或静脉注射）或强效可卡因（吸食或静脉注射）。急性可卡因中毒的表现与其他消遣性兴奋剂相似，如心动过速、高血压及精神运动性激越等。此外，可卡因可引起缺血性卒中、脑出血、与心脏的离子通道效应相关的心律失常和急性冠脉综合征。

可卡因相关的急性冠脉综合征和心律失常

- 可卡因相关性急性冠脉综合征（冠状动脉收缩）的发病机制与经典的急性冠脉综合征不同，因此治疗方法也不同。
- Na^+ 通道和 / 或 K^+/ Ca^{2+} 通道阻滞可导致广泛复杂的心律失常。

兴奋剂中毒的一般处理

- 对于激越的患者，可给予地西泮（初始 5~10mg 静脉注射）。地西泮还可作用于外周苯二氮䓬受体和扩张冠状血管，因而可治疗可卡因相关性 ACS。
- 完善 12 导联心电图检查，以发现心肌缺血（尽管心电图对急性可卡因中毒的敏感性较低）或 QRS / QTc 延长（提示发生室性快速性心律失常的风险增加）。
- 窄 QRS 波快速性心律失常：可给予地西泮治疗。极少数情况下，可能需要直流电复律或给予维拉帕米（5~10mg 静脉注射）。
- 严重高血压（收缩压 > 200mmHg，舒张压 > 120mmHg）首先用地西泮（5~10mg 静脉注射）控制；如果对地西泮有抗药性，可给予硝酸甘油（1~2mg/min，静脉滴注至起效）。β 受体拮抗剂可使高血压恶化,因为外周血管的 β 受体受到抑制后,α 受体不受拮抗而兴奋。

- 高热(体温 >39~40℃)应采用迅速降温治疗(静脉输注冷溶液,冰浴 ± 外部冷却)和静脉给予地西泮。如果高热持续存在,考虑气管插管、镇静以及特殊药物(如丹曲林和 / 或赛庚啶)进一步治疗。应与毒物中心和 / 或临床毒理学家讨论。横纹肌溶解应采用常规方法治疗(➜ 横纹肌溶解,p. 325)。

可卡因特殊处理

- 胸痛者应给予吸氧、地西泮(静脉注射)和硝酸盐(舌下含服或静脉注射)治疗。如果胸痛持续存在,应考虑冠状动脉造影以进行腔内治疗。如果无法进行冠状动脉造影,应与毒物中心和 / 或临床毒理学家讨论病情,而且可能需要其他冠状血管扩张剂,如维拉帕米或酚妥拉明。
- 室性心动过速:8.4% 碳酸氢钠,1~2ml/kg 静脉注射。

消遣性药物:致幻剂

例如:麦角酰二乙胺、氯胺酮、海罂粟碱,色胺类、苯环利啶、大麻、蘑菇(裸盖菇属)。

氯胺酮

治疗上用于麻醉和镇痛。可通过吸食或口服作为消遣性药物滥用。无论使用何种方法,起效都很快。

临床表现

- 低剂量时可出现呕吐、视力模糊、麻木、头晕和共济失调。
- 中等剂量可引起严重的幻觉和游离("灵魂出窍"),并伴有轻微的心动过速和高血压。
- 大剂量时会出现呼吸抑制和肺水肿,但少见。

致幻蘑菇

活性成分是裸盖菇素,是一种 5-HT$_{2A}$ 受体激动剂。

临床表现

- 呕吐、面色潮红、瞳孔扩大、腹痛、幻视和幻听。
- 常出现对距离和高度的判断力受损。
- 少见的有心律失常，心肌梗死，肝功能异常和横纹肌溶解造成的肾衰竭。

致幻剂中毒的一般处理

- 将患者安置在安静环境中。
- 每 30 分钟监测一次血压、心率、体温和呼吸频率。
- 对于严重激越的患者，可给予地西泮。

消遣性药物：抑制剂

阿片类药物

阿片中毒是阿片或阿片类药物滥用所致，一般是二乙酰吗啡滥用（静脉注射、皮下注射、抽烟或少见经鼻吸入），或故意自体中毒，或过度使用阿片类药物作为镇痛药。需要牢记的是，一些阿片类成分出现在对乙酰氨基酚的复合制剂中，因此还有可能产生对乙酰氨基酚中毒的表现。一些阿片类药物具有长效作用，尤其是美沙酮，当药物过量时半衰期更长。

临床表现

典型症状为针尖样瞳孔、严重的呼吸抑制以及中枢神经系统抑制引起的昏迷，呼吸频率和呼吸深度均降低。酒精或其他中枢神经系统抑制剂（如苯二氮䓬类）会加重抑制作用，血压可能会降低。但纯阿片类药物中毒很少出现严重的低血压。

预后特征

- 非心源性肺水肿提示预后不良。
- 肾功能不全会减少鸦片的排泄，并延长其作用时间。

处理

- 监测呼吸频率、呼吸深度和脉搏血氧饱和度。面罩吸氧。

- 建立静脉通路。如果服用对乙酰氨基酚 - 阿片类复合制剂，需监测血浆对乙酰氨基酚浓度（➲ 对乙酰氨基酚：评估，p. 814）。
- 纳洛酮是特异性解毒药，属于纯阿片类药物拮抗剂。对于呼吸抑制 / 低氧患者，每隔 1~2 分钟静脉注射 0.2~0.4mg，直至患者呼吸频率 >12 次 /min，并有足够的呼吸深度以及氧饱和度。对于阿片类药物依赖者，应避免使用足量纳洛酮而完全逆转阿片类药物的作用，这可能会引起急性戒断反应。纳洛酮的治疗终点是有足够的呼吸。
- 纳洛酮的总剂量可达 2mg 甚至以上。如果在该剂量下仍无效，应考虑其他治疗措施或其他原因。
- 纳洛酮作用持续时间短于很多阿片类药物，因此需要反复静脉注射或静脉输注，以避免再次出现镇静状态。初始剂量可为每小时唤醒患者剂量的三分之二，并根据需要进行调整。对于长效阿片类药物过量（如美沙酮），纳洛酮输注需要维持 48~72 小时。

并发症

- 所有阿片类药物均可引起非心源性肺水肿，静脉注射二乙酰吗啡者更常见。
- 横纹肌溶解可发生在阿片类药物所致昏迷的患者当中，但并不常见。
- 静脉吸毒者可出现右心内膜炎和感染性肺栓塞（胸部 X 线可表现为局灶性浸润）。

实践要点

纳洛酮不能完全逆转丁丙诺啡的呼吸抑制作用，严重者需要机械通气。

γ- 羟丁酸（GHB）和 γ- 丁内酯（GBL）

服用后，GBL 可迅速转化为 GHB。GHB 作用于大脑中的 γ- 氨基丁酸（GABA）受体，先引起刺激，后出现嗜睡现象。大剂量可导致癫痫发作、通气不足和意识不清。与乙醇共同作用于中枢神经系统时，可引起呼吸抑制。

- GHB(连同 GHB 前体 GBL 和 1,4- 丁二醇)既被用作兴奋剂，又被用在健美塑形中，因为人们认为它可以增加生长激素的产生。

临床表现

- GHB 的临床效果出现在服用 30~60 分钟内，持续 2~4 小时。
- 有短暂的刺激作用或兴奋表现，随后出现镇静作用并伴有呼吸抑制。死亡很少见，院外死亡多是由于呼吸停止。
- 可出现心动过缓，低血压少见。
- 常有呕吐，如伴中枢神经系统抑制，可导致误吸。5%~10% 的严重 GHB/GBL 中毒者，可出现癫痫发作。

处理

- 在药物作用消失时，有呼吸抑制的患者至少还要观察 4 小时。
- 所有患者都需要进行静脉血气检测以确保无酸中毒；进行心电图检查。
- 低通气所致的呼吸性酸中毒者，需要气管插管，尤其是出现呕吐或癫痫发作时。一般这些患者很快会康复，并且可发生自行拔管现象。

GHB / GBL 戒断

经常使用 GHB/GBL 会导致躯体依赖，停用会导致急性戒断。症状与酒精戒断相似，但通常更为严重，神经精神症状常见，包括精神病和幻觉。

处理

- 应安排患者处在安静和有治疗措施的环境中。
- 地西泮是主要治疗药物，初始剂量为 5~10mg。有时需要大剂量(24 小时内 >100mg)，并且可能仍无法控制症状，必要时需要进行气管插管。
- 巴氯芬是一种 GABA 受体激动剂，已被用于戒断治疗，但该疗法尚未获得许可。因证据有限，在使用巴氯芬之前应与中毒中心和/或临床毒理学家进行讨论。

对乙酰氨基酚:评估

对乙酰氨基酚在治疗剂量下仅有小部分被代谢为活性代谢物 N-乙酰苯醌亚胺(NABQI),后者可通过与谷胱甘肽结合而被解毒。过量服用时,正常的代谢途径已饱和,因此多出的部分通过细胞色素 P450 系统代谢为 NABQI。解毒这些有毒成分可使肝脏内谷胱甘肽储备耗竭,而致肝细胞毒性。

对乙酰氨基酚过量可以分为急性单次过量和多次摄入累积性过量(服用 1 小时以上)。

2012 年 9 月,英国药品和健康产品管理局(MHRA)发布了对乙酰氨基酚中毒评估与解毒药乙酰半胱氨酸治疗的变更。将不再设置危险分层,对于急性单次口服对乙酰氨基酚过量者,根据对乙酰氨基酚治疗列线图评估处理;对于多次摄入过量者,需以每日摄入对乙酰氨基酚 75mg/kg 为界值进行治疗。

临床表现

- 口服 24 小时内的患者通常无症状,部分仅轻微恶心、呕吐和食欲减退。
- 明显肝脏坏死出现在 24~36 小时,可有呕吐、右肋部疼痛/触痛、黄疸、急性肝衰竭和低血糖/脑病。
- 在接下来的 72 小时内,脑病可能会恶化,并可能出现少尿和肾功能衰竭。
- 乳酸酸中毒:无论是 12 小时内(少见,对乙酰氨基酚大量摄入时)或较晚发生,与急性肝衰竭有关。

对乙酰氨基酚:处理

急性单次对乙酰氨基酚过量

早期(服用对乙酰氨基酚 8 小时内)

- 对于大剂量服用对乙酰氨基酚($>150\text{mg/kg}$)1 小时内的患者,给予活性炭 50g。
- 血浆对乙酰氨基酚浓度的检测值随时间而变化,通过绘制对乙酰氨基酚时间-浓度曲线,评估是否需要用解毒药乙酰半胱氨酸治疗(见图 14.1)。检测尿素氮及电解质、肝功能和国际标准化比值。
- 在取得 4 小时血药浓度前没必要开始乙酰半胱氨酸治疗;取得血药浓度后,在急性摄入后 8 小时内开始乙酰半胱氨酸治疗。
- 对乙酰氨基酚的浓度落在治疗列线图线上或在该线的 10% 以内的上方,建议使用乙酰半胱氨酸治疗(见框 14.2)。

框 14.2 2012 年 9 月对乙酰氨基酚治疗指南

- 对于急性(非累积性)口服对乙酰氨基酚过量,仅有浓度 100mg/L 的治疗列线图(见图 14.1)。
- 对于所有累积性对乙酰氨基酚过量和超剂量治疗者,应立即开始使用乙酰半胱氨酸。
- 初始负荷输注的持续时间现在为 1 小时(过去推荐 15-60 分钟),剂量不变:
  - 初始负荷用 150mg/kg 加入 5% 葡萄糖 200mL,静滴 1 小时;
  - 然后用 50mg/kg 加入 5% 葡萄糖 500mL,静滴 4 小时;
  - 最后用 100mg/kg 加入 5% 葡萄糖 1 000mL,静滴 16 小时。
- 乙酰半胱氨酸的处方开具以患者体重和药物溶入的溶液量为基础,而不是单纯的毫克剂量。

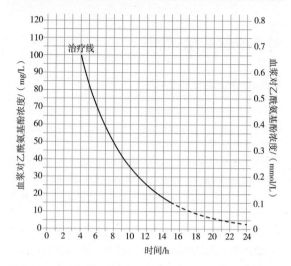

图 14.1 对乙酰氨基酚过量的治疗。服用后至少 4 小时测定血浆对乙酰氨基酚浓度，并在图上标绘

Reproduced from ℛ https://www.gov.uk/drug-safety-update/treating-paracetamol-overdose-with-intravenous-acetylcysteine-new-guidance. Contains public sector information licensed under the Open Government Licence v3.0.

晚期（服用对乙酰氨基酚 >8 小时）

- 严重过量（>75mg/kg）者，在 8~24 小时之间均应使用乙酰半胱氨酸治疗，直至血药浓度降至正常水平。
- 测定血浆对乙酰氨基酚浓度，检查尿素氮及电解质、肝功能和国际标准化比值，并绘制对乙酰氨基酚时间 - 浓度曲线。如果血浆对乙酰氨基酚的浓度高于列线或在其 10% 以内，继续使用乙酰半胱氨酸。如果血浆对乙酰氨基酚的浓度远低于治疗线，可停止乙酰半胱氨酸。谨防误诊 / 漏诊晚期患者（>14~16 小时），因为列线图浓度等于或低于实验室检测极限。
- 如果不确定是否继续使用乙酰半胱氨酸，请与毒物中心或临床毒理学家讨论。

超晚期(服用对乙酰氨基酚 >24~36 小时)

- 如果不确定是否要治疗,请与毒物中心或临床毒理学家讨论。
- 乙酰半胱氨酸治疗仅限于出现右上腹压痛、黄疸或有肝功能损害的临床 / 生化证据的患者。
- 送检上述患者的血液检查,包括血浆对乙酰氨基酚浓度。
- 如果检测到对乙酰氨基酚,有可能是病史不准确,应给予全疗程的乙酰半胱氨酸治疗。
- 如果国际标准化比值大于 1.3 或 ALT 大于正常上限的 3 倍,则应开始乙酰半胱氨酸治疗。

对乙酰氨基酚累积性过量

- 在对乙酰氨基酚累积性过量的风险评估中,无须测定血浆对乙酰氨基酚浓度。2012 年 MHRA 更新了对乙酰氨基酚中毒管理,建议 24 小时内摄入量 >75mg/kg 的累积性过量患者均应开始治疗。

注意事项

- 10%~25% 的患者对乙酰半胱氨酸发生轻度过敏反应,包括恶心、呕吐、面色潮红和皮疹等。一般停止乙酰半胱氨酸的输注即可。如果无效,可给予氯苯那敏。一旦过敏反应消失,应再次开始输注乙酰半胱氨酸。类固醇在处理乙酰半胱氨酸不良反应中无效。
- 血浆对乙酰氨基酚浓度低者更易发生不良反应。
- 肝功能恶化者,至少每 6 小时测定一次血糖。
- 所有接受乙酰半胱氨酸治疗者,均应监测尿素氮及电解质、凝血功能和肝功能。如果入院后 ALT 增加 1 倍或国际标准化比值 >1.3,则需要再次乙酰半胱氨酸治疗(以第三次输注的速率和剂量)。
- 急性肝衰竭的处理见 ⊃ 急性肝衰竭:处理,p. 293,肝移植适应证见框 14.3。

框 14.3   对乙酰氨基酚过量导致的肝移植适应证

- 晚期酸中毒（药物过量后 >36h），动脉 pH<7.3

或者

- 凝血酶原时间 > 100s

和

- 血清肌酐水平 > 300μmol/L

和

- 3 级脑病

- 入院后乳酸 >3.5mmol/L，或在液体复苏后 >3.0mmol/L。

选择性 5- 羟色胺再摄取抑制剂

选择性 5- 羟色胺再摄取抑制剂（selective serotonin reuptake inhibitors，SSRIs）包括帕罗西汀、氟西汀、西酞普兰、氟伏沙明和舍曲林。SSRIs 过量比三环类抗抑郁药过量的毒性低。

临床表现

- 所有 SSRIs 均具有相似的中毒表现，包括镇静、恶心、呕吐、窦性心动过速和瞳孔散大。而共济失调、昏迷、抽搐和心电图异常（QT 延长）等较严重表现并不常见。
- 严重中毒时，可能会出现"5- 羟色胺综合征"，如高热、肌肉僵硬、横纹肌溶解，尤其是与另一种血清素能药物混用者。

处理

- 通常只需支持治疗。
- 服用 10 片以上、在 1 小时内成人患者，可口服活性炭（50g）治疗。
- 无症状者观察至少 6 小时。心电图异常者也应予以观察，直到症状消失。监测脉搏、血压、体温、意识水平和心律。评估 QRS 和 QTc 时长。

- 通过体液治疗和抬高床脚来纠正低血压。极少需要正性肌力药治疗。
- 静脉用地西泮(成人 5~10mg)或劳拉西泮(成人 2~4mg)控制惊厥。

5- 羟色胺综合征

很多药物可引起 5- 羟色胺综合征,包括释放 5- 羟色胺的药物,如 SSRIs(帕罗西汀、氟西汀、西酞普兰、舍曲林等)、选择性 5- 羟色胺及去甲肾上腺素再摄取抑制剂(serotonin-noradrenaline reuptake inhibitors,SNRIs,如文拉法辛、度洛西汀等)、三环类抗抑郁药(如氯米帕明、丙米嗪)以及其他具有 5- 羟色胺能活性的药物,如阿片类药物(曲马多,芬太尼)、贯叶连翘、消遣性药物(如 MDMA 和卡西酮类)和单胺氧化酶抑制剂(monoamine oxidase inhibitors,MAOIs,如苯乙肼,反苯环丙胺,吗氯贝胺)。同时服用两种 5- 羟色胺能活性药物者,更易发生 5- 羟色胺综合征。5- 羟色胺综合征可以是轻微的,也可以是致命的,可能与故意的自我伤害和无意的药物间相互作用有关,但在使用 5- 羟色胺能治疗性药物时也可发生。

临床表现

大多数发生在服药或改变剂量后的 24 小时内(大多数在 6 小时内)。可有典型的三联征:精神状态改变(激越、意识错乱),自主神经过度活跃(心动过速、高血压、体温过高)和神经肌肉兴奋(阵挛、肌张力过高、反射亢进)。严重的肌强直和高热可导致横纹肌溶解、急性肾损伤、代谢性酸中毒和 DIC 等并发症。

亨特标准可用于诊断 5- 羟色胺综合征,即患者必须服用一种 5- 羟色胺药物,同时必须有以下一种表现:

- 自发性阵挛。
- 诱发性阵挛,以及激越或大汗。
- 眼阵挛,以及激越或大汗。
- 震颤,以及反射亢进。
- 肌张力过高,以及体温高于 38℃加上眼阵挛或诱发性阵挛。

检查

　　5- 羟色胺综合征的临床诊断是基于典型临床表现,以及最近使用一种或多种 5- 羟色胺能药物史。严重 5- 羟色胺综合征的患者,尤其高热患者,应监测肌酸激酶、凝血功能、尿素氮及电解质、肝功能和血气。

鉴别诊断

- 神经阻滞剂恶性综合征:
  - 起病和消退速度较慢(按天计),无锥体外束阵挛表现。
- 抗胆碱药中毒。
- 恶性高热。
- 镇静催眠药戒断。
- 脑膜炎 / 脑炎。

处理

一般支持措施

- 呼吸支持。
- 停用所有 5- 羟色胺药物。
- 静脉给予晶体液水化。
- 密切监测体温、心率和血压。
- 用苯二氮䓬类药物镇静(如成人劳拉西泮 2~4mg 静脉注射或地西泮 5~10mg 口服)。

高热

　　严重高热会导致横纹肌溶解、急性肾损伤,代谢性酸中毒和 DIC 的发生,应使用冰袋、冰毯或侵入性冷却装置积极治疗。如果体温 >40℃,可给予镇静和气管插管。如果苯二氮䓬类药物和支持治疗失败并且患者体温持续升高,可使用 5- 羟色胺拮抗剂,如赛庚啶或氯丙嗪(应与毒物中心或临床毒理学家讨论,并提供重症监护支持)。

有毒醇类

乙二醇和甲醇

乙二醇存在于防冻剂中,可迅速被肠道吸收。服用后 1~4 小时达到峰值浓度。乙二醇被代谢为乙醇醛,然后被代谢为乙醇酸,乙醛酸和草酸,是酸中毒和大部分症状的主要原因。

甲醇被代谢为甲醛,然后被代谢为甲酸,可致特征性中毒性失明。

乙二醇和甲醇代谢的初始步骤均由醇脱氢酶催化,可通过与乙醇或甲吡唑竞争性拮抗而被阻断。

临床表现

- 乙二醇 / 甲醇代谢前早期阶段有意识受损("醉酒",但呼吸中无酒精气味)。
- 服用后的前几小时可出现恶心、呕吐和腹痛。
- 代谢性酸中毒通常会延迟至服用后 6~18 小时出现。早期是非乳酸性、高阴离子间隙的代谢性酸中毒。
- 甲醇中毒的视觉症状表现为视力下降、畏光和"身处暴风雪中"感觉。超过三分之一患者可有永久性视力丧失。
- 中枢神经系统表现(包括癫痫发作)延迟至 24 小时后出现,表明病情严重进展的开始,可能出现昏迷和死亡。
- 以少尿为表现的急性肾损伤一般发生在服用后 24~48 小时。
- 晚期脑神经病可出现在服用后 20 天左右。

预后特征

- 成人服用 30mL 有毒醇类即可致命。如能尽早开始治疗,即使大量服用也可避免毒性作用。
- 乙醇的共服用可通过阻止乙二醇/甲醇的毒性代谢产物产生而起到保护作用。
- 酸中毒程度与预后密切相关。昏迷也是预测不良的表现。

并发症

- 严重的代谢性酸中毒。
- 少尿性肾功能衰竭。
- 脑水肿。
- 低血压。
- 非心源性肺水肿。
- 失明(甲醇)。
- 抽搐。

乙二醇/甲醇中毒的分期

经过乙二醇/甲醇本身的毒性作用所致的短暂麻醉后,可发生代谢性酸中毒,继而出现呼吸急促、昏迷、癫痫发作、高血压、肺部浸润和少尿性肾功能衰竭。甲醇可导致失明。未经治疗,服用后 24~36 小时会发生多器官功能衰竭及死亡。

- 第 1 阶段(服用后 30 分钟 ~12 小时):类似酒精中毒,但呼吸中没有酒精气味;恶心、呕吐 ± 呕血、代谢性酸中毒。
- 第 2 阶段(服用后 12~24 小时):代谢性酸中毒加重、呼吸急促、窦性心动过速以及高血压。
- 第 3 阶段(服用后 24~72 小时):急性肾损伤、乙二醇中毒引起的低血钙(由于 Ca^{2+} 与草酸盐络合)、甲醇中毒导致的失明、抽搐、昏迷、严重酸中毒、急性肾损伤、低血压以及肺水肿。

检查

- 建立静脉通路。检测血清尿素氮及电解质、葡萄糖、生化指标(包括血钙)、血浆渗透压。有条件的话,测定乙醇和乙二醇 / 甲醇浓度。

- 检测动脉血气,来判断酸中毒程度。计算阴离子间隙和渗透压间隙。服用后前几小时内乙二醇吸收,可出现高渗透压间隙。此后,随着乙二醇被代谢为酸,渗透压间隙将下降,而阴离子间隙将上升,酸中毒恶化。

- 谨慎解读渗透压间隙。高渗透压间隙提示有毒酒精摄入可能性的增加。其他原因也可导致阴离子间隙高(例如脓毒症),并且低 / 正常渗透压间隙不能排除摄入有毒醇类的可能。

- 新鲜尿液标本在显微镜下可见水草酸钙的针状晶体。一般出现得较晚,没有也不能排除乙二醇中毒(在甲醇中毒中看不到晶体)。

处理

- 使用解毒药治疗的延迟可导致患者中毒加剧。

- 甲吡唑是醇脱氢酶的抑制剂。优点是不会像乙醇一样引起中枢神经系统抑制作用。虽价格昂贵但易于使用,是首选的解毒药。15mg/kg 加入 100mL 盐水中,在 30 分钟内给予该负载剂量;然后每 12 小时给予一次 10mg/kg 的维持剂量。对于血液透析或血液滤过的患者,甲吡唑的剂量增加至 $1mg/(kg \cdot h)$。

透析指征

- 药物难以纠正的严重酸中毒,和 / 或急性肾损伤。

三环类抗抑郁药

第一代产品(如阿米替林、丙米嗪和度硫平)最可能引起致命性中毒。与第一代相比,新的第二代三环类(如洛非帕明)和四环类产品在过量时一般更为安全。

临床表现

- 早期抗胆碱能作用就很明显:如口干、瞳孔扩大、视物模糊、窦性心动过速、尿潴留、肌阵挛性抽搐、激越和幻觉。
- 心律失常主要是由于心脏失活的快钠通道阻滞。α_1-肾上腺素能阻滞和心脏收缩力下降可导致低血压。
- 伴有呼吸抑制的抽搐和昏迷可能先于心脏表现,过量服用数小时后可死亡。
- 代谢性和呼吸性酸中毒可加重心脏毒性。

并发症

- 低体温、皮肤水疱(参见巴比妥类)和横纹肌溶解。

预后特征

- 服用超过 5mg/kg,可出现明显临床表现。
- QRS 时限延长增加惊厥和心律失常发生的风险。

处理

- 对于明显三环类抗抑郁药中毒的患者,应收入重症治疗病房。
- 服用 1 小时内,可给予口服活性炭(50g)。
- 记录 12 导联心电图,并持续监测至过量后至少 6 小时。
- 对于 QRS 时限延长、代谢性酸中毒、低血压或心律失常的患者,可静脉注射 8.4% 碳酸氢钠 50mmol 进行碱化,使动脉的 pH 在 7.45~7.55。
- 对于严重的低血压,可静脉给予高血糖素治疗;可能需要正性肌力药或升压药(➔低血容量性休克,p. 355)。

- 使用地西泮(5~10mg 静脉注射)控制癫痫发作;苯巴比妥是控制癫痫发作的二线药物。
- 使用高渗碳酸氢钠治疗心律失常。避免应用抗心律失常药。
- 三环类药物所致昏迷可持续 24~48 小时。很多病人恢复时,会出现激越和肌阵挛性抽搐。

(杜施霖 译,姚晨玲 审校)

动脉血标本采集

- 采集动脉采血标本可用于检测动脉氧分压（PaO_2）、二氧化碳分压（$PaCO_2$）、pH、碳酸氢盐 / 碱剩余水平及血氧饱和度（SaO_2）。

- 熟悉动脉血标本采集部位和血气分析仪的使用。动脉血可通过经皮针穿刺或从动脉留置导管获得。

- 桡动脉：更易扪及且对患者来说较为舒适；在手腕背屈

下桡骨远端骨端及桡侧腕屈肌肌腱之间是最佳触诊点。血管通畅试验（又称艾伦试验）用于识别手部侧支循环受损情况（是桡动脉穿刺禁忌证）——患者双手举高，拳头握紧，同时压迫桡动脉及尺动脉；手放低，松开拳头，放松对尺动脉的压迫，手的颜色应在 5 秒内恢复正常。

- 肱动脉：手臂伸展，手掌面朝上，在肘前窝肱二头肌肌腱内侧为最佳触诊点，针头在肘眼正上方插入。
- 股动脉：腿伸直后，腹股沟韧带中点正下方为最佳触诊点，针头应在腹股沟韧带下以 90° 角插入。
- 应清洁选择的穿刺位点。行浸润性局部麻醉（不要直接插入动脉）。用一只手触及动脉，另一只手持肝素化注射器和针（22~25G）以 60° ~90° 角插入皮肤，轻度抽吸，见到一股鲜红血液提示穿刺成功。抽出 2~3mL 血液，取出针头，请助手压迫穿刺点 5~15 分钟。需去除气泡。标本放置在冰上并在 15 分钟内完成分析（以减少白细胞对氧气的消耗）。
- 并发症：包括持续出血、瘀斑、血管损伤及局部血栓形成等。

动脉置管 1

适应证

- 需持续监测血流动力学不稳定的重症患者的动脉血压
- 需反复采集患者的动脉血液样本

禁忌证

- 凝血功能障碍
- 雷诺现象
- 血栓闭塞性脉管炎

- 晚期动脉粥样硬化
- 应避开末梢动脉,如肱动脉

准备措施

- 定位一个可触及的动脉(如桡动脉或股动脉)。
- 在桡动脉处置管时事先应用艾伦试验保证尺动脉血流(➲ 动脉血液样本采集, p. 827)。
- 手适度背屈放置,手掌面朝上(使动脉接近皮肤)。
- 穿刺点需用无菌消毒液清洁并正确地铺巾。
- 使用无菌手套。
- 为有意识的患者使用局麻(1% 利多卡因)。

导丝技术

（见图 15.1）

- 用非惯用手触及动脉(手腕上方 1~2cm,桡骨远端骨端和桡侧腕屈肌肌腱之间)。
- 将带针芯的导管以 30° ~45° 角(见图 15.1a)向动脉插入,直到见到血液回流(见图 15.1b)。
- 进一步将带针芯的导管穿过血管几毫米(见图 15.1c)。
- 取出针芯(见图 15.1d)。
- 缓慢回抽导管直到看到搏动血流(见图 15.1e)。
- 见到搏动血流后,将导丝沿导管插入(见图 15.1f)。
- 将导管进一步沿导丝推进动脉(见图 15.1g)。
- 在压迫动脉的同时抽出导丝(见图 15.1h),将导管连接到输液系统。
- 用缝线或胶带固定导管。
- 在动脉插管后经常检查手部血流灌注。
- 如有任何血管损伤表现或在不需要时尽早移除动脉置管。

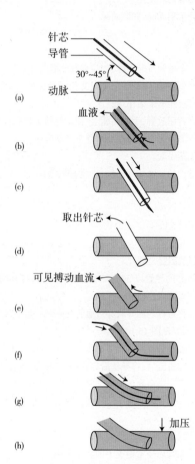

针芯
导管
30°~45°
动脉
(a)

血液
(b)

(c)

取出针芯
(d)

可见搏动血流
(e)

(f)

(g)

加压
(h)

图 15.1 动脉置管：导丝技术

动脉置管 2

引导针技术

（见图 15.2）

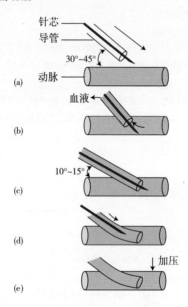

图 15.2 动脉置管：引导针技术

定位并用非惯用手触及动脉（手腕上方 1~2cm，桡骨远端骨端和桡侧腕屈肌肌腱之间）。

- 将带针芯的导管以 30°~45° 角向动脉插入（见图 15.2a），直至见到血液回流（见图 15.2b）。
- 稍推进带针芯的导管，并将导管及针芯降低到 10°~15° 角（见图 15.2c）。
- 将导管沿针芯推进血管（见图 15.2d）。

- 压迫动脉近端，取出针芯（见图 15.2e），将导管连接到输液系统。
- 用缝线或胶带固定导管。
- 在动脉置管后经常检查手部的血流灌注。

并发症

- 局部或全身感染。
- 出血、血肿、瘀斑。
- 血管并发症：血管损伤、假性动脉瘤、血栓栓塞及血管痉挛。
- 多次尝试置管失败后可能导致动脉痉挛，一旦发生这种情况可在另一侧置管。
- 尽管观察到搏动的血流，可能也会出现导丝或导管难以推进的情况。此时通过调整角度、取出针芯或稍加推进可能会有帮助。

中心静脉置管

准备

- 无菌敷料包、手套、无菌包扎敷料。
- 5mL 及 10mL 注射器各一个，绿色（21G）及橙色（25G）针头。
- 局麻药（如 2% 利多卡因），冲洗用生理盐水。
- 中心静脉导管（如 16G 长 Abbocath® 或 Seldinger 导管）。
- 缝线或缝针，11 号手术刀片。

风险

- 穿刺到动脉（拔出并局部加压）。
- 气胸（必要时需插入胸腔引流管或吸引）。
- 血胸或乳糜胸（主要发生在左锁骨下静脉置管时）。
- 感染（局部感染，败血病，细菌性心内膜炎）。
- 臂丛神经或颈神经根损伤（局部麻醉剂浸润麻醉）。

- 心律失常。

一般步骤

- 所有静脉置管的基本技术都是相同的。
- 患者取仰卧位(± 头低位)。
- 将患者的头转向需要置管一侧的对侧。
- 用氯己定消毒皮肤:颈内静脉插管,从下颌角消毒到锁骨;锁骨下静脉插管,从中线消毒到腋窝。
- 用消毒巾隔离消毒区域。
- 用生理盐水冲洗中心静脉导管的管腔。
- 定位(见图 15.3 和图 15.4)。
- 用局麻剂浸润麻醉皮肤和皮下组织。
- 把引导针及 Seldinger 导丝放在容易拿到的地方,以便不用松开另一只手,仅用一只手就能拿到它们。你的手指可稍微扭转解剖位置使静脉更容易被穿刺,而一旦松开手指,会使静脉的位置难以重新定位。
- 在引导针插入静脉后,检查能否轻松抽吸到血液,用扪在脉搏上的手将针芯相对于皮肤固定。
- 移去注射器,把导丝插入到静脉中,应能通畅置入;如有阻力,则取出导丝,检查针头是否仍然留在静脉内,并重试。
- 取出针头,把导丝留在静脉内,用消毒棉签轻轻压迫静脉穿刺部位以防止出血过多。
- 用 11 号刀片在导丝入口的皮肤处切一个小口,使得皮下组织更容易扩张,将扩张器沿导丝扩皮后取出,导丝保留在原位。
- 将中心静脉导管沿导丝插入静脉,取出导丝;用生理盐水冲洗管腔,封管。
- 将导管缝合在所在位置,用无菌敷料包扎皮肤穿刺点。
- 检测中心静脉压(见框 15.1)。

框 15.1　中心静脉压监测的技巧和注意点

- 当夜间被叫到病房查看一个中心静脉压读数异常的患者时，总是亲自重新校零再测定是一个很好的习惯。
- 总是以腋中线为零基准进行检测，患者处于坐位时中心静脉充盈压会降低（血液积聚在静脉系统）。
- 压力计加压，注意不要弄湿填塞的棉球。如果棉球变湿会限制测压管路中生理盐水或糖水的自由下落。
- 注意观察静脉压力值和特征，正常情况下应很快下降到实际值并随着呼吸波动。
- 如果不能快速下降，应考虑管路是否为开放状态（即有生理盐水输入）、有无血块堵塞、位置因素（如导管向上抵住血管壁，可嘱患者做几次深呼吸）或为动脉血（血液回流入管路）。可抬起整个输液架（如果你够强壮），确认压力值下降，如果整个输液架上抬时压力值下降，则可能是中心静脉压确实非常高。
- 当患者仰卧位或头低位时置入中心静脉导管是较容易且安全的。当患者半卧位时会增加空气栓塞的风险。

颈内静脉插管

颈内静脉（internal jugular vein, IJV）沿颈动脉鞘内的颈动脉后外侧走行，位于颈上部的胸锁乳突肌（sternocleidomastoid, SCM）内侧、SCM 的胸骨头和锁骨头之间中点部位，于前斜角肌内侧缘附近汇入锁骨下静脉（见图 15.3a）。有三种基本的颈内静脉插管方法：SCM 中间、SCM 的两头之间或 SCM 侧面。各种方法存在一定差异，可根据操作者和机构的经验选用。

- 在甲状软骨水平，胸锁乳突肌的胸骨头和锁骨头之间可定位颈动脉，IJV 与其紧邻并平行。

- 保持用一只手的手指触及颈动脉搏动,用局麻药充分浸润麻醉皮肤,对准这个位置周围区域但避免进入静脉。

- 理想的是先用一个绿色或蓝色针定位静脉,对准同侧乳头,在动脉搏动的侧面相对于皮肤以 45° 角进针,并用注射器轻轻负压吸引。

- 如果没有找到静脉,缓慢退针,同时注射器保持负压(你可能不经意间穿透了静脉)。或稍偏向内侧重新进针。

- 一旦找到静脉的位置,立即换成带有引导针的注射器进行静脉插管,将导管沿导丝插入静脉(见图 15.3)。

技巧和注意点

- 静脉血是暗红色的,而动脉血是搏动且鲜红色的!

- 一旦确定静脉的位置,换用带引导针的注射器,注意不要把放在脉搏上的手指移开;它们可能会轻微扭转解剖位置,使穿刺静脉更容易,一旦松开手指,可能会很难重新定位静脉。

- 导丝应顺利向下经过针头进入静脉,左侧 IJV 途径需经过几个急转弯。如果导丝总是向下进入错误路径,告诉你的助手抓住患者手臂并向床外外展 90°,甚至抬高超过患者的头部,以把导丝引至正确路径。

- 对需要插管和呼吸支持的患者,可能很难在床头进行操作,前入路可能会更容易一些(见图 15.3b)。可以在床的侧面进行(惯用右手的操作者站在床的左侧,用左手定位脉搏并用右手进行静脉插管)。

- 可直接用一个长的 Abbocath® 进行颈内静脉插管,不需要导丝,但比 Seldinger 技术更容易失败。

- 当使用 Abbocath® 进行静脉插管时,请记住将鞘管和针推进数毫米以使塑料鞘的尖端(在针尖斜面后约 1mm)进入静脉。保持针头不动,将其上的鞘管推入静脉中。

- 安排一个胸部 X 线检查以证实导管位于正确位置。

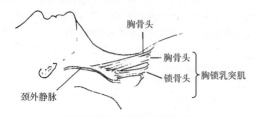

(a) 颈外静脉和颈内静脉的表面解剖

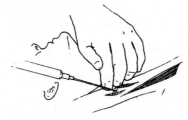

(b) 前入路：下颏位于正中位置，沿胸锁乳突肌
的胸骨头穿刺皮肤

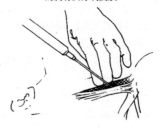

(c) 中心入路：将下颏移开，在胸锁乳突肌两头之间穿刺皮肤

图 15.3　颈内静脉插管

锁骨下静脉插管

　　腋静脉在第一肋外缘及锁骨深处延伸 3~4cm 转变为锁骨下静脉（subclavian vein，SCV）。同侧的 IJV 在胸锁关节后汇入锁骨下静脉成为头臂静脉。锁骨下动脉和臂丛神经在后方走

行,由前斜角肌将其与静脉分隔开来。膈神经及胸廓内动脉在SCV 的中后部走行;左侧为胸导管(见图 15.4)。

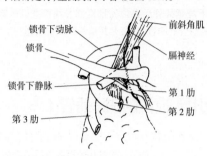

图 15.4 锁骨下静脉及周围结构

- 选择锁骨内侧和中间三分之一交界处的下方 1cm 位置为穿刺点进行置管。可以在肩胛骨之间放一袋生理盐水,使脊柱充分伸展。
- 用碘液或氯己定消毒皮肤。
- 用局麻药浸润麻醉皮肤、皮下组织以及锁骨下缘的骨膜,直到绿色(21G)针头完全进入,确认针没有扎入静脉。
- 用一个带引导针的 10mL 注射器在锁骨下缓慢进针。从开始至达到锁骨时是最安全的。针在锁骨下走行直到"走"完其下缘。这种方式可以尽可能保持针走行在胸膜顶的表面。一旦针从锁骨下擦过,缓慢向对侧胸锁关节方向进针,同时进行抽吸。这一操作可减少发生气胸的风险,提高成功率。
- 一旦抽到静脉血,旋转针的斜面使其朝向心脏。这能使导丝向下进入头臂静脉而不是向上进入 IJV。
- 导丝应容易进入静脉。如有困难,尝试随呼吸循环的吸气期和呼气期进针。
- 一旦导丝到位,取出引导针,在靠近导丝的皮肤上做一个小切口,使扩张器能够沿导丝扩皮。在撤出扩张器时,注意其面对的方向;它应稍向下弯曲。如果稍向上弯曲,则提示导丝已向上进入 IJV。发生这种情况时,拔出导丝重新开始较为安全。

- 取出扩张器后,将中心静脉导管沿导丝插入,然后取出导丝,固定导管。
- 锁骨下静脉插管后必须安排胸部 X 线检查以排除气胸,并证实插管已安置到位,尤其是不在 X 射线透视下完成的插管。

超声引导下中心静脉插管 1

　　传统的中心静脉插管方法依赖解剖标志来定位静脉位置。然而这些标志与静脉位置的相关性在"正常"个体中有显著差异,借助表面标志的方法容易失败,而且并发症的发生率高。近期便携式超声仪的进展使 2D 超声引导下中心静脉插管成为可能。

这一技术的优点在于:

- 识别静脉的实际和相对位置。
- 识别解剖变异。
- 证实目标静脉的开放通畅。

　　英国国家卫生与保健卓越研究所(NICE)指南(2002 年 9 月)声明:"推荐成人和儿童在有选择的情况下首选二维图像超声引导下将中心静脉导管置入颈内静脉的方法。"然而,目前由于培训及设备的可及性,这项推荐在英国还无法有效实施。

所需的设备 / 人员

- 标准的 Seldinger 穿刺包或任何当地可提供的工具。
- 必须有一名助手。
- 超声装置:
  - 显示屏:可显示解剖结构的 2D 超声图像。
  - 鞘管:专用的无菌聚氯乙烯(polyvinyl chloride,PVC)或乳胶鞘管,足够长以覆盖探头和连接线(用一个橡皮条将鞘固定在探头上)。

- 探头:一个转换器发出和接收经过处理后展示的超声信息,用箭头或 V 字形标记方向。
- 电源:电池或电源插座。
- 无菌凝胶:传输超声波并在患者和探头之间提供良好介质。

准备

先做一次初步的、非无菌的扫描,检查每条 IJV 的通畅度和直径。

患者

应采取无菌措施,患者的头略微转向插管一侧的对侧。如能耐受则取头低位或抬高下肢,以增加 IJV 的充盈度和直径。确保有足够的消毒巾来维持一个无菌区域。

头部过度旋转或伸展可使静脉的直径变小。

超声设备

- 确保能在显示屏上看见影像。
- 操作者打开保护鞘,助手挤出凝胶。适量的凝胶能保证探头和鞘管之间形成良好的接触并能隔绝空气。凝胶过少可能会影响图像质量。
- 助手将探头和连接线放入保护鞘,然后操作者沿探头和连接线方向展开鞘管。
- 用一个橡胶条把鞘管固定在探头上。
- 探头上的鞘管是平滑外展的(褶皱会降低图像质量)。
- 在有保护鞘的探头上涂足量的凝胶。这能获得更好的超声波传导,同时在探头移动时增加患者的舒适度。

超声引导下中心静脉插管 2

扫描

颈内静脉(IJV)中心静脉置管最常用的扫描方向是横断面。

- 把探头顶部轻柔放置在颈部的颈总动脉搏动侧面,环状软骨水平或胸锁乳突肌三角内。
- 任何时候都要保持探头处于垂直位,顶端平贴皮肤。
- 定位探头,使得向左移动时显示为向左(反之亦然)。常标记好探头以帮助定向。按照惯例,标记应朝向患者的右侧(横断面)或头部(纵向扫描)。标记侧在屏幕上的显示为一个亮点。
- 如果血管没有立即显像,保持探头垂直并轻柔向中间或侧面滑动直到发现血管。

  移动探头时,请注意看屏幕,而不是你的手。

确认颈内静脉后

- 定位探头,使得 IJV 在屏幕上位于水平中点。
- 保持探头固定。
- 把引导针(斜面朝向探头)向后朝向标记的探头顶部中点,并与皮肤呈约 60°。
- 针的斜面朝向探头有助于引导导丝向下插入 IJV。
- 朝向 IJV 进针。

  针道引起组织压迫形成"波阵面"组织受压影像,这有助于判断针的推移和位置。缺少可视的组织反应提示穿刺针的位置错误。在进入血管之前,可观察到针趋于静脉的"蓬盖状"表征。

  开始学习时,最困难的内容之一是需要将穿刺针调整为较陡的角度,这可保证针在超声引导下采取最短和最直接的路径穿过组织进入 IJV。

  穿刺针的力量可作用于静脉壁,导致静脉被戳穿。缓慢抽回针并持续吸引有助于进入静脉管腔内。

  以常规方式把导丝插入颈内静脉。

  重新调整穿刺针的角度,使其从 60° 变为较缓的角度如 45°,这有助于导丝进入。静脉的纵向扫描可显示静脉内导管的位置,但在固定和包扎中心静脉导管后,仍应进行 X 线检查以确认中心静脉导管的位置,以及排除气胸。

　　在中心静脉压测定过程中——特别是当通路放置了一段时间后,测量错误的最常见的原因是通路的部分或完全堵塞。连接测压仪,保证通路通畅;对于轻微的堵塞,先以锐角阻断近端通路(即弯曲近端管道),再挤压橡皮塞,则可恢复通畅。让患者处于仰卧位,在腋中线水平检测中心静脉压。中心静脉压随直立或半卧位下降,与参考位点无关。如果中心静脉压高,抬高支撑测压仪的支架,使中心静脉压下降 10cm 左右,再将支架放回地面。如果盐水或测压仪读数再次升高到同样水平,则中心静脉压的读数准确。也就是说,要确保中心静脉压测压仪读数上升及下降到同样水平。

肺动脉插管 1

适应证

　　肺动脉导管(Swan-Ganz 漂浮导管)可直接检测得到一系列血流动力学参数,有助于对危重症患者进行临床决策(评估右心室和左心室功能,指导治疗并判断预后)。导管本身没有治疗作用,而且有很多研究显示病死率(和病残率)随其使用而上升。如果检测结果将影响治疗决策(而不只是使自己安心),建议与有经验的内科医生讨论后考虑给危重病患者插入肺动脉导管。在检测的同时仍应对患者进行仔细和反复的临床评估,并且肺动脉导管的置入不应延误患者的治疗。

一般适应证(这里的列举不详尽)包括:

- 复杂心肌梗死的处理
- 休克的评估和处理
- 呼吸窘迫的评估和处理(心源性和非心源性肺水肿)
- 对不稳定患者的治疗效果评估(如正性肌力药、血管扩张剂、机械通气等治疗)
- 提供治疗(如肺动脉栓塞的溶栓,肺动脉高压使用依前列醇

治疗等)

- 评估危重症患者的液体需求

设备要求

- 准备好全套复苏装置,应持续监测患者的心电图。
- 肝素化的生理盐水以冲洗导管,监测压力的换能器(在开始前查看助手是否能熟练建立传导系统)。
- 一个 8F 导引鞘管的穿刺包(包含导引管和所有中心静脉置管所需器械)。
- 肺动脉导管:通常为三腔导管,允许同时检测右心房压(近端)和肺动脉压(远端),并包含一个温度传感器,可通过温度稀释法检测心输出量。操作开始前检查导管。
- 最好有 X 射线透视,但不是必须的。

常规操作

- 必须有经验才能操作。
- 严格遵守无菌操作,使用消毒巾等。
- 用标准方法将导引鞘管(至少为 8F 型号)插入到 IJV 或 SCV。用生理盐水冲洗鞘管并用缝线固定在皮肤上。
- 不要把无菌可延展的塑料外鞘与导引鞘管固定在导引器上,但保持其无菌,在导管到位后使用(没有塑料保护鞘的导管更易于操作)。
- 冲洗肺动脉导管的所有腔道,把远端固定在压力传感器上。检查传感器是否调零(通常在腋中线水平)。用事先准备的注射器对气囊充气以检查其完整性(2mL 空气),然后将气囊放气。
- 这一步的操作详见 **⊃** 肺动脉插管 2,p. 843 和 **⊃** 肺动脉插管 3,p. 845。

  (见图 15.5)

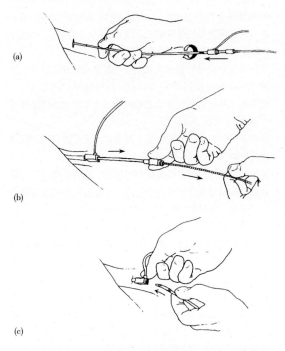

图 15.5 肺动脉插管

(a) 鞘管和扩张器沿导丝插入到静脉中,旋转前进更易于插入。(b) 然后取出导丝和扩张器,鞘管末端处有一个止血阀,可防止血液漏出。(c) 然后肺动脉导管通过导引鞘管插入静脉。

肺动脉插管 2

插入技术

- 冲洗所有肺动脉导管的管腔,将远端腔连接到压力传感器。检查传感器是否清零(通常零点在腋中线水平),用事先准备的注射器充气检查气囊的完整性(2mL空气),然后将气放掉。

- 把肺动脉导管的顶端穿过塑料保护鞘,保持保护鞘压缩状态。没有保护鞘的导管更易于操作;一旦导管到位,延展保护鞘覆盖导管使其保持无菌状态。

- 球囊放气后将导管顶部从右侧颈内静脉或锁骨下静脉推进10~15cm,从左侧则为 15~20cm(导管侧面标识间隔 10cm,两条线 =20cm)。检查压力追踪到的是典型的右心房压波形(见图 15.6 和表 15.1)。

- 球囊充气并将导管轻柔推进。血流将携带球囊(及导管)通过三尖瓣,经右心室进入肺动脉。

- 在导管推进的同时密切观察 ECG 追踪。导管在通过三尖瓣和右心室时常激发室性心动过速。室性心动过速常自限但不应忽视。使气囊放气,拉回导管并重试。

- 如果导管进入右心室 >15cm 而顶端没有进入肺动脉,提示导管在右心室内卷曲。将导管撤回到右心房中,重新充盈气囊,重新尝试将导管推入心室时顺时针扭转或用冷生理盐水冲洗导管来增加塑料硬度。如果多次失败,尝试在 X 射线透视指导下操作。

- 随着顶端通过肺动脉的远端分支,球囊将受到撞击并不再前进。楔嵌位置和跟踪的压力将改变(见图 15.6)。

- 球囊放气,检查是否获得一个典型的肺动脉追踪图。如果没有,试着冲洗导管腔;如果失败,抽回导管直到顶端在肺动脉内,并重新开始。

- 重新缓慢给球囊充气。如果在球囊完全充盈之前看到肺动脉楔压波形,提示导管末端已过深地迁移进入肺动脉。使气囊放气,抽回导管 1~2cm,再次尝试。

- 如果压力示踪图波形变平然后维持上升,说明你"过度楔入"了。将球囊放气,抽回导管 1~2cm,然后重新开始。

- 获得一个稳定的位置后,在导管上延伸塑料保护鞘并与引导鞘管连接固定。用消毒剂清除插管部位皮肤表面的血液,在患者胸前固定一卷肺动脉导管以避免无意中拔出。

- 完成胸部 X 线检查,以确认导管的位置。理想状态下,导管的尖端不超过中线外 3~5cm。

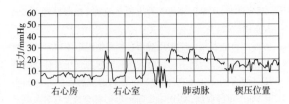

图 15.6　肺动脉插管中的压力追踪

表 15.1　右心压力和血流正常值

右心房压 /mmHg	0~8
右心室	
收缩压 /mmHg	15~30
舒张末压 /mmHg	0~8
肺动脉	
收缩压 / 舒张压 /mmHg	15~30/4~12
平均值 /mmHg	9~16
肺毛细血管楔压 /mmHg	2~10
心脏指数 /(L·min^{-1}·m^{-2})	2.8~4.2

肺动脉插管 3

技巧和注意点

- 绝不在球囊充气时撤回导管。
- 绝不在球囊放气时推进导管。
- 绝不在球囊中注射液体。
- 绝不让导管保留在球囊充气状态,因为这样可能发生肺梗死。
- 导管的塑料会在体温下随时间变软,导管顶端可能进一步迁移到肺动脉分支。如果在球囊放气状态下压力追踪显示

"部分楔合"(并且冲洗导管也没有改善),撤回导管 1~2cm 并重新放置。

- 有时不可能获得一个楔压波形。这种情况下不得不使用肺动脉舒张压作为指引。健康人在肺动脉舒张压及肺动脉楔压之间有约 2~4mmHg 的差异。任何造成肺动脉高压的疾病(如严重肺疾病,ARDS,长期瓣膜病)都会改变这种关联。

- 在有瓣膜损伤、室间隔缺损、人工瓣膜和心脏起搏器的情况下,请向心血管医生寻求建议。发生亚急性细菌性心内膜炎的风险很高,放置肺动脉导管的弊大于利。

- 呼气末正压(positive end-expiratory pressure,PEEP)通气(➔ 呼气末正压,p. 870):使用呼气末正压呼吸机的患者,肺动脉楔压的测定和读数受导管位置的影响。导管位置在侧位胸部 X 线片上应显示在左心房水平以下。在检测时移除呼气末正压呼吸机会引起血流动力学及氧合状态的显著波动,并且检测到的压力不反映其恢复通气后的状态。

并发症

- **心律失常**:在导管推进的过程中,仔细观察 ECG 示踪。导管跨过三尖瓣和通过右心室时常激发室性心动过速。如果发生这种情况,放掉球囊中的气体,拉回并重试。室性心动过速通常是自限性的但不应忽视。

- **肺动脉破裂**(在一个系列里发生率约为 0.2%):如果球囊在一个小的分支里过度充盈,则可能发生这种损伤。危险因素包括二尖瓣病(大的 V 波与楔合不良相混淆),肺动脉高压,球囊多次充气及过度充气。咯血是一个早期表现。如果测量肺动脉楔压时伴随这些情况,用肺动脉舒张压作为参照较为安全。

- **肺梗死**。

- **打结**:常发生在初始放置肺动脉导管时横穿右心室有困难的患者。体征包括失去压力追踪,持续异位心律,导管操作出现阻力。如果怀疑打结的发生,停止操作,寻求专家帮助。

- **感染**:其风险随导管留置在原位的时间延长而增加。压力传感器偶尔也会成为感染的来源。拔除导管和导引器,只有在需要时才放置。

- 其他并发症:与中心静脉置管、血栓形成、栓塞、球囊破裂及心内损伤相关。

临时心脏起搏指征

1. 急性心肌梗死后

- 心脏停搏
- 有症状的完全性心脏传导阻滞(任何范围)
- 有症状的二度心脏传导阻滞(任何范围)
- 三支传导阻滞:
  - 交替性左束支传导阻滞及右束支传导阻滞
  - 一度心脏传导阻滞 + 右束支传导阻滞 + 电轴左偏
  - 新发的右束支传导阻滞及左后半分支传导阻滞
  - 左束支传导阻滞及长 PR(房室传导时间)间期
- 前壁心肌梗死后:
  - 无症状的完全性心脏传导阻滞
  - 无症状的二度 II 型(莫氏 II 型)传导阻滞
- 有症状的对阿托品无反应的窦性心动过缓
- 反复室性心动过速引起心房或心室超速起搏

2. 与心肌梗死无关

- 有症状的对阿托品无反应的窦性或交界性心动过缓(如颈动脉窦高敏性)
- 有症状的二度心脏传导阻滞或窦性停搏
- 有症状的完全性心脏传导阻滞
- 尖端扭转型室性心动过速
- 反复室性心动过速引起心房或心室超速起搏
- 心动过缓依赖性心动过速(快慢综合征)

- 药物过量(如维拉帕米,β 受体拮抗剂,地高辛)
- 起搏依赖的患者更换永久性起搏器

3. 全身麻醉之前

- 与急性心肌梗死原则相同(见前文)
- 窦房结病及二度(文氏型)心脏传导阻滞患者如果出现晕厥或晕厥前症状,需要预防性起搏
- 完全性心脏传导阻滞

经静脉临时起搏

- 临时起搏操作的内容见 ➡ 临时心脏起搏:心室起搏,p. 849。
- 最常用的起搏模式及对致命性缓慢性心律失常的选择模式是心室按需起搏(VVI),用一个双极导线放置在右心室(常见起搏模式的介绍见 ➡ 临时心脏起搏:心室起搏,p. 849)。
- 心脏泵功能受损且有症状性心动过缓的危重患者(特别是伴有右心室梗死),可通过房室同步起搏,将心输出量提高20%。这需要两根起搏导线,一个放置在心房,另外一个在心室,以及一个双腔起搏器。

心外膜临时起搏

心脏外科手术后,如果患者有术后心脏传导阻滞或缓慢性心律失常,患者心外膜导线(连接在心脏的心包膜表面)可能保留达一周。它的使用方式与更为熟知的经静脉起搏导线相似,但是阈值可能较高。

房室顺序起搏

心脏泵功能受损且有症状性心动过缓的危重患者(特别是伴有右室心肌梗死),可通过房室同步起搏,将心输出量提高20%。这需要两根起搏导线,一个放置在心房,另外一个在心室,以及一个双腔起搏器。

最可能从房室顺序起搏获益的患者

- 急性心肌梗死(特别是右心室梗死)
- 左心室"僵硬"(主动脉狭窄、肥厚型心肌病、高血压心脏病、淀粉样变性)
- 低心输出量状态(心肌病)
- 复发性房性心律失常

临时心脏起搏:心室起搏

- 中心静脉置管:导线通过右颈内静脉置入的方法较为容易,但对患者来说通过右锁骨下静脉置入最舒适。应尽量避免左颈内静脉方法,因为需要通过多处急拐弯并且定位困难。避免左锁骨下区域,因为这是一个置入永久性起搏器的优先选择区域,应尽可能保留其"原始状态"。可以使用股静脉,但发生深静脉血栓和感染的风险高。

- 插入一根鞘管:(类似于肺动脉插管中的鞘管)起搏导线可经其置入。起搏导线通常为5F或6F,鞘管必须选用至少大一号的尺寸。大多数商品化可获得的起搏导线、引导针及塑料套管,通常被预包装成类似 Abbocath®,可用于定位起搏导线。但是套管没有配备止血带。一旦导线放置到合适的位置,塑料套管可以从静脉拔出,仅使裸露的导线留在皮内,减少了导线移位的风险。但是这也会使重新放置导线变得更困难,并增加感染的风险。

- 导线经与导引鞘管相连的无菌塑料外套送入,并推进到右心房上方(见图15.7),但先不打开外套。没有塑料外套造成的额外阻碍,用戴手套的手更容易操作导线。

- 推进导线,尖端指向右心室;导线可能很容易通过三尖瓣。如果失败,使尖端指向心房侧壁并形成一个袢。旋转导线,这个袢应穿过三尖瓣进入心室。

- 推进和旋转导线,使顶端向下并尽可能接近右心室心尖(侧面)。

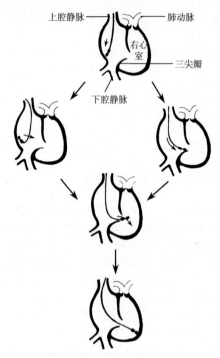

上腔静脉　　肺动脉

右心室

三尖瓣

下腔静脉

图 15.7　插入心室起搏导线

- 如果导线不能轻易地向下旋转到心尖部，可能是因为进入了冠状窦而不是右心室（导线尖端指向了左肩）。抽出导线，重新通过三尖瓣。

- 多送入一些导线；最终看起来导线应该像一只短袜的外形，"脚后跟"在右心房里，而"足背"跨在三尖瓣上，"大脚趾"在右心室心尖。

- 将导线与起搏器相连，检查阈值。心室起搏阈值应 <1.0 伏特（V），但如果不能获得另一个稳定的位置，阈值达到 1.5V 也是可以接受的。

- 检查导线放置位置的稳定性。设置起搏器起搏频率高于患者内源性心率，嘱患者深吸几口气，用力咳嗽并吸气，观察有无夺获失败。如果有的话，重新调整导线位置。

- 设定输出功率为 3V，起搏器盒为"按需"。如果患者是窦性心律并血压正常，设置起搏频率为刚好低于患者的心率。如果有完全性心脏传导阻滞或心动过缓，把起搏心率设定在 70~80 次/min。

- 用塑料保护鞘覆盖导线，把保护鞘和导线缝合固定在皮肤上，把剩余部分导丝绕成环，用贴膜固定在患者的皮肤上。

- 患者回到病房后，做一个胸部 X 线检查以确定导线已放置在满意的位置，并排除气胸。

临时心脏起搏：心房起搏

（见图 15.8）

- 插入心房临时导丝的操作与心室起搏相似(➡临时心脏起搏：心室起搏 p. 849；见框 15.2)。

- 将心房导丝插入直到在右心房中形成 J 形。

- 旋转导丝，轻微抽出，使其顶端放置在右心耳。目标阈值 <1.5V。

- 如果没有心房导丝，心室起搏导丝也可操作到相似的位置或放入冠状窦进行左心房起搏。

框 15.2　插入起搏导线检查清单

- 检查显示器和除颤仪。

- 检查起搏导线的类型——心房导线有一个预先形成的"J"形，使其容易被放置在心房或心耳，而很难在心室内操作放置到满意的位置。

- 心室起搏导线有一个更开放的、平缓的 J 形结构。

- 检查起搏器盒(单腔还是双腔或顺序起搏器盒)并与导线相连。熟悉起搏器上控制器的使用——如果患者内源性心率进一步减慢，需要尽快连接所有部件。

　　记得在穿无菌衣、戴口罩和手套前穿上铅围裙。

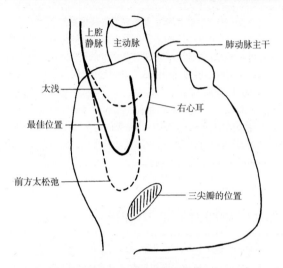

图 15.8 心房起搏时放置心房导线

临时心脏起搏：并发症

（见框 15.3）

```
框 15.3  心脏临时起搏的并发症

●  与中心静脉置管相关的并发症
●  室性异位节律
●  非持续性室性心动过速
●  穿孔
●  心包炎
●  膈肌起搏
●  感染
●  气胸
●  心脏压塞
```

室性异位心律或室性心动过速

- 当导线越过三尖瓣时(特别是在接受异丙肾上腺素输注的患者),常发生非持续性室性心动过速,不需要处理。
- 尽量避免长时间的室性心动过速发作,必要时尝试把导线抽回到心房,直到心律恢复。
- 如果在导线放置完毕后异位心律仍持续,尝试在三尖瓣区域调整导线的松弛度(或多或少)。
- 在右心室流出道起搏可诱发室性心动过速。

起搏和/或感知失败

- 在广泛心肌梗死(特别是下壁)、心肌病或接受I类抗心律失常药的患者很难获得低起搏阈值(<1.0V)的起搏位置。如果位置满意并稳定,稍高的阈值是可以接受的。
- 如果导线的位置满意而起搏阈值高,可能是导线进入了左肝静脉。把导线拉回心房并重新尝试,特别注意当导线通过三尖瓣时会出现室性异位心律。
- 心内膜水肿常导致在开始数日的起搏阈值加倍升高。
- 如果起搏突然停止工作,最常见原因是导线移位:
  - 增加起搏器输出功率。
  - 检查导线的连接和起搏器盒电池。
  - 尝试把患者移到左侧卧位直到能重新调整导线位置。

穿孔

- 在没有穿孔的情况下也可出现心包摩擦音(特别是心肌梗死后)
- 表现:心前区胸痛,进行性呼吸困难,血压下降,胸部 X 线上心脏轮廓变大,心脏压塞体征,低输出量时左膈肌起搏。
- 处理:
  - 如果有心脏压塞体征,安排紧急超声心动图检查和心包引流(➡心包穿刺术 1,p854)。
  - 重新放置导线。

- 仔细监护患者,反复超声心动图检查以发现早期心脏压塞。

膈肌起搏

- 高输出量起搏(10V),即使心室导线位置满意,也可引起左膈肌起搏。但在低电压下出现这种情况则提示穿孔(见 ➡ 穿孔, p. 853)。
- 右膈肌起搏可在心房起搏及右膈神经受到刺激时发生。
- 如有症状(痉挛性疼痛、呼吸困难)则重新放置导线。

心包穿刺术 1

器材

建立外周静脉通路,检查复苏全套装置以备用。预先准备好可随时获得的心包穿刺包。

需要准备:

- 一个类似中心静脉置管所用的手推车,消毒皮肤用的碘液或氯己定,敷料包,无菌铺巾,局麻药(2% 利多卡因),注射器(包括一个 50mL),针(25G 及 22G),一把 11 号刀片及缝线。
- 心包穿刺针(15cm,18G)或相似的 Wallace 套管。
- J 导丝[长度≥80cm,直径 0.035 英寸(1 英寸 =25.4mm)]。
- 扩张器(达到 7F)。
- 猪尾导管(长度≥60cm,带多个侧孔,如果没有猪尾导管可用一个大的 Seldinger 型 CVP 导管)。
- 引流袋及连接装置。
- X 射线透视或超声心动图检查的设施。

操作

(见图 15.9)

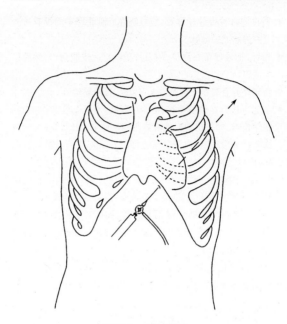

图 15.9　心包穿刺术

- 让患者取约 30° 坐位,这使心包渗液集中在心包底部。
- 必要时用咪达唑仑和芬太尼稍微镇静患者,但对已有心包渗出的患者应谨慎使用,这样可能会使因心包积液而已经下降的血压进一步下跌。
- 穿上无菌衣,戴上无菌手套;从胸部中央到腹部中央消毒皮肤,并在患者身上铺上消毒巾。
- 用局麻药浸润麻醉皮肤及皮下组织,从胸骨剑突下 1~1.5cm 开始到中线左缘朝向左肩,并尽可能紧贴肋软骨下缘。
- 心包穿刺针在剑突及左肋缘之间夹角进针,角度 >30°,方向朝向左肩缓慢进针,同时轻柔吸引并隔数毫米注射一些利多卡因。
- 当穿刺入心包壁层时,可有"突破感"并抽吸到液体。去除注射器,将导丝插入针头。

- 通过屏幕检查导丝位置，应只绕在心脏轮廓中而没有进入上腔静脉或肺动脉。
- 拔针，把导丝留在原位，用刀片稍微扩大皮肤切口，然后扩大通道。
- 将猪尾导管套在导丝上插入心包腔，拔除导丝。
- 取本进行显微镜观察、培养（接种标本至血培养瓶中）、细胞学检查，如果出现血性液体则检查血细胞比容（一个全血细胞计数管；告诉血液学检验师用 Coulter 进行计数以快速估计血红蛋白）。
- 吸尽心包渗液，仔细监护患者。在仅去除 100mL 心包液体后，患者的症状和血流动力学（心动过速）常开始改善。
- 如果液体严重血染，小心抽取液体；如果猪尾导管在右心室内抽血，可能引起心血管性虚脱。安排紧急血红蛋白 / 血细胞比容检查。
- 连接到引流袋，使其自由引流。
- 把猪尾导管牢固缝合在皮肤上，用无菌封闭敷料覆盖。

心包穿刺术 2

术后处理

- 密切观察患者有无再次心脏压塞（引流受阻），并重复行超声心动图检查。
- 停用抗凝剂。
- 24 小时后或引流停止后拔除引流管。
- 考虑外科手术的需要（引流、活检或心包开窗术）或特异性治疗（如果恶性渗出则化疗，细菌性渗出则抗生素治疗，肾衰竭则透析等）。

  心包穿刺术的并发症见框 15.4。

框 15.4　心包穿刺术的并发症

- 穿破心腔（常为右心室）
- 心外膜血管划伤
- 心律失常（当导丝推进时会出现房性心律失常；右心室穿破时出现室性心律失常）
- 气胸
- 腹部脏器穿孔（肝、胃、结肠）
- 上行感染

技巧和注意点

如果针头触及心外膜表面

　　你会有"滴答作响"的感觉，沿针向下传递。退出针头几毫米；使针头的角度放平一些，并小心地再试一次，一面进针一面抽吸。

如果没有进入到积液中

- 稍拔出针再进针，目标稍深一点，但仍朝向左肩。
- 如果失败了，再试一次，目标朝向更内侧（锁骨中点甚至颈静脉切迹）。
- 如果超声心动图证实在心尖部有足够的液体，则考虑尝试心尖途径（在心尖外侧开始并朝向右肩）。

插入猪尾导管困难

- 可能是通道扩张不充分。
- 抓住导丝伸出的部分（轻柔牵拉），同时推导管，注意不要把导丝拉出心包。

出血性积液还是出血

- 比较心包液体的血红蛋白与静脉血的血红蛋白。
- 把一些液体放入干净的容器中。如果是血液，则将凝固，而出血性积液不凝，因为心脏的"鞭笞"动作有助于去除心包积液中的纤维蛋白。
- 先通过抽出一些液体然后注射 10~20mL 造影剂来确定针

头的位置;在 X 射线透视下观察是否造影剂停留在心脏轮廓中。

- 或者使用超声心动图引导,经穿刺针注入 5~10mL 生理盐水,观察含有针尖的心包腔内的"微泡对照"。再从外周静脉快速注射 20mL 生理盐水,这会在右心房和右心室产生"对比",将其与心包间隙区分开来。

- 把针头与测压管路连接。一个特征性波形将证实穿刺到右心室(见图 15.6)。

直流电复律 1

相对禁忌证

- 地高辛中毒
- 电解质紊乱(低钠、低钾、低钙、低镁、酸中毒)
- 抗凝不充分及慢性心房颤动

直流电复律的并发症见框 15.5。

框 15.5 直流电复律的并发症

- 心脏停搏 / 心动过缓
- 心室纤颤
- 血栓栓塞
- 短暂性低血压
- 皮肤灼伤
- 吸入性肺炎

直流电复律的检查清单

- 除颤器: 检查其是否正常工作,准备好设备齐全的心脏停搏急救车,一旦患者心脏停搏就可立即使用。

- 知情同意: (除非紧急危及生命。)

- 12 导联心电图: 心房颤动、心房扑动、室上性心动过速、室性心动过速、缺血或地高辛中毒体征。如果心室率缓慢,在附近放一个外部(经皮)起搏系统以备心脏停搏之需。

- 禁食: 至少 4 小时。

- 抗凝: 患者是否需要抗凝剂? INR 是否 >2.0? (这种情况是否持续超过 3 周?)

- K^+: 检查血钾是否 >3.5mmol/L。

- 地高辛: 检查有无地高辛中毒的表现以及近期地高辛浓度是否正常。如果有频发的室性异位心律,静脉给予 Mg^{2+} 8mmol。

- 甲状腺功能: 先治疗甲状腺毒症或黏液性水肿。

- 静脉通路: 外周静脉插管。

- 镇静剂: 短效全身麻醉(丙泊酚)优于苯二氮䓬和芬太尼,给患者吸入 100% 的 O_2。

- 选择能量: 见表 15.2。

- 同步除颤: 对于所有休克患者,除颤时均选择本项(除非患者有心室纤颤或血流动力学不稳定)。调节 ECG 增益,使机器只检测出 QRS 波群而不是 P 波或 T 波。

- 放置电极板: 大部分中心目前在直流电复律中使用免提黏合板。有一些仍然使用传统的手持式电极板。
导电凝胶垫应放在胸骨右侧,另一个放在左乳头的左面(腋中线前);或者放一个在前方紧邻胸骨左缘,一个在后方中线左侧。一些证据表明,对于心房颤动,前后位的效果更好。

- 心脏复律：   确定无人接触患者或金属床。确认你
自己的双腿离开床！如果使用手持式
装置则用力压住电极板。

- 失败：   能量加倍再试电复律，直到达 360J。
考虑改变电极板的位置（见上文 ➔ 放
置电极板）。如果在操作过程中发生长
时间的窦性停搏或室性心律失常，则
停止电复律。

- 完成后复测心电图检查。将患者置于复苏体位直到苏醒。
监测 2~4 小时，保证镇静剂的作用已经消失。如果患者出院，
应该由朋友或亲属陪伴回家。

表 15.2   选择性直流电复律中建议的起始能量

持续性室性心动过速	200J	同步
心房颤动	50~100J	同步
心房扑动	50J	同步
其他室上性心动过速	50J	同步

- 如果初始电复律失败，增加能量（50、100、200、360J）并重复。
- 如果仍不成功，考虑改变电极板位置并再次试用 360J。持续使
用选择性直流电复律是不恰当的。

直流电复律 2

注意

抗凝

在慢性心房颤动及扩张型心肌病的患者中，血栓栓塞的
风险是 0~7%，取决于潜在的危险因素。

增加风险的因素

● 既往栓塞事件

● 心脏机械瓣膜

● 二尖瓣狭窄

● 左心房扩大

降低风险的因素

● 年龄 <60 岁

● 没有心脏病

● 新发生的心房颤动(<3 天)

　　有危险因素的患者用华法林抗凝治疗至少 3~4 周。对于新发生心房颤动者(1~3 天),静脉用肝素抗凝至少 12~24 小时且如果可能,在直流电复律之前用经食管超声心动图排除心内血栓。如果有血栓,同前所述,用华法林抗凝。对于心房颤动(<24 小时)的紧急心脏复律,电击前患者应肝素化。

　　如果没有心室血栓,心房扑动和其他快速性心律失常复律时,发生全身性栓塞的风险非常低。因为协调的心房活动防止了血凝块的形成。没有必要常规用华法林抗凝,但仍推荐在直流电击前使用肝素,因为在电击后尽管有协同的心电去极化,心房常会机械地静止几个小时才能恢复规律的收缩。

　　在成功的心脏复律之后,如果患者正在使用华法林,则继续抗凝治疗至少 3~4 周。如果原有心脏病(如二尖瓣狭窄)或反复发生心房颤动,应考虑终身抗凝。

特殊情况

妊娠

　　妊娠期间进行直流电复律似乎是安全的。在心脏复律前后听诊胎心,如有可能应监测胎儿的心电图。

起搏器

　　电复律有损坏起搏器盒或起搏电极导线顶端与心内膜连接处的危险。理论上把电极放在前后位较为安全。应准备好备用的起搏器(体外或经静脉)等设施。心脏复律后检查起搏器早期和晚期报告中的问题。

主动脉内球囊反搏 1

适应证

- 心肌梗死后心源性休克
- 急性重度二尖瓣反流
- 急性室间隔缺损
- 术前（左冠状动脉开口狭窄）
- 脱离体外循环

罕见

- 心肌梗死后室性心律失常治疗
- 不稳定型心绞痛（作为冠状动脉旁路移植术的过渡）

禁忌证

- 主动脉反流
- 扩张型心肌病
- 主动脉夹层
- 严重腹主动脉髂动脉粥样硬化
- 出血倾向

并发症

- 主动脉夹层
- 血小板减少症
- 动脉穿孔
- 外周栓塞
- 肢体缺血
- 球囊破裂

原理

这套装置包括一个顶端带球囊（40mL 大小）的导管，球囊放置在胸主动脉。球囊充气 / 放气与 ECG 同步。球囊应在降中峡后立即充气(心脏舒张期),从而在主动脉根部增加压力并增加冠状动脉灌注。球囊应在心室收缩后立即放气从而降低后负荷并改善左心室功能(见图15.10)。

反搏对循环有许多益处:

- 心脏舒张期增加冠状动脉灌注。
- 减少左心室舒张末压。
- 减少心肌氧耗。
- 增加大脑和外周血流。

主动脉内球囊对心脏停搏或心室纤颤的患者没有帮助。它至少需要 $1.2\sim1.4\text{L}/(\text{min}\cdot\text{m}^2)$ 的心脏指数,常需要加用正性肌力药物。

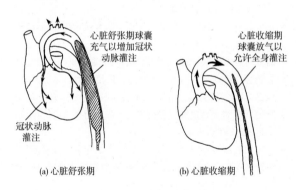

(a) 心脏舒张期　　　　　(b) 心脏收缩期

图 15.10　主动脉内球囊反搏

主动脉内球囊反搏 2

技术

插入球囊

以往的经验是极其重要的。从前需要切开股动脉,但新的球囊配备一个可经皮导入的鞘管,在X射线透视下将球囊放置到胸主动脉,尖端刚好在左锁骨下动脉起源处下方。给予患者静脉注射肝素以充分抗凝处理。一些机构常规静脉给予抗生素(氟氯西林)以覆盖葡萄球菌感染。

触发和时机

球囊泵可通过患者的心电图(R 波)或动脉压力波形启动。泵上的滑动开关允许在心动周期中精准地充气和放气。泵设置为 1∶2,以便看到改变心搏后的增益效果。

排除故障

- 向专家寻求帮助!通常需要一个心脏灌注专家、一个高年资心内科医生或外科医生协同。

- 当心率超过 130 次 /min 时反搏是无效的,应考虑抗心律失常药或代替以 1∶2 增强方式。

- 触发和时机:用 ECG 启动时,选择一个 R 波最明显的导联,确认泵被设置为由 ECG 启动而不是压力;永久性起搏器可因负向最小节律变化干扰触发选择的导联。可由外部起搏装置替代启动泵。一个好的动脉波形是压力启动所需的。根据动脉线路的部位,触发时间可略有区别(桡动脉比股动脉稍早)。遵循球囊充气和放气的血流动力学效应进行,而不是延迟时间的准确值。

- 肢体缺血:因心输出量下降、肾上腺素、去甲肾上腺素、周围血管疾病而加重缺血。撤除球囊(见 ➜ 撤除主动脉内球囊反搏,p. 864)。

- 血小板减少症:常见。如果没有明显的出血,则不需要输血。一旦撤除球囊即可恢复正常。当血小板计数低至 100×10^9/L,考虑输注依前列醇。

撤除主动脉内球囊反搏

- 通过逐渐减小反搏比例(1∶2、1∶4、1∶8 等)和 / 或减少球囊内容积,患者可逐步脱离主动脉内球囊反搏,同时检查患者的血流动力学是否保持稳定。

- 停止注射肝素,等待活化凝血时间下降 <150s(活化部分凝血活酶时间 <1.5 倍正常值)。

- 使用 50mL 注射器,对球囊持续施以负压。

- 拉低球囊直到紧贴鞘管，不要尝试把球囊拉入鞘管。
- 同时抽出球囊和鞘管，在股动脉穿刺点压迫至少30分钟或直到控制出血。

呼吸支持原则

治疗目标是缓解缺氧，并维持或恢复患者正常 $PaCO_2$。机械通气的适应证在相应章节进行了讨论。本章讨论一些涉及的原则。

氧疗

- 系统应按 O_2 百分比供氧，O_2 百分比根据患者的需要而定，在 28% 和 100% 之间（如 Ventimask Mk Ⅳ 这种固定百分比的传输面罩）。
- Hudson 面罩或鼻导管根据流速和患者的呼吸模式，可以提供变化范围较大的吸入氧浓度（fraction of inspired oxygen，FiO_2）。
- 鼻塞能提供的 FiO_2 为 30%，氧流速为 2L/min，而在更高的流速（3L/min，$FiO_2>35\%$；随流量增加，氧浓度进一步增加幅度小）时效率降低。较高流速时需要湿化。
- 若为正确放置的高流量氧气面罩，当使用 6L/min 氧气时，可提供的 FiO_2 为 60%。
- 联合鼻塞和高流量氧气面罩可获得 $FiO_2>80\%$。
- 在实际操作中，很少能维持给氧浓度 >60%，除非使用持续气道正压通气或机械通气。
- 当氧合作用突然发生恶化时，应检查传输系统，是否氧气瓶已空，或是管道失去连接等。

适应证

- Ⅰ或Ⅱ型呼吸衰竭
- 支气管哮喘
- 急性心肌梗死

- 镰状细胞危象
- 一氧化碳中毒
- 丛集性头痛

并发症

- 气管支气管炎发生于长时间吸入 $FiO_2 \geqslant 80\%$ 的氧气。可引起胸骨后疼痛,咳嗽和呼吸困难。
- 氧气引起的肺实质损伤发生于 $FiO_2 > 60\%$ 超过 48 小时,而没有间歇性的空气呼吸周期。

氧疗的监控

- 氧疗效果应通过持续氧饱和度仪监测和间歇性动脉血气分析进行评估。
- 氧饱和度仪可以提供很大的帮助但存在局限性。在一些情况下(如吉兰 - 巴雷综合征),血氧饱和度测量值下降是即将发生呼吸衰竭的很晚的标志。而且二氧化碳潴留(如 COPD 患者)显然不能通过检测血氧监测。SaO_2 为 93% 时,其对应的 PaO_2 为 8kPa;而 SaO_2 低于 92% 时,PaO_2 可不成比例地快速下降。

膨肺技术

- 周期性的"叹息"是呼吸的正常部分,并逆转轻微肺不张。膨肺技术适用于不能或不愿意进行周期性深呼吸的患者(如腹部或胸部手术后,胸壁的神经肌肉功能减退)。
- 手术后操作常由理疗师进行,包括诱发性肺活量训练、指导最大限度呼吸并咳嗽、体位引流及胸部叩击。
- 容量产生设备,如 *the Bird*,由患者开始吸气而触发,传递一个预设的潮气量以促进患者的呼吸。可与理疗师配合。
- 压力产生技术[如持续气道正压通气(CPAP);经鼻间歇正压通气(nasal intermittent positive pressure ventilation,NIPPV),双层气道正压通气(bilevel positive airway pressure,BiPAP)]具有的优点是即使面罩周围发生漏气,呼吸功能够"补偿"提供预设的正压(见下文)。

- 对于产生容量和压力的两种呼吸支持方法,患者都必须有保护他们的气道的能力并产生足够的力量启动呼吸机。

持续气道正压

- CPAP 在呼吸循环中提供恒定的正压。
- 作用为撑开塌陷的可能充满液体的肺泡(或阻塞性睡眠呼吸暂停时塌陷的上呼吸道),增加功能残气量(functional residual capacity,FRC)及改善顺应性,使呼吸功减少和改善气体交换。
- 允许给予较高的 FiO_2(接近 80%~100%),参阅标准给氧面罩。
- CPAP 常在麻醉师配合下开始;对于一个积极管理下的患者,CPAP 常在 ITU 开始使用。
- 标准的起始压力为 $5cmH_2O$。

适应证

- 肺水肿
- 急性呼吸衰竭(如继发于感染)且简单的面罩给氧不充分
- 急性呼吸衰竭且不适合机械通气者
- 脱离呼吸机后
- 阻塞性睡眠呼吸暂停
- 患者需要:
  - 保持清醒
  - 能够保护气道
  - 拥有足够的呼吸肌力量
  - 血流动力学稳定

机械通气

负压通气(negative pressure ventilation,NPV)

- 通过"吸瘪"胸壁实现,用于慢性通气不足(如脊髓灰质炎、脊柱后凸侧弯或肌病）。呼气是被动的。

- 这些技术不需要气管插管，但为患者进行护理较为困难。

间歇正压通气（intermittent positive pressure ventilation，IPPV）

适应证

由于存在呼吸衰竭的潜在可逆性病因，气体交换恶化：

- 肺炎
- 头部外伤
- COPD 加重
- 脑缺氧
- 严重肺不张（如心脏停搏后）
- 呼气肌无力
- 脑出血
- 重症肌无力
- 颅内压增高
- 急性感染性多神经炎（吉兰 - 巴雷综合征）
- 严重外伤或烧伤

ITU 危重患者的通气通过气管插管或气管切开进行。如果通气预期需要超过 1 周，考虑气管切开。

有两种基本的通气方法：

- 压力循环通气。向肺内传输气体至达到指定的压力，吸气流停止。然后经短暂停顿，通过被动反冲开始呼气。在 ARDS 患者中，这种方法可以减少气道压力峰值而不破坏心功能。然而，如果气道压力增加或顺应性下降，会使潮气量下降，患者需更密切监测以避免通气不足。

- 容量循环通气。在预定的吸气时间（通常约为呼吸周期的 30%）向肺内传输预设的潮气量，屏住呼吸（时间约为呼吸周期的 10%），然后允许随肺的反冲被动呼气。

经鼻通气

- 无创正压通气(NIPPV)在预设的吸气时间内传输正压。患者开始呼吸时触发,允许患者呼出直到大气压。
- 正压由小机器通过密切贴合的鼻罩提供。
- 一般作为一种家庭夜间通气的方法,用于有严重胸壁肌肉骨骼疾病(如脊柱后凸侧弯)或阻塞性睡眠呼吸暂停的患者。
- 已小有成效地替代正式的气管插管通气,用于治疗呼气末正压不理想的患者,如急性哮喘患者,存在 CO_2 潴留的COPD 患者,以及呼吸机撤机困难的患者。
- 该系统需要相对有经验的人员建立,但一些患者相对于其他方法更容易接受该方法。不能由没有经验的人员来操作。

正压通气

持续指令通气

- 持续指令通气(continuous mandatory ventilation,CMV)按预先设置的周期进行每分钟固定次数和容量的呼吸。周期的持续时间决定呼吸频率。
- 每分通气量由(潮气量 × 呼吸频率)计算。
- 吸气和呼气所用时间的相对比例(I：E 比)一般设为 1：2,但可以变动。如在急性哮喘中,呼气较为困难,需要一个较长的呼气时间(→急性重症哮喘:进一步处理,p. 200);在急性呼吸窘迫综合征中,肺顺应性下降,较长的吸气时间有益(反比通气;→成人呼吸窘迫综合征 2,p. 217)。
- 患者应处于完全镇静的状态。能自主呼吸的患者进行 CMV 通气时,在预设的周期下,可在自主呼吸的基础上又叠加一次通气,导致肺过度通气和高吸气峰压,引发气胸风险。
- 长时间使用 CMV 模式会导致呼吸肌萎缩,使随后的撤机困难,特别是在如急性哮喘使用类固醇治疗导致近端肌病的情况下。

● CMV 可以即刻终止,或是逐渐把通气工作从机器转向患者(撤机)。

同步间歇指令通气

● 同步间歇指令通气(synchronized intermittent mandatory ventilation, SIMV)模式允许患者在自主呼吸同时进行有效通气,并允许逐渐向患者转换呼吸工作。这适合呼吸肌疲劳的患者撤机时使用,但对重症患者(如急性重症哮喘,ARDS)不适用;镇静状态下 CMV 可减少氧需求及呼吸驱动,并允许更有效的通气。

● 同步方法的具体细节在不同的机器有所不同,但都以相似的方法起作用——患者通过通气设施自主呼吸。呼吸机常预先设定,可保证患者每分钟最少的呼吸次数。如果自主呼吸的次数低于预设水平,就由呼吸机传送呼吸。

● 大多数 SIMV 模式的通气对患者的自主呼吸提供某种形式的正压支持,以减少呼吸功和保证有效的通气(见 ➋ 压力支持通气,p. 870)。

压力支持通气

● 在吸气时给予正压,以缓解部分或全部的呼吸工作。

● 可以结合 SIMV 通气模式或作为一种对完全自主呼吸患者的支持方法——在撤机过程中触发通气。

● 允许患者决定他们自己的呼吸频率,并保证足够的肺通气和氧合作用。但是只适合于有足够的肺功能、没有意识模糊或疲惫的患者。

呼气末正压通气

● 呼气末正压(positive end-expiratory pressure,PEEP)预设为只在呼气末增加压力,以保证肺容量,防止气道或肺泡塌陷,并开放膨胀不全或充满液体的肺(如在 ARDS 或心源性肺水肿中)。

- 可使更多的肺用于气体交换而显著改善氧合作用。但相应地增加胸膜腔内压,可显著减少静脉回流进而减少心输出量,同时增加气胸的风险。

- "自发性呼气末正压"见于在下一次充气时患者的肺没有完全排空的情况(如哮喘)。

- 一般来说,PEEP 应保持在 5~10cmH$_2$O 水平。必要时根据氧合及心脏功能的平衡情况,每 20~30min 调整 2~3cmH$_2$O。

- 对于 PEEP 通气的患者,肺动脉楔压的测量和对结果的解释取决于导管的位置。肺动脉楔压如果高于 PEEP 总是反映肺静脉压。如果导管在一个肺动脉楔压较低的顶端的血管,根据重力作用,压力的检测可能是 PEEP 压力而不是真正的肺动脉楔压;在邻近区域检测压力可能更为准确。检测时去除 PEEP 会改变血流动力学和氧合作用,所测压力不反映返回通气后的状态。

经皮环甲膜切开术

适应证

- 当上呼吸道堵塞(如外伤,感染,新生物,术后,烧伤及腐蚀),因而无法行经口或鼻气管插管时。

- 气管插管失败时(如大量鼻咽部出血,结构变形,异物堵塞等)。

经皮环甲膜切开术

　　Seldinger 技术较顺利,可由非外科医生在床边进行操作,并且较为安全(见图 15.11)。在手术区域麻醉后,用一根针穿刺环甲膜,然后将导丝引入气管。通过导丝并经一系列扩张器扩张,安全置入气管导管。

环甲膜切开术并发症

- 出血

- 声门下狭窄
- 声音嘶哑
- 喉气管 - 皮肤瘘

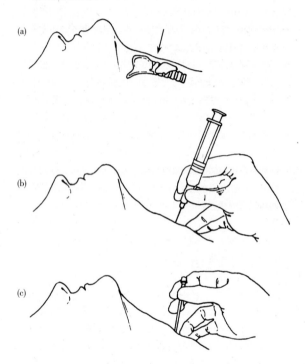

图 15.11 环甲膜切开术

气管插管术

这是一个提供和保持通畅气道的最佳方法,可以保证通气,防止吸入,并吸引和清除下呼吸道分泌物。内科紧急插管最常见的适应证是心脏停搏。不能由没有经验的人来操作——这里的描述并不是指气管插管能在熟练的麻醉师监督下替代进行操作。

准备

- 喉镜,常有一个弯曲的叶片(Macintosh)。
- 气管导管(ETT)(对于男性 8~9mm 内径,女性 7~8mm 内径)及配套的接头。
- 为气囊充气用的注射器,一旦充气后防止气体从气囊内漏出的夹子。
- 剪刀,固定气管插管的胶带或绷带。
- 润滑剂(如 K-Y® 胶)。
- 吸引装置,带有硬质(Yankauer)、长且可弯曲的导管。

插管时的潜在问题

- 某些解剖变异(如下颌骨后移,短颈,显著的切口,高腭穿)以及颈部僵硬或牙口紧闭,可导致插管困难。需要寻求有经验的人员来帮助。
- 呕吐:如有必要须吸引。环状软骨压迫可能有用。
- 颈椎损伤:固定头颈与躯干成一条直线。在插管时尽量不要伸展头部。
- 面部烧伤或外伤可导致无法经口气管插管。考虑环甲膜切开术(→ 经皮环甲膜切开术,p871)。

操作过程

　(见图 15.12)
- 患者颈部稍弯曲且头部伸直,如怀疑有颈部损伤请注意保护。
- 压迫环甲软骨:可通过正对第六颈椎向后压迫环状软骨而闭塞食管。这可防止被动反流进入气管,但对主动呕吐无效。请助手保持压迫,直到气管导管放到正确位置并充盈气囊。
- 用≥85% 的氧气给患者通气 15~30 秒从而预氧化。吸引喉部清除气道异物。
- 左手持喉镜,将叶片从口腔右侧插入,向舌根部进镜,识别扁桃体窝和腭垂。把叶片推向左侧,把舌推移开,进一步推进叶片直到视野中看到会厌。

- 将叶片尖插入舌根和会厌之间,并把整个叶片(及喉部)沿喉镜柄的轴向上拉,以暴露声带,可能需要简单吸引以清理视野。

- 在声带之间插入气管导管,进一步插入直到气囊刚好进入到声带下,不再进入,用空气充盈气囊。

- 如果看不到声带,不要戳会厌以期盼成功;寻求有经验人员的帮助,并回到基本的气道处理。

- 插管不能超过 30 秒,如果对位置有任何怀疑,应拔除导管,重新预给氧,并再次尝试。

- 插管到位时,一边充气一边听诊胸部,检查两侧胸腔是否同时充气。如果导管插入食管中,胸腔扩张会很小,而胃部出现膨胀。

- 把气管导管固定到位,以防止其在气道内上下滑动,用高浓度氧通气。

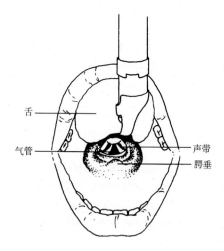

图 15.12 气管插管术的标志

气胸抽吸

如果气胸 <75% 且患者血流动力学稳定,在第一时间尝试吸引是合理的(➔ 气胸:评估,p. 221)。

准备

- 10mL 及 50mL 注射器,绿色(18G)和橙色(25G)针头
- 敷料包(棉签、消毒巾、消毒剂)及无菌手套
- 19G Venflon® 或其他可供替代的套管
- 局麻药(如 2% 利多卡因)
- 三通接头

操作过程

- 需要一名助手。
- 让患者坐起,倚靠在枕头上,把手放在头后,保证操作者是舒适的且和患者处在同一水平。
- 选择抽吸位置——锁骨中线第二肋间隙处,用胸部 X 线检查可确定抽吸的是正确的一侧(一个令人意外的常见错误是抽吸了正常的一侧肺)。
- 消毒皮肤并使用无菌操作。
- 在三通接头一端连接一个 50mL 注射器备用,关闭连接到患者的一侧端口,使气体不会在连接到装置时进入胸膜腔。
- 用 5~10mL 利多卡因逐层浸润麻醉皮肤到胸膜,注意紧贴使用的肋间隙的肋骨上缘。用绿色针头抽吸约 5mL,确认抽吸到气体。
- 用 16G 或更大的静脉套管插入气胸,最好一面用注射器吸引套管,可证实进入了胸腔,允许套管的尖端进入胸腔约 1cm。
- 嘱患者屏住呼吸,拔出针芯,快速连接三通接头,吸引 50mL 气体 / 液体,从接头的另一侧管腔排出,重复操作。
- 当吸引时感到阻力,或患者剧烈咳嗽,或抽吸到 ≥2.5L 的气

体时,应停止抽吸。

- 拔出套管,用敷料贴覆盖穿刺点(如 Elastoplast™ 弹性绷带或 Band-Aid™ 创可贴)。
- 完成操作后进行胸部 X 线检查。如果有显著的残存气胸,插入胸腔引流管。

胸腔积液抽吸

　　基本过程类似于气胸抽吸;但穿刺部位不同——低于检测到的浊音界水平 1 或 2 个肋间隙。理想的是所有患者应先进行超声检查,以证实胸腔积液(又称胸水)的水平,并保证横膈膜没有因潜在的肺萎陷高于预期位置。

- 让患者向前靠着椅背或桌子。消毒皮肤,局部浸润麻醉(同气胸抽吸的描述)。
- 插入胸水引流导管,用 50mL 注射器抽吸胸水,通过三通接头放出。反复操作,直到感到阻力以及管子里没有液体。
- 操作后行胸部 X 线检查。

胸腔引流术 1

准备

- 敷料包(无菌纱布、手套、洞巾、聚维酮碘)
- 局麻药(1% 利多卡因 720mL),10mL 注射器,绿色(18G) 及橙色(25G)针头
- 切开皮肤用的手术刀及 11 号刀片,两包缝线(1-0)
- 两把钳子(Kelly 弯血管钳)、剪刀、持针器(常被包装为"胸腔引流包")
- 在可能的情况下用改良 Seldinger 型胸腔引流管,特别是气胸时

- 胸腔引流管——可选择 24、28、32 及 36F 型号
- 胸腔引流瓶,带有水下封闭用的无菌水
- 一名助手

操作过程

- 让患者向前靠在椅背或桌子上。如可能,操作前 30 分钟给患者服用适当剂量的镇痛用阿片剂。

- 在腋中线标记穿刺引流的位置——引流气胸时通常为第五肋间隙,引流胸水时为液体平面以下。消毒皮肤。

- 选择胸腔引流管:小号(24F)用于只有气体,中号(28F)用于浆液,大号(32~36F)用于血液/脓液。拔出穿刺针。检查水封瓶是否准备完毕。

- 用 1% 利多卡因 15~20mL 浸润麻醉皮肤。在胸腔引流管进入胸腔之前,先做一个短的皮下隧道(见图 15.13)。在肋骨上缘麻醉骨膜。检查从胸腔吸出的气体/液体。

- 在肋间隙皮肤麻醉处,做一个 2cm 的水平切口。用钳子钝性分离脂肪及肋间肌,形成一个足够大的能容纳戴手套的手指伸入胸腔的通道。保持靠近肋骨上缘以避开神经血管束。

- 检查患者胸腔外管子的长度以确认需要插入胸腔的长度。目标为气胸时把引流管的尖端放到气胸的顶端;引流胸水时则保持引流管最下端的孔尽可能放低(进入胸腔 >2cm)。

- 在切口处缝两根缝线(或一个荷包缝合,见图 15.13),一旦插入引流管,这将轻微束缚引流管周围,产生一个密封状态,但不要打结——这些缝线将在引流管拔除后用于封闭伤口。

- 去除套管,用钳子夹住引流管末端,轻轻将管子插入胸腔。旋转钳子 180° 把管端导向肺尖(见图 15.13)。管内出现凝雾(或液体)证实管子已进入胸腔内。检查所有的侧孔已在胸腔内,然后把引流管连接到水封瓶。用胶带固定在皮肤上。

- 轻轻地束紧皮肤上的缝线,但不打结。引流装置应由其他一些缝线和大量胶带固定。引流管很容易被意外牵拉拔出。
- 用黏性胶带包裹引流管和连接管的连接处。
- 当局麻药效果减弱时给予患者足够的镇痛药。
- 安排一个胸部 X 线检查,以确认引流管的位置。
- 每 24h 不要引流 >1L 的胸水,防止再扩张引起的肺水肿。

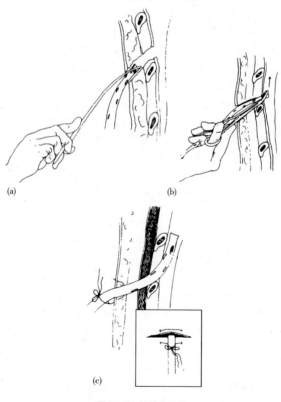

图 15.13   胸腔引流术

胸腔引流术 2

技巧和注意点

- 胸腔引流应放置到位,使气体和液体得以持续引流。随时间延长,上行感染的风险增加。不推荐预防性使用抗生素。

胸腔引流管放置不当

- 行胸部 X 线检查(之后每天进行),确认引流管位置并检查肺野。
- 如果引流管位置太浅,将会有气体漏出,患者可能会出现皮下气肿。理想的方案是拔掉引流管,重新在一个新的位置放置一个新的引流管;如果将引流管的未消毒部位插入胸腔将增加上行感染的风险。
- 如果引流管位置太深,患者可能会感到不舒服并影响重要结构(如胸主动脉)。此时可将管子拔出适当的距离并重新缝合。

胸腔引流管堵塞

- 检查胸腔引流瓶中随呼吸摆动的水柱。如果管子堵住,摆动也会随即停止。
- 检查引流管是否弯曲和扭结。
- 血块或纤维蛋白可能会堵住管腔。
- 如果胸部 X 线上仍有肺萎陷表现,换用一个新的管子在新的部位置管。

肺无法复张

- 这可能是因为管道堵塞或持续气漏(如支气管瘘)。
- 如果胸腔引流持续冒泡,在引流管上施加吸引以帮助肺复张。考虑插入更多的引流管或外科修复漏口。如果胸腔引流管堵塞(见上文),则更换引流管。

拔除胸腔引流管

- 不要夹闭胸腔引流管。
- 去除敷料以及固定引流管的缝线。一旦拔除引流管,保留皮肤切口缝线(荷包缝合)在原位封闭伤口。
- 在 Valsalva 动作下,吸气或呼气时轻柔拔除引流管。
- 拉紧皮肤缝线,在 3~4 天后应拆除并予新鲜敷料。
- 根据患者的症状,任何残留的气胸应及时治疗。

并发症

- 出血(肋间血管;肺、脾或肝撕裂伤)
- 肺水肿(肺扩张过快)
- 脓胸
- 皮下气肿
- 残留气胸或胸腔积液(胸腔引流管位置不当或堵塞)

排放腹水

适应证

- 诊断或排除自发性细菌性腹膜炎
- 检测腹水中的蛋白质、白蛋白、淀粉酶(胰源性腹水)
- 腹水细胞学检查可能需要 100mL 腹水
- 抗酸杆菌染色和培养;淋巴细胞计数 $>500 \times 10^6/L$
- 引流肝硬化性或恶性腹水

相对禁忌证

- 接受过腹部手术会增加穿孔的风险(由于肠管与腹壁粘连)
- 肝脾严重肿大(避免和其同一侧)
- 严重肠梗阻伴有肠胀气
  注意:没有临床数据支持,在严重凝血功能障碍(血小板

<20 × 10⁹/L, INR>4.0) 的患者中应避免腹腔穿刺。但大多数临床医生应警惕并考虑纠正凝血功能障碍。

操作过程

- 患者仰卧位并向一侧稍倾斜。
- 选择腹腔穿刺部位(如脐水平线及腹股沟中点线交点旁开 4cm 处),用氯己定局部消毒穿刺区域,避开手术瘢痕(见图 15.14)。
- 用带 18G 针头的 20mL 注射器进行操作,肥胖患者使用较长的针头(如 18G 的 Abbocath®)。用局麻药浸润麻醉穿刺部位,在腹壁上缓慢插入针头,同时吸引直到抽到腹水。
- 在一套血培养瓶中每瓶接种 5mL 腹水,并送 5mL 于无菌瓶中进行显微镜检和蛋白质测定。加 2mL 腹水到一个 EDTA 管中(含抗凝剂)并送血液学检查进行细胞计数。
- 拔除针并用无菌敷料覆盖穿刺位点。

完全排放腹水

　　每日少量排放腹水会增加感染和腹水漏出等并发症发生的风险。在肝硬化腹水中,原位留置腹腔引流管的感染风险高。把腹水完全排放较为安全。

　　放腹水的速度可以较快。一般排放 3~5L/h 是安全的。在腹腔穿刺放液的最初 3~6h,有显著心输出量上升,体循环阻力下降以及平均动脉压中度下降(5~10mmHg)。张力性腹水增加肾动脉压,在腹腔放液时肾动脉压急剧下降。

适应证

- 张力性或大量腹水

死亡发生率

　　腹腔穿刺放液相关的死亡发生率约为 0.02%(5 000 名患者中有一名)。

相对禁忌证

- 既往腹部手术史且留有瘢痕。注意避开瘢痕,并使用超声引导。

- 有临床显著的 DIC 或纤维蛋白溶解并从针刺伤口渗血的患者。

- 在广泛肠梗阻伴肠胀气患者中,如没有图像指引不应进行腹腔穿刺放液。

- 血小板计数 $<20 \times 10^9/L$,无论 INR 多少都为禁忌证(不需要新鲜冷冻血浆)。

- 肾衰竭:在肾衰竭时出血风险增加,但这不是禁忌证。在这组患者中诊断感染性腹水也是重要的。

- 注意避免刺破腹壁下浅动脉,其走向为脐旁腹股沟中点线(见图 15.14)。避免任何可见的浅表静脉。

- 超声引导下腹腔穿刺放液时,操作前先标记穿刺点。

- 穿刺位置的皮肤应清洁并使用氯己定消毒。用少量利多卡因进行局部麻醉(见图 15.14 中的"X")。

- 穿刺点不要太靠侧面,患者应仰卧位并向一侧倾斜。

- 警惕巨脾或肝脏过度肿大的患者,避免过于靠近这两个器官,如有可能在超声引导下进行腹腔穿刺。

- 避免网膜堵塞导管末端,使用有侧孔的导管。

插入引流管并引流腹水

- 你将需要穿上无菌衣。

- 腹腔穿刺放液前监测血压,穿刺放液后的最初 6 个小时每小时监测一次血压。

- 插入有多个侧孔的引流管(接到 20mL 注射器上),推进导管时吸引,看到吸出腹水后,再进针 3~4cm,然后将塑料导管推进腹部并连接排放腹水系统。

- 用胶布原位固定引流管,自由排放腹水。

- 嘱咐患者向一边侧卧,使引流侧处于最低位置(左或右)。

- 无论腹水量多少,允许以其流出的速度排放腹水。当腹水停止流出或减慢流速,将患者从一侧转到另一侧,体位朝向排放腹水一侧侧卧。

- 排放结束时拔出引流管,贴上创可贴,让患者引流点位置朝上,卧位至少 4h(每排放 2.5L 腹水约补充 20% 的白蛋白 100mL)。
- 按每排放 1L 腹水补充 8g 白蛋白的量,静脉滴注 20% 的白蛋白。最好在完成腹腔穿刺放液后开始输注白蛋白。但如果血压有显著下降,可以早一些开始补充白蛋白。
- 保证腹水完全引流干净,腹水排放不完全会增加操作后漏出的风险。
- 测量排放腹水的量。
- 总是在插入腹水引流管后 6 小时内拔除,以降低脓毒症的风险。

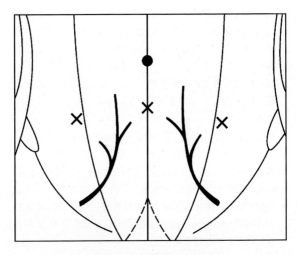

图 15.14 腹腔穿刺放液部位

引自 Watson, *et al. Oxford Handbook of Palliative Care* (2009), with permission from Oxford University Press.

插入三腔双囊管

三腔双囊管用于控制内镜治疗或静脉特利加压素止血治疗失败的食管静脉曲张出血。因会使患者感到不舒服并增加食管溃疡和误吸的风险,不应作为初始治疗的首选方法。

尽早寻找有经验的专家帮助,球囊压迫是暂时的止血方法。

操作过程

- 假定患者正在进行复苏和接受静脉特利加压素治疗,为减少误吸风险,患者应插管和通气。

- 三腔管应储放在冰箱内(以增加硬度)并在使用前拿出。插管前先熟悉一下端口并检查球囊的完整性。

- 放置一个内窥镜咬口(防止患者咬到管子)。三腔管末端用润滑凝胶覆盖。嘱患者左侧半俯卧位,把管子向下送,并嘱患者吞咽(如果意识清晰)。如果管子在口内卷曲,则重新再试。

- 通过测量从鼻梁到耳垂再加上从鼻到胸骨剑突的距离估计管子插入的长度,这应该至少有 50~60cm。确保三腔管没有盘在口腔后部。

- 用 250mL 水充盈胃囊,夹住球囊管,然后轻柔拉回三腔管直至胃囊紧靠胃食管连接处(感觉到阻力),然后继续拉,直到患者因牵拉而感觉被拖拽,注意咬口边缘的位置(用笔做标记),并用胶布固定在面部侧面。

- 提示:如果上述操作失败,把三腔管通过咬口放到喉部后方,然后用内镜跟进。用内镜把三腔管推到食管下,并在拔除内镜时直接看到胃囊充盈。

- 一般来说不会使用食管囊。实际上所有出血的静脉曲张发生在胃食管连接处并可使用胃囊控制出血。

- 不要让球囊充盈超过 12 小时,这会增加食管溃疡发生的风险。

- 进行胸部 X 线检查,以确认三腔管的位置。
- 应持续吸引胃管。

经皮穿刺肝活检

此操作需要有经验的医生进行。

操作过程

应告知患者有出血、气胸、胆囊刺破、活检失败和肩顶部疼痛等风险,肩顶部疼痛可持续几个小时。经皮穿刺肝活检死亡发生率约 1∶10 000。

相对禁忌证

- 凝血酶原时间延长 >3 秒。
- 血小板计数 <80×10⁹/L 或有出血倾向。
- 腹水。
- 肝癌(肿瘤种植风险)。

术前用麻醉药物(如 30~60mg 二氢可待因)。患者仰卧位,右手放在头后。一般在超声引导下进行活检,特别是当肝脏很小且有硬化时。清洁皮肤,局部浸润麻醉直至肝包膜。嘱患者在吸气末屏住呼吸,此时进针。活检本身仅需 5~10 秒并可能引起肩顶部疼痛。

"填塞"式肝活检可用于凝血酶原时间延长达 6 秒、血小板计数 >40×10⁹/L 的患者。活检通过一个鞘管进行,而管道用 Gelfoam® 封闭以防出血。

经颈静脉肝活检

肝活检通过肝静脉进行,继发性出血会进入血液循环。这并不是没有风险的,因为肝包膜可能会被穿破而导致出血。此操作用于凝血酶原时间延长或血小板计数低而无法进行常规肝活检的患者。

在 IJV 内放入一个大的引导器，通过它将导管插入到肝静脉中。去除导管，在原位保留导丝。一个金属活检针经导丝进入肝静脉。应避免太靠周边穿刺（有穿破包膜的危险）。去除导丝，连接吸引器后进针。通过"Menghini"技术获取活检标本。相较于传统的方法，用此方法获得的标本更小和更碎片化。

经颈静脉肝内门体分流术

适应证

- 无法控制的食管或胃静脉曲张出血
- 利尿剂抵抗性腹水
- 肝性胸腔积液

原则

为了快速降低门静脉压力，在肝静脉和门静脉分支之间建立分流，使血液可以从压力高的门静脉系统流向压力较低的肝静脉系统再汇入下腔静脉。

这项操作技术相当困难，需要在专门的中心进行。无须进行全身麻醉，且此操作不妨碍日后的肝移植。

方法

在 IJV 中置管，套管经右心房进入下腔静脉然后进入肝静脉。通过超声引导定位门静脉，将经颈静脉金属活检针穿过肝脏从肝静脉推进到门静脉分支（通常是门静脉右支）。导丝进入门静脉后，拔除金属针，留下导丝连接肝静脉和门静脉。然后通过导丝放入一根可扩张的支架，通常支架的大小为8~12mm。

并发症

- 立即死亡的发生率为 2%~3%,原因常为刺破肝包膜和出血。对于接受经颈静脉肝内门体分流术(transjugular intrahepatic portosystemic shunt,TIPS)治疗发生不可控制大出血的患者,4~6 周的死亡发生率高达 50%(肝硬化患者)。
- 肝性脑病发生率约为 20%。
- 若存在大的肝外分流,可能会出现门静脉压力无法降低,此时可能需要进行栓塞。

腹膜透析

不常使用,但是不需要血管路径或抗凝。可获得约 10mL/min 的清除率。

要求:

- 腹膜透析管(在局麻下插入)
- 一个没有感染、疝气、粘连的完好的腹腔

并发症

每年每个患者有 0.8 次腹膜炎的发生。

评估

- 腹膜炎的特征性表现是:腹膜透析袋浑浊(99%),腹痛(95%),腹肌紧张(80%)。
- 其他表现包括:发热(33%),恶心、呕吐(30%),白细胞增多(25%),腹泻或便秘(15%)。

检查:腹膜透析流出液细胞计数(中性粒细胞 $>1 \times 10^8$/L 提示腹膜炎);腹膜透析液培养(接种到血培养瓶);腹膜透析液革兰氏染色;全血细胞计数(针对白细胞增多);血培养。

处理

- 所有患者需要使用抗生素,但不一定需要住院。根据革兰氏染色和培养结果选用抗生素。一个常用的方案是环丙沙星或万古霉素,再加上甲硝唑。高热伴有白细胞增多和/或出现全身症状的患者需要静脉用抗生素。
- 革兰氏阴性菌,尤其是假单胞菌,与更严重的感染相关。
- 腹膜炎可导致肠梗阻。
- 严重的患者可每日丢失至少 25g 蛋白质,需要接受充足的营养支持。
- 若感染对治疗不敏感,考虑移除 Tenckhoff 导管或检查是否有非典型病原体感染(如真菌)。
- 考虑潜在的胃肠道病因,特别是出现多重菌感染,革兰氏阴性菌感染或其他症状。

其他问题

对于有轻度液体负荷的患者,高渗性交换(6.36% 或 4.25% 的葡萄糖)、限制液体摄入(1L/d)或大剂量利尿剂(如呋塞米,每次 500mg,每天 2 次)可能有效。

其他可能出现的问题有交换率低、导管放置不当、网膜堵塞、纤维蛋白沉积以及高血糖。

间歇血液透析

需要 250~300mL/min 血液流过透析膜,从而达到 20mL/min 的净化。

- **血管通路**:血管通路可使用包括桡动脉的动静脉短路获得,或更常见地,使用 Vascath 双腔导管,获得的是静脉血而非动脉血。
- **抗凝**:通常使用肝素。如果存在禁忌证(如近期出血),可使用依前列醇,但可能引起低血压和腹部绞痛。

- 血流动力学稳定性:有多器官功能衰竭的患者血液透析时常发生低血压。这可以通过高钠透析以及用 4.5% 的人白蛋白溶液启动循环而改善。

血液透析并发症

低血压

常在透析前 15 分钟内发生,可能原因包括循环中的炎症细胞被透析膜激活、渗透改变以及液体流失等。治疗:谨慎补充液体以及使用正性肌力药(如果输液过多注意肺水肿)。

透析失衡

常发生在首次透析时,特别是有显著尿毒症的患者,并在原有神经系统疾病的患者中更常见。临床表现有:头痛、恶心呕吐、昏厥、脑水肿。治疗:脑水肿的治疗见 ➜ 脑出血,p. 427。短而慢地开始透析可避免这种情况的发生。

透析反应

这是由于环氧乙烷成分(消毒物质)或纤维素成分引起的 IgE 或补体反应。使用"生物相容性"膜,如聚砜、聚丙烯腈(polyacrylonitrile,PAN)或用蒸汽或伽马射线照射消毒的透析器,可防止进一步反应。

血液滤过

连续性动静脉血液滤过(continuous arteriovenous haemofiltration,CAVH)意味着大量溶质经过透析膜传输并置换。连续性动静脉血液透析滤过(continuous arteriovenous haemodiafiltration,CAVHD)包括将透析液泵到透析膜的另一侧。对二者来说,动脉血(由动脉压驱动)持续以相对低的速率滤过(50~100mL/min)。连续性静脉 - 静脉血液滤过(continuous venovenous haemofiltration,CVVH)及连续性静脉 - 静脉血液透析滤过(continuous venovenous haemodiafiltration,CVVHD)包括将血液从静脉泵到透析膜(150~200mL/min)。由此获得的肾小球滤过率相当于 15~30mL/min。这在重症治疗室常用。这些方法较少导致血流动力学不稳定,特别是对多器官功能衰竭的患者有用。

血浆置换

是一种直接消除循环中无法经透析去除的高分子量混合物的治疗方法,特别是用于去除抗体或脂蛋白。

适应证

- 重症肌无力
- 吉兰 - 巴雷综合征(GBS)
- 肺出血 - 肾炎综合征
- 血栓性血小板减少性紫癜(TTP)
- 溶血尿毒综合征(HUS)
- 重度高脂血症
- 多系统性血管炎
- 高黏滞综合征(如 Waldenström 巨球蛋白血症)
- 去除 HLA 抗体

方法

需要用大口径的双腔导管建立中央静脉通路。常在连续几天内进行 5 次治疗。血浆通常用 2 个单位新鲜冷冻血浆(FFP)及 3L 的 4.5% 白蛋白置换。输注 FFP 的同时应静脉给予 Ca^{2+}(10mL 的 10% 葡萄糖酸钙)。同其他血液制品一样,这可能引起发热反应。血浆置换对潜在的抗体的产生无效,但对肺出血 - 肾炎综合征和重症肌无力有效。

- 对于 HUS 和 TTP 患者,只能用 FFP(最好是冷沉淀物)。每天至少使用 3L(➋ 血栓性血小板减少性紫癜和溶血尿毒综合征,p. 676)。
- 对于高黏滞综合征患者,需要使用离心系统而不是血液滤过（➡ 高黏滞综合征，p. 697）。

- 正在使用 ACEI 类药物的患者可能会对脂蛋白 - 血浆分离法出现更严重的反应。

- 血浆置换的另一种替代方法是免疫吸附，同时使用两根柱子。可用于去除 HLA 抗体，或用于抗肾小球基底膜病或多系统性血管炎。

肾活检

适应证

肾活检目前由经过培训的医生在实时超声引导下进行（见框 15.6）。

框 15.6　肾活检适应证

- 病因未明
- 严重蛋白尿（>2g/d）
- 以全身疾病为特征
- 活动性尿沉渣
- 免疫介导的急性肾功能不全
- 长时间的肾衰竭（>2 周）
- 疑似间质性肾炎（药物诱导性）

禁忌证

- 出血倾向——除非在活检前可纠正
- 孤立性功能肾
- 不可控制的高血压，如舒张压 >100mmHg
- 尿路梗阻
- 双肾缩小，因为活检可能没有任何帮助

术前准备

- 检查血红蛋白,筛查凝血功能,确定血型并保留血清。
- 确保已进行静脉尿路造影或超声扫描,明确了双肾的存在和大小。
- 知情同意;需要输血的出血风险 >1%。

技术

- 患者俯卧于床上,枕头置于腹部下进行活检。任一肾的下极经超声可视化。在无菌条件和局麻下,对肾下极进行 trucut 穿刺针活检。活检时嘱患者屏住呼吸,在吸气末(使肾脏下移)进行穿刺。活检后,患者应卧床 24 小时以减少出血风险。前 2 个小时内,每半小时监测一次血压和脉搏;接下来的 4 个小时内,每 1 小时监测一次;后 18 个小时内,每 4 小时监测一次。
- 将肾活检标本送至光学显微镜、免疫荧光、电镜及特殊染色检查(如刚果红染色)。

并发症

- 出血:镜下血尿最为常见;肉眼血尿发生率为 5%~10%;需要输血的出血发生率约为 1%。
- 可能形成肾内动静脉瘘。
- 严重腰痛提示出血。
- 气胸和肠梗阻少见。

移植肾活检

适应证

- 移植肾功能下降
- 移植后移植肾原发性无功能

操作过程

　　活检可从移植肾上极或下极进行。一些中心发现细针抽吸活检(fine-needle aspiration biopsy,FNAB)有助于诊断肾移植排斥反应。

pH_i 测定（胃张力计）

休克患者的内脏灌注和供氧减少。由此引起的黏膜缺血在临床上可能很难诊断，直到出现消化道出血或脓毒症综合征。黏膜内 pH 降低是最早可检测到的缺血损伤改变。胃黏膜 pH 与胃肠道其他部位的 pH 改变类似，监测该 pH 可以早期发现胃肠道缺血。

胃张力计本质上是一个鼻胃管，其管道所连接的球囊位于胃黏膜皱襞。球囊用 0.9% 生理盐水填充 30~90min，这使黏膜中的 CO_2 弥散进入生理盐水并达到平衡。生理盐水予以回收并用于分析二氧化碳分压（pCO_2），同时检测动脉血（碳酸氢盐）。用改良 Henderson-Hasselbalch 方程式计算 pH_i。

关节抽吸术

许多滑膜关节可由有经验的操作者安全进行抽吸。膝关节渗出常见，无菌抽吸可以在急诊安全进行。脓毒性关节炎在 10 000 次抽吸中发生的风险低于 1 次，但应遵循一定的原则：

- 识别解剖标志
- 使用酒精或碘液消毒皮肤
- 穿刺位点使用局麻药
- 非接触技术很关键
- 把针留在关节腔内并更换注射器，将关节积液抽干净

急诊滑液抽吸的适应证

- 可疑脓毒性关节炎
- 可疑晶体性关节炎
- 可疑关节积血

- 通过抽吸骨性关节炎的渗出液而缓解症状

关节抽吸禁忌证

- 重叠有脓毒症——切记不可用针穿过蜂窝织炎的区域,否则会有将感染带入关节的风险。
- 有出血倾向。
- 假肢关节——必须在骨科医师在场的情况下进行。

膝关节

　　患者取卧位,膝部轻微屈曲并支撑。触诊髌骨后方关节间隙的中间和侧面。清洁皮肤,将一根针(18G,绿色)在髌骨和股骨之间使用非接触技术水平插入,当针穿过滑膜时可有轻微阻力。用注射器进行抽吸直到获得液体(见图15.15a 和 b)。

肘关节

　　屈肘90°,在桡骨近端(通过旋转患者的手臂定位)和外上髁之间进针,或在外上髁和鹰嘴之间从后方进针(见图15.15c)。

踝关节

　　脚轻微跖屈;在内踝正上方拇长伸肌(侧面)和胫骨前肌(内侧)肌腱之间触及关节边缘(见图 15.15d)。
当抽到滑液时:

- 注意颜色并评估黏度。
- 在显微镜下进行细胞计数和观察晶体(见表 15.3)。
- 革兰氏染色和培养。
- 疑似结核病时进行抗酸杆菌染色(尽管滑液通常不能用于明确诊断,而需要滑膜活检)。

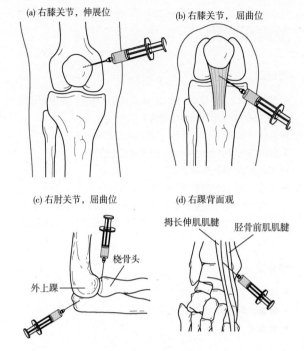

(a) 右膝关节，伸展位

(b) 右膝关节，屈曲位

(c) 右肘关节，屈曲位

桡骨头

外上踝

(d) 右踝背面观

拇长伸肌肌腱　胫骨前肌肌腱

图 15.15 关节抽吸的方法
After Crawley M (1974). *Br Hosp Med* 11：747-55.

表 15.3 滑液分析

状态	黏度	透明度	白细胞计数 /（×10⁶·L⁻¹）
正常	高	清晰	<200
骨性关节炎	高	清晰	1 000（<50% 中性粒细胞）
类风湿性	低	浑浊	1~50 000 中性粒细胞
结核性	低	浑浊／清晰	10~20 000（多形核／单核细胞）
晶体性	低	浑浊	5~50 000 中性粒细胞
脓毒性	低	浑浊	10~100 000 中性粒细胞

颅内压监测

适应证

- 脑外伤(GCS 评分≤8 分,CT 显示基底池压迫以及中线移位 >0.5mm,非手术性颅内压增高)
- 急性肝衰竭(肝昏迷 4 级,伴颅内压增高的体征)
- 伴颅内压增高的代谢性疾病(如瑞氏综合征)
- 术后水肿(神经外科手术之后)
- 颅内出血后(蛛网膜下腔出血或脑出血)

对于有颅内压突然增高风险的患者,以及影响患者的处理时,应在出现继发性脑损伤之前进行颅内压监测。这些患者可在地区医院有效处理。

禁忌证

- 未纠正的凝血功能障碍
- 穿刺点附近的局部感染或脑膜炎
- 败血病

方法

- 有几种方法可以使用(硬膜下、硬膜外、脑实质及脑室内);脑实质和脑室内监测仪存在较高的风险。
- 有预包装的全套用具可供使用(如 Codman® 硬膜下螺钉)。监测仪插入前额区域,套装里有需要的螺钉以产生一个钻孔,脊髓穿刺针用来穿破硬脑膜等。
- 颅内压波形是一个类似于脉搏波形的动态记录,其产生是由于在颅内有限的空间中脑血管的搏动以及呼吸作用的影响。
- 脑灌注压 = 平均动脉压 – 颅内压。
- 在静息状态下,患者取仰卧位时平均颅内压 <10mmHg (<1.3kPa)。

- 监测结果是否需要治疗取决于疾病本身——如果为良性颅内高压症，颅内压 >40mmHg 时可能不出现神经系统症状；但对于脑外伤的患者，在颅内压 >25mmHg 时即可开始治疗。
- 有几种重要的压力波形，最为显著的是"A 波"——颅内压持续增高 10~20min，达 50~100mmHg(6~13kPa)。这提示预后不良。
- 颅内压监测仪的读数应总是与详尽的神经系统检查相结合。
- 颅内压增高的治疗详见 ➜ 颅内压增高，p. 417。

并发症

- 感染(达 5%)
- 出血(局部、硬膜下、硬膜外或脑内)
- 脑脊液漏
- 癫痫发作
- 误读颅内压

腰椎穿刺 1

禁忌证

- 颅内压增高(意识水平下降伴脉搏减弱、血压上升、呕吐、局灶体征、视盘水肿)。腰椎穿刺(简称腰穿)前应进行 CT 检查，以排除脑脊液通路受阻或占位性病变(➜ 颅内压增高，p. 417)
- 凝血功能障碍或血小板减少(<50 × 10^9/L)

准备

- 脊髓穿刺针，检测脑脊液开放压力的压力计
- 穿刺包(纱布、洞巾、手套、消毒液、创可贴)
- 局麻药(如 2% 利多卡因),3 个消毒瓶以收集脑脊液，以及一个葡萄糖水瓶

操作过程

（见图 15.16）

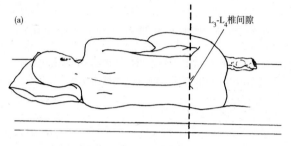

(a) L_3-L_4椎间隙

摆好患者的体位，使双侧髂嵴连线与床垂直

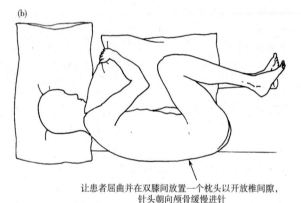

(b)

让患者屈曲并在双膝间放置一个枕头以开放椎间隙，
针头朝向颅骨缓慢进针

图 15.16　腰椎穿刺

　　如果疑似脑膜炎，预先给予抗生素（➔ 急性细菌性脑膜炎：
评估，p. 397）。

● 向患者解释手术流程。

● 让患者放好位置，这是手术是否成功的关键。如果你惯用右
　手，让患者左侧卧位；如果你惯用左手，就让患者右侧卧位。让
　患者背部靠近床沿，完全屈曲（膝盖靠近颏部），用一个折叠的

枕头置于双腿之间,保持背部与床垂直。屈位可打开椎间隙。

- 腰穿最安全的部位是 L_4-L_5 椎间隙(脊髓终止于 L_1-L_2)。用虚线连接髂嵴,其正好穿过 L_4 棘突或脊柱 L_4-L_5 椎间隙,标记 L_4-L_5 椎间隙。

- 清洁皮肤,在患者身上铺消毒巾。

- 用 2% 利多卡因注射和麻醉深部结构。

- 在中线插入脊髓穿刺针(针管到位),轻微瞄准颅内(朝向脐部),与床平行。没有定位好之前不要进针。

- 你将感觉到脊柱韧带的抵抗,然后是硬脑膜,接下来是针进入蛛网膜下腔的突破感,在进针前再次进行定位。

- 用压力计和三通接头检测脑脊液压力。正常开放压力为 $7\sim20cmH_2O$。有焦虑、蛛网膜下腔出血、感染、占位性病变、良性颅内高压症以及充血性心力衰竭时,颅内压随之增高。

- 在连续标记的 3 个瓶子中收集 0.5~1.5mL 液体,其中包括一个葡萄糖水瓶。

- 快速送检标本进行显微镜检查、培养、蛋白质检测、葡萄糖检测(同时送一份血浆样本作为对照),并根据情况送检进行病毒学、梅毒血清学、恶性肿瘤细胞学、抗酸杆菌、寡克隆带(多发性硬化)、隐球菌抗原、墨汁染色、真菌培养等检查。

- 拔除针头,在穿刺部位贴上创可贴。

- 患者应至少平卧 6 小时,每小时进行一次神经系统观察和血压检测。

腰椎穿刺 2

并发症

- 头痛:常见(高达 25%),通常在患者直立时发生,平躺后可缓解。可能持续数日。被认为是脑脊液从腰穿部位持续渗漏丢失所致。使用细针穿刺可避免;患者在腰穿后保持仰卧位 6~12 小时,并积极补充液体。使用止痛剂、液体及安慰治疗。

- 神经根损伤:较少见,但当穿刺针没有保持在中线时可发生。患者感觉到剧烈疼痛,或沿下肢向下放射性麻刺痛感。抽出针后如果症状持续,停止操作并找专家帮助。
- 出血:少量出血可能是小的脊髓静脉被穿刺损伤所致。可见血性脑脊液(见 ⊃ 脑脊液分析,p. 900),但出血很快停止,因此不需要特殊处理。凝血功能障碍、严重肝病或血小板减少症患者有蛛网膜下腔/硬膜下出血和瘫痪风险。
- 脑疝:小脑扁桃体疝压迫延髓非常少见,除非患者颅内压增高。一般在腰穿前行脑部 CT 检查并尽可能亲自阅片。虽然病死率高,但是患者可经过标准治疗措施改善颅内压增高(⊃ 颅内压增高,p. 417)。
- 感染:在严格的无菌操作下很少发生。

脑脊液分析

(见表 15.4)

表 15.4   脑脊液分析

检查内容	细菌性脑膜炎	病毒性脑膜炎	结核性脑膜炎
外观	浑浊	清晰	清晰
细胞 /($\times 10^6 \cdot L^{-1}$)	5~2 000	5~500	5~1 000
主要细胞类型	中性粒细胞	淋巴细胞	淋巴细胞
葡萄糖 /(mmol·L^{-1})	非常低	正常	低
蛋白质 /(g·L^{-1})	常 >1.0	0.5~0.9	常 >1.0
其他检查	革兰氏染色细菌抗原	PCR	齐-内染色荧光检测 PCR

- 正常值
  - 淋巴细胞 <4 × 10^6/L;多形核细胞 0 × 10^6/L
  - 蛋白质 <0.4g/L
  - 葡萄糖 >2.2mmol/L(或 >70% 的血糖)

- 开放压 <20cmH$_2$O
- 在连续收集几瓶脑脊液后,红细胞逐渐减少并不再出现黄色脑脊液(黄变),这提示穿刺引起的出血。真性白细胞计数可通过以下方式估算:
  - 真性脑脊液白细胞计数 = 脑脊液白细胞计数 –(血白细胞计数 × 脑脊液红细胞)/ 血红细胞
- 如果患者血细胞计数正常,每 1 000 个红细胞有 1 个白细胞。为估计真实的蛋白质水平,每 1 000 × 10^6/L 红细胞对应为 10mg/L(确保在同一个瓶子中进行计数和估算蛋白质含量)。
- 蛛网膜下腔出血:(➔ 蛛网膜下腔出血:评估, p. 432) 黄变(脑脊液发黄);所有瓶内红细胞计数相同。红细胞将激活炎症反应(增加脑脊液白细胞计数),48 小时后最为显著。
- 脑脊液蛋白质异常升高:脑脊液蛋白质显著增高——听神经瘤和脊髓肿瘤;吉兰 - 巴雷综合征(➔ 吉兰 - 巴雷综合征, p. 480)。

针刺伤

医务工作者暴露于血源性病毒(bloodborne viruses, BBVs)可分为两种情况:经皮肤(针刺)及黏膜皮肤(如通过皮肤破损或泼溅入眼睛)。高危体液包括:血液、胸腔积液、腹水、心包积液、滑液、羊水、人乳汁、脑脊液、唾液(在牙科诊所)、精液、阴道分泌物、未固定的组织和器官(被血液污染的呕吐物、粪便和尿液)。

与针刺伤及皮肤黏膜暴露相关的主要病原体有:

- HBV
- HCV
- HIV

职业暴露的 BBVs 可能是由于一些操作,例如:

- 使用过的针头抛弃不当
- 回套针帽

- 没有使用防护措施,如防护眼镜等

预防

假定每个患者都可能有血源性病毒感染,应该谨慎对待每个患者以及每个操作步骤。

- 用防水敷料覆盖皮肤切口及擦伤部位。
- 永不回套针帽或空手传递锐器。
- 总将使用后的针头立即丢弃进锐器盒。
- 切记不要把锐器留给其他人清理。
- 使用防护眼镜。普通眼镜提供的防护效果有限。可使用防护眼镜,可同时佩戴近视眼镜。
- 戴双层手套可以降低针刺伤带来的 BBVs 感染风险。
- 使用较安全的锐器设备。 在合理可行的情况下,工作人员必须用安全的利器替换没有防护措施的利器。

处理暴露事件

- 如果累及口或眼睛,用水彻底冲洗干净。
- 如果皮肤被刺破,让伤口的血液流出来,并用肥皂和水清洗。
- 上报职业健康部门,及时予以评估。如果不是上班时间,请寻求急诊部门的帮助。

评估血源性病毒传播的风险

估计血清转换的风险为:

- HBV:非免疫个体经皮肤暴露于 HBsAg 和 HBeAg 阳性来源血液时为 30%。
- HCV:经皮肤暴露于可检测到 HCV RNA 的 HCV 感染的血液时为 1.9%。
- HIV:经皮肤暴露于 HIV 感染的血液时为 0.3%。

增加损伤后风险的因素包括:

- 皮肤穿刺损伤比黏膜损伤或皮肤破损具有更高的风险
- 被直接接触过患者动脉 / 静脉的工具损伤

- 受到空心针或大口径针的损伤
- 伤口深
- 工具上有肉眼可见的血液
- HIV 病毒负荷高或患者 HBeAg 阳性
- 工作人员对乙肝未形成充分的免疫力

从来源患者检测血源性病毒

- 由于问题的敏感性,不应由暴露的职员接触来源患者。
- 由职业健康部门(或下班时由急诊部门)来安排这项检测。

HIV 暴露后预防

（见框 8.4）

- 由职业健康部门(或下班时由急诊部门)进行风险评估。
- 尽早开始暴露后预防(post-exposure prophylaxis,PEP)——最好是暴露后 1 小时内,一般在 72 小时内并持续 28 天。
- 根据所在地的政策由职业健康部门进行随访。

HBV 暴露后预防

显著暴露于 HBV 的 PEP,取决于暴露者是否已对乙肝进行免疫并已获得充分的免疫力。由职业健康部门(或下班时由急诊部门)进行风险评估。

HCV 暴露后预防

尽管没有可用的疫苗或针对 HCV 有效的 PEP,证据表明早期治疗可在达 80% 的患者中清除病毒。这强调了及时密切随访暴露后的工作者的重要性。

（郭津生 译,王吉耀 审校）

介绍

　　人们常说,80% 的诊断依赖良好的病史。通过体格检查及辅助检查,进一步缩小基于病史的鉴别诊断的范围。

　　现病史是建立诊断的关键成分,应分为以下三部分,确保病史中的关键信息点能够在早期得到处理。

关于症状

　　症状是什么,部位在哪里(包括放射部位),何时出现(发病、持续时间、病程),严重程度,加重 / 缓解因素等。

关于最相关的器官系统

　　(例如,向呼吸困难的病人询问有关呼吸系统和心血管系统的问题。)重要的是,在最初的问诊中,应针对最相关的器官系统和常见的伴随症状提问,而不是在系统回顾中询问。最重要的问诊内容小结见 ➜ 系统问诊,p. 906。

关于危险因素

针对现有的主诉(见下一节)审阅你的鉴别诊断列表,并提出与各种鉴别诊断和加重因素有关的问题。例如,一个病人出现腹泻,其鉴别诊断列表中包括感染,因此需要询问接触史、饮食史、近期旅行史等危险因素。

后面会概述常见症状的相对简短易记的鉴别诊断清单。这些列表并不全面,却是一个很好的起始点。每个列表都可作为询问关于每个鉴别诊断和危险因素的重要问题的指南。

参见本书其余章节以获得关于临床症状和排除/明确诊断的特殊检查的更多信息。

系统问诊

一般问题

发热,出汗,疲劳,乏力,食欲缺乏,体重减轻,肿块。

心血管系统

胸痛,心悸,呼吸困难(劳力性、静息性、端坐呼吸、夜间阵发性呼吸困难),足踝部水肿,头晕。

呼吸系统

哮鸣,呼吸困难,咳嗽,咳痰,咯血,胸痛,小腿疼痛/肿胀。

消化系统

食欲缺乏/体重下降,恶心/呕吐,吞咽困难,消化不良/

烧心,腹痛,排便习惯改变(腹泻或便秘),腹胀,血 / 黏液便,黑便或呕血,黄疸,瘙痒,尿色加深,陶土样便。

泌尿生殖系统

尿频,尿急,排尿困难,血尿,腰痛,阴道 / 阴茎分泌物,经期 / 性功能问题。

神经系统

认知损害或意识模糊(根据代述病史),视觉障碍,听力减退,言语 / 吞咽障碍,头痛,颈部 / 背部疼痛,乏力,感觉异常,平衡 / 协调问题,大便 / 小便失禁。

风湿性症状

晨僵,关节疼痛 / 肿胀 / 僵硬,畸形,乏力 / 疲劳 / 体重减轻,关节痛,肌痛,皮疹,雷诺现象,脱发,红眼、眼痛,眼干涩,口干,口腔溃疡,生殖器溃疡。

内分泌和代谢

多尿,多饮,疲劳,体重减轻,颈部肿大或压痛,震颤,热 / 冷不耐受,出汗,毛发、皮肤、声音、面容、手或脚的外观改变,色素沉着。

耳鼻咽喉

耳痛 / 分泌物,鼻涕 / 结痂,咽痛。

腹痛 1

(见图 16.1)

右上腹痛
- 胆源性：胆囊炎（通常与胆结石有关，可能为非结石性），胆绞痛，胆管炎
- 肝脏：肝炎、肝肿大（充血，如充血性心力衰竭，巴德-吉亚利综合征）、肝肿瘤、肝/膈下脓肿
- 临近区域来源的疼痛：如上腹痛、右髂窝疼痛、腰痛，肺/胸膜病变（如肺炎、肺梗死），阑尾炎（如为孕妇），结肠癌（肝曲），带状疱疹

右髂窝疼痛
- 消化道：阑尾炎，肠系膜淋巴结炎（儿童耶尔森菌感染），梅克尔憩室（儿童），炎症性肠病，结肠癌，便秘，肠易激综合征
- 生殖器：经间痛（排卵疼痛），卵巢囊肿扭转/破裂/出血，异位妊娠，盆腔炎，子宫内膜异位症
- 肾脏：尿路感染，输尿管绞痛（肾结石）
- 临近区域来源的疼痛：如右上腹、耻骨上、中腹部疼痛，腹股沟疼痛，髋部病变，腰大肌脓肿，腹直肌鞘血肿，右侧大叶性肺炎

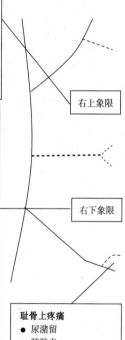

右上象限

右下象限

耻骨上疼痛
- 尿潴留
- 膀胱炎
- 邻近区域来源的疼痛：如右或左髂窝

图 16.1　区域性腹痛的病因

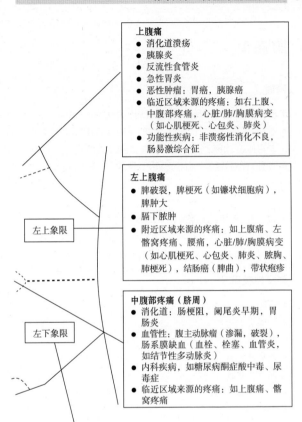

上腹痛
- 消化道溃疡
- 胰腺炎
- 反流性食管炎
- 急性胃炎
- 恶性肿瘤：胃癌，胰腺癌
- 临近区域来源的疼痛：如右上腹、中腹部疼痛，心脏/肺/胸膜病变（如心肌梗死、心包炎、肺炎）
- 功能性疾病：非溃疡性消化不良，肠易激综合征

左上腹痛
- 脾破裂，脾梗死（如镰状细胞病），脾肿大
- 膈下脓肿
- 附近区域来源的疼痛：如上腹痛、左髂窝疼痛、腰痛，心脏/肺/胸膜病变（如心肌梗死、心包炎、肺炎、脓胸、肺梗死），结肠癌（脾曲），带状疱疹

左上象限

中腹部疼痛（脐周）
- 消化道：肠梗阻，阑尾炎早期，胃肠炎
- 血管性：腹主动脉瘤（渗漏，破裂），肠系膜缺血（血栓、栓塞、血管炎，如结节性多动脉炎）
- 内科疾病，如糖尿病酮症酸中毒、尿毒症
- 临近区域来源的疼痛：如上腹痛、髂窝疼痛

左下象限

左髂窝疼痛
- 消化道：憩室炎，炎症性肠病，结肠癌，便秘，肠易激综合征
- 生殖器：经间痛（排卵疼痛），卵巢囊肿扭转/破裂/出血，异位妊娠，输卵管炎/盆腔炎，子宫内膜异位症
- 肾脏：尿路感染，输尿管绞痛（肾结石）
- 临近区域来源的疼痛：如左上象限、耻骨上、中腹部疼痛，髋部病变，腰大肌脓肿，腹直肌鞘血肿，左侧大叶性肺炎

图 16.1(续) 区域性腹痛的病因

腹痛 2

腰痛

- 感染:尿路感染(肾盂肾炎),肾周围脓肿/肾积脓。
- 梗阻:腔内,如结石、肿瘤、血块;壁内,如输尿管/尿道狭窄;外部压迫,如前列腺/盆腔包块、腹膜后纤维化。
- 其他:肾癌,肾静脉血栓形成,多囊肾病,脊柱疼痛。

腹股沟疼痛

- 肾结石(疼痛从腰部放射至腹股沟)。
- 睾丸疼痛,如睾丸扭转、睾丸附睾炎(疼痛从阴囊放射至腹股沟)。疝(腹股沟疝),髋部或骨盆病变(如骨折)。

弥漫性腹痛

- 胃肠炎
- 腹膜炎
- 肠梗阻
- 炎症性肠病
- 肠系膜缺血
- 内科疾病
- 肠易激综合征

内科疾病

腹痛的病因多为外科疾病,但偶尔也有引起腹痛的内科疾病:

- 心血管/呼吸系统:心肌梗死、肺炎、流行性肌痛[即流行性胸膜痛(博恩霍尔姆病),由柯萨奇B组病毒感染引起]
- 代谢性:糖尿病酮症酸中毒,艾迪生病危象,高血钙症,尿毒症,卟啉病,嗜铬细胞瘤,铅中毒
- 神经系统:带状疱疹
- 血液病:镰状细胞危象,腹膜后出血(如抗凝治疗),淋巴结病

- 炎症性:血管炎(如过敏性紫癜,结节性多动脉炎),家族性地中海热
- 感染:肠道寄生虫,结核病,疟疾,伤寒
- 肠易激综合征

腹痛(牵涉性)

(见图 16.2)

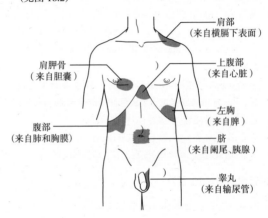

肩部
(来自横膈下表面)

肩胛骨
(来自胆囊)

上腹部
(来自心脏)

左胸
(来自脾)

腹部
(来自肺和胸膜)

脐
(来自阑尾、胰腺)

睾丸
(来自输尿管)

图 16.2　牵涉痛的常见部位

腹胀

- 脂肪(肥胖)
- 液体(腹水,梗阻肠道内的液体)
- 胃肠胀气(肠梗阻)
- 粪便
- 胎儿
- 巨大的器官肿大(如卵巢囊腺瘤,淋巴瘤)

- 小肠:粘连,疝,克罗恩病,胆石性肠梗阻,异物,肿瘤,结核病
- 大肠:癌症,肠扭转,憩室炎,粪便

背痛

所有患者

- 剧烈运动,肌肉痉挛,创伤,骨折
- 感染:结核病或脊椎化脓性骨髓炎、椎间盘炎
- 恶性肿瘤:肿瘤转移,多发性骨髓瘤,恶性腰骶丛神经病(合并结直肠和妇科肿瘤,肉瘤,淋巴瘤)
- 脊髓压迫症
- 感染:硬膜外脓肿(使用静脉通路,脊椎骨髓炎,血行播散)——常见病原体包括金黄色葡萄球菌、结核分枝杆菌
- 恶性肿瘤:骨髓瘤,肿瘤转移(脊椎,脊髓)
- 炎症:类风湿关节炎,结节病或痛风石性痛风
- 其他:血肿(出血性疾病,抗凝治疗),动静脉畸形

年轻患者(≤40岁)

- 椎间盘脱出,强直性脊柱炎,脊椎前移

老年患者(≥40岁)

- 骨性关节炎,椎管狭窄和脊柱性跛行
- 骨质疏松性骨折,骨佩吉特病

黑矇

心血管系统(暂时脑供血减少)

- 心律失常:心动过缓(心脏传导阻滞),心动过速

- 流出道梗阻：主动脉瓣狭窄，梗阻性肥厚型心肌病，肺栓塞，肺动脉瓣狭窄
- 体位性低血压：低血容量症，自主神经病（如糖尿病），抗高血压药（如血管紧张素转化酶抑制剂）
- 心肌梗死、主动脉夹层以及其他任何可能导致心输出量骤减的情况

神经系统

- 癫痫，卒中/短暂性脑缺血发作（少见）

神经心源性（血管迷走性）晕厥和颈动脉窦过敏

　　长时间站立、咳嗽、排尿、静脉穿刺、热暴露或疼痛刺激可能诱发血管迷走性晕厥。可能没有可识别的病因，特别是老年患者。颈动脉窦过敏引起的黑矇可出现在转头，衣领过紧或刮胡子时。

代谢性

- 低血糖（➲ 低血糖：评估，p. 590）

呼吸困难

　　呼吸急促的病因可根据起病缓急很好进行分类。然而尽管起病速度提供重要线索，以下所列并非不互相排斥

急性（数秒）

- 肺栓塞
- 气胸
- 异物
- 过敏反应
- 焦虑

亚急性（数分钟至数小时）

- 急性左心室衰竭（肺水肿）
- 哮喘发作
- 慢性阻塞性肺疾病加重
- 肺炎（细菌性、病毒性、真菌性、结核性）
- 代谢性酸中毒

慢性（数日至数周）

- 贫血
- 甲状腺毒症
- 反复肺栓塞
- 心脏疾病（慢性心力衰竭，心律失常，瓣膜性心脏病）
- 哮喘
- 慢性阻塞性肺疾病
- 不吸收性肺炎
- 支气管扩张
- 肺癌
- 弥漫性实质性肺疾病／肺纤维化（隐源性、结缔组织病、药物、环境／职业性肺疾病）
- 肺动脉高压
- 胸腔积液
- 神经肌肉疾病，胸壁畸形

胸痛

胸痛的部分病因

胸壁

- 肋骨：骨折或肿瘤
- 肋间肌：痉挛，炎症（博恩霍尔姆病）

- 肋软骨炎
- 带状疱疹
- 胸椎疼痛
- 胸神经根痛

胸膜

- 胸膜炎(感染性,肿瘤性,血管性,刺激性)

肺血管

- 肺梗死
- 肺动脉高压

纵隔结构

- 淋巴结(淋巴瘤,癌肿)
- 食管炎
- 主动脉夹层
- 气管支气管炎
- 心包炎
- 心肌疼痛(心绞痛,急性冠脉综合征)

胸外疾病

- 颈关节炎
- 横膈下疾病(如肝炎、脾梗死、胰腺炎、消化性溃疡、胆结石)
- 偏头痛

胸痛(胸膜炎性)

- 肺栓塞
- 气胸
- 肺炎
- 心包炎
- 浆膜炎/结缔组织病
- 累及胸膜的恶性肿瘤
- 横膈下疾病
- 肌肉骨骼疾病

晕厥

(见 ➔ 黑矇, p. 912)

意识错乱

- 低血糖
- 缺氧:心脏停搏,休克(低血容量性,感染性),呼吸衰竭
- 血管性:脑出血/脑梗死
- 感染:颅外感染(在老年人中常见为尿路感染和肺炎);颅内感染(脑膜炎,脑炎)
- 炎症(脑血管炎)
- 创伤(头部外伤)
- 肿瘤(颅内压增高)
- 中毒性:药物,如阿片类,酒精,抗焦虑药,抗抑郁药
- 代谢性:肝衰竭,肾衰竭,电解质(Na^+,K^+,Ca^{2+},Mg^{2+})紊乱,内分泌病,如黏液性水肿昏迷,维生素缺乏症(如维生素 B_1、维生素 B_{12}),体温过低
- 癫痫发作后

便秘

- 药物:阿片类,抗胆碱药(三环类,吩噻嗪类),铁剂
- 不活动,年老
- 消化道手术
- 肠梗阻(狭窄,炎症性肠病,肿瘤,憩室病,盆腔包块,如肌瘤)
- 硬皮病患者假性肠梗阻
- 肛肠疾病(肛裂,狭窄,直肠脱垂)
- 术后

- 内分泌:甲状腺功能减退,高钙血症,低钾血症,卟啉病,铅中毒
- 神经 / 神经肌肉疾病:自主神经病,脊椎 / 盆腔神经损伤,希尔施普龙病(先天性巨结肠),美洲锥虫病

咳嗽

- 上呼吸道感染
- 所有肺部疾病:
  - 哮喘,慢性阻塞性肺疾病,肺栓塞,感染(病毒 / 细菌 / 真菌 / 结核性肺炎),支气管扩张,恶性肿瘤,弥漫性实质性肺疾病,结节病,肺尘埃沉着症
- 其他病因:
  - 上气道咳嗽综合征
  - 胃食管反流病
  - 血管紧张素转化酶抑制剂
  - 心功能不全
  - 心因性咳嗽

体内恶性肿瘤的皮肤表现

经常在体内播散的皮肤恶性肿瘤

- 黑色素瘤
- 瘢痕相关鳞状细胞癌(如黏膜表面,陈旧瘢痕)
- 蕈样肉芽肿病
- 卡波西肉瘤(Kaposi's sarcoma,KS)

伴皮肤播散的体内恶性肿瘤

- 乳腺癌
- 白血病和皮肤淋巴瘤

- 其他(偶见于胃肠道、泌尿生殖系统和肺部恶性肿瘤)

色素沉着改变

- 色素沉着(尤见于黑色素瘤)
- 黑棘皮病(尤见于胃癌)
- 莱泽 - 特雷拉征(突发多发性脂溢性角化病皮损)
- 黑斑息肉病(又称波伊茨 - 耶格综合征)
- 黄疸(胆道肿瘤,胰腺肿瘤,其他肿瘤的肝转移)
- 紫癜(如白血病)

潮红和面部红斑

- 类癌
- 肥大细胞增多症
- 嗜铬细胞瘤
- 库欣病

与恶性肿瘤相关的特殊皮肤征象

- 成人皮肌炎
- 成人大疱性疾病(天疱疮和类天疱疮)
- 非阳光暴露部位的鲍恩病
- 手掌和足底的砷角化病
- 乳头乳晕湿疹样癌(又称佩吉特病)
- 痣样基底细胞癌综合征
- 获得性鱼鳞病(淋巴瘤)
- 剥脱性皮炎

腹泻

感染

- 病毒性:腺病毒,星状病毒,杯状病毒科(诸如病毒和相关病

毒),轮状病毒

- 细菌性:弯曲杆菌,沙门菌,志贺菌,肠出血性大肠埃希菌,艰难梭菌,小肠结肠炎耶尔森菌,产气荚膜梭菌,霍乱弧菌,副溶血弧菌
- 寄生虫:隐孢子虫,贾第鞭毛虫,溶组织内阿米巴
- 获得性免疫缺陷综合征(又称艾滋病):艾滋病肠病,隐孢子虫、微孢子虫感染,巨细胞病毒感染
- 炎症性肠病
- 吸收不良:小肠疾病/小肠切除术,胆道或胰腺疾病
- 药物:轻泻药,抗生素
- 溢出性腹泻:继发于便秘
- 内分泌性:甲状腺毒症,舒血管肠肽瘤

　　注意:金黄色葡萄球菌和蜡样芽孢杆菌感染性腹泻主要表现为在摄入加工食品后 1~6 小时呕吐,例如沙拉,乳制品,肉类(金黄色葡萄球菌)以及米饭和肉类(蜡样芽孢杆菌)。

腹泻(血性)

- 感染性结肠炎:弯曲杆菌,肠出血性大肠埃希菌,沙门菌,志贺菌,溶组织内阿米巴,免疫缺陷患者中的巨细胞病毒感染
- 炎症性肠病
- 缺血性结肠炎
- 憩室炎
- 恶性肿瘤

吞咽困难

食管机械性梗阻

- 先天性狭窄

- 腐蚀性狭窄
- 异物
- 食管癌或胃癌
- 外部压迫(如主动脉瘤)
- 食管憩室
- 反流性食管炎伴狭窄

继发于疼痛的吞咽困难

- 咽炎
- 喉炎

食管神经功能障碍

- 延髓麻痹
- 梅毒
- 铅中毒
- 破伤风
- 狂犬病
- 帕金森病
- 肉毒中毒
- 重症肌无力
- 贲门失弛缓症
- 缺铁性吞咽困难综合征(又称普卢默-文森综合征)
- 癔症

跌倒

- 感觉损伤(视觉、听觉、本体感觉)
- 步态/平衡问题
- 肌无力/肌强直

- 尿失禁/尿频/尿急
- 药物:精神药物、阿片类药物
- 认知损害
- 居家风险(特别是老年人)

发热

- 感染:脓肿(如膈下,肝,盆腔);细菌性——感染性心内膜炎,肺炎,尿路感染,胆道感染,骨髓炎,结核病,布鲁菌病;病毒性(如 HIV,CMV,EBV);疟疾等
- 炎症/结缔组织病:如类风湿关节炎,系统性红斑狼疮,结节病,血管炎,风湿性多肌痛
- 恶性肿瘤:淋巴瘤,白血病,肾细胞、肝细胞或胰腺癌
- 代谢性:甲状腺毒症
- 药物:如抗生素,别嘌醇,苯妥英,干扰素
- 神经阻滞剂恶性综合征,恶性高热,5-羟色胺综合征
- 家族性地中海热,家族性周期性发热

旅行者发热

- 甲型肝炎
- 疟疾
- 登革热
- 伤寒
- 钩端螺旋体病
- 出血热
- 长潜伏期:疟疾,伤寒,结核病,布鲁菌病,利什曼病,阿米巴脓肿

惊厥

- 血管性：出血，梗死形成，皮质静脉血栓形成，血管畸形
- 创伤：头部外伤
- 肿瘤
- 中毒性：酒精，药物，铅，一氧化碳
- 代谢性：缺氧，低血糖，电解质紊乱（Na^+，K^+，Ca^{2+}，Mg^{2+} ↑ 或 ↓），肾/肝功能衰竭，内分泌失调（如黏液性水肿），维生素缺乏症
- 感染性：脑膜炎，脑炎，脑脓肿，结核病，猪囊尾蚴病，HIV
- 炎症性：多发性硬化，血管炎，系统性红斑狼疮，结节病
- 恶性高血压

呕血和黑便

- 消化性溃疡（胃/十二指肠）
- 胃炎/胃黏膜糜烂，十二指肠炎，食管炎
- 胃食管静脉曲张
- 食管贲门黏膜撕裂综合征（Mallory-Weiss 综合征）
- 药物：非甾体抗炎药（NSAIDs），抗凝剂，类固醇，溶血栓药
- 食管癌/胃癌
- 罕见：出血性疾病（血小板减少症，血友病），遗传性出血性毛细血管扩张症，Dieulafoy 胃血管畸形，主动脉十二指肠瘘，血管发育不良，平滑肌瘤，梅克尔憩室，弹性纤维假黄瘤

血尿

（见图 16.3）

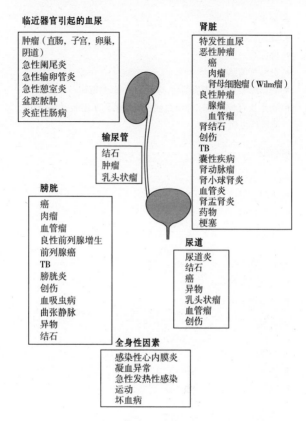

临近器官引起的血尿

肿瘤（直肠，子宫，卵巢，
阴道）
急性阑尾炎
急性输卵管炎
急性憩室炎
盆腔脓肿
炎症性肠病

肾脏

特发性血尿
恶性肿瘤
　癌
　肉瘤
　肾母细胞瘤（Wilm瘤）
良性肿瘤
　腺瘤
　血管瘤
肾结石
创伤
TB
囊性疾病
肾动脉瘤
肾小球肾炎
血管炎
肾盂肾炎
药物
梗塞

输尿管

结石
肿瘤
乳头状瘤

膀胱

癌
肉瘤
血管瘤
良性前列腺增生
前列腺癌
TB
膀胱炎
创伤
血吸虫病
曲张静脉
异物
结石

尿道

尿道炎
结石
癌
异物
乳头状瘤
血管瘤
创伤

全身性因素

感染性心内膜炎
凝血异常
急性发热性感染
运动
坏血病

图 16.3　血尿的病因

咯血

注意：鼻腔、上呼吸道和消化道出血可能与咯血混淆。

感染性

● 急性支气管炎

- 肺炎
- 支气管扩张
- 肺脓肿
- 分枝杆菌感染
- 真菌感染(组织胞质菌病,球孢子菌病,曲霉病)
- 寄生虫(肺吸虫病,血吸虫病,蛔虫病,阿米巴病,棘球蚴病,类圆线虫病,等等)

肿瘤性

- 支气管肺癌
- 支气管腺瘤
- 转移性病灶

创伤性

- 肺挫伤
- 支气管破裂
- 气管插管术后

血管性

- 肺梗死
- 肺血管炎
- 动静脉瘘

心血管性

- 肺水肿

实质性

- 弥漫性肺间质纤维化
- 全身疾病和血管炎(坏死性肉芽肿性血管炎,类风湿关节炎,系统性红斑狼疮,肺出血 - 肾炎综合征,等等)
- 结节病

头痛

需要排除的严重病因

- 头部外伤
- 脑膜炎 / 脑炎
- 血管性：出血（蛛网膜下腔，颅内），脑静脉系统血栓形成，垂体卒中
- 夹层（颈动脉 / 椎动脉）
- 急性闭角型青光眼
- 巨细胞性动脉炎
- 其他病因：恶性高血压，药物（如硝酸甘油、钙通道阻滞剂），感染（细菌性、病毒性等），电解质紊乱（如低钠血症），高黏滞综合征（如红细胞增多症），颅内压降低（如腰椎穿刺之后），偏头痛，偏头痛样神经痛

轻偏瘫

- 血管性：梗死形成，出血
- 感染性：脑邻近部位（如中耳、鼻窦）或远处（如肺）感染引起的脑脓肿；免疫缺陷患者——结核病，弓形虫病，进行性多灶性白质脑病
- 炎症性：脱髓鞘，脑血管炎
- 创伤性：硬膜外或硬膜下出血（后者可能没有明确的外伤史）
- 肿瘤性：原发性（如脑膜瘤，胶质瘤），转移瘤，淋巴瘤
- 代谢性：低血糖（短暂性）
- 短暂性轻偏瘫的其他病因：癫痫发作（托德瘫痪），偏头痛

声音嘶哑

创伤性

- 异物
- 喉部外伤
- 过度用嗓(声带小结)
- 刺激性气体(烟草和其他烟雾)
- 误吸(酸,酒精)

感染

- 病毒
- 白喉
- 梅毒
- 麻风

特发性

- 结节病
- 红斑狼疮
- 类风湿关节炎的环杓关节强直

神经性

- 喉返神经麻痹
- 延髓麻痹
- 重症肌无力

其他

- 虚弱
- 黏液性水肿
- 肢端肥大症

瘙痒

瘙痒伴可见的皮肤病变

皮疹伴抓痕

- 湿疹性皮炎(特应性,接触性皮炎,淤积性皮炎,肛门生殖器瘙痒,脂溢性皮炎)
- 疥疮
- 疱疹样皮炎
- 银屑病
- 浅表真菌疾病(尤其是足部和皮肤皱褶处)
- 蛲虫病(肛周)
- 心因性

皮疹伴少量或不伴抓痕

- 荨麻疹
- 多形红斑
- 扁平苔藓
- 药物反应
- 玫瑰糠疹
- 泛发性皮肤肥大细胞增多症(又称色素性荨麻疹)
- 妊娠瘙痒性丘疹

无明显皮肤病变的瘙痒病因

与内脏疾病相关

- 尿毒症
- 肝病(胆汁性肝硬化,梗阻性黄疸)
- 淋巴瘤
- 红细胞增多症
- 妊娠
- 其他(如偶见于糖尿病,甲状腺疾病,甲状旁腺疾病,铁缺乏,内脏恶性肿瘤,等)

与内脏疾病无关

- 阴虱病
- 蛲虫病
- 干燥症
- 心因性

关节疼痛 / 肿胀

单个关节

- 感染：脓毒性关节炎（葡萄球菌，淋球菌，革兰氏阴性杆菌，结核病，莱姆病）
- 创伤，关节积血（血友病）
- 痛风 / 假性痛风
- 类风湿关节炎，骨性关节炎
- 血清阴性关节炎：反应性关节炎，肠病性关节炎（炎症性肠病，惠普尔病），强直性脊柱炎，银屑病关节炎
- 系统性：系统性红斑狼疮，干燥综合征，结节病，白塞病，血管炎
- 恶性肿瘤

多个关节

- 感染：播散性脓毒性关节炎（如葡萄球菌，淋球菌），病毒性（如肠道病毒，EBV，HIV，乙型肝炎，流行性腮腺炎，风疹），风湿热，莱姆病，结核病
- 痛风 / 假性痛风
- 类风湿关节炎，骨性关节炎（全身性）
- 血清阴性关节炎：反应性关节炎 / 赖特综合征（又称结膜 - 尿道 - 滑膜综合征），肠病性关节炎（惠普尔病，炎症性肠病），强直性脊柱炎，银屑病关节炎
- 系统性：系统性红斑狼疮，结节病，干燥综合征，白塞氏病，

代谢性

- 甲状腺功能亢进或减退
- 低钾血症
- 低磷血症
- 低钙血症
- 低镁血症
- 低血糖
- 糖尿病
- 库欣病
- 艾迪生病
- 甲状旁腺功能亢进症
- 醛固酮增多症
- 肢端肥大症
- 营养不良

血管功能不全

免疫 / 特发性

- 重症肌无力
- 硬皮病
- 系统性红斑狼疮
- 结节性多动脉炎
- 类风湿关节炎
- 风湿性多肌痛
- 结节病
- 多发性肌炎 / 皮肌炎

肿瘤性

- 癌性肌病
- Lambert-Eaton 综合征（恶性肿瘤合并肌无力综合征）
- 类癌性肌病

恶心

(见 ➔ 呕吐, p. 934)

心悸

- 发热, 脱水, 运动, 贫血, 妊娠
- 药物(咖啡因, 尼古丁, 沙丁胺醇, 抗胆碱药, 血管扩张药, 可卡因)
- 心源性:各类心律失常(如心房颤动, 期前收缩, 室上性心动过速, 室性心动过速), 瓣膜性心脏病, 心肌病, 间隔缺损, 心房黏液瘤
- 内分泌疾病:甲状腺毒症, 嗜铬细胞瘤, 低血糖, 肥大细胞增多症
- 精神疾病:惊恐发作, 广泛性焦虑症

癫痫发作

(见 ➔ 惊厥, p. 922)

震颤

(见表 16.1)

表 16.1　震颤的特征

震颤类型	特征	见于
单纯性震颤		
特发性 / 家族性 / 老年性震颤	静息时不出现(头部除外)	有家族史 疲劳 老龄 服用兴奋剂 发热 甲状腺毒症
帕金森综合征	完全静息时出现在手部 与肌强直相关;联合运动 减少,小步步态,面具脸	所有类型的帕金森 综合征
意向性震颤	活动时加剧且伴有小脑 症状	多发性硬化,肝豆 状核变性,遗传性 共济失调
舞蹈症	抽筋样、不规律的突然运 动,间歇性坐立不安	急性风湿热(小舞 蹈症),亨廷顿病 (大舞蹈症)
手足徐动症	上肢主导 缓慢、弯曲、扭动样动作	脑性瘫痪 药物
肌阵挛	单个肌肉或肌肉群的触 电样抽搐	癫痫 脑炎 低钠血症 高渗状态 一些中枢神经系统 退行性疾病
强直性痉挛	单个肌肉或肌肉群的持 续收缩	破伤风 痉挛状态
偏侧投掷症	单侧手臂和腿的抛掷动作	丘脑底核梗死

意识丧失 / 意识模糊

- 低血糖
- 低氧:心脏停搏,休克(低血容量性,感染性),呼吸衰竭

- 血管:脑出血/梗死
- 感染:脑膜炎,脑炎
- 炎症(脑血管炎)
- 创伤(头部外伤)
- 肿瘤(颅内压增高)
- 中毒性:药物,如阿片类,酒精,抗焦虑药,抗抑郁药
- 代谢性:肝功能衰竭,肾功能衰竭,电解质(Na^+,K^+,Ca^{2+},Mg^{2+})紊乱,内分泌病(如黏液性水肿昏迷),维生素缺乏症(如维生素 B_1,维生素 B_{12}),体温过低
- 癫痫(发作后)

呕吐

- 药物,中毒,酒精
- 腹部病变(消化道,肝脏,妇科疾病)
- 代谢/内分泌:糖尿病酮症酸中毒,艾迪生病危象,高钙血症,尿毒症,妊娠
- 颅内压增高(感染,占位性病变,良性颅内高压症)
- 急性迷路炎
- 急性闭角型青光眼

下肢无力

痉挛性轻截瘫

- 炎症:脱髓鞘,横贯性脊髓炎(病毒、支原体等感染),血管炎,结节病,系统性红斑狼疮
- 感染:硬膜外脓肿,结核性脓肿,HIV,人类嗜 T 细胞病毒 -1 型(human T-cell lymphotropic virus type-1,HTLV-1)(热带痉挛性轻截瘫),梅毒

- 创伤:椎骨骨折/脱位,椎间盘突出(常为自发性,而非外伤性)
- 肿瘤:椎骨转移瘤,脊髓内肿瘤(室管膜瘤,胶质瘤,转移瘤),脊髓外肿瘤(神经纤维瘤,脑膜瘤),矢状窦旁脑膜瘤
- 代谢性:维生素 B_{12} 缺乏(亚急性联合变性)
- 退行性变:脊柱(脊椎病伴脊髓受压);脊髓内(运动神经元病)
- 先天性:遗传性痉挛性轻截瘫,弗里德赖希共济失调
- 其他:脊髓空洞症

弛缓性轻截瘫

- 多发性神经病
- 肌病
- 脊髓前动脉综合征(脊髓梗死)

哮鸣

- 血管性水肿/过敏反应
- 哮喘
- 支气管炎
- 支气管扩张
- 心源性哮喘(肺水肿)
- 肿瘤(肺部)
- 类癌综合征
- 肺嗜酸性粒细胞增多症

(郭津生 译,王吉耀 审校)

老年患者的急症

急诊室的老年患者

　　目前,65% 的急诊入院患者的年龄都在 65 岁以上[1],人口老龄化意味着这些数字会进一步增长。由于大多数老年患者是经急诊收治的,所以在老年患者的救治方面,急诊科医师担任了重要的角色。在诊治老年患者时,不能因为他们年龄大就区别对待,而应该采取同样有利的干预措施。目前急救单元在老年患者综合救治方面已取得了一定进步,其中包括急诊医师的培训和老年病专科医师的及时协助。

　　本章旨在指导急诊科医师对各种增加老年患者病残率和死亡率的疾病进行防治。

　　需要注意的是,在同样条件下,老年患者比年轻患者更易患疾病(如前述疾病),相同的治疗方法也普遍适用。然而老年患者更容易出现不典型和非特异性的症状,更快发生失代偿,并且急症的病死率和病残率也更高。老年患者也更易出现并发症,同时也可能存在更多药物史。这是在对老年患者急症评估和治疗时需要考虑到的。

参考文献

1. Cornwell J, Levenson R, Sonola L, Poteliakhoff E (2012). *Continuity of care for older hospital patients: a call for action*. The King's Fund, London.

老年患者的一般情况评估

全面的病史采集和体格检查是医师进行诊断和检查的重要前提。在体格检查的技巧方面,老年患者与年轻患者是相同的,但仍存在一些注意事项需要谨记:

- 时间:越是虚弱的患者,在检查的过程中就越容易疲惫,某些检查的完成也更为困难。因此进行全面的检查可能需要耗费更多时间。
- 疼痛:某些慢性的基础疾病的疼痛可能限制了检查,例如骨性关节炎引起的疼痛等,这都是需要考虑到的。
- 不配合:意识障碍在老年患者中多见,这给医师的检查带来了很大挑战。医师需要决定有哪些检查项目是需要立刻进行的,或是等情况改善时再进一步完善。例如,痴呆的老年患者可能上午依从性更好,更容易配合。
- 感觉损伤:尽早判断患者是否需要听觉和视觉辅助设备以便完成检查。
- 直肠指检:便秘在老年患者中普遍存在,并能引起意识障碍、食欲缺乏或疼痛。因此,必要时考虑行直肠指检。
- 体位性低血压:立卧位血压的测量常常被忽略,但这可以提供关于患者容量状态的重要信息,并可以帮助鉴别跌倒的原因。
- 一般检查:患者是否仪表整洁?是否穿着合适的衣服和鞋子?这些患者是否存在社区安全问题?他们办理出院是否需要帮助?尽早识别出这些情况,以便顺利出院。
- 认知状态评估:利用简要心理测试以筛查认知损害。若评分 <7 分,则应进一步评估,如进行简易精神状态量表(Mini

Mental State Examination, MMSE)、蒙特利尔认知评估（Montreal Cognitive Assessment, MoCA）或 Addenbrooke 认知功能检查Ⅲ（Addenbrooke's Cognitive Examination-Ⅲ, ACE-Ⅲ）。

- 相关病史：这通常是极具价值的，可以从众多来源中获取资料，例如家庭、照护人员、全科医生。在评估老年患者时，有目的性地获取这些信息是非常重要的。

老年患者住院具有一定的风险，比如，医院获得性感染和医院获得性失能。如果可以，应考虑为老年患者提供专门的门诊通道和老年急性病门诊——在独立运作的同时又能提供及时而全面的治疗。这样既可以进行检查和处理，同时又减少住院风险。当然，这需要首先在家中对不适的老人进行安全风险评估。

衰弱评估

衰弱是一种随年龄增长而疾病易感性增加的临床状态。由于机体生理储备功能下降，身体变得脆弱易损。随着年龄的增长，衰弱并非不可避免的，其表现也是多种多样的。

不要仅凭最初的印象和片面信息来判断患者是否衰弱，应更加注意：一个平素健康状况良好而患有急性病的老年人，一旦入院卧床，与真正衰弱的老年患者看上去是很相像的。

在疾病的急性期，衰弱通常会表现为"衰弱综合征"——老年患者因潜在易感性而出现的急性事件。这些综合征通常可以掩盖一些严重的急性疾病（如心肌梗死、卒中或脓毒症）。但请记住，所有这些"综合征"都可以在没有衰弱的情况下发生。

衰弱综合征

- 跌倒
- 谵妄／急性意识障碍
- 行动不便

- 多重用药／药物不良反应的易感性增加
- 尿失禁
- 慢性病加重

这些临床表现均是涵盖性的术语,其中包含很多病因。经常使用这些术语,不利于我们识别潜在的严重疾病,在描述现病史时应尽量避免使用这些术语。

衰弱筛查

当我们怀疑患者存在衰弱时,应积极进行衰弱筛查,有很多筛查方法可以应用。与衰弱相关的检查应当在门诊进行,这是患者的一个基线状态。例如:

- 起立行走试验[2]:计算患者从椅子上坐起,步行三米,再走回原处所用的时间,若大于 10 秒,提示衰弱。
- 步行速度试验[3]:计算患者步行 4~6 米所需的时间,步行速度小于 0.8m/s 提示衰弱。
- 衰弱分数:需由受过培训的人员进行计算和解释。
- 多重用药:同时服用超过 5 种药物提示衰弱可能,应当检查是否有不恰当的处方以及评估药物的合理性、获益性和有效性。应注意的是,在一些疾病情况下需要适当的"药物负担"。

参考文献

2. Podsiadlo D, Richardson S. The timed 'Up & Go': a test of basic functional mobility for frail elderly persons. *J Am Geriatr Soc* 1991;**39**:142–8.
3. Abellan van Kan G, Rolland Y, Houles M, Gillette-Guyonnet S, Soto M, Vellas B. The assessment of frailty in older adults. *Clin Geriatr Med* 2010;**26**:275–86.

老年综合评估

住院的衰弱老年患者应进行老年综合评估(comprehensive geriatric assessment, CGA)(见表 17.1)。这通常由多学科团队进行,包括物理治疗师、职业治疗师、语言治疗师以及老年病专科医生。这可以确保照护的全面性。在照护中看似很小的变化都会对患者的生活质量和维持独立生活的能力造成很大的影响。反过来,良好的照护可以减少老年患者的就诊率、病残率和住院率。

表 17.1　老年综合评估的常见内容 *

医学	共患病状态和疾病严重程度
	用药情况
	营养状态
	问题列表
精神状态	认知
	情绪
功能评估	日常活动评估
	平衡和步态
	活动状态
社会情况	支持(家庭/朋友/照护人员)
	社会网络
	护理资源评估
环境	家庭设施及安全性
	使用门诊通道/非急诊住院/远程医疗的可能性
	交通设施

* Reproduced with permission from TJ Welsh *et al.* 'Comprehensive geriatric assessment-a guide for the non-specialist.' *Int J Clin Pract* (2014); 68(3):290-3. Copyright © 2014 The Authors. *International Journal of Clinical Practice* published by John Wiley & Sons Ltd.

跌倒和晕倒

明确跌倒原因的关键是详细的病史询问,同时包括询问与患者有关的人员。跌倒并不是伴随衰老而出现的必然事件,而是通常表明存在某种潜在的疾病。反复跌倒会导致老年患者丧失信心,增加受伤风险,失去独立生活能力,最终可能需要相关机构的照护。全面的老年综合评估可以明确引起跌倒的多种病因。

对发生跌倒的患者进行初步评估

完整的病史(包括来自周围人的相关病史,可能的话,尽量亲自询问):

- 跌倒发生时的情况:例如,站立(直立性低血压),进餐(餐后晕厥),入厕(排尿性晕厥),转动头部(颈动脉窦综合征),周围环境(高温,家具较矮,地毯松动),目击者(有癫痫发作吗?何时?是否有意识丧失?)。需要注意的是,理解患者本人和其周围人对意识状态的描述是有难度的。

- 跌倒引起的损伤:例如,头部外伤,肌肉骨骼损伤。轴向损伤或非防御性损伤可能意味着当时有意识丧失。

- 跌倒前后出现的症状:例如,晕厥前(心律失常,血管迷走性晕厥),意识水平的变化(晕厥,癫痫发作),呼吸困难(肺栓塞,心肌梗死,心律失常),心悸(心律失常),发热和感染表现(脓毒症),言语障碍 / 肢体乏力(卒中,颅内病变)。

- 既往是否有跌倒病史,以及过去一年中跌倒发生的频率。

- 合并症情况:例如,缺血性心脏病,心律失常,卒中,帕金森病,认知损害,视觉和听觉障碍,情感障碍。

- 服药情况:例如,降压药,降糖药,镇静药,催眠药,抗心律失常药。是否有药物过量的可能?

- 功能性评估:例如,是否使用助行工具,是否具有日常生活的能力,是否使用视觉辅助工具和助步的鞋子。

- 营养评估:例如,非故意性体重减轻(恶性肿瘤)。平日吃什么?谁做饭?有无脱水表现?

体格检查

在病史的指导下,医生可能会有重点地对某一器官系统进行体格检查。但请记住,大多数情况下,跌倒的原因是多因素的,与可能的原因相比,医生通常更重视那些"感兴趣"的原因。对下列器官系统进行简要的体格检查,可以揭示可能存在的共病。

心血管系统

　　立卧位血压,缓慢性或快速性心律失常,心脏杂音(尤其是主动脉瓣狭窄),颈动脉杂音,腹主动脉瘤破裂。

神经系统

　　步态评估,周围神经病,卒中,脑出血,小脑病变,视觉和听觉障碍,帕金森病及脑病。

肌肉骨骼系统

　　骨性关节炎或风湿性疾病会引起关节畸形,肌肉萎缩,体重减轻,关节僵硬,压疮。功能评估是很重要的。

检查

- 血液检查。例如,全血细胞计数(贫血),尿素及电解质(肾脏疾病,脱水),肝功能,血糖(低血糖 / 高血糖),维生素 B_{12}(周围神经病,营养缺乏),叶酸,铁蛋白,Ca^{2+}(恶性肿瘤,心律失常,虚弱),维生素 D,甲状腺功能(心律失常,黏液性水肿,贫血)。这些检查都有助于明确病因。
- 心电图(房室传导阻滞,心律失常,心肌梗死,QT 间期延长)。
- 根据病史 / 体格检查进行下列检查:
  - 超声心动图(若有瓣膜性心脏病或充血性心力衰竭的表现)
  - 24 小时动态心电图——并非常规检查,只在怀疑阵发性心律失常时进行
  - 直立倾斜试验
  - 感染 / 脓毒症相关检查——胸部 X 线,尿常规,血培养,乳酸,CRP
  - 头部 CT 扫描——如果有局灶性神经系统体征(恶性肿瘤,卒中,蛛网膜下腔出血,硬膜下血肿,正常压力脑积水)或服用抗凝剂期间出现头部外伤时
  - 胸部 X 线检查——如果有缺氧表现(慢性基础肺部疾病,肺栓塞,气胸)
  - 毒理学检查(对乙酰氨基酚和水杨酸类药物浓度,心电图,尿液检查)——怀疑药物过量时

处理

对发现的基础病因进行治疗,并建议患者到跌倒相关的专业诊疗机构就诊。

药物评估

多重用药会增加药物不良反应的风险,出现意识模糊/反应迟钝,体位性低血压,低血糖和心电图异常等。

多学科团队合作

多学科团队包括老年专科医师,物理治疗师,职业治疗师,营养师,精神科医师(治疗痴呆,抑郁),语言治疗师,社会服务机构等。

同上所述,指导患者就诊于相关专科医师(如心内科,神经科,肿瘤科,耳鼻喉科,眼科)。多学科团队共同为患者进行持续的康复治疗。

脆性骨折

脆性骨折是指从站立高度或更低处跌落而导致的骨折。髋部骨折占老年人脆性骨折的四分之三,其中诊断延迟率高达10%(无移位骨折,患者无法提供病史)。髋部骨折的病死率和致残率很高(30天内高达13%),这类患者应在骨科团队的指导下入院并在48小时内接受手术。在衰弱的老年患者中,务必要考虑到髋部骨折发生的可能,尤其是在患者发生跌倒以后。理想情况下,这类患者在手术前应由老年骨科医学专科医生进行检查评估。

非髋部的脆性骨折在医疗机构中常见,如椎体压缩性骨折,耻骨骨折和腕部骨折。患者通常有骨质疏松,并且手术可能无效。骨科专科医生的意见非常重要,在无法进行手术的情况下,应考虑以下几点:

- 镇痛:有效缓解疼痛可以减少制动引起的并发症。规律服用对乙酰氨基酚和小剂量的阿片类药物是有效的。考虑局

部使用镇痛药和非药物性方法［如热敷,经皮神经电刺激
(transcutaneous electrical nerve stimulation, TENS)］。应避免
长时间使用非甾体抗炎药。

- 非手术方法:利用石膏或骨科相关辅助工具进行制动,有助
  于镇痛和骨折愈合。
- 二级预防:对于缺乏钙剂和维生素 D 的患者推荐补充相关
  药物。
- 对于以下患者推荐使用双膦酸盐类药物:
  - ≥75 岁患者,无须行双能 X 线吸收检测(dual-energy X-ray
    absorptiometry, DXA)
  - 65~74 岁患者,行 DXA 明确诊断为骨质疏松(T 值≤−2.5)
  - <65 岁患者,T 值≤−3.0 或 T 值≤−2.5 且合并至少一个与
    年龄无关的危险因素
- 也可选择口服双膦酸盐进行替代治疗。
- 推荐患者到骨质疏松专科就诊。
- 相关基础病因:评估跌倒风险,详见相应章节 ➔ 跌倒和晕
  倒,p. 940。指导患者戒烟和控制饮酒。用药综合评估——
  特别关注是否长期使用类固醇激素。
- 康复:尽早开始锻炼可降低制动所带来的风险(如静脉血栓
  栓塞、压疮)。物理治疗师和职业治疗师需同时参与康复治
  疗。康复治疗需要在专业的康复中心进行,否则,应在患者
  积极进行康复的情况下尽早鼓励和帮助患者办理出院。

急性意识障碍综合征

谵妄定义为认知功能的急剧下降。在 65 岁以上的住院患
者中,20%~50% 的患者可出现谵妄。在急性期,鉴别谵妄与痴
呆具有一定的难度(见表 17.2)。倘若患者既往有认知损害的
病史,情况会更加复杂。患者是急性谵妄还是痴呆进展,或是
两者兼有?在老年患者中,谵妄的发展是大脑对损伤的易感性
和损伤程度之间复杂的相互作用的结果。在评估患者的基线

功能、认知状态以及认知功能随时间下降的变化情况时,患者亲属提供的相关病史非常重要。

谵妄的常见病因

- 药物
  - 多重用药,镇静催眠药(包括戒断症状),多巴胺能和抗胆碱能药物。
  - 戒酒引起的戒断症状应当考虑。
- 躯体性应激源
  - 脓毒症,感染,脱水,缺氧,低血糖,酒精戒断症状,便秘,尿潴留。
- 心理性应激源
  - 疼痛,环境变化。

表 17.2 谵妄和痴呆

谵妄	痴呆
急性或亚急性起病	慢性或亚急性起病
一天之内症状呈波动性	症状波动性小,明显的"日落现象"——晨轻暮重
意识水平通常受影响(低活动型谵妄中意识水平降低)	意识水平不受影响
注意力低下且多变	早期正常,晚期进行性下降
激越常见(活动过度型谵妄)	痴呆早期激越少见,晚期进行性加重
幻觉和妄想不常见	早期无幻觉和妄想,晚期可出现(但路易体痴呆是例外,其早期特点是出现幻觉。与谵妄的幻觉相比,此种幻觉并不会给患者带来困扰)
记忆力严重受损(短时和长时记忆)	随着疾病进展,短时记忆逐渐受损。长时记忆常保持完整直至疾病晚期

病史询问

病史（包括患者亲属提供的病史）

- 认知相关病史的评估：认知随时间下降的变化情况，症状的波动性，既往是否诊断痴呆。
- 危险因素的评估：药物史和近期用药是否有变化，饮酒，感染征象（下尿路感染症状，咳嗽，呕吐，发热）。
- 共病情况：例如，糖尿病，帕金森病，抑郁症，精神性疾病，慢性肺部疾病，癫痫。

体格检查

应进行全面体格检查，特别关注：是否有感染、脱水、局灶性神经体征（包括假性脑膜炎）、腹痛和便秘。

在此阶段，应进行诸如简易智力测试量表（Abbreviated Mental Test Scale，AMTS）[4]之类的认知功能检测，为临床医生在后续评估患者认知功能时提供基线水平。

其他评估工具，例如意识模糊评估法（confusion assessment method，CAM）[5]或 4AT，可以帮助鉴别谵妄和痴呆，可在完成注意力和认知评估之后应用。这些测试应由受过专门培训的人员进行，可以识别谵妄和痴呆的关键特征。

检查要点

- 全血细胞计数（白细胞计数升高），尿素及电解质（脱水，急性肾损伤），血糖（低血糖/高血糖），Ca^{2+}（高钙血症和脱水），CRP（炎症），甲状腺功能（黏液性水肿），肝功能（肝性脑病），药物浓度（如丙戊酸，苯妥英），维生素 B_{12}
- 动脉血气分析（若怀疑低氧血症/高碳酸血症）
- 胸部 X 线（缺氧，关注是否有恶性肿瘤——小细胞肺癌可出现症状性低钠血症）
- 心电图（电解质紊乱）
- 若有神经系统症状行头部 CT 扫描（卒中，脑炎，硬脑膜下血肿，颅内占位性病变）

- 若怀疑脑炎或脑膜炎,应行腰椎穿刺(但不应推迟抗生素的使用)
- 脑电图(非惊厥性癫痫持续状态)[6]

处理措施

- 对已发现的急性病进行治疗。
- 药物史分析:处理多重用药问题;减少或停止服用任何精神药物(要注意到可能遗漏的药物,例如,写着"需要时"的安眠药物,实际上患者每晚都在服用)。
- 改善感觉受损:治疗视觉和听觉问题,以改善患者定向力。
- 保证患者的安全:避免使用床护栏、约束装置、"拳击手套"和镇静剂(这会容易引起谵妄,并增加跌倒的风险)[7]。如果患者有跌倒或受伤的风险,应对其进行一对一的护理。可以和护士和医师共同商讨如何使患者保持冷静,比如对于那些无须制动的患者,可以陪同他们在病房周围散步,而不是不断地要求他们坐下。
- 提供一个低刺激性的环境:比如一个安静、私密的空间,光线良好,有窗户和时钟——有助于改善患者定向力。定期进行交流互动。安排日常生活计划,鼓励家人朋友探望。
- 考虑戒烟和戒酒。通过对患者周围的人进行病史询问,明确其是否有独立生活能力。

参考文献

4. Inouye SK, van Dyke CH, Alessi CA, Balkin S, Siegal AP, Horwitz RI. Clarifying confusion: the confusion assessment method. A new method for detection of delirium. *Ann Intern Med* 1990;113:941–8.
5. Hodkinson HM. Evaluation of a mental test score for assessment of mental impairment in the elderly. *Age Ageing* 1972;1:233–8.
6. Naeije G, Pepersack T. Delirium in elderly people. *Lancet* 2014;383:2044–5.
7. Inouye SK, Westendorp RGJ, Saczynski JS. Delirium in elderly people. *Lancet* 2014;383:911–22.

缓和照顾和预立医疗照护计划

在理想情况下,医生和患者之间关于结束生命的讨论不应在极端情况下进行,但有时这是不可避免的。通常,高龄且衰弱的患者被送住医院时往往起病突然,并有呼吸心跳停止的风险。在这种情况下,需要决定是否进行有创性治疗和心肺复苏(cardiopulmonary resuscitation, CPR)。不应单把年龄作为保守治疗的理由。进行这方面的讨论可能会令患者感到害怕、不舒服,尤其是对于那些目前情况良好的患者。

判断尽管接受了最好的治疗仍无法存活的患者是极其困难的。许多医生认识到,衰弱的老年患者在看似没有希望的时候却依旧可能有显著的好转,但是可以肯定的是,如果"充分的、适当的、积极的"治疗失败了,那么即使是"成功"的心肺复苏也不太可能使衰弱的患者恢复到比以前更好的状态。因此,若条件允许的话,与患者(如果患者清醒)和家属进行开诚布公的交流非常重要。以下这些建议可供参考。

如何与预后较差的患者讨论进一步治疗

- 明确诊断后,医生应从医学专业的角度向患者及亲属提供适宜的治疗方案,尤其要指出侵入性的治疗措施可能给患者带来不适感,让他们能够考虑到这些方面。

- 对于患者目前的情况,如果你不确定进一步的有创性治疗措施是否会让患者获益,建议与你的上级医生或同事进行讨论。

- 基于你的医学知识,对患者的预后和恢复的可能性进行如实的判断。可以参考 http://www.eprognosis.org 所提供的在线预后计算器。

- 如果做出"不要进行心肺复苏"(do not attempt cardiopulmonary resuscitation, DNACPR)的决定,请解释其背后的原因,同时告知患者及家属这并不意味着不给予任何治疗。

- 如果你认为 CPR 对于治疗是无效的,就不应该再询问患者是否愿意进行 CPR。尽管在不告知患者及其亲属或没有了解患者意愿的情况下,做出这样的决定是不合适的,但这应该由多学科团队来决定,而非患者本人及亲属。

- 如果患者需要的话,可以给他们提供治疗的次选方案。

关于终末期老年患者办理出院

识别患者是否已处于生命的终末期,对于开始关于预立医疗照护计划的讨论是非常有用的。这可以让患者有机会思考他们想要什么,有机会预先做一些决定,或预先指定一位授权委托人。在出院前,与患者及其家人讨论未来的愿望,这对制订接下来的预立医疗照护计划很有帮助。你可以告诉他们疾病进展可能出现的真实情况,并向他们提出积极的治疗目标,着重改善患者最后的几个月到一年的生存期的生活质量。这时,还需要评估患者多重用药的情况,停止使用那些没有获益的药物,例如胆固醇合成酶抑制剂。

拓展阅读

Abellan van Kan G, Rolland Y, Houles M, Gillette-Guyonnet S, Soto M, Vellas B. The assessment of frailty in older adults. *Clin Geriatr Med* 2010;26:275–86.

British Geriatrics Society (2010). *Comprehensive assessment of the frail older patient. Good practice guide.* British Geriatrics Society, London.

British Geriatrics Society (2017). *Fit for frailty Part 1. Consensus best practice guidance for the care of older people living in community and outpatient settings.* https://www.bgs.org.uk/sites/default/files/content/resources/files/2018-05-23/fff_full.pdf

British Medical Association, Resuscitation Council (UK), Royal College of Nursing (2016). *Decisions relating to cardiopulmonary resuscitation*, 3rd edn, 1st revision. https://www.resus.org.uk/dnacpr/decisions-relating-to-cpr

Health Protection Agency, British Infection Association (2011). *Diagnosis of UTI: quick reference guide for primary care.* Health Protection Agency, London.

Hodkinson HM. Evaluation of a mental test score for assessment of mental impairment in the elderly. *Age Ageing* 1972;1:233–8.

Inouye SK, van Dyke CH, Alessi CA, Balkin S, Siegal AP, Horwitz RI. Clarifying confusion: the confusion assessment method. A new method for detection of delirium. *Ann Intern Med* 1990;113:941–8.

Inouye SK, Westendorp RGJ, Saczynski JS. Delirium in elderly people. *Lancet* 2014;383:911–22.

Mody L, Juthani-Mehta M. Urinary tract infections in older women: a clinical review. *JAMA* 2014;311:844–54.

Naeije G, Pepersack T. Delirium in elderly people. *Lancet* 2014;383:2044–5.

Royal College of Physicians (2006). *The prevention, diagnosis and management of delirium in older people.* Royal College of Physicians, London.

(王佳 译,胡予 审校)

黄金法则

1. 你在医院遇到的最重要的人是患者,他们经常感到害怕。入院后,他们对自己的遭遇几乎没有发言权。你需要给患者一些控制权。要做到这一点,他们需要你提供关于他们可能的诊断和可能发生的情况的信息,并且需要给他们表达观点的空间。

2. 倾听患者的意见是你能做的最重要的事情。有些医生有这项技能,而另一些则没有。如果疑惑你的患者出了什么问题,请安静下来,倾听患者的意见。如果仔细听,诊断往往会变得显而易见。

3. 你在医院的一线工作。请为你的工作感到自豪,并尽你最大的努力。如果看到有人迷路了,你应该给他们指路,或者更好的是,给他们引路。

4. 医学最令人满足的方面是与患者及其亲属交谈。如果你晚上值班,试着花时间与患者及其亲属交谈。尽量避免在与亲属交谈时与患者分开,因为这会引起前所未有的不信任。我们的建议是诚实,在存在问题时承认问题,并接受我们只能做我们能做到的。

5. 我们都不得不接受我们会在某个时刻死去。随着媒体多年来的炒作,试图延长已经终止的生命的最后一秒钟几乎已成为标准做法。人们必须接受在某个时刻允许患者有尊严地死去是重要的。不要让过程和虚假职责超出对患者恰当和有尊严的做法。

6. 作为低年资医生,会经常被顾问或注册医生询问结果或检查的情况。如果你不知道,最好是诚实交代,而不是编造一个错误的结果。这是显而易见的,但很重要,因为错误的信息可能导致伤害。

7. 许多低年资医生为医学职业的选择而苦恼。每个人都会有自己的位置,重要的是找到你喜欢的医学领域,并能充分发挥你的才能。在做出这个选择时,倾听自己的内心是很重要的。

符号和缩略词

➲	cross reference	交叉引用
↑	increased	上升
↓	decreased	下降
→	leading to	导致
~	approximately	大约,近似于
🐾	website	网站
α	alpha	
β	beta	
δ	delta	
♀	female	女性的
♂	male	男性的
>	greater than	大于
<	less than	小于
≥	equal to or greater than	等于或大于
≤	equal to or less than	等于或小于
±	plus or minus	加或减
℃	degree Celsius	摄氏度
®	registered trademark	注册商标
™	trademark	商标
©	copyright	版权
A&E	accident and emergency	急诊
AA	Alcoholics Anonymous	嗜酒者互诫协会
AAA	abdominal aortic aneurysm	腹主动脉瘤
AAV	ANCA-associated vasculitis	ANCA 相关性血管炎
Ab	antibody	抗体
ABG	arterial blood gas	动脉血气分析

ABPI	ankle-brachial pressure index	踝肱血压指数
ACEI	angiotensin-converting enzyme inhibitor	血管紧张素转化酶抑制剂
ACE-Ⅲ	Addenbrooke's Cognitive Examination-Ⅲ	Addenbrooke 认知功能检查-Ⅲ
AChR	acetylcholine receptor	乙酰胆碱受体
ACS	acute coronary syndrome	急性冠脉综合征
ACT	artemisinin-based combination therapy; activated clotting time	以青蒿素为基础的联合疗法; 活化凝血时间
ACTH	adrenocorticotrophic hormone	促肾上腺皮质激素
AD	adrenaline	肾上腺素
ADH	antidiuretic hormone	抗利尿激素
AF	atrial fibrillation	心房颤动
AFB	acid-fast bacilli	抗酸杆菌
Ag	antigen	抗原
AGEP	acute generalized exanthematous pustulosis	急性泛发性发疹性脓疱病
AIDS	acquired immunodeficiency syndrome	获得性免疫缺陷综合征
AKI	acute kidney injury	急性肾损伤
ALI	acute lung injury	急性肺损伤
ALL	acute lymphoblastic leukaemia	急性淋巴细胞性白血病
ALP	alkaline phosphatase	碱性磷酸酶
ALS	advanced life support	高级生命支持
ALT	alanine transaminase	谷丙转氨酶(丙氨酸氨基转移酶)
AMA	anti-mitochondrial antibody	抗线粒体抗体
AMHP	approved mental health professional	经过认证的精神卫生专家
AML	acute myeloid leukaemia	急性髓细胞白血病
AMU	acute medical unit	急症医疗单位
ANA	anti-nuclear antibody	抗核抗体
ANCA	anti-neutrophil cytoplasmic antibody	抗中性粒细胞胞浆抗体

AP	anteroposterior	前后位
APL	acute promyelocytic leukaemia	急性早幼粒细胞白血病
APSAC	anisoylated plasminogen streptokinase activator complex（anistreplase）	茴酰化纤溶酶原链激酶激活剂复合物(阿尼普酶)
APTT	activated partial thromboplastin time	活化部分凝血活酶时间
AR	aortic regurgitation	主动脉反流
ARB	angiotensin receptor blocker	血管紧张素受体拮抗剂
ARDS	adult respiratory distress syndrome	成人呼吸窘迫综合征
ARF	acute renal failure	急性肾功能衰竭
ASA	acetyl salicylic acid	乙酰水杨酸
ASD	atrial septal defect	心房间隔缺损
ASPECTS	Alberta Stroke Programme Early CT score	Alberta 卒中项目早期 CT 评分
AST	aspartate transaminase	谷草转氨酶(天冬氨酸氨基转移酶)
ATN	acute tubular necrosis	急性肾小管坏死
ATP	adenosine triphosphate	三磷酸腺苷
AV	atrioventricular	房室的
AVF	arteriovenous fistula	动静脉瘘
AVNRT	atrioventricular-nodal re-entry tachycardia	房室结折返性心动过速
AVPU	Alert, Voice, Pain, Unresponsive	警觉,言语,疼痛,无反应(创伤警觉量表)
AVR	aortic valve replacement	主动脉瓣置换术
AVRT	accessory pathway tachycardia	旁路心动过速
AXR	abdominal X-ray	腹部 X 线检查
BAL	bronchoalveolar lavage	支气管肺泡灌洗
BBV	bloodborne virus	血源性病毒
b.i.d.	twice a day	每日 2 次
BIH	benign intracranial hypertension	良性颅内高压症
BiPAP	bilevel positive airway pressure	双水平正压通气

BJ	Bence-Jones	本 - 周蛋白
BLS	basic life support	基础生命支持
BMT	bone marrow transplant	骨髓移植
BNF	*British National Formulary*	英国国家处方集
BOOP	bronchiolitis obliterans organizing pneumonia	闭塞性细支气管炎伴机化性肺炎
BP	blood pressure	血压
bpm	beat per minute	心率单位, 次 /min
BTS	British Thoracic Society	英国胸科学会
Ca^{2+}	calcium	钙离子
CABG	coronary artery bypass graft	冠状动脉搭桥术
CAD	coronary artery disease	冠状动脉疾病
CAH	congenital adrenal hyperplasia	先天性肾上腺皮质增生症
cal	calorie	卡路里
CAM	confusion assessment method	意识模糊评估法
cAMP	cyclic adenosine monophosphate	环磷酸腺苷
CAP	community-acquired pneumonia	社区获得性肺炎
CAVH	continuous arteriovenous haemofiltration	连续性动静脉血液滤过
CAVHD	continuous arteriovenous haemodiafiltration	连续性动静脉血液透析滤过
CBD	common bile duct	胆总管
CCDC	Consultant in Communicable Disease Control	传染病控制中心顾问
CCF	congestive cardiac failure	充血性心力衰竭
CCHF	Congo-Crimean haemorrhagic fever	克里米亚 - 刚果出血热
CCl_4	carbon tetrachloride	四氯化碳
CCP	cyclic citrullinated peptide	环瓜氨酸肽
CCU	coronary care unit	冠心病监护室
CD	Crohn's disease	克罗恩病
CEA	carcinoembryonic antigen	癌胚抗原
CGA	comprehensive geriatric assessment	老年综合评估
CHB	complete heart block	完全性心脏传导阻滞

CIN	contrast nephropathy	造影剂肾病
CIWA-Ar	Clinical Institute Withdrawal Assessment of Alcohol	临床机构酒精戒断评估量表
CK	creatine kinase	肌酸激酶
CK-MB	creatine kinase-muscle/brain	肌酸激酶同工酶
cmH_2O	centimetre of water	厘米水柱
CMR	cardiac magnetic resonance	心脏磁共振
CMV	cytomegalovirus; continuous mandatory ventilation	巨细胞病毒；持续指令通气
CNI	calcineurin inhibitor	神经钙蛋白抑制剂
CNS	central nervous system	中枢神经系统
CO	cardiac output; carbon monoxide	心排出量；一氧化碳
CO_2	carbon dioxide	二氧化碳
COHb	carboxy-haemoglobin	碳氧血红蛋白
COP	cryptogenic organizing pneumonia	原因不明的机化性肺炎
COPD	chronic obstructive pulmonary disease	慢性阻塞性肺疾病
CPAP	continuous positive airways pressure	持续气道正压
CPK	creatinine phosphokinase	肌酸磷酸激酶
CPR	cardiopulmonary resuscitation	心肺复苏
CrAg	cryptococcal antigen	隐球菌抗原
CRF	chronic renal failure	慢性肾功能衰竭
CRP	C-reactive protein	C 反应蛋白
CSF	cerebrospinal fluid	脑脊液
CSM	carotid sinus massage	颈动脉窦按压
CT	computed tomography	计算机断层扫描
CTPA	CT pulmonary angiography	肺血管造影 CT
CVA	cerebrovascular accident	脑血管意外
CVP	central venous pressure	中心静脉压
CVVH	continuous venovenous haemofiltration	连续性静脉 - 静脉血液滤过
CVVHD	continuous venovenous haemodiafiltration	连续性静脉 - 静脉血液透析滤过

CXR	chest X-ray	胸部 X 线
2D	two-dimensional	二维的
D&V	diarrhoea and vomiting	腹泻与呕吐
DA	dopamine	多巴胺
DAA	direct acting antiviral	直接抗病毒药物
DAPT	dual antiplatelet therapy	双联抗血小板治疗
DAT	direct antigen test	直接抗原测试
DBP	diastolic blood pressure	舒张压
DC	direct current	直流电
DDAVP	desmopressin	去氨加压素
DI	diabetes insipidus	尿崩症
DIC	disseminated intravascular coagulation	弥散性血管内凝血
DKA	diabetic ketoacidosis	糖尿病酮症酸中毒
dL	decilitre	分升
DM	diabetes mellitus	糖尿病
DMARD	disease-modifying anti-rheumatic drug	缓解病情的抗风湿药物
DMSA	dimercaptosuccinic acid	二巯基丁二酸
DNA	deoxyribonucleic acid	脱氧核糖核酸
DNACPR	do not attempt cardiopulmonary resuscitation	不尝试心肺复苏
DRESS	drug reaction with eosinophilia and systemic symptoms	药物反应伴嗜酸性粒细胞增多和全身症状
dsDNA	double-stranded deoxyribonucleic acid	双链脱氧核糖核酸
DSH	deliberate self-harm	故意自残
DSN	diabetes specialist nurse	糖尿病专科护士
DT	delirium tremens	震颤性谵妄
DU	duodenal ulcer	十二指肠溃疡
DVLA	Driver and Vehicle Licensing Authority	司机与车辆执照局
DVT	deep vein thrombosis	深静脉血栓形成

DXA	dual-energy X-ray absorptiometry	双能 X 线吸收测定法
EBV	Epstein-Barr virus	EB 病毒
ECG	electrocardiogram	心电图
Echo	echocardiogram	超声心动图
ECT	ecarin clotting time; electroconvulsive therapy	蛇静脉酶凝结时间; 电休克治疗
ECV	extracellular volume	细胞外容积
EDTA	ethylenediaminetetraacetic acid	乙二胺四乙酸
EEG	electroencephalogram	脑电图
EF	ejection fraction	射血分数
EGPA	eosinophilic granulomatosis with polyangiitis	嗜酸性肉芽肿性多血管炎
ELISPOT	enzyme-linked immunospot	酶联免疫斑点试验
EM	electron microscopy; erythema multiforme	电子显微镜学; 多形红斑
EMD	electromechanical dissociation	电机械分离
EMG	electromyogram	肌电图
ENA	extractable nuclear antigen	可提取性核抗原
ENT	ear, nose, and throat	耳鼻喉(科)
EPS	electrophysiological studies	电生理研究
ERCP	endoscopic retrograde cholangiopancreatography	内镜逆行胰胆管造影
ESR	erythrocyte sedimentation rate	红细胞沉降率
ET	endotracheal	气管内的
ETT	endotracheal tube	气管导管
EUS	endoscopic ultrasonography	超声内镜检查术
F	French	法国
FAB	French-American-British (classification)	法国-美国-英国急性白血病分型诊断法(FAB 分型)
FBC	full blood count	全血细胞计数
FDG-PET	fludeoxyglucose positron emission tomography	氟脱氧葡萄糖-正电子体层扫描

FDP	fibrinogen degradation product	纤维蛋白原降解产物
Fe^{2+}	ferrous	亚铁
Fe^{3+}	ferric	三价铁
Fe^{4+}	ferryl	高价铁
FEIBA	factor Ⅷ inhibitor bypassing activity	Ⅷ因子旁路活性抑制剂
FEV_1	forced expiratory volume in 1 second	第一秒用力呼气量
FFP	fresh frozen plasma	新鲜冷冻血浆
FGF	fibroblast growth factor	成纤维细胞生长因子
FiO_2	fraction of inspired oxygen	吸入氧浓度
fL	femtolitre	毫微升（飞升）
FLAIR	fluid attenuation inversion recovery	磁共振成像液体衰减反转恢复序列
FNAB	fine-needle aspiration biopsy	细针抽吸活检
FRC	functional residual capacity	功能残气量
FSGS	focal segmental glomerulosclerosis	局灶性节段性肾小球硬化
FSH	follicle-stimulating hormone	卵泡刺激素
FVC	forced vital capacity	用力肺活量
g	gram	克
G	gauge	口径；标准规格
G6PD	glucose-6-phosphate dehydrogenase	葡萄糖 -6- 磷酸脱氢酶
G&S	group and save	分组保存（定血型和保留血样本）
GABA	gamma-aminobutyric acid	γ- 氨基丁酸
GAHs	Glasgow Alcoholic Hepatitis Score	Glasgow 酒精性肝炎评分
GB	gall bladder	胆囊
GBL	gamma-butyrolactone	γ- 丁内酯
GBM	glomerular basement membrane	肾小球基底膜
GBS	Guillain-Barré syndrome	吉兰 - 巴雷综合征

GCS	Glasgow Coma Scale	格拉斯哥昏迷量表
GCSF	granulocyte colony-stimulating factor	粒细胞集落刺激因子
GFR	glomerular filtration rate	肾小球滤过率
GGT	gamma-glutamyl transferase	γ- 谷氨酰转肽酶
GH	growth hormone	生长激素
GHB	gamma-hydroxybutyric acid	γ- 羟丁酸
GI	gastrointestinal	胃肠的
GIT	gastrointestinal tract	胃肠道
GP	glycoprotein; general practitioner	糖蛋白; 全科医师
GPA	granulomatosis with polyangiitis	肉芽肿性多血管炎
GTN	glyceryl trinitrate	硝酸甘油
GUM	genitourinary medicine	生殖泌尿医学
GVHD	graft-versus-host disease	移植物抗宿主疾病
h	hour	小时
HAART	highly active antiretroviral therapy	高活性抗逆转录病毒治疗
HACEK	Haemophilus, Actinobacillus, Cardiobacterium, Eikenella, and Kingella spp.	一组革兰氏阴性杆菌: 嗜血杆菌属(H)、放线杆菌属(A)、心杆菌属(C)、艾肯菌属(E)、金氏杆菌属(K)
HAV	hepatitis A virus	甲型肝炎病毒
Hb	haemoglobin	血红蛋白
HBc	hepatitis B core	乙型肝炎核心
HBe	hepatitis B envelope	乙型肝炎外壳
HBeAg	hepatitis B envelope antigen	乙型肝炎 E 抗原
HBIG	hepatitis B immunoglobulin	乙型肝炎免疫球蛋白
HBs	hepatitis B surface	乙型肝炎表面
HBsAb	hepatitis B surface antibody	乙型肝炎表面抗体
HBsAg	hepatitis B surface antigen	乙型肝炎表面抗原
HBV	hepatitis B virus	乙型肝炎病毒
HCC	hepatocellular carcinoma	肝细胞性肝癌

HCG	human chorionic gonadotrophin	人绒毛膜促性腺激素
HCN	hydrogen cyanide	氢氰酸
Hct	haematocrit	血细胞比容
HCV	hepatitis C virus	丙型肝炎病毒
HDL	high-density lipoprotein	高密度脂蛋白
HDU	high dependency unit	加护室(监护室的一种，一般没有呼吸机——译者注)
HELLP	haemolysis, elevated liver enzyme levels, and low platelet levels	溶血，肝酶升高，血小板减少综合征(重度妊娠高血压综合征 - 译者注)
HEV	hepatitis E virus	戊型肝炎病毒
HFRS	haemorrhagic fever with renal syndrome	肾综合征出血热
HGV	heavy goods vehicle	重型货车
HHS	hyperosmolar hyperglycaemic syndrome	高渗性高血糖综合征
HIAA	hydroxyindole acetic acid	羟吲哚乙酸
Hib	*Haemophilus influenzae* b	b 型流感嗜血杆菌
HIDA	hepatobiliary iminodiacetic acid	肝胆亚氨基二乙酸
HITT	heparin-induced thrombocytopenia and thrombosis	肝素诱导血小板减少症合并血栓形成
HIV	human immunodeficiency virus	人类免疫缺陷病毒
HLA	human leucocyte antigen	人类白细胞抗原
HMG-CoA	hydroxymethyl glutaryl-coenzyme A	羟甲基戊二酰辅酶 A
HMMA	hydroxymethylmandelic acid	羟甲基扁桃酸
HOCM	hypertrophic obstructive cardiomyopathy	梗阻性肥厚型心肌病
HONK	hyperosmolar non-ketotic coma	高渗性非酮症昏迷
HPS	hantavirus pulmonary syndrome	汉坦病毒肺综合征
HR	heart rate	心率

HRCT	high-resolution computed tomography	高分辨电子计算机断层扫描
HRS	hepatorenal syndrome	肝肾综合征
HRT	hormone replacement therapy	激素替代疗法
HSV	herpes simplex virus	单纯疱疹病毒
HTLV	human T-cell lymphotropic virus	人类嗜 T 细胞病毒
HUS	haemolytic uraemic syndrome	溶血尿毒综合征
I:E	Inspiratory:expiratory ratio	吸气:呼气比率
IABP	intra-aortic balloon pump	主动脉内球囊反搏
IBD	inflammatory bowel disease	炎症性肠病
ICD	implantable cardioverter defibrillator	埋藏式复律除颤器
ICP	intracranial pressure	颅内压
ICU	intensive care unit	重症监护室
ID	infectious diseases	感染性疾病
IE	infective endocarditis	感染性心内膜炎
Ig	immunoglobulin	免疫球蛋白
IgA	immunoglobulin A	免疫球蛋白 A
IgE	immunoglobulin E	免疫球蛋白 E
IgG	immunoglobulin G	免疫球蛋白 G
IgM	immunoglobulin M	免疫球蛋白 M
IGF	insulin growth factor	胰岛素生长因子
IHD	ischaemic heart disease	缺血性心脏病
IIH	idiopathic intracranial hypertension	特发性颅内高压
IJV	internal jugular vein	颈内静脉
IL	interleukin	白细胞介素
IM	intramuscular	肌内
in	inch	英寸
INR	international normalized ratio	国际标准化比值
IPPV	intermittent positive pressure ventilation	间歇正压通气

IRIS	immune reconstitution inflammatory syndrome	免疫重建炎症综合征
ITP	idiopathic thrombocytopenic purpura	特发性血小板减少性紫癜
ITU	intensive therapy unit	重症治疗室
IU	international unit	国际单位
IV	intravenous	静脉内
IVC	inferior vena cava	下腔静脉
IVDU	intravenous drug user	静脉吸毒者
IVI	intravenous infusion	静脉输液
IVIG	intravenous immunoglobulin	静脉注射免疫球蛋白
IVU	intravenous urogram	静脉尿路造影
J	joule	焦耳
JVP	jugular venous pressure	颈静脉压
K$^+$	potassium	钾
KCl	potassium chloride	氯化钾
KDIGO	Kidney Disease Improving Global Outcomes	改善全球肾脏病预后组织
kg	kilogram	千克
kPa	kilopascal	千帕
KS	Kaposi's sarcoma	卡波西肉瘤
KUB	kidneys, ureters, and bladder	肾、输尿管和膀胱
L	litre	升
LA	left atrium	左心房
LAD	left anterior descending coronary artery	冠状动脉左前降支
LBBB	left bundle branch block	左束支传导阻滞
LDH	lactate dehydrogenase	乳酸脱氢酶
LDL	low-density lipoprotein	低密度脂蛋白
LFT	liver function test	肝功能检查
LGV	lymphogranuloma venereum	性病性淋巴肉芽肿
LH	luteinizing hormone	促黄体生成素

LHRH	luteinizing hormone-releasing hormone	促黄体(生成)激素释放激素
LIJ	left internal jugular	左颈内静脉
LK-1	liver kidney-1	肝肾 1 型
LMA	laryngeal mask airway	喉罩通气道
LMN	lower motor neuron	下运动神经元
LMS	left main stem	左主干
LMWH	low-molecular-weight heparin	低分子量肝素
LP	lumbar puncture	腰椎穿刺
LRTI	lower respiratory tract infection	下呼吸道感染
LSD	lysergic acid diethylamide	麦角酰二乙胺
LV	left ventricular	左心室
LVAD	left ventricular assist device	左心室辅助装置
LVEDP	left ventricular end diastolic pressure	左心室舒张末压
LVF	left ventricular failure	左心室衰竭
LVH	left ventricular hypertrophy	左心室肥厚
m	metre	米
MACE	major adverse cardiac events	主要不良心脏事件
MAHA	microangiopathic haemolytic anaemia	微血管病性溶血性贫血
MAI	*Mycobacterium avium intracellulare*	胞内鸟型分枝杆菌
MAOI	monoamine oxidase inhibitor	单胺氧化酶抑制剂
MAP	mean arterial pressure	平均动脉压
MAT	multifocal atrial tachycardia	多源性房性心动过速
MC&S	microscopy, culture, and sensitivity	显微镜检查、培养、药敏试验
MCA	middle cerebral artery	大脑中动脉
MCD	minimal change disease	微小病变
MCH	mean cell haemoglobin	平均红细胞血红蛋白量
MCTD	mixed connective tissue disease	混合性结缔组织病
MCV	mean corpuscular volume	平均红细胞体积

MDMA	'ecstasy'/3, 4-methylenedioxymethamphetamine	甲烯二氧苯丙胺(摇头丸)
MDR	multidrug-resistant	多重耐药
MDS	myelodysplastic syndrome	骨髓增生异常综合征
MEN	multiple endocrine neoplasia	多发性内分泌腺瘤病
mEq	milliequivalent	毫当量
MERS	Middle East respiratory syndrome	中东呼吸综合征
MERS-CoV	Middle East respiratory syndrome-coronavirus	中东呼吸综合征 - 冠状病毒
METS	metabolic equivalents	代谢当量
mg	milligram	毫克
Mg^{2+}	magnesium	镁的,镁离子
MHRA	Medicines and Healthcare Products Regulatory Agency	英国药品与健康产品管理局
MI	myocardial infarction	心肌梗死
MIBG	meta-iodobenzylguanidine	间碘苄基胍
micromol	micromole	微摩尔
min	minute	分钟
mL	millilitre	毫升
mm	millimetre	毫米
mmHg	millimetre of mercury	毫米汞柱
mmol	millimole	毫摩尔
MMSE	Mini Mental State Examination	简易精神状态量表
MoCA	Montreal Cognitive Assessment	蒙特利尔认知评估
MOF	multi-organ failure	多脏器功能衰竭
mOsm	milliosmole	毫渗透摩尔
MPGN	membranoproliferative glomerulonephritis	膜增生性肾小球肾炎
MR	magnetic resonance;mitral regurgitation	磁共振;二尖瓣反流
MRA	magnetic resonance angiography	磁共振血管造影
MRCP	magnetic resonance cholangio- pancreatography	磁共振胰胆管造影

MRI	magnetic resonance imaging	磁共振成像
MRSA	meticillin-resistant *Staphylococcus aureus*	甲氧西林耐药金黄色葡萄球菌
ms	millisecond	毫秒
MS	multiple sclerosis	多发性硬化
MSM	men who have sex with men	男 - 男性接触人群
MSSA	meticillin-sensitive *Staphylococcus aureus*	甲氧西林敏感性金黄色葡萄球菌
MSU	midstream urine	中段尿
mU	milliunit	毫单位
MUGA	multigated acquisition（scan）	多门控采集扫描
mV	millivolt	毫伏
MV	mitral valve	二尖瓣
MVP	mitral valve prolapse	二尖瓣脱垂
MVR	mitral valve replacement	二尖瓣置换术
MVT	monomorphic ventricular tachycardia	单形性室性心动过速
Na$^+$	sodium	钠
NA	noradrenaline	去甲肾上腺素
NABQI	*N*-acetyl-*p*-benzoquinoneimine	N- 乙酰对苯醌亚胺
nAnB	non-A/non-B（hepatitis）	非甲非乙型肝炎
NaTHNaC	National Travel Health Network and Centre	国家旅游健康网络和中心
NBM	nil by mouth	口中无物
NBTV	non-bacterial thrombotic vegetation	非细菌栓塞性赘生物
NCS	nerve conduction studies	神经传导研究
ng	nanogram	纳克
NG	nasogastric	鼻胃的
NHL	non-Hodgkin's lymphoma	非霍奇金淋巴瘤
NHS	National Health Service	英国国家医疗服务体系
NICE	National Institute for Health and Care Excellence	英国国家卫生与保健卓越研究所

NIHSS	National Institutes of Health Stroke Scale	美国国立卫生院卒中量表
NIPPV	nasal intermittent positive pressure ventilation	经鼻间歇正压通气
NIV	non-invasive ventilation	无创通气
NJ	nasojejunal	鼻空肠的
NMB	neuromuscular blockade	神经肌肉阻滞
nmol	nanomole	纳摩尔
NMS	neuroleptic malignant syndrome	神经阻滞剂恶性综合征
NOAC	new oral anticoagulant	新型口服抗凝药物
NPIS	National Poisons Information Service	国家毒物情报局
NPS	novel psychoactive substance	新型精神活性物质
NPV	negative pressure ventilation	负压通气
NQ-MI	non-Q-wave MI	非 Q 波心肌梗死
nsAH	non-sedating antihistamine	非镇静类抗组织胺药物
NSAID	non-steroidal anti-inflammatory drug	非甾体抗炎药
NSTE-ACS	non-ST elevation acute coronary syndrome	非 ST 段抬高急性冠脉综合征
NSTEMI	non-ST elevation myocardial infarction	非 ST 段抬高心肌梗死
NYHA	New York Heart Association	美国纽约心脏学会
O_2	oxygen	氧气
OCP	oral contraceptive pill	口服避孕药
OD	overdose	药物过量
OGD	oesophagogastroduodenoscopy	食管胃十二指肠镜检查
OPG	orthopentamogram	正位全景摄片
OSA	obstructive sleep apnoea	阻塞性睡眠呼吸暂停
OTC	over-the-counter	非处方药
PA	pulmonary artery	肺动脉
P_aCO_2	partial pressure of carbon dioxide in arterial blood	动脉血二氧化碳分压

PAIR	puncture, aspiration, injection, and re-aspiration	穿刺、抽吸、注射、再抽吸治疗法（PAIR 法）
PAN	polyarteritis nodosa	结节性多动脉炎
P_aO_2	partial pressure of oxygen in arterial blood	动脉血氧分压
PAWP	pulmonary artery wedge pressure	肺动脉楔压
PBC	primary biliary cirrhosis	原发性胆汁性肝硬化
PCA	patient-controlled analgesia	患者自控镇痛
PCC	prothrombin complex concentrate	浓缩凝血酶原复合物
PCI	percutaneous coronary intervention	经皮冠状动脉介入治疗
PCP	*Pneumocystis jiroveci (carinii)* pneumonia	肺孢子菌肺炎
PCR	polymerase chain reaction	聚合酶链反应
PCV	packed cell volume	血细胞比容
PCWP	pulmonary capillary wedge pressure	肺毛细血管楔压
PD	peritoneal dialysis	腹膜透析
PDA	patent ductus arteriosus	动脉导管未闭
PDI	phosphodiesterase inhibitor	磷酸二酯酶抑制剂
PE	pulmonary embolism; phenytoin equivalent	肺栓塞；苯妥英当量
PEA	pulseless electrical activity	无脉电活动
PEEP	positive end-expiratory pressure	呼气末正压
PEF	peak expiratory flow	呼气峰流量值
PEFR	peak expiratory flow rate	最大呼气流率
PEG	percutaneous endoscopic gastrostomy	经皮内镜下胃造口术
PEP	post-exposure prophylaxis	暴露后预防
PET	positron emission tomography	正电子发射断层显像
PFO	patent foramen ovale	卵圆孔未闭
PFT	pulmonary function test	肺功能检查

PHI	primary HIV infection	原发性 HIV 感染(HIV 血清转换期)
PiCCO	pulse contour cardiac output	脉搏轮廓心输出量
PML	progressive multifocal leukoencephalopathy	进行性多灶性白质脑病
PMN	polymorphonuclear cells (neutrophils)	多形核白细胞(中性粒细胞)
pmol	picomole	皮摩尔
PMR	polymyalgia rheumatica	风湿性多肌痛
PO	*per os* (by mouth)	经口
PO_4^{3-}	phosphate	磷酸盐
PPI	proton pump inhibitor	质子泵抑制剂
PR	per rectum	经直肠
PRES	posterior reversible encephalopathy syndrome	可逆性后部脑病综合征
PRN	*pro re nata* (as required)	需要时
PSA	prostate-specific antigen	前列腺特异性抗原
PSC	primary sclerosing cholangitis	原发性硬化性胆管炎
PSP	primary spontaneous pneumothorax	原发性自发性气胸
PT	prothrombin time	凝血酶原时间
PTH	parathyroid hormone	甲状旁腺激素
PTHrP	parathyroid hormone-related protein	甲状旁腺激素相关蛋白
PTT	partial thromboplastin time	部分凝血活酶时间
PTU	propylthiouracil	丙基硫氧嘧啶
PUO	pyrexia of unknown origin	原因不明的发热
PVC	polyvinyl chloride	聚氯乙烯
PVE	prosthetic valve endocarditis	人工瓣膜心内膜炎
PVR	pulmonary vascular resistance	脑血管阻力
PVT	polymorphic ventricular tachycardia	多形性室性心动过速
q	every	每
q.d.	once a day	每日 1 次

q.i.d.	four times a day	每日 4 次
q.n.	every night	每晚
QwMI	Q-wave myocardial infarction	Q 波心肌梗死
RA	right atrium/atrial; rheumatoid arthritis	右心房；类风湿关节炎
RAD	right axis deviation	心电轴右偏
RBBB	right bundle branch block	右束支传导阻滞
RBC	red blood cell	红细胞
RCA	right coronary artery	右冠状动脉
RCP	Royal College of Physicians	英国皇家内科医师学会
RCT	randomized controlled trial	随机对照试验
Rh	rhesus (factor)	恒河猴因子(Rh 因子)
RhF	rheumatoid factor	类风湿因子
RiCof	ristocetin cofactor	瑞斯托霉素辅因子
RIJ	right internal jugular	右颈内静脉
RNA	ribonucleic acid	核糖核酸
RNP	ribonucleic protein	核糖核蛋白
rPA	recombinant plasminogen activator	重组纤溶酶原激活物
RR	respiratory rate	呼吸频率
RRT	renal replacement therapy	肾脏替代治疗
RSV	respiratory syncytial virus	呼吸道合胞病毒
RTA	road traffic accident	道路交通事故
rtPA	recombinant tissue plasminogen activator	重组组织型纤溶酶原激活物
RUQ	right upper quadrant	右上腹
RV	right ventricular	右心室
RVEDP	right ventricular end-diastolic pressure	右心室舒张末压
RVF	right ventricular failure	右心室衰竭
RVOT	right ventricular outflow tract	右心室流出道
SADQ	Severity of Alcohol Dependence Questionnaire	酒精依赖严重程度问卷

SAH	subarachnoid haemorrhage	蛛网膜下腔出血
SARS	severe acute respiratory syndrome	严重急性呼吸综合征
SBE	subacute bacterial endocarditis	亚急性细菌性心内膜炎
SBP	systolic blood pressure; spontaneous bacterial peritonitis	收缩压; 自发性细菌性腹膜炎
SCAR	severe cutaneous adverse reactions	严重皮肤不良反应
SCM	sternocleidomastoid	胸锁乳突肌
SCV	subclavian vein	锁骨下静脉
SD	standard deviation	标准差
SDHB	succinate dehydrogenase subunit B	琥珀酸脱氢酶复合体 B 亚基
SDHD	succinate dehydrogenase subunit D	琥珀酸脱氢酶复合体 D 亚基
SIADH	syndrome of inappropriate antidiuretic hormone secretion	抗利尿激素分泌异常综合征
SIMV	synchronized intermittent mandatory ventilation	同步间歇指令通气
SIRS	systemic inflammatory response syndrome	全身性炎症反应综合征
SJS	Stevens-Johnson syndrome	Stevens-Johnson 综合征(重症多形红斑)
SpO$_2$	oxygen saturation in blood	血氧饱和度
SK	streptokinase	链激酶
SL	sublingual	舌下的
SLE	systemic lupus erythematosus	系统性红斑狼疮
SM	smooth muscle	平滑肌
SNRI	serotonin-noradrenaline reuptake inhibitor	5-羟色胺和去甲肾上腺素再摄取抑制剂
SOL	space-occupying lesion	占位性病变
spp.	species	物种
SR	slow release	缓释

SSP	secondary/spontaneous pneumothorax	继发性 / 自发性气胸
SSPE	subacute sclerosing panencephalitis	亚急性硬化性全脑炎
SSRI	selective serotonin reuptake inhibitor	选择性 5- 羟色胺再摄取抑制剂
SSSS	staphylococcal scalded skin syndrome	葡萄球菌性烫伤样皮肤综合征
STEMI	ST elevation myocardial infarction	ST 段抬高心肌梗死
STI	sexually transmitted infection	性传播感染
STS	serological tests for syphilis	梅毒血清学检查
SVC	superior vena cava	上腔静脉
SVR	systemic vascular resistance	体循环阻力
SVT	supraventricular tachycardia	室上性心动过速
SXR	skull X-ray	头骨 X 射线摄片
T3	tri-iodothyronine	三碘甲状腺原氨酸
T4	thyroxine	甲状腺素
TACO	transfusion-associated circulatory overload	输血相关循环超负荷
TB	tuberculosis	结核病
TBG	thyroxine-binding globulin	甲状腺结合球蛋白
T1DM	type 1 diabetes mellitus	1 型糖尿病
T2DM	type 2 diabetes mellitus	2 型糖尿病
TEN	toxic epidermal necrolysis	中毒性表皮坏死松解症
TENS	transcutaneous electrical nerve stimulation	经皮神经电刺激
TFT	thyroid function test	甲状腺功能检查
TIA	transient ischaemic attack	短暂性脑缺血发作
t.i.d.	three times a day	每日 3 次
TIBC	total iron binding capacity	总铁结合力
TIPS	transjugular intrahepatic portosystemic shunting	经颈静脉肝内门体分流术

TNF	tumour necrosis factor	肿瘤坏死因子
TnI	troponin I	肌钙蛋白 I
TnT	troponin T	肌钙蛋白 T
TOE	transoesophageal echocardiogram	经食管超声心动图
tPA	tissue plasminogen activator	组织型纤溶酶原激活物
TPMT	thiopurine methyltransferase	硫嘌呤甲基转移酶
TPN	total parenteral nutrition	全肠外营养
TPR	temperature, pulse, and respiratory rate	体温、脉搏和呼吸频率
TRALI	transfusion-related acute lung injury	输液相关性急性肺损伤
TRH	thyrotropin-releasing hormone	促甲状腺激素释放激素
TSH	thyroid-stimulating hormone	促甲状腺激素
TT	thrombin time	凝血酶时间
TTE	transthoracic echocardiography	经胸心脏超声
TTP	thrombotic thrombocytopenic purpura	血栓性血小板减少性紫癜
TURP	transurethral resection of the prostate	经尿道前列腺切除术
U&Es	urea and electrolytes	尿素及电解质(肾功能)
U	unit	单位
UA	unstable angina	不稳定型心绞痛
UC	ulcerative colitis	溃疡性结肠炎
UDCA	ursodeoxycholic acid	熊去氧胆酸
UFH	unfractionated heparin	未分级肝素(普通肝素)
UK	United Kingdom	英国
UMN	upper motor neuron	上运动神经元综合征
URTI	upper respiratory tract infection	上呼吸道感染
US	ultrasound	超声
USS	ultrasound scan	超声扫描
UTI	urinary tract infection	尿路感染
UV	ultraviolet	紫外线的

V	volt	伏特
VALI	ventilator-associated lung injury	呼吸机相关肺损伤
VE	ventricular extrasystole	室性早搏
VF	ventricular fibrillation	心室颤动
VHF	viral haemorrhagic fever	病毒性出血热
VMA	vanillyl mandellic acid	香草扁桃酸
VOR	vestibulo-ocular reflex	前庭眼球反射
VPB	ventricular premature beats	室性期前收缩
V/Q	ventilation (V)/perfusion (Q)	通气 / 灌注
VRE	vancomycin-resistant *enterococci*	万古霉素耐药肠球菌
VSD	ventricular septal defect	室间隔缺损
VT	ventricular tachycardia	室性心动过速
VTE	venous thromboembolism	静脉血栓栓塞
vWD	von Willebrand's disease	血管性血友病
vWF	von Willebrand factor	血管性血友病因子
VZIG	varicella-zoster immune globulin	水痘带状疱疹免疫球蛋白
VZV	varicella-zoster virus	水痘带状疱疹病毒
WBC	white blood cell	白细胞
WCC	white cell count	白细胞计数
WE	Wernicke's encephalopathy	韦尼克脑病
WG	Wegener's granulomatosis	韦格纳肉芽肿
WHO	World Health Organization	世界卫生组织
WPW	Wolff-Parkinson-White	预激综合征（又称 Wolff-Parkinson-White 综合征、WPW 综合征）
ZN	Ziehl-Neelsen	齐 - 内染色法（抗酸杆菌染色法）

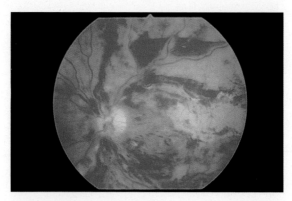

图 6.1 视网膜中央静脉阻塞，伴黄斑上方动脉循环各种各样的闭合

Reproduced from Easty D, *et al. Oxford Textbook of Ophthalmology*, 1999, with permission from Oxford University Press.

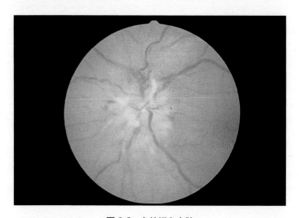

图 6.2 急性视盘水肿

Reproduced from Easty D, *et al. Oxford Textbook of Ophthalmology*, 1999, with permission from Oxford University Press.

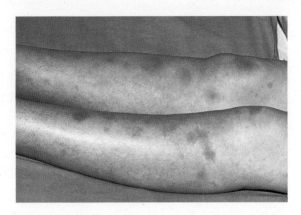

图 7.1 结节性红斑。皮损可以看上去很轻微,但触之较硬且有压痛
Reproduced from MacKie R. *Clinical Dermatology*, 2003, with permission from Oxford University Press.

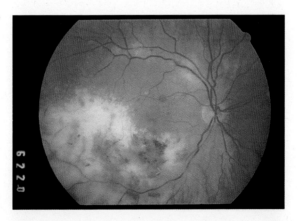

图 8.2 艾滋病患者巨细胞病毒性视网膜炎的典型表现。以伴有不规则颗粒边界的视网膜坏死、斑片状视网膜出血和视网膜血管炎性渗出鞘为特征
Reproduced from Easty D, *et al. Oxford Textbook of Ophthalmology*, 1999, with permission from Oxford University Press.

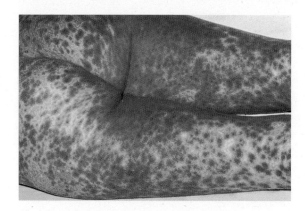

图12.1　一位传染性单核细胞增多症患者因使用氨苄西林出现麻疹样皮疹

Reproduced from MacKie R. *Clinical Dermatology*, 2003, with permission from Oxford University Press.

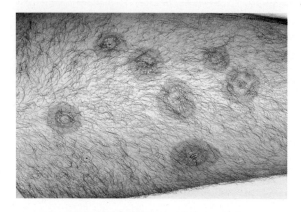

图12.2　腿部多形性红斑,注意靶样皮疹外观

Reproduced from MacKie R. *Clinical Dermatology*, 2003, with permission from Oxford University Press.

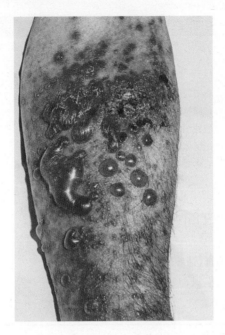

图12.3　大疱性类天疱疮的水疱。湿疹样红斑基底上可见大的、紧张的、隆起的皮损

Reproduced from MacKie R. *Clinical Dermatology*, 2003, with permission from Oxford University Press.

（郭津生　译,王吉耀　审校）

参考区间

生化检查(请参照当地实验室标准)

(见表 A1)

表 A1

检测物 (英文/缩写)	检测物	参考区间
ACTH	促肾上腺皮质激素	<80ng/L
ALT	谷丙转氨酶	男性 <31IU/L 女性 <19IU/L
Albumin	白蛋白	35~50g/L
Aldosterone[1]	醛固酮[1]	100~500pmol/L
ALP	碱性磷酸酶	30~300IU/L(成人)
α-fetoprotein	甲胎蛋白	<10kU/L
Amylase	淀粉酶	0~180 Somogyi U/dL
Angiotensin II[1]	血管紧张素 II[1]	5~35pmol/L
ADH	抗利尿激素	0.9~4.6pmol/L
AST	谷草转氨酶	5~35IU/L

续表

检测物 (英文 / 缩写)	检测物	参考区间
Bicarbonate	碳酸氢盐	24~30mmol/L
Bilirubin	胆红素	3~17μmol/L(0.25~1.5mg/dL)
Calcitonin	降钙素	<0.1μg/L
Ca²⁺(ionized)	钙离子(游离)	1.0~1.25mmol/L
Ca²⁺(total)	钙离子(总)	2.12~2.65mmol/L
Chloride	氯离子	95~105mmol/L
Total cholesterol	总胆固醇	3.9~5.5mmol/L
LDL cholesterol	低密度脂蛋白胆固醇	1.55~4.4mmol/L
HDL cholesterol	高密度脂蛋白胆固醇	0.9~1.93mmol/L
Cortisol(a.m.)	皮质醇(上午)	450~700nmol/L
Cortisol(midnight)	皮质醇(午夜)	80~280nmol/L
CK	肌酸激酶	男性 25~195IU/L 女性 25~170IU/L
Creatinine	肌酐	70~130μmol/L
CRP	C 反应蛋白	0~10mg/L
Ferritin	铁蛋白	12~200μg/L
Folate	叶酸	5~6.3nmol/L(2.1~2.8μg/L)
GGT	γ- 谷氨酰转肽酶	男性 11~51IU/L 女性 7~33IU/L
Glucose(fasting)	葡萄糖(空腹)	3.5~5.5mmol/L
Glycosylated haemoglobin (HbA1c)	糖化血红蛋白	5%~8%
GH	生长激素	<20mU/L
Iron	铁	男性 14~31μmol/L 女性 7~33IU/L
LDH	乳酸脱氢酶	70~250IU/L

续表

检测物 （英文/缩写）	检测物	参考区间
Mg^{2+}	镁离子	0.75~1.05mmol/L
Osmolality	渗透压	278~305mOsmol/kg
PTH	甲状旁腺激素	<0.8~8.5pmol/L
$PO4^{3-}$（inorganic）	磷酸根离子（无机）	0.8~1.45mmol/L
K^+	钾离子	3.5~5.0mmol/L
Prolactin	催乳素	男性 <450U/L 女性 <600U/L
PSA	前列腺特异性抗原	0~4ng/mL
Protein（total）	蛋白质（总）	60~80g/L
Red cell folate	红细胞叶酸	0.36~1.44μmol/L（160~640μg/L）
Renin（erect/ recumbent）[1]	肾素（直立位/平卧位）	2.8~4.5/1.1~2.7pmol/(mL·h)
Na^+	钠离子	135~145mmol/L
TSH	促甲状腺激素	0.3~3.8mU/L
Thyroxine（T_4）	甲状腺素（T_4）	70~140nmol/L
Thyroxine（free）	甲状腺素（游离）	10.0~26.0pmol/L
Triglyceride （fasting）	甘油三酯（空腹）	0.55~1.90mmol/L
Tri-iodothyronine （T_3）	三碘甲状腺原氨酸（T_3）	1.2~3.0nmol/L
Urea	尿素	2.5~6.7mmol/L
Urate	尿酸盐	男性 0.21~0.48mmol/L 女性 0.15~0.39mmol/L
Vitamin B_{12}	维生素 B_{12}	0.13~0.68nmol/L（>150ng/L）

[1] 样本需要特殊处理——与化验室联系。

尿液检查

（见表 A2）

表 A2

检测物（英文／缩写）	检测物	参考区间
Adrenaline	肾上腺素	0.03~0.10μmol/24h
Cortisol（free）	皮质醇（游离）	≤280nmol/24h
Dopamine	多巴胺	0.65~2.70μmol/24h
Hydroxyindole acetic acid（HIAA）	羟吲哚乙酸	16~73μmol/24h
Hydroxymethylmandelic acid（HMMA，VMA）	尿香草扁桃酸	16~48μmol/24h
Metanephrines	甲氧基肾上腺素	0.03~0.69μmol/mmol 肌酐
Noradrenaline	去甲肾上腺素	0.12~0.5μmol/24h
Osmolality	渗透压	350~1 000mmol/L
$PO4^{3-}$（inorganic）	磷酸根离子（无机）	15~50mmol/24h
K^+	钾离子	14~120mmol/24h
Na^+	钠离子	100~250mmol/24h

脑脊液

（见 ➲ 腰椎穿刺 2，p. 899）

血液学

（见表 A3）

表 A3

检测物 (英文 / 缩写)	检测物	参考区间
WBC	白细胞	$(3.2\sim11.0)\times10^9$/L
RBC	红细胞	男性 $(4.5\sim6.5)\times10^{12}$/L
		女性 $(3.9\sim5.6)\times10^{12}$/L
Hb	血红蛋白	男性 135~180g/L
		女性 115~160g/L
Haematocrit (Hct)	血细胞比容	男性 0.4~0.54L/L
		女性 0.37~0.47L/L
MCV	平均红细胞体积	82~98fL
Mean cell haemoglobin (MCH)	平均红细胞血红蛋白量	26.7~33.0pg
Mean cell haemoglobin Concentration (MCHC)	平均红细胞血红蛋白浓度	314~350g/L
Platelet count	血小板计数	$(120\sim400)\times10^9$/L
Neutrophils	中性粒细胞	40%~75% 或 $(1.9\sim7.7)\times10^9$/L
Monocytes	单核细胞	3.0%~11.0% 或 $(0.1\sim0.9)\times10^9$/L
Eosinophils	嗜酸性粒细胞	0.0%~7.0% 或 $(0.0\sim0.4)\times10^9$/L
Basophils	嗜碱性粒细胞	0.0%~1.0% 或 $(0.2\sim0.8)\times10^9$/L
Lymphocytes	淋巴细胞	20%~45% 或 $(1.3\sim3.5)\times10^9$/L
Reticulocyte count[1]	网织红细胞	0.8%~2.0% 或 $(25\sim100)\times10^9$/L
ESR	红细胞沉降率	根据年龄(贫血时升高) 男性 年龄(岁)/2 女性 [年龄(岁)+10] /2
PT—factors Ⅱ, Ⅶ and Ⅹ	凝血酶原时间——因子Ⅱ, Ⅶ, Ⅹ	10~14s
APTT— factors Ⅷ, Ⅸ, Ⅺ, and Ⅻ	活化部分凝血活酶时间——因子Ⅷ, Ⅸ, Ⅺ, Ⅻ	35~45s

[1] 如果红细胞计数正常只用百分数,否则用绝对值。

口服抗凝药物指南

（见表 A4）

表 A4

国际标准化比值（INR）	临床状态
2.0~3.0	治疗深静脉血栓、肺栓塞、短暂性脑缺血发作；慢性心房颤动
3.0~4.5	复发性深静脉血栓及肺栓塞；动脉移植及动脉血管病（包括心肌梗死）；人工心脏瓣膜

酸碱图解动脉血气（见图 A1）

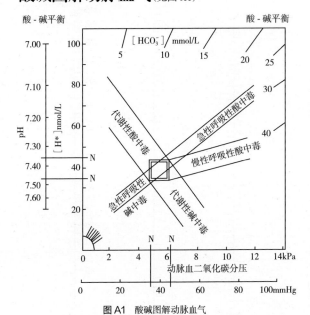

图 A1　酸碱图解动脉血气

Reprinted from *The Lancet*, 1, Flenley DC, 'The rationale of oxygen therapy', 270-3, Copyright 1967, with permission from Elsevier.

图解体格大小（见图 A2）

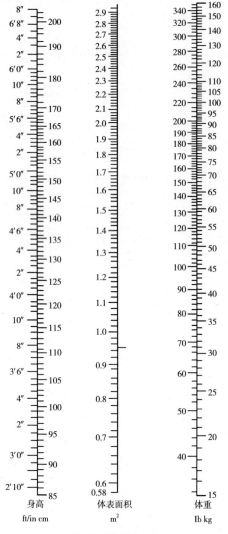

身高	体表面积	体重
ft/in cm	m²	lb kg

图 A2　图解体格大小

心电图检查 (见图 A3)

心率
从箭头处读取 2 个周期
（走纸速度 25mm/s）

400 300 200 150 100 90 80 70 60 50 40 30

图 A3 心电图检查

标准时间 (s)		间期
PR		0.12-0.22
ST		0.27-0.33
QT		0.35-0.42
QRS		0.08-0.11

PR 间期
QRS 复合波
ST 间期
QT 间期

s（25mm/s）
0.2 0.4 0.6 0.8 1.0 1.2

心电图测量

s（50mm/s）
0.6 0.5 0.4 0.3 0.2 0.1

索 引

图书在版编目（CIP）数据

牛津急症医学手册／（英）布尼特·S. 瑞姆克哈（Punit S. Ramrakha）原著；王吉耀译 .—北京：人民卫生出版社，2022.12

ISBN 978-7-117-33515-7

Ⅰ.①牛⋯　Ⅱ.①布⋯②王⋯　Ⅲ.①急性病 – 诊疗 – 手册　Ⅳ.①R459.7–62

中国版本图书馆 CIP 数据核字（2022）第 157303 号

| 人卫智网 | www.ipmph.com | 医学教育、学术、考试、健康，购书智慧智能综合服务平台 |
| 人卫官网 | www.pmph.com | 人卫官方资讯发布平台 |

图字：01-2021-4095 号

牛津急症医学手册

Niujin Jizheng Yixue Shouce

主　　译：王吉耀
出版发行：人民卫生出版社（中继线 010-59780011）
地　　址：北京市朝阳区潘家园南里 19 号
邮　　编：100021
E － mail：pmph @ pmph.com
购书热线：010-59787592　010-59787584　010-65264830
印　　刷：廊坊一二〇六印刷厂
经　　销：新华书店
开　　本：787×1092　1/32　　印张：31.5
字　　数：839 千字
版　　次：2022 年 12 月第 1 版
印　　次：2023 年 1 月第 1 次印刷
标准书号：ISBN 978-7-117-33515-7
定　　价：148.00 元

打击盗版举报电话：**010-59787491**　E-mail：WQ @ pmph.com
质量问题联系电话：**010-59787234**　E-mail：zhiliang @ pmph.com
数字融合服务电话：**4001118166**　E-mail：zengzhi @ pmph.com

69